21世纪普通高等学校数学系列规划教材

医药高等数学

主　编　安国斌　卢小青
副主编　肖郑利　张文艺　田如玉　关树明

中国铁道出版社有限公司
CHINA RAILWAY PUBLISHING HOUSE CO., LTD.

内 容 简 介

本书介绍了医药类院校各专业常用的高等数学知识，内容包括函数、极限与连续，导数与微分，不定积分，定积分，多元函数微分学，多元函数积分学，常微分方程，无穷级数，线性代数，概率论。本书内容精炼，结构合理，逻辑严谨，例题丰富，内容由浅入深，前后呼应，力求体现医药类专业的特点。书末附有习题解析及标准正态分布表，便于学生学习和使用。

本书适合作为医药类高等院校各专业本科教材，也可作为医药工作者的参考书。

图书在版编目(CIP)数据

医药高等数学/安国斌，卢小青主编．—北京：中国铁道出版社，2014.8（2021.7重印）
21世纪普通高等学校数学系列规划教材
ISBN 978-7-113-18575-6

Ⅰ.①医… Ⅱ.①安… ②卢… Ⅲ.①医用数学-高等数学-高等学校-教材 Ⅳ.①R311 ②O13

中国版本图书馆CIP数据核字(2014)第096148号

书　　名：医药高等数学
作　　者：安国斌　卢小青

策划编辑：魏　娜　　　　**编辑部电话：**(010)51873202
责任编辑：周　欣
编辑助理：刘丽丽
封面设计：刘　颖
封面制作：白　雪
责任校对：王　杰
责任印制：樊启鹏

出版发行：中国铁道出版社有限公司(100054，北京市西城区右安门西街8号)
网　　址：http://www.tdpress.com/51eds/
印　　刷：国铁印务有限公司
版　　次：2014年8月第1版　　2021年7月第9次印刷
开　　本：787 mm×960 mm　1/16　**印张：**20.25　**字数：**428千
书　　号：ISBN 978-7-113-18575-6
定　　价：40.00元

前　言

21 世纪医学人才的培养过程中，需要进一步拓宽医药类院校各专业大学生的知识面，增强创新能力。随着数学方法在医药学中的应用日益广泛和深入，医药学科逐步由传统的定性描述向定性、定量分析相结合的方向发展。数学方法为医药科学研究的深入发展提供了强有力的工具，数学文化对医药学科的渗透与结合成为现代医药学领域的显著特征。由此而形成的生物医学工程学、药物代谢动力学、计量诊断学等边缘学科显示了强大的生命力，生物数学方法已成为现代医药学研究的重要基础工具。

为了培养学生良好的科学思维方式，提高学生的综合素质与能力，使学生掌握解决实际问题的方法与技能，为学习后续课程打下必要的数学基础，我们结合多年的教学经验编写了本教材。

针对医药类院校各专业的特点，注重内容的实用性，适当兼顾理论体系。在选择题材和叙述上，我们把实用性放在首位，使教学内容尽量覆盖医药学领域中常常涉及的数学知识，让读者能在较短的时间内获得尽可能多的信息，更好地学习和掌握必备的高等数学知识。力求将教学实践经验与教学内容相结合，体现联系医药实际、深化概念、注重应用、重视创新的教改思想。

全书共十章，包括函数、极限与连续，导数与微分，不定积分，定积分，多元函数微分学，多元函数积分学，常微分方程，无穷级数，线性代数，概率论。在编写过程中，我们将多年的医药学数学教学经验浓缩提炼，力求结合医药类院校实际，内容设置少而精，且重点突出，注重讲述基本概念、基本原理和基本方法。书末附有习题解析，方便学生自学、供教师备课参考。

本书适合作为医药类高等院校各专业本科教材，也可作为医药工作者的自学参考书。

本书由安国斌、卢小青担任主编，肖郑利、张文艺、田如玉、关树明担任副主编。其中，田如玉编写第1、5章，张文艺编写第2、6章，关树明编写第3、9章，卢小青编写第4章，安国斌编写第7章，肖郑利编写第8、10章。

在编写过程中，我们得到华北理工大学各级领导的大力支持，在此一并表示感谢。

由于时间仓促，书中难免有疏漏或不妥之处，敬请广大读者批评指正。

编　者

2015年6月

目　　录

第1章

函数、极限与连续

函数(function)是高等数学(Higher Mathematics)的主要研究对象。极限概念是微积分学(Calculus)的理论基础,极限是高等数学的基本研究方法。通过极限,人们才可能以高于初等数学的观点和方法来研究函数,引起从常量数学到变量数学质的飞跃。本章将介绍函数极限的基本内容,并由此引入连续函数的概念和性质。

1.1 函　数

1.1.1 函数基础知识

1. 函数的概念

在观察各种自然现象或实验过程中,常常会遇到各种不同的量,在过程中不断运动和变化的量称为变量(variable)。而这种运动和变化往往都是相互联系,彼此制约的。反映在数量上,就是变量与变量之间的依赖关系,即函数关系。

例1 外界环境温度对人体代谢率的影响可表达如下:

环境温度/℃	…	4	10	20	30	38	…
代谢率/%	…	60	44	40	40.5	54	…

其中每一对数值可以在直角坐标系中找到相应的点,于是便得到 A、B、C、D、E 五点,见图1-1。医学中常用折线把它们连接起来,这时环境温度和代谢率两个变量之间的相互影响关系从图中便一目了然。环境温度太低或太高对代谢率的影响较大,只有温度在20℃左右,代谢率最低且比较稳定。故临床做“基础代谢率”时,就要保持室温在20℃左右的条件下进行。

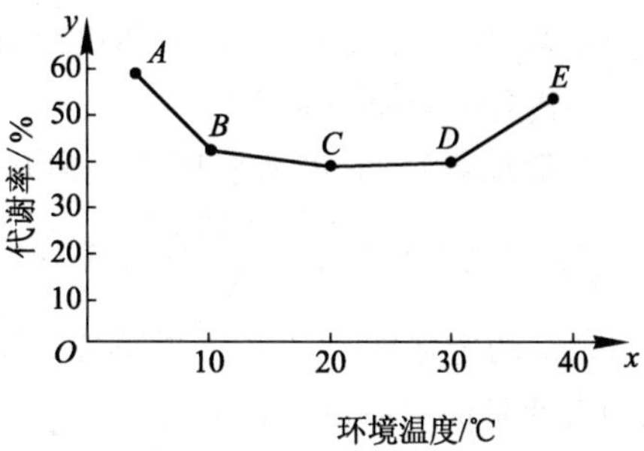

图1-1

例2 对某糖尿病患者作葡萄糖耐糖试验,每千克体重口服葡萄糖 1.75g 后，测定血糖结果如下：

口服葡萄糖后时刻 t/h	0	0.5	1	2	3
患者血糖水平 y/mg	200	230	250	255	240

例 3 医生给婴儿看病，给药应视体重而异，在 1～6 个月范围内婴儿体重有如下经验公式：

$$y=3+0.6x,$$

其中 x 的单位为月份，y 的单位为千克(kg)。

上述三例说明，参与同一过程的两个变量之间都存在着某种确定的对应关系。在这种关系下，第一个变量取定了某一个数值，第二个变量也相应地取定某一个数值，抛开变量的具体意义，就可以抽象出函数的概念。

定义 1 设 x 与 y 是某个变化过程中的两个变量，若变量 x 在它可能取值范围内所取的每一个值，变量 y 依照一定的对应规律 f，都有唯一确定的值与其对应，则称变量 y 为变量 x 的(一元)**函数**，记为

$$y=f(x), \tag{1.1}$$

其中 x 称为**自变量**(independent variable)，y 称为**因变量**(dependent variable)，对应规律 f 称为**函数关系**(functional relation)，也可用 g,φ 等表示。

函数常用的表示方法有：**解析法**(或公式法)，如 $S=\pi R^2$ 及 $y=x^2+1$ 等；**列表法**，如对数表，三角函数表及由某些实验得到的观测数据表等；**图像法**，如心电图、脑电图及自动记录仪记录的气温曲线等。

如果当自变量 x 取某一值 x_0 时，函数具有唯一确定的对应值，则称函数在 x_0 处有定义。使函数有定义的自变量的取值范围称为函数的**定义域**(domain of definition)。把以 x_0 为中心，长度为 2δ 的开区间 $(x_0-\delta,x_0+\delta)$ 称为点 x_0 的 δ **邻域**(neighborhood)，记为 $x_0-\delta<x<x_0+\delta$ 或 $|x-x_0|<\delta$。在点 x_0 的 δ 邻域内，去掉 x_0 点所得到的开区间 $(x_0-\delta,x_0)$ 和 $(x_0,x_0+\delta)$ 称为点 x_0 的 δ **去心邻域**(deleted neighborhood)，记为

$$x_0-\delta<x<x_0, x_0<x<x_0+\delta \text{ 或 } 0<|x-x_0|<\delta。$$

函数 $f(x)$ 在点 x_0 的某个邻域内有定义，即指存在某个正数 δ，使 $f(x)$ 在区间 $(x_0-\delta,x_0+\delta)$ 内每一点都有定义。

一般地，函数的定义域应由问题的实际意义来确定。例如，物体自由落体的运动方程 $S=\frac{1}{2}gt^2$ 的定义域为 $\left[0,\sqrt{\frac{2h}{g}}\right]$(其中 h 为落体距地面的高度)；1～6 个月的婴儿体重方程 $y=3+0.6x$ 的定义域为 $[1,6]$。当函数用纯粹的解析式给出时，其定义域就是使该解析式有意义的自变量的取值范围。

例 4 求 $y=\frac{1}{\sqrt{4-x^2}}$ 的定义域。

解　要使函数有意义，必须 $4-x^2>0$，由此得函数的定义域为 $-2<x<2$，也可用区间表示为 $(-2,2)$。

例5　求 $y=\lg(|x-3|-2)$ 的定义域。

解　要使函数有意义，必须满足 $|x-3|-2>0$，由此得函数的定义域为 $x>5$ 或 $x<1$，用区间可表示为 $(-\infty,1)\cup(5,+\infty)$。

对于函数 $y=f(x)$，当自变量 x 在定义域中取定一值 x_0 时，$f(x)$ 的对应值称为函数当 $x=x_0$ 时的**函数值**(value of function)，记为 $f(x_0)$ 或 $y|_{x=x_0}$。

例如，设 $f(x)=x^2-x+1$，则 $f(2)=2^2-2+1=3$；$f(a+1)=(a+1)^2-(a+1)+1=a^2+a+1$；$f\left(\frac{1}{a}\right)=\left(\frac{1}{a}\right)^2-\frac{1}{a}+1=\frac{a^2-a+1}{a^2}(a\neq0)$。

函数值的全体称为函数的**值域**(range)。

以上所述函数是**单值函数**(monotropic function)，即自变量 x 在定义域内每取一值时，y 只有一个确定的值与之对应。如果 y 有两个或两个以上的值与之对应，则称 y 为 x 的**多值函数**(multivalued function)。例如 $y=\text{arcsin } x$，$y=\pm\sqrt{x}$ 都是多值函数。遇到多值函数时可以分成单值分支和取主支处理，例如 $y=\pm\sqrt{x}$ 分成 $y=\sqrt{x}$ 和 $y=-\sqrt{x}$；$y=\text{arcsin } x$ 取单值支$\left(\text{即把其值限制在闭区间}\left[-\frac{\pi}{2},\frac{\pi}{2}\right]\text{上}\right)$，记为 $y=\arcsin x$。如不特殊指出时，本书主要讨论单值函数。

2. 分段函数

在实际问题的研究中，一个函数关系有时需要用几个式子来表示。

定义2　在定义域内的不同范围上，对应规律用不同的解析式来表示的函数，称为**分段函数**(piecewise function)。

例如，$y=|x|=\begin{cases}x & \text{当 } x\geqslant0\\ -x & \text{当 } x<0\end{cases}$　及　$y=\begin{cases}2 & \text{当 } x>0\\ 0 & \text{当 } x=0\\ x-2 & \text{当 } x<0\end{cases}$ 均为分段函数。

在求分段函数的函数值时，应将不同范围的自变量的值代入相应的函数表达式。例如，符号函数 $y=\text{sgn}(x)=\begin{cases}1 & \text{当 } x>0\\ 0 & \text{当 } x=0,\\ -1 & \text{当 } x<0\end{cases}$ 当 $x=-2,2,0$ 点时，函数值分别为 $\text{sgn}(-2)=-1$，$\text{sgn}(2)=1$，$\text{sgn}(0)=0$。

又如，在生理学研究中，有人根据测量血液中胰岛素浓度 $C(t)$ 随时间 t(min)的变化数据，建立了如下经验公式：

$$C(t)=\begin{cases}t(10-t) & \text{当 } 0\leqslant t\leqslant5\\ 25\mathrm{e}^{-k(t-5)} & \text{当 } 5<t\end{cases},$$

其中 $k=\frac{\ln 2}{20}$，显然浓度 $C(t)$ 是时间 t 的分段函数，其定义域为 $[0,+\infty)$，且 $t=2$ min，10 min 时，函数值分别为 $C(2)=2(10-2)=16$，$C(10)=25e^{-k(10-5)}=25e^{-5k}$。

3. 基本初等函数

中学里学过的幂函数、指数函数、对数函数、三角函数和反三角函数统称**基本初等函数**(fundamental elementary function)。归纳为表 1-1。

表 1-1

类别及解析式		定义域	值域	图形
幂函数 $y=x^{\mu}$	$\mu>0$，μ 次抛物线	因 μ 而异，但 $[0,+\infty)$ 是公共定义域	因 μ 而异，但 $[0,+\infty)$ 是公共值域	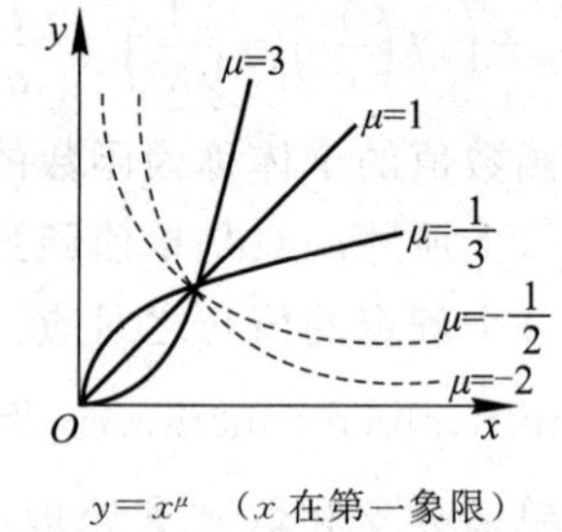 $y=x^{\mu}$ （x 在第一象限）
	$\mu<0$，令 $\mu=-m(m>0)$，$y=x^{-m}=\frac{1}{x^m}$，m 次双曲线	公共定义域为 $(0,+\infty)$	公共值域为 $(0,+\infty)$	
指数函数 $y=a^x(a>0,a\neq1)$		$(-\infty,+\infty)$	$(0,+\infty)$	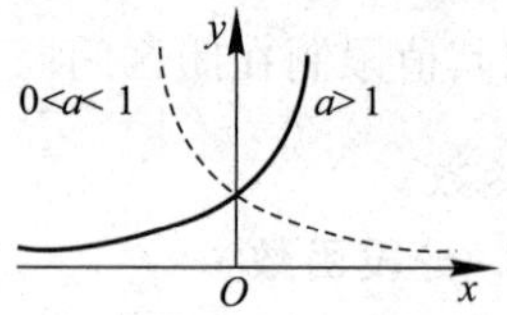 $y=a^x(a>0,a\neq1)$
对数函数 $y=\log_a x(a>0,a\neq1)$		$(0,+\infty)$	$(-\infty,+\infty)$	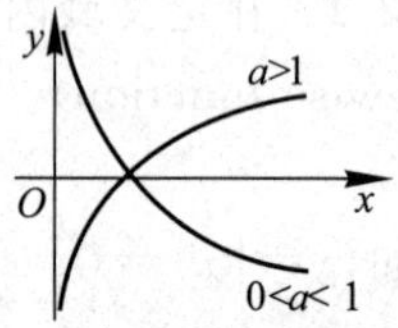 $y=\log_a x(a>0,a\neq1)$
三角函数				
正弦函数 $y=\sin x$		$(-\infty,+\infty)$	$[-1,1]$	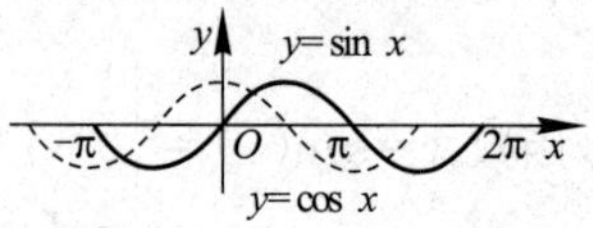
余弦函数 $y=\cos x$		$(-\infty,+\infty)$	$[-1,1]$	
正切函数 $y=\tan x$		$x\neq n\pi+\frac{\pi}{2}$	$(-\infty,+\infty)$	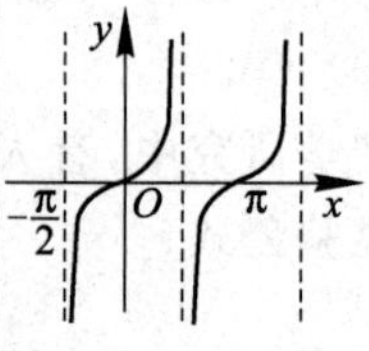 y=tan x 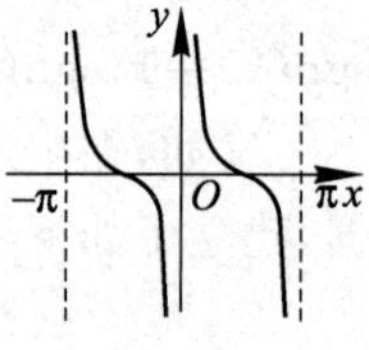 y=cot x
余切函数 $y=\cot x$		$x\neq n\pi$ $(n=0,\pm1,\cdots)$	$(-\infty,+\infty)$	

续表

类别及解析式	定义域	值　域	图　　形
正割函数 $y=\sec x=\frac{1}{\cos x}$	$x\neq n\pi+\frac{\pi}{2}$ $n=0,\pm1,\cdots$	$(-\infty,-1]$, $[1,+\infty)$	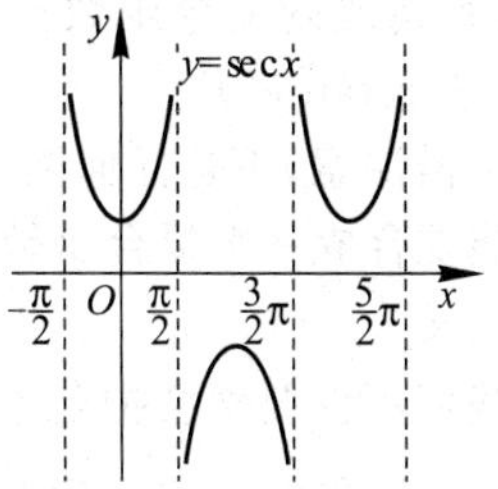
余割函数 $y=\csc x=\frac{1}{\sin x}$	$(n\pi-\pi,n\pi)$ $n=0,\pm1,\cdots$	$(-\infty,-1]$, $[1,+\infty)$	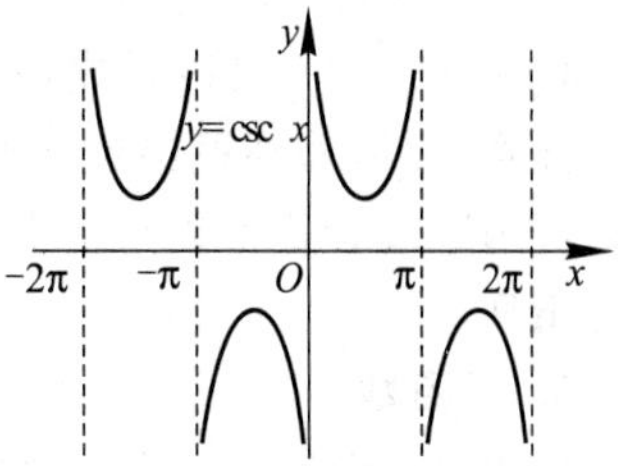
反三角函数			
反正弦函数 $y=\arcsin x$	$[-1,1]$	$\left[-\frac{\pi}{2},\frac{\pi}{2}\right]$	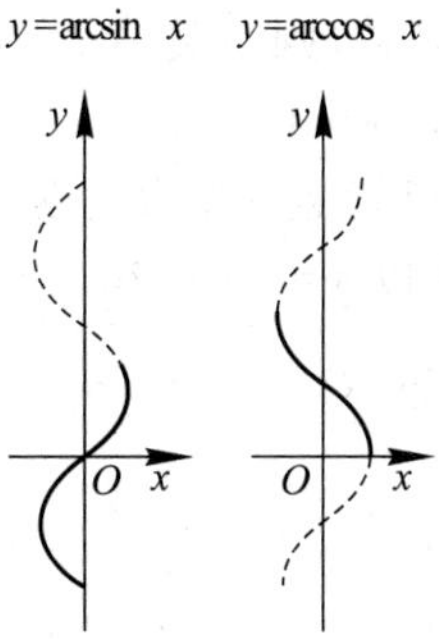
反余弦函数 $y=\arccos x$	$[-1,1]$	$[0,\pi]$	
反正切函数 $y=\arctan x$	$(-\infty,+\infty)$	$\left(-\frac{\pi}{2},\frac{\pi}{2}\right)$	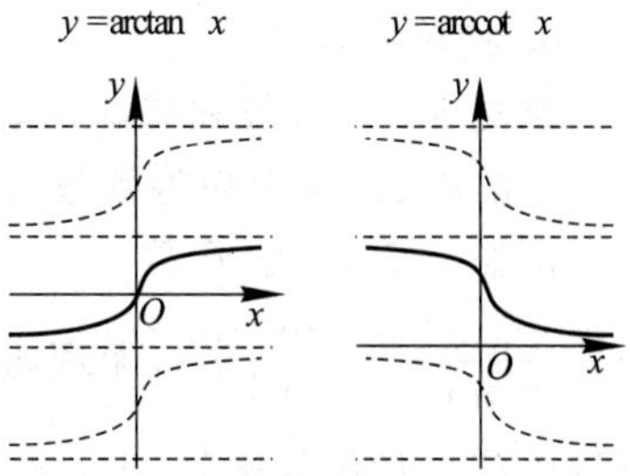
反余切函数 $y=\text{arccot}\, x$	$(-\infty,+\infty)$	$[0,\pi)$	

4. 复合函数

定义 3　若 y 是 u 的函数 $y=f(u)$，而 u 又是 x 的函数 $u=\varphi(x)$，且 $\varphi(x)$ 的值域全部或部分在 $f(u)$ 的定义域内，则称 y 是 x 的**复合函数**(compound function)，记为

$$y=f(\varphi(x)), \tag{1.2}$$

其中 u 称为中间变量。

例如，$y=\sin u, u=\sqrt{x}$经复合可以得到 y 关于 x 的复合函数 $y=\sin\sqrt{x}$。

以上是两个函数的“嵌套”关系构成的复合函数，不难将其推广到有限个函数的层层“嵌套”关系构成的复合函数。例如，由 $y=u^2, u=\arctan v, v=e^x$ 可以复合成 y 关于 x 的复合函数 $y=(\arctan e^x)^2$。

但需注意，不是任何两个函数都可以复合成一个复合函数。例如，$y=\arcsin u$ 及 $u=x^2+2$ 就不能复合成一个复合函数。因为函数 $u=x^2+2$ 的值域为$[2,+\infty)$，在此区间上 $y=\arcsin u$ 没有意义。

我们不仅要学会把若干个函数“复合”成一个复合函数，而且要善于把一个复合函数“分解”成若干个简单的函数。例如，$y=\sqrt{\lg(x^2-1)}$可以看成是由 $y=\sqrt{u}, u=\lg v, v=x^2-1$ 复合而成的；而 $y=2^{2\sin^2(x+1)}$ 可以看成是由 $y=2^u, u=2v^2, v=\sin w, w=x+1$ 复合而成的。

注意：要从外到里层层分解，分解到简单函数为止，所谓**简单函数**(simple function)，是指基本初等函数或者是常数与基本初等函数经过四则运算后得出的函数。这种分解在微分运算中经常用到。

5. 反函数

定义 4 设给定 y 是 x 的函数 $y=f(x)$，且 y 与 x 之间一一对应，如果把 y 当作自变量，x 当作函数，则由关系式 $y=f(x)$所确定的函数 $x=\varphi(y)=f^{-1}(y)$，称为函数 $f(x)$的**反函数**(inverse function)。

由反函数的定义可见，如果 $x=\varphi(y)$是 $y=f(x)$的反函数，则 $y=f(x)$也是 $x=\varphi(y)$的反函数，所以 $y=f(x)$和 $x=\varphi(y)$互为反函数。

例如，对于函数 $y=f(x)=3x+4$，可得 $x=\varphi(y)=\dfrac{y-4}{3}$，因而函数 $y=3x+4$ 的反函数为 $\varphi(y)=f^{-1}(y)=\dfrac{y-4}{3}$。

函数 $y=f(x)$与其对应的反函数 $x=\varphi(y)$的图形关于直线 $y=x$ 对称。

6. 初等函数

定义 5 由常数和基本初等函数经过有限次四则运算及有限次复合所构成的由一个解析式表达的函数，称为**初等函数**(elementary function)。

例如，多项式函数 $y=a_0x^n+a_1x^{n-1}+\cdots+a_{n-1}x+a_n$，有理分式函数 $y=\dfrac{a_0x^m+a_1x^{m-1}+\cdots+a_m}{b_0x^n+b_1x^{n-1}+\cdots+b_n}$，无理函数 $y=\sqrt{\cot 3x}+e^{x+1}$等都是初等函数。但需注意，有的分段函数虽然不是初等函数，可它在每一段上均为初等函数。

本书所讨论的函数绝大多数都是初等函数。

1.1.2 函数的几种简单特性

1. 有界性

设函数 $f(x)$在区间(a,b)内有定义，如果存在一个正数 M，使对所有的 $x\in(a,b)$，恒有

$|f(x)| \leqslant M$，则称函数 $f(x)$ 在 (a,b) 内是有界的。如果不存在这样的正数 M，则称 $f(x)$ 在 (a,b) 内是无界的。

例如，$\sin x$ 在 $(-\infty,+\infty)$ 内是有界的；$y=\dfrac{1}{x}$ 在 $(1,+\infty)$ 内是有界的，但在 $(0,1)$ 内是无界的。

2. 单调性

设 x_1、x_2 是函数 $f(x)$ 的定义区间 (a,b) 内的任意两点，且 $x_1<x_2$，若 $f(x_1)<f(x_2)$，则称 $f(x)$ 在 (a,b) 内是单调递增的；若 $f(x_1)>f(x_2)$，则称 $f(x)$ 在 (a,b) 内是单调递减的。

例如，2^x 在 $(-\infty,+\infty)$ 内是单调递增的；x^2 在 $(-\infty,0)$ 内是单调递减的，而在 $(0,+\infty)$ 内是单调递增的。

3. 奇偶性

如果对于函数 $f(x)$ 定义域内的任意点 x，恒有 $f(-x)=f(x)$，则称 $f(x)$ 是偶函数；如果对于函数 $f(x)$ 定义域内的任意点，恒有 $f(-x)=-f(x)$，则称 $f(x)$ 为奇函数。偶函数的图像是关于 y 轴对称的，而奇函数的图像是关于坐标原点对称的。

例如，x^2-2x^4，$\cos x$ 都是偶函数；$\sin x$，$x+x^3$ 都是奇函数。

4. 周期性

对于函数 $f(x)$，如果存在正的常数 T，使得 $f(x)=f(x+T)$ 恒成立，则称 $f(x)$ 为周期函数，满足这个等式的最小正数 T，称为函数的周期。

例如，$\sin x$，$\cos x$ 都是周期函数，周期为 2π。

1.2　函数的极限

1.2.1　函数极限的概念

函数的极限是描述在自变量的某个变化过程中，对应的因变量的变化趋势。由于数列 $\{x_n\}$ 可以看作是自然数 n 的函数，即 $x_n=f(n)$，所以可类似数列极限来描述函数极限的概念。对于数列 $\{x_n\}$ 只需研究当自变量 n 无限增大（即 $n\to\infty$）时，因变量 x_n 的变化趋势。其定义如下：

定义 1　对于数列 $\{x_n\}$，如果存在一个常数 A，当 n 无限增大时，数列 $\{x_n\}$ 中的项 x_n 无限趋近于 A（即 $|x_n-A|$ 要多小有多小，趋近于零），则称常数 A 为数列 $\{x_n\}$ 当 $n\to\infty$ 时的**极限**(limit)，记为

$$\lim_{n\to\infty} x_n=A \text{ 或 } x_n\to A \quad (n\to\infty)。 \tag{1.3}$$

例如，考察以下几个数列的变化趋势。

(1) $\{x_n\}=\left\{\frac{1}{n}\right\}$，$\lim\limits_{n\to\infty}\frac{1}{n}=0$；

(2) $\{x_n\}=\left\{\frac{n}{n+1}\right\}$，$\lim\limits_{n\to\infty}\frac{n}{n+1}=1$；

(3) $\{x_n\}=\{2n\}$，$\lim\limits_{n\to\infty}2n=\infty$　无极限；

(4) $\{x_n\}=\left\{\frac{1+(-1)^n}{2}\right\}=0,1,0,1,\cdots$，不断地取 0 与 1 两个值，不趋近于某一定常数 A，因此无极限。

对于一般的函数 $y=f(x)$，自变量 x 的取值是连续的，其变化趋势主要有以下两种：一种是自变量的绝对值 $|x|$ 无限增大，记为 $x\to\infty$；另一种是自变量趋向于某个定数 x_0，记为 $x\to x_0$。下面就这两种情况给出函数极限的定义。

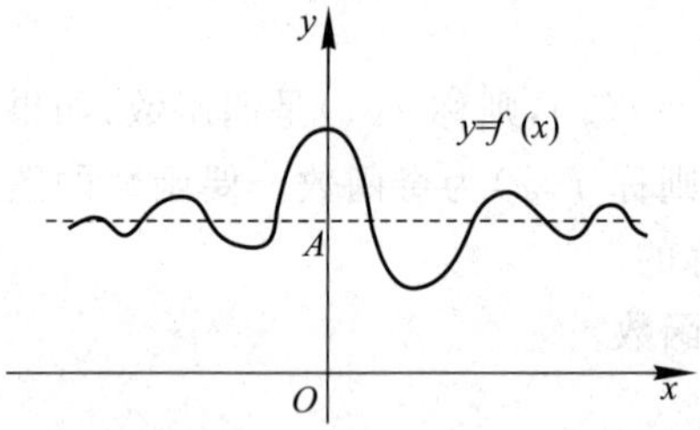

图 1-2

定义 2　若当 $|x|$ 无限增大时，函数 $f(x)$ 无限趋近于某一常数 A（即 $|f(x)-A|$ 要多小有多小，趋近于零），则称 A 为函数 $f(x)$ 当 $x\to\infty$ 时的极限，记为

$$\lim_{x\to\infty}f(x)=A \text{ 或 } f(x)\to A\quad(x\to\infty)。\tag{1.4}$$

从几何上看，极限 $\lim\limits_{x\to\infty}f(x)=A$ 表示当 $|x|$ 不断增大时，曲线 $y=f(x)$ 与直线 $y=A$ 无限接近，并当 $x\to\infty$ 时，曲线 $y=f(x)$ 上的点与直线 $y=A$ 上的对应点的距离 $|f(x)-A|$ 趋于零（图 1-2）。

若定义 2 中考虑的 x 值都是正的，记为 $\lim\limits_{x\to+\infty}f(x)=A$ 或 $f(x)\to A(x\to+\infty)$；若考虑的 x 值都是负的，记为 $\lim\limits_{x\to-\infty}f(x)=A$ 或 $f(x)\to A(x\to-\infty)$。

例 1　由几何图形观察下面几个函数的极限：

(1) $\lim\limits_{x\to\infty}\left(1+\frac{1}{x}\right)=1$　（图 1-3）；

(2) $\lim\limits_{x\to+\infty}10^{-x}=0$　（图 1-4）；

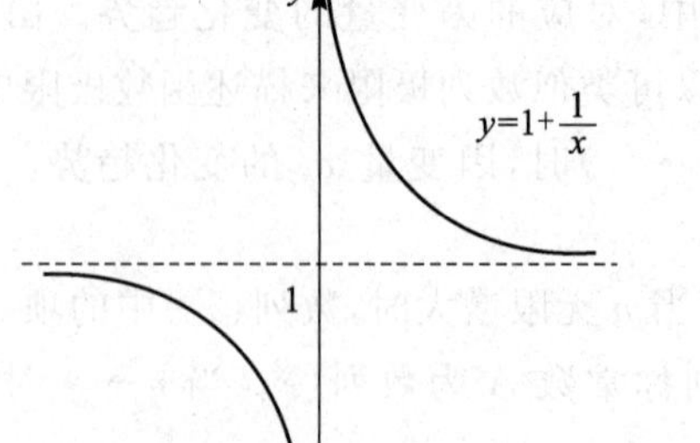

图 1-3

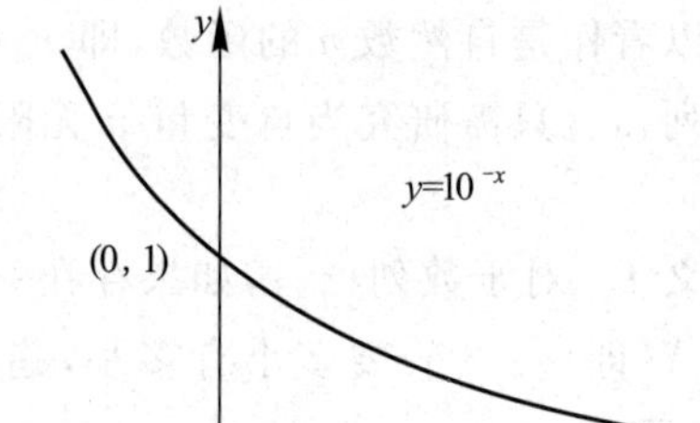

图 1-4

(3) $\lim\limits_{x\to+\infty}\arctan x=\frac{\pi}{2}$，$\lim\limits_{x\to-\infty}\arctan x=-\frac{\pi}{2}$。但极限 $\lim\limits_{|x|\to\infty}\arctan x$ 不存在，因为 $|x|\to\infty$ 时 $\arctan x$ 不趋向一个确定的常数(图1-5)。

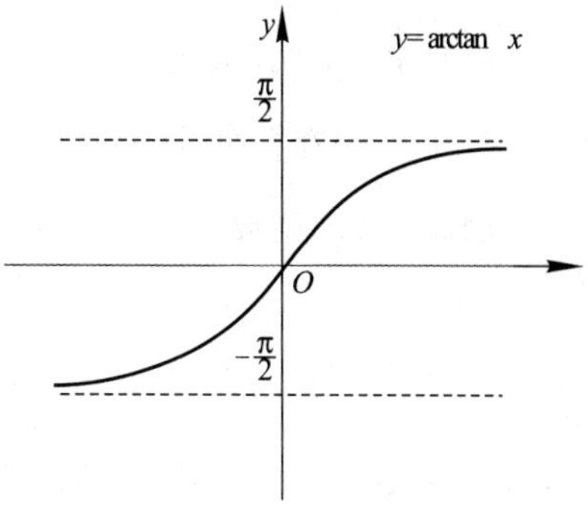

图1-5

定义3　设函数 $f(x)$ 在 x_0 点某去心邻域内有定义，若当 x 无论以怎样的方式趋近于 x_0 时($x\neq x_0$)，函数 $f(x)$ 都无限趋近于某一常数 A(即 $|f(x)-A|$ 要多小有多小，趋近于零)，则称 A 为函数 $f(x)$ 当 $x\to x_0$ 时的**极限**，记为

$$\lim_{x\to x_0}f(x)=A\quad 或\quad f(x)\to A(x\to x_0)。\tag{1.5}$$

例2　考虑函数 $f(x)=2x+1$，当 $x\to3$ 时的极限。

因为 $|(2x+1)-7|=2|x-3|\to0$(当 $x\to3$ 时)，所以 $\lim\limits_{x\to3}(2x+1)=7$。

例3　考虑函数 $f(x)=x\sin\frac{1}{x}$，当 $x\to0$ 时的极限。

因为 $\left|x\sin\frac{1}{x}-0\right|=\left|x\sin\frac{1}{x}\right|\leqslant|x|\to0$(当 $x\to0$ 时)，所以 $\lim\limits_{x\to0}x\sin\frac{1}{x}=0$，但函数 $f(x)=x\sin\frac{1}{x}$ 在 $x=0$ 处无定义。

例4　考虑函数 $f(x)=\begin{cases}2x & 当\ x\neq1\\ 1 & 当\ x=1\end{cases}$，当 $x\to1$ 时的极限。

因为当 $x\to1$ 时，$x\neq1$，故 $|f(x)-2|=|2x-2|=2|x-1|\to0$(当 $x\to1$ 时)。

所以 $\lim\limits_{x\to1}f(x)=2$，但函数 $f(x)$ 在 $x=1$ 处的函数值 $f(1)=1$。

定义3中，x 趋近于 x_0 的方式是任意的，有时只考虑当 x 从 x_0 的一侧趋近于 x_0 时函数 $f(x)$ 的极限，称为**单侧极限**(unilateral limit)。

定义4　当 x 从 x_0 的左侧($x<x_0$)趋近于 x_0 时，若函数 $f(x)$ 有极限 A，则称 A 为 $f(x)$ 当 $x\to x_0$ 时的**左极限**(left limit)，记为

$$\lim_{x\to x_0-0}f(x)=A\quad 或\quad f(x_0-0)=A。\tag{1.6}$$

当 x 从 x_0 的右侧($x>x_0$)趋近于 x_0 时，若函数 $f(x)$ 有极限 A，则称 A 为 $f(x)$ 当 $x\to x_0$ 时的**右极限**(right limit)，记为

$$\lim_{x\to x_0+0}f(x)=A\quad 或\quad f(x_0+0)=A。\tag{1.7}$$

由定义3及定义4易得如下定理：

定理1　极限 $\lim\limits_{x\to x_0}f(x)$ 存在的充分必要条件为，当 $x\to x_0$ 时，$f(x)$ 的左右极限均存在且相等，即

$$f(x_0-0)=f(x_0+0)。\tag{1.8}$$

由此定理可知,即使 $f(x_0-0)$,$f(x_0+0)$都存在,但若不相等,则$\lim\limits_{x\to x_0}f(x)$不存在;若相等,则$\lim\limits_{x\to x_0}f(x)$存在且等于 $f(x_0-0)$或 $f(x_0+0)$。

例 5 考虑函数

$$f(x)=\begin{cases}x+1 & 当\ x<0\\0 & 当\ x=0,\\x-1 & 当\ x>0\end{cases}$$

当 $x\to0$ 时的左、右极限及极限。

显然有 $\lim\limits_{x\to0-0}f(x)=\lim\limits_{x\to0-0}(x+1)=1$,$\lim\limits_{x\to0+0}f(x)=\lim\limits_{x\to0+0}(x-1)=-1$。尽管左、右极限都存在,但不相等,故极限$\lim\limits_{x\to0}f(x)$不存在。

如果当 $x\to x_0$(或 $x\to\infty$)时,函数 $f(x)$趋于无穷大,则称函数 $f(x)$的极限不存在。为叙述方便,记为 $\lim\limits_{\substack{x\to x_0\\(或x\to\infty)}}f(x)=\infty$或 $f(x)\to\infty$($x\to x_0$ 或 $x\to\infty$)。

例如,$\lim\limits_{x\to1}\dfrac{3}{x-1}=\infty$;$\lim\limits_{x\to+\infty}2^x=+\infty$;$\lim\limits_{x\to0-0}\dfrac{1}{x}=-\infty$。

1.2.2 极限的运算法则

定理 2 设函数 $f(x)$和 $g(x)$在自变量 x 的同一变化过程中($x\to x_0$ 或 $x\to\infty$)的极限分别为 A 和 B,简记为 $\lim f(x)=A$,$\lim g(x)=B$。则

(1) $\lim[f(x)\pm g(x)]=\lim f(x)\pm\lim g(x)=A\pm B$;

(2) $\lim[f(x)\cdot g(x)]=\lim f(x)\cdot\lim g(x)=A\cdot B$;

(3) $\lim\dfrac{f(x)}{g(x)}=\dfrac{\lim f(x)}{\lim g(x)}=\dfrac{A}{B}(B\neq0)$。

其中(1)和(2)可推广到有限个函数的情形。而且(2)还有如下两个推论:

推论 1 $\lim[C\cdot f(x)]=C\cdot\lim f(x)=C\cdot A$,其中 C 为常数。

推论 2 $\lim[f(x)]^n=[\lim f(x)]^n=A^n$,其中 n 为正整数。

例 6 求$\lim\limits_{x\to2}\dfrac{x(x+4)}{x^2-1}$。

解 $\lim\limits_{x\to2}\dfrac{x(x+4)}{x^2-1}=\dfrac{\lim\limits_{x\to2}[x(x+4)]}{\lim\limits_{x\to2}(x^2-1)}=\dfrac{\lim\limits_{x\to2}x\cdot\lim\limits_{x\to2}(x+4)}{\lim\limits_{x\to2}x^2-\lim\limits_{x\to2}1}=\dfrac{2\times(2+4)}{2^2-1}=4$。

例 7 求$\lim\limits_{x\to1}\dfrac{x^2+3x-4}{x^2-5x+4}$。

解 因为分母的极限为 0,故不能直接应用法则(3)。但 $x\to1$ 时,$x\neq1$,故分子与分母的公因式$(x-1)$可以约去,于是

$$\lim_{x\to 1}\frac{x^2+3x-4}{x^2-5x+4}=\lim_{x\to 1}\frac{(x-1)(x+4)}{(x-1)(x-4)}=\lim_{x\to 1}\frac{x+4}{x-4}=\frac{\lim\limits_{x\to 1}(x+4)}{\lim\limits_{x\to 1}(x-4)}=\frac{1+4}{1-4}=-\frac{5}{3}。$$

例 8　求$\lim\limits_{x\to\infty}\frac{2x^3-x+3}{5x^3+4x-7}$。

解　当 $x\to\infty$ 时分子和分母都趋向于无穷大，不能直接用定理 2 的(3)。可先将分子和分母同除以它们的最高次方幂 x^3 后，再求极限。

$$\lim_{x\to\infty}\frac{2x^3-x+3}{5x^3+4x-7}=\lim_{x\to\infty}\frac{2-\frac{1}{x^2}+\frac{3}{x^3}}{5+\frac{4}{x^2}-\frac{7}{x^3}}=\frac{2}{5}。$$

由此不难证明：

$$\lim_{x\to\infty}\frac{a_0x^n+a_1x^{n-1}+\cdots+a_n}{b_0x^m+b_1x^{m-1}+\cdots+b_m}=\begin{cases}\infty & 当\ n>m\\ \frac{a_0}{b_0} & 当\ n=m\\ 0 & 当\ n<m\end{cases},\tag{1.9}$$

其中 a_0，b_0 均不为零。(1.9)式可作为公式使用。

例 9　求$\lim\limits_{x\to -1}\left(\frac{1}{x+1}-\frac{3}{x^3+1}\right)$。

解　由于当 $x\to -1$ 时，$\frac{1}{x+1}$和$\frac{3}{x^3+1}$的极限都不存在，故不能直接应用法则(1)，应考虑先变形后再求极限。

$$\lim_{x\to -1}\left(\frac{1}{x+1}-\frac{3}{x^3+1}\right)=\lim_{x\to -1}\frac{(x+1)(x-2)}{(x+1)(x^2-x+1)}=\lim_{x\to -1}\frac{x-2}{x^2-x+1}=-1。$$

1.2.3　两个重要极限

在函数极限的计算中，下面两个极限起着重要的作用(证明从略)：

(1)$\lim\limits_{x\to 0}\frac{\sin x}{x}=1$；　　(1.10)

(2)$\lim\limits_{x\to\infty}\left(1+\frac{1}{x}\right)^x=\mathrm{e}$　或　$\lim\limits_{y\to 0}(1+y)^{\frac{1}{y}}=\mathrm{e}$；　　(1.11)

其中 $\mathrm{e}\approx 2.71828$，是一个无理数。以 e 为底的对数记为 $\ln x$，称为自然对数。

例 10　求$\lim\limits_{x\to 0}\frac{\tan 2x}{\sin 5x}$。

解　$\lim\limits_{x\to 0}\frac{\tan 2x}{\sin 5x}=\lim\limits_{x\to 0}\frac{\sin 2x}{\sin 5x\cdot\cos 2x}=\lim\limits_{x\to 0}\left(\frac{\frac{\sin 2x}{2x}}{\frac{\sin 5x}{5x}}\cdot\frac{2}{5}\cdot\frac{1}{\cos 2x}\right)$

$$=\frac{2}{5}\cdot\frac{\lim\limits_{x\to0}\frac{\sin 2x}{2x}}{\lim\limits_{x\to0}\frac{\sin 5x}{5x}}\cdot\lim_{x\to0}\frac{1}{\cos 2x}=\frac{2}{5}。$$

例 11 求$\lim\limits_{x\to0}\frac{1-\cos x}{x^2}$。

解 $$\lim_{x\to0}\frac{1-\cos x}{x^2}=\lim_{x\to0}\frac{2\sin^2\frac{x}{2}}{x^2}=\frac{1}{2}\lim_{x\to0}\left(\frac{\sin\frac{x}{2}}{\frac{x}{2}}\right)^2=\frac{1}{2}\cdot1=\frac{1}{2}。$$

例 12 求$\lim\limits_{x\to\infty}\left(1+\frac{2}{x}\right)^{x+1}$。

解 $$\lim_{x\to\infty}\left(1+\frac{2}{x}\right)^{x+1}=\lim_{x\to\infty}\left[\left(1+\frac{2}{x}\right)^{x}\cdot\left(1+\frac{2}{x}\right)\right]$$

$$=\lim_{x\to\infty}\left[\left(1+\frac{2}{x}\right)^{\frac{x}{2}}\right]^2\cdot\lim_{x\to\infty}\left(1+\frac{2}{x}\right)=e^2\cdot1=e^2。$$

例 13 求$\lim\limits_{x\to0}\sqrt[x]{1-2x}$。

解 $$\lim_{x\to0}\sqrt[x]{1-2x}=\lim_{x\to0}(1-2x)^{\frac{1}{x}}=\lim_{x\to0}\left[(1-2x)^{-\frac{1}{2x}}\right]^{-2}=e^{-2}。$$

例 14 求$\lim\limits_{x\to\infty}\left(\frac{x+3}{x-1}\right)^{x+3}$。

解 $$\lim_{x\to\infty}\left(\frac{x+3}{x-1}\right)^{x+3}=\lim_{x\to\infty}\left(1+\frac{4}{x-1}\right)^{x+3}=\lim_{x\to\infty}\left(1+\frac{4}{x-1}\right)^{\frac{x-1}{4}\times4+4}$$

$$=\left[\lim_{x\to\infty}\left(1+\frac{4}{x-1}\right)^{\frac{x-1}{4}}\right]^4\cdot\lim_{x\to\infty}\left(1+\frac{4}{x-1}\right)^4=e^4。$$

1.2.4 无穷小量

定义 5 如果当$x\to x_0$(或$x\to\infty$)时,函数$f(x)$的极限为零,则称函数$f(x)$当$x\to x_0$(或$x\to\infty$)时为**无穷小量**,简称**无穷小**(infinitesimal)。

例如,$\sin x$当$x\to0$时为无穷小量;$\frac{1}{x}$当$x\to\infty$时为无穷小量;$1-x$当$x\to1$时为无穷小量。

注意:不要把无穷小量与很小很小的数混为一谈。无穷小量是以零为极限的变量,不是数。但由于零的极限是零,所以零是可以看作无穷小量的唯一常数。

无穷小量与极限的概念有着密切的联系,若$\lim f(x)=A$,则$\lim[f(x)-A]=0$,即$f(x)-A$为无穷小量,令$f(x)-A=\alpha(x)$,于是$f(x)=A+\alpha(x)$;反之,若$\alpha(x)$为无穷小量,且$f(x)=A+\alpha(x)$,所以$f(x)-A=\alpha(x)$,即$\lim[f(x)-A]=0$,则由$\lim[f(x)-A]=$

$\lim f(x)-A=0$ 得 $\lim f(x)=A$。由此得如下命题：

在自变量的同一变化过程 $x\to x_0$（或 $x\to\infty$）中，函数 $f(x)$ 以常数 A 为极限的充分必要条件是 $f(x)=A+\alpha(x)$，其中 $\alpha(x)$ 为一个无穷小量。

无穷小量有如下性质：

性质 1 有界函数与无穷小量的乘积仍为无穷小量。

设 $f(x)$ 为无穷小量，即 $\lim f(x)=0$，$g(x)$ 是有界函数，即存在一个正数 M，使 $|g(x)|\leqslant M$。由于 $|f(x)\cdot g(x)-0|=|f(x)||g(x)|\leqslant M|f(x)|\to 0$。所以 $f(x)\cdot g(x)$ 是无穷小量。

例如，$\lim\limits_{x\to\infty}\dfrac{\sin x}{x}=0$。因为 $|\sin x|\leqslant 1$，即 $\sin x$ 为有界函数，而 $\dfrac{1}{x}\to 0$（当 $x\to\infty$ 时），即 $\dfrac{1}{x}$ 是无穷小量。

显然，常数与无穷小量的乘积是无穷小量。

性质 2 有限个无穷小量的和、差、积仍为无穷小量。

此性质可利用无穷小量的定义与极限的运算法则来证明。

但两个无穷小量的商不一定是无穷小量。例如，当 $x\to 0$ 时，x 与 $\sin x$ 都是无穷小量，但 $\lim\limits_{x\to 0}\dfrac{\sin x}{x}=1$。可见 $\dfrac{\sin x}{x}$（当 $x\to 0$ 时）不是无穷小量。

无穷小量都是以零为极限的变量，但它们趋于零的快慢程度却往往不一样。例如，当 $n\to\infty$ 时，$\dfrac{1}{n}$ 与 $\dfrac{100}{n^2}$ 都是无穷小量，但随着 n 的增大，$\dfrac{100}{n^2}$ 比 $\dfrac{1}{n}$ 趋近于零的速度快得多（表 1-2）。

表 1-2

n	1	10	100	1000	10000	100000	…
$\dfrac{1}{n}$	1	10^{-1}	10^{-2}	10^{-3}	10^{-4}	10^{-5}	…
$\dfrac{100}{n^2}$	100	1	10^{-2}	10^{-4}	10^{-6}	10^{-8}	…

为了比较无穷小量趋于零的快慢程度，下面引入无穷小量阶的定义。

定义 6 设 α 与 β 当 $x\to x_0$（或 $x\to\infty$）时，均为无穷小量。

(1)若 $\lim\dfrac{\alpha}{\beta}=0$，则称 α **是比 β 高阶的无穷小量**，记为 $\alpha=o(\beta)$；

(2)若 $\lim\dfrac{\alpha}{\beta}=C(C\neq 0,1)$，则称 α 与 β 是**同阶无穷小量**，记为 $\alpha=O(\beta)$；

(3)若 $\lim\dfrac{\alpha}{\beta}=1$，则称 α 与 β 是**等价无穷小量**，记为 $\alpha\sim\beta$。

例如，由于 $\lim\limits_{x\to 0}\dfrac{x^2}{\tan x}=0$，$\lim\limits_{x\to 0}\dfrac{1-\cos x}{x^2}=\dfrac{1}{2}$，$\lim\limits_{x\to 0}\dfrac{\sin x}{x}=1$，所以，当 $x\to 0$ 时，x^2 是比 $\tan x$ 高阶的无穷小，即 $x^2=o(\tan x)$；$1-\cos x$ 与 x^2 是同阶无穷小；$\sin x$ 与 x 是等价无穷小，即 $\sin x\sim x$。

1.2.5 极限在医学上的应用实例

极限不仅是一个重要的概念，而且是解决实际问题的一种有效的方法。下面以 X 射线的吸收为例，说明极限方法在医学上的实际运用。

例 15 当 X 射线经过机体组织或别的物质时，它的能量要被吸收一部分。设原来的强度为 I_0，经过单位厚度的物质时有 $p\%$，被吸收，试问经过 d 单位厚度的物质后，剩下的强度 I 等于多少？

我们先按单位厚度来考虑。X 射线开始的强度为 I_0，经过第一个单位厚度后，由于被吸收了 $I_0 \cdot p\%$，故剩下的强度为

$$I_0 - I_0 \cdot p\% = I_0(1-p\%)。$$

这也就是 X 射线开始进入第二个单位厚度的强度，由于经过第二个单位厚度又要吸收 $p\%$，即吸收 $I_0(1-p\%)\cdot p\%$，故剩下的强度为

$$I_0(1-p\%) - I_0(1-p\%)\cdot p\% = I_0(1-p\%)^2。$$

依此类推，经过 d 个单位厚度后，剩下的强度为

$$I_0(1-p\%)^d。$$

这实际上只是所求 I 值的近似值，即

$$I \approx I_0(1-p\%)^d。$$

原因在于上述的解题方法是把吸收过程看作是经过一个一个单位厚度跳跃式地进行的，而实际吸收过程是连续进行的。那么为了更接近于实际，计算出 I 的准确值，我们采用下面的一般化的方法来解决此问题。

将每个单位厚度分成 n 等份，然后按 $\frac{1}{n}$ 单位厚度去计算，于是经过 d 单位厚度后剩下的强度为

$$I_0\left(1-p\%\cdot\frac{1}{n}\right)^{nd}。$$

为清楚起见，令 $\mu = p\%$，将上式改写成

$$I_0\left(1-\frac{\mu}{n}\right)^{nd} = I_0\left[\left(1-\frac{\mu}{n}\right)^{-\frac{n}{\mu}}\right]^{-\mu d}。$$

令 $n\to\infty$，对上式求极限，若这个极限存在，则此极限值即为 I 的准确值。由重要极限(1.11)知

$$\lim_{n\to\infty} I_0\left[\left(1-\frac{\mu}{n}\right)^{-\frac{n}{\mu}}\right]^{-\mu d} = I_0 e^{-\mu d},$$

即

$$I = I_0 e^{-\mu d},$$

这就是 X 射线的吸收规律，μ 称为吸收系数。

1.3 函数的连续性

1.3.1 函数连续的概念

在客观世界中，许多事物的变化是连续进行的。譬如，生物的连续生长，人体体温的连续变化，血液在血管中的连续流动等，都是随着时间而连续不断地变动。这些现象反映到数学上，就是函数的连续性。为了弄清这一概念，先介绍函数的增量。

设变量 u 从它的一个初值 u_0 变到终值 u，终值与初值的差 $u-u_0$ 称为变量 u 的增量(或改变量)，记为 Δu，即 $\Delta u=u-u_0$。

增量 Δu 是可正可负的，且终值 u 又可写成 $u_0+\Delta u$，即 $u=u_0+\Delta u$。

设函数 $y=f(x)$ 在点 x_0 的某一邻域内有定义，当自变量 x 在 x_0 点有一增量 Δx，从 x_0 变到 $x_0+\Delta x$ 时，函数 y 相应地从 $f(x_0)$ 变到 $f(x_0+\Delta x)$，称 $f(x_0+\Delta x)-f(x_0)$ 为函数在点 x_0 的**增量**(或改变量)(increment)，记为 Δy，(图 1-6)。即

$$\Delta y=f(x_0+\Delta x)-f(x_0)。$$

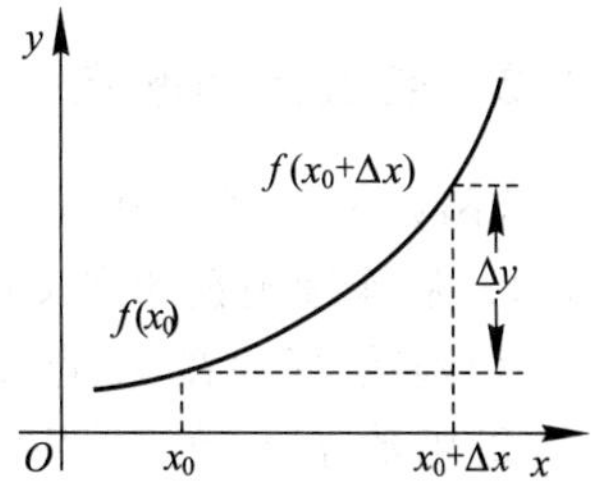

图 1-6

定义 1 设函数 $y=f(x)$ 在点 x_0 的某一邻域内有定义，若当自变量 x 在 x_0 点的增量 Δx 趋向于零时，对应的函数增量 $\Delta y=f(x_0+\Delta x)-f(x_0)$ 也趋向于零，即

$$\lim_{\Delta x\to 0}\Delta y=\lim_{\Delta x\to 0}[f(x_0+\Delta x)-f(x_0)]=0, \tag{1.12}$$

则称函数 $y=f(x)$ 在 x_0 点**连续**(continuous)。

若设 $x=x_0+\Delta x$，则 $\Delta x\to 0$ 即 $x\to x_0$，且 $f(x_0+\Delta x)\to f(x)$，于是(1.12)式写成

$$\lim_{\Delta x\to 0}[f(x_0+\Delta x)-f(x_0)]=\lim_{x\to x_0}[f(x)-f(x_0)]=0,$$

即

$$\lim_{x\to x_0}f(x)=f(x_0),$$

所以，函数在一点连续的定义又可叙述如下：

定义 2 设函数 $y=f(x)$ 在点 x_0 的某一邻域内有定义，若 $f(x)$ 当 $x\to x_0$ 时的极限存在，且等于它在 x_0 点的函数值 $f(x_0)$，即

$$\lim_{x\to x_0}f(x)=f(x_0), \tag{1.13}$$

则称函数 $y=f(x)$ 在 x_0 点**连续**。

由此可知，如果 $f(x)$ 在 x_0 点连续，则有

$$\lim_{x\to x_0}f(x)=f(\lim_{x\to x_0}x)=f(x_0), \tag{1.14}$$

这说明，在连续的前提下极限符号与函数符号可以交换次序，且所求的极限值就等于 x_0 点的函数值。

定义 3 如果函数 $f(x)$ 在 x_0 及其右侧附近有定义，且 $f(x_0+0)=\lim\limits_{x\to x_0+0}f(x)=f(x_0)$，则称函数 $y=f(x)$ 在点 x_0 **右连续**(continuity from the right)；

如果函数 $f(x)$ 在 x_0 及其左侧附近有定义，且 $f(x_0-0)=\lim\limits_{x\to x_0-0}f(x)=f(x_0)$，则称函数 $y=f(x)$ 在点 x_0 **左连续**(continuity from the left)。

因此，函数 $y=f(x)$ 在点 x_0 连续的充分必要条件是在 x_0 处既要左连续又要右连续，即 $f(x_0+0)=f(x_0-0)=f(x_0)$。

定义 4 如果 $f(x)$ 在开区间 (a,b) 内每一点都连续，则称 $f(x)$ 在开区间 (a,b) 内连续，这时，称 $f(x)$ 为 (a,b) 区间内的**连续函数**；如果 $f(x)$ 在开区间 (a,b) 内连续，且在 a 点右连续，在 b 点左连续，则称 $f(x)$ 在闭区间 $[a,b]$ 上连续，这时，称 $f(x)$ 为 $[a,b]$ 区间上的连续函数。

在一个区间上的连续函数的图形是一条连续不断的曲线。

1.3.2 函数的间断点

若函数 $y=f(x)$ 在 x_0 点不连续，则称 x_0 点为函数 $y=f(x)$ 的**间断点**(discontinuous-point)。从连续函数的定义可以看出函数的间断点有下列三种情况：

(1)函数 $f(x)$ 在 x_0 点没有定义；

(2)函数 $f(x)$ 在 x_0 点有定义，但 $\lim\limits_{x\to x_0}f(x)$ 不存在；

(3)函数 $f(x)$ 在 x_0 点有定义，且 $\lim\limits_{x\to x_0}f(x)$ 存在，但 $\lim\limits_{x\to x_0}f(x)\neq f(x_0)$。

例 1 函数 $f(x)=\dfrac{1}{x^2}$ 与 $g(x)=\dfrac{\sin x}{x}$ 在 $x=0$ 点都没有定义，所以 $x=0$ 为 $f(x)$ 与 $g(x)$ 的间断点。由于 $\lim\limits_{x\to 0}\dfrac{1}{x^2}=\infty$，所以，$x=0$ 又称为 $f(x)=\dfrac{1}{x^2}$ 的**无穷型间断点**；$\lim\limits_{x\to 0}\dfrac{\sin x}{x}=1$，所以 $x=0$ 称为 $g(x)=\dfrac{\sin x}{x}$ 的**可去型间断点**(即可以去掉的间断点)。因为只要按下面的方式补上这一点的定义：

$$g(x)=\begin{cases}\dfrac{\sin x}{x} & 当\ x\neq 0\\ 1 & 当\ x=0\end{cases},$$

$g(x)$ 在 $x=0$ 点就连续了。

例 2 设分段函数

$$f(x)=\begin{cases}\dfrac{x^2-1}{x-1} & 当\ x\neq 1\\ 1 & 当\ x=1\end{cases}。$$

尽管当 $x=1$ 时，函数有定义且极限存在，即 $\lim\limits_{x\to 1}\dfrac{x^2-1}{x-1}=2$，但极限值不等于 $f(x)$ 在 $x=1$ 处的函数值 $f(1)=1$，所以 $x=1$ 为 $f(x)$ 的可去间断点(图 1-7)，因为只要修正 $f(1)$ 的值为 2，$f(x)$ 在 $x=1$ 点就变成连续的了。

例 3　设分段函数

$$f(x)=\begin{cases} x & \text{当 } x\geqslant 0 \\ x^2-1 & \text{当 } x<0 \end{cases},$$

因为

$$\lim_{x\to 0+0} f(x)=\lim_{x\to 0+0} x=0,$$

$$\lim_{x\to 0-0} f(x)=\lim_{x\to 0-0} (x^2-1)=-1,$$

即左、右极限不相等，从而 $\lim\limits_{x\to 0} f(x)$ 不存在，所以 $f(x)$ 在 $x=0$ 处间断(图 1-8)，此时称 $x=0$ 为函数 $f(x)$ 的跳跃型间断点。

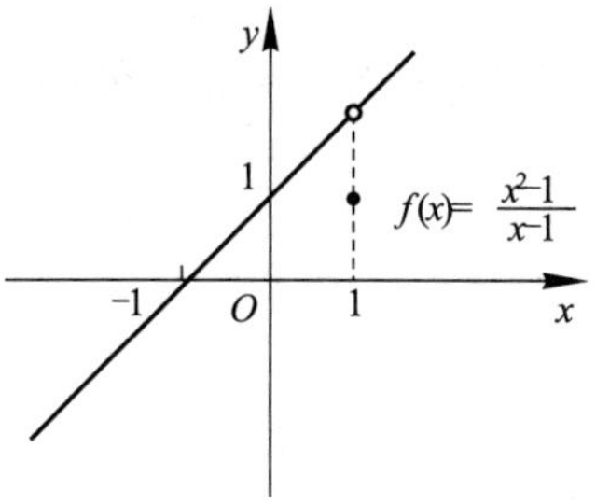

图 1-7

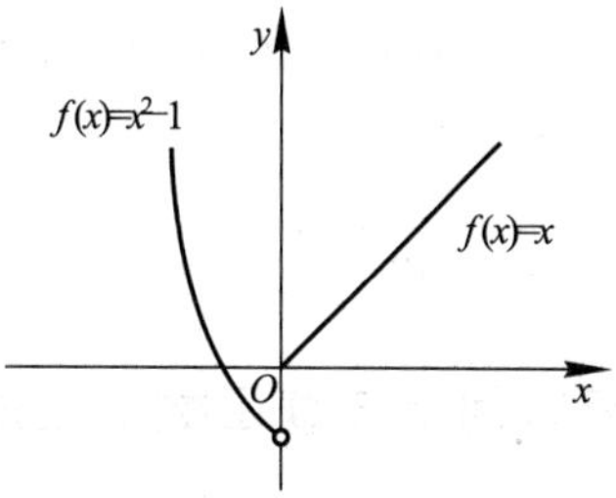

图 1-8

1.3.3　初等函数的连续性

由函数连续的定义及极限的运算法则，容易证明下述定理。

定理 1　如果函数 $f(x)$ 与 $g(x)$ 都在 x_0 点连续，则 $f(x)\pm g(x)$，$f(x)g(x)$ 及 $\dfrac{f(x)}{g(x)}$ $(g(x_0)\neq 0)$ 也在 x_0 点连续。

定理 2　如果函数 $u=\varphi(x)$ 在 x_0 点连续，且 $\varphi(x_0)=u_0$，而函数 $y=f(u)$ 在 u_0 点连续，则复合函数 $y=f(\varphi(x))$ 在 x_0 点连续。

可以证明，基本初等函数在其定义域内都是连续的，而初等函数是由基本初等函数经过有限次的四则运算或复合构成的，所以由上述两个定理便得到一个重要的结论：**一切初等函数在其定义区间内都是连续的**。所谓定义区间，就是包括在定义域内的区间。

函数 $f(x)$ 若在定义域内连续，这时称函数 $f(x)$ 为**连续函数**。

这个结论为求初等函数的极限提供了很大的方便。

例如，$x=1$ 在初等函数 $f(x)=\dfrac{e^x\sin x+1}{x^2+\ln x}$ 的定义区间内，所以

$$\lim_{x\to 1}\frac{e^x\sin x+1}{x^2+\ln x}=f(1)=e\sin 1+1。$$

又如，点 $x=e$ 是初等函数 $f(x)=\arcsin\ln x$ 的定义区间内的一点，所以

$$\lim_{x\to e}\arcsin\ln x=\arcsin\ln e=\frac{\pi}{2}。$$

求复合函数的极限有一个更一般的法则：

定理 3 设函数 $u=\varphi(x)$ 当 $x\to x_0$ 时的极限存在且等于 u_0，即 $\lim\limits_{x\to x_0}\varphi(x)=u_0$，而函数 $y=f(u)$ 在 u_0 点连续，则复合函数 $y=f(\varphi(x))$ 当 $x\to x_0$ 时的极限存在，且

$$\lim_{x\to x_0}f(\varphi(x))=f(\lim_{x\to x_0}\varphi(x))=f(u_0)。\tag{1.15}$$

例 4 求 $\lim\limits_{x\to 0}\dfrac{\ln(1+x)}{x}$。

解 函数 $\dfrac{\ln(1+x)}{x}=\ln(1+x)^{\frac{1}{x}}$ 是由函数 $y=\ln u$ 和 $u=(1+x)^{\frac{1}{x}}$ 复合而成的。虽然 $u=(1+x)^{\frac{1}{x}}$ 在 $x=0$ 处无定义，但该点处的极限存在 $\lim\limits_{x\to 0}(1+x)^{\frac{1}{x}}=\mathrm{e}$，而 $y=\ln u$ 在 $u=\mathrm{e}$ 处连续，由(1.15)式有

$$\lim_{x\to 0}\frac{\ln(1+x)}{x}=\lim_{x\to 0}\ln(1+x)^{\frac{1}{x}}=\ln[\lim_{x\to 0}(1+x)^{\frac{1}{x}}]=\ln \mathrm{e}=1。$$

1.3.4 闭区间上连续函数的性质

闭区间上的连续函数有一些特殊的性质，这些性质的几何意义都十分明显，我们仅从几何直观上去解释下面的定理。

定理 4 **(介值定理)** 设函数 $f(x)$ 在闭区间 $[a,b]$ 上连续，且在端点处函数值 $f(a)$ 和 $f(b)$ 不相等，则对介于 $f(a)$ 与 $f(b)$ 之间的任何一值 C，在开区间 (a,b) 内至少存在一点 ξ，使得

$$f(\xi)=C \qquad (a<\xi<b)。$$

这个定理的几何意义是：连续曲线 $y=f(x)$ 与水平直线 $y=C$（C 在 $f(a)$ 与 $f(b)$ 之间）至少相交于一点(图 1-9)。

推论 **(根存在定理)** 设函数 $f(x)$ 在闭区间 $[a,b]$ 上连续，如果 $f(a)$ 与 $f(b)$ 异号，则在开区间 (a,b) 内至少有一点 ξ，使得

$$f(\xi)=0 \qquad (a<\xi<b)。$$

说明在 $f(a)$ 与 $f(b)$ 异号时，方程 $f(x)=0$ 在 (a,b) 内至少有一个实根。从几何上看，连续曲线 $y=f(x)$ 与 x 轴至少相交于一点(图 1-10)。

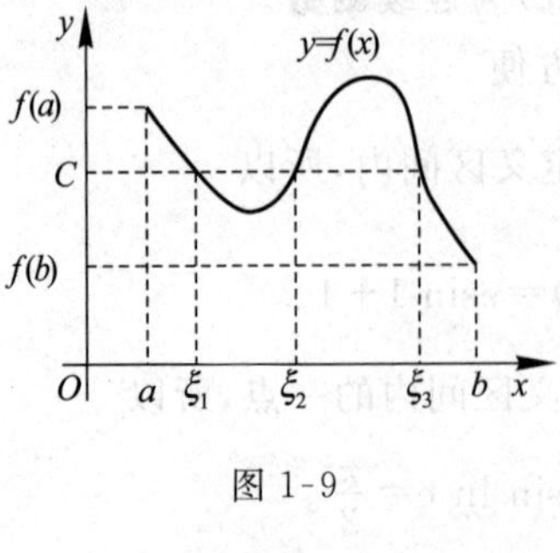

图 1-9

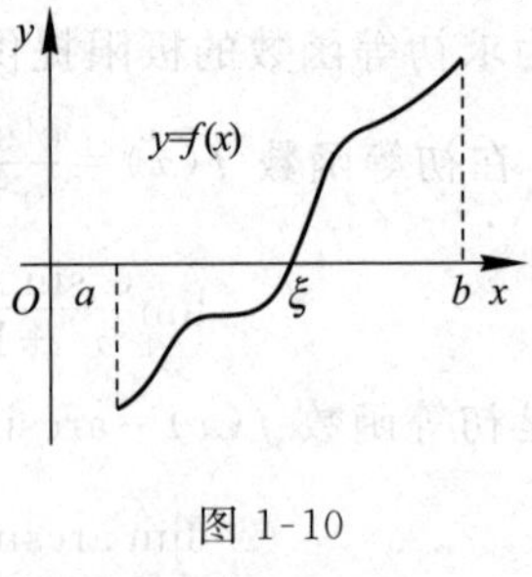

图 1-10

定理5　(**最大值最小值定理**)设函数 $f(x)$ 在闭区间 $[a,b]$ 上连续，则在 $[a,b]$ 上至少存在一点 ξ_1，使得 $f(\xi_1)$ 为最大值(记为 M)；又至少存在一点 ξ_2，使得 $f(\xi_2)$ 为最小值(记为 m)。

从几何上看，一段连续曲线必有最高点和最低点(图1-11)。

要注意，一般说来，开区间上的连续函数可能取不到最大值和最小值。例如 $f(x)=\dfrac{1}{x}$ 在 $(0,1]$ 上取不到最大值。

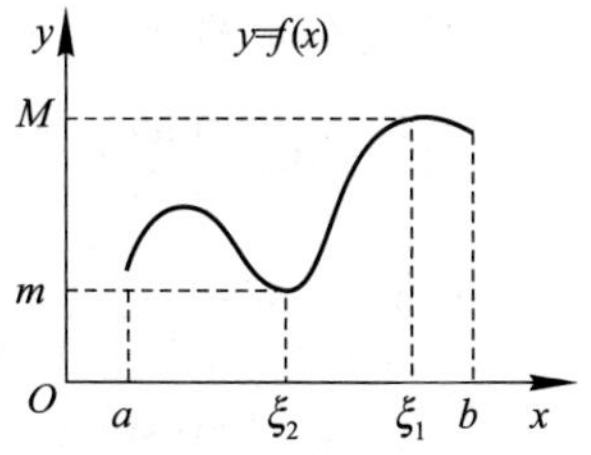

图1-11

习题一

1. 求下列函数的定义域：

(1)　$y=\dfrac{\sqrt{x}}{\sin x}$；　　(2)　$y=\lg(3-2x)+\dfrac{1}{\sqrt{x+4}}$；

(3)　$y=(x-2)\sqrt{\dfrac{1-x}{1+x}}$；　　(4)　$y=\sqrt{3x-x^2}$。

2. 计算下列各题：

(1)　若 $f(x)=\dfrac{|x-2|}{x+1}$，求 $f(2)$，$f(-2)$，$f(a+b)$(其中 $a+b\neq-1$)；

(2)　若 $f(x)=2x-3$，求 $f(x^2)$，$[f(x)]^2$，$f(x+h)-f(x)$。

3. 指出下列函数由哪些简单函数复合而成：

(1)　$y=\mathrm{e}^{-x^3}$；　　(2)　$y=(1+x^2)^{10}$；

(3)　$y=\ln\tan\dfrac{x}{2}$；　　(4)　$y=\arccos\sqrt{1-x^2}$。

4. 研究下列函数的极限是否存在：

(1)　$\cos x(x\to\infty)$；　　(2)　$\dfrac{8x^2}{x-3}(x\to3)$。

5. 求下列极限：

(1)　$\lim\limits_{x\to1}\dfrac{x^3+2x+5}{x^2+1}$；　　(2)　$\lim\limits_{x\to\frac{\pi}{4}}(2\sin x-\cos x-\cot x)$；

(3)　$\lim\limits_{x\to\infty}\left(2-\dfrac{1}{x}+\dfrac{1}{x^2}\right)$；　　(4)　$\lim\limits_{x\to\sqrt{3}}\dfrac{x^2-3}{x^4+x^2+1}$；

(5)　$\lim\limits_{x\to9}\dfrac{\sqrt{x}-3}{x-9}$；　　(6)　$\lim\limits_{x\to2}\dfrac{x^2-3x+2}{x^2-x-2}$；

(7)　$\lim\limits_{x\to\infty}\dfrac{2x^3-x^2+5}{3x^2-2x-1}$；　　(8)　$\lim\limits_{x\to\infty}\dfrac{100x}{1+x^2}$。

6. 求下列极限：

(1) $\lim\limits_{x\to0}\dfrac{\sin\alpha x}{\sin\beta x}$；　　(2) $\lim\limits_{x\to0}\dfrac{\tan kx}{x}$；

(3) $\lim\limits_{x\to0^+}\dfrac{x}{\sqrt{1-\cos x}}$；　　(4) $\lim\limits_{x\to a}\dfrac{\sin x-\sin a}{x-a}$；

(5) $\lim\limits_{x\to0}\dfrac{2\arcsin x}{3x}$；　　(6) $\lim\limits_{x\to0}\dfrac{1-\cos 2x}{x\sin x}$；

(7) $\lim\limits_{x\to0}\dfrac{1-\cos x}{x}$；　　(8) $\lim\limits_{x\to\infty}\left(1+\dfrac{1}{x}\right)^{3x}$；

(9) $\lim\limits_{x\to0}(1-2x)^{\frac{1}{x}}$；　　(10) $\lim\limits_{x\to\infty}\left(\dfrac{x}{1+x}\right)^{x}$。

7. 求函数 $f(x)=\dfrac{|x|}{x}$ 当 $x\to0$ 时的左、右极限，并说明当 $x\to0$ 时，$f(x)$ 的极限是否存在。

8. 设

$$f(x)=\begin{cases}x^2 & 当\ x<0\\ 2x & 当\ 0\leqslant x<1\\ x-1 & 当\ 1\leqslant x\end{cases}$$

讨论 $f(x)$ 当 $x\to0$ 和 $x\to1$ 时的极限。

9. 若要下列函数是无穷小量，x 应各趋向于什么值？

(1) $\dfrac{\sin x}{1+\cos x}$；　　(2) $\dfrac{x-1}{x^3-1}$。

10. 试比较下列各无穷小量(当 $x\to0$ 时)：

(1) x^2 与 $\sin x$；　　(2) $\ln(1+x)$ 与 x；

(3) $\tan x-\sin x$ 与 x^3；　　(4) $\sqrt{1+x}-\sqrt{1-x}$ 与 x。

11. 许多肿瘤生长可用下列函数描述

$$V=V_0\mathrm{e}^{\frac{A}{\alpha}(1-\mathrm{e}^{-\alpha t})}$$

其中，V 代表 t 时刻的肿瘤大小(体积或重量)，V_0 为开始时($t=0$)肿瘤大小，α 和 A 都是正常数。问服从此生长规律的肿瘤是否会无限制的增大？如果不是，那么，肿瘤增大的理论上限值是多少？

12. 指出下列函数的间断点：

(1) $y=\dfrac{x}{(1+x)^2}$；　　(2) $y=\dfrac{x^2-1}{x^2-3x+2}$；　　(3) $y=\begin{cases}x-1 & 当\ x\leqslant1\\ 3-x & 当\ x>1\end{cases}$。

13. a 取何值时，函数

$$f(x)=\begin{cases}x+a & 当\ x\leqslant0\\ \dfrac{1-\cos x}{x^2} & 当\ x>0\end{cases}$$

在$(-\infty,+\infty)$内连续。

第2章 导数与微分

导数、微分是微分学的两个基本概念，其中导数是用来刻画函数相对于自变量的变化的快慢程度，即函数的变化率；微分则是指当自变量有微小变化时，函数大体上变化多少，即相对于自变量有微小变化时函数变化的近似数量。

在自然科学中，特别在医药学和生物学中，经常遇到非均匀变化问题，例如酶的反应速度、放射性物质的衰变速度、细胞的增殖速度，等等。因此，撇开具体的实际意义，一般地从数量关系上来研究函数的变化率，将对很多实际问题的解决具有普遍意义。为此，引进高等数学的重要概念之一——导数。利用导数，可以比较简单地揭露出较复杂函数的特性，用来解决现实生活和医学中的实际问题。

本章重点讨论函数的导数、微分的基本概念，求导方法，以及导数的应用。

2.1 导数的概念

变量、函数还不能从数量关系上完全刻画物质的运动。恩格斯指出："只有微分学才能使自然科学有可能用数学来不仅表明状态，并且也表明过程、运动。"下面我们分析两个实际问题，从中探讨解决问题的基本思想方法，并给出导数的概念。

2.1.1 变化率问题

先考察两个实例。

1. 自由落体的瞬时速度

众所周知，自由落体的速度是不断变化的。假如物体在初始时刻是静止的，并且忽略空气阻力的作用，则在时间 t 内下落的路程为 $s=\frac{1}{2}gt^2$，其中 $g=9.81\mathrm{m/s^2}$（重力加速度）。

对于匀速运动，利用速度公式

$$\bar{v}=\text{速度}=\frac{\text{路程}}{\text{时间}}=\frac{\Delta s}{\Delta t}$$

来表示各段时刻的速度。但对于类似自由落体这样的变速运动，由于每一时刻的速度都是不断变化的，因此无法利用上述公式来表示某一时刻的速度，需从另外角度来考虑这个问题。

欲求出自由落体运动在 t_0 时刻的瞬时速度 v_0，先考察自由落体运动在 t_0 时刻以前或以后的一个时刻 $t_0+\Delta t$，Δt 是时间的增量。当 $\Delta t>0$ 时，$t_0+\Delta t$ 在 t_0 之后；当 $\Delta t<0$ 时，$t_0+\Delta t$ 在 t_0 之前。在 t_0 与 $t_0+\Delta t$ 即 $|\Delta t|$ 这段时间内自由落体所经过的路程为

$$\Delta s=\frac{1}{2}g(t_0+\Delta t)^2-\frac{1}{2}gt_0^2=gt_0\Delta t+\frac{1}{2}g(\Delta t)^2。$$

若 $|\Delta t|$ 很小，在这段时间内，我们将速度近似地看成是均匀的，其平均速度为

$$v_{\Delta t}=\frac{\Delta s}{\Delta t}=\frac{gt_0\Delta t+\frac{1}{2}g(\Delta t)^2}{\Delta t}=gt_0+\frac{1}{2}g\cdot\Delta t。$$

可以作为 t_0 时刻的瞬时速度的近似值，显然 $|\Delta t|$ 越小，这个近似值越精确。于是，自由落体运动 t_0 时刻的瞬时速度 v_0，就是当 Δt 无限趋于 $0(\Delta t\neq 0)$ 时，平均速度 $v_{\Delta t}$ 的极限，即

$$v_0=\lim_{\Delta t\to 0}v_{\Delta t}=\lim_{\Delta t\to 0}\frac{\Delta s}{\Delta t}=gt_0。$$

2. 化学反应的速度

在某一化学反应中，生成某一物质。设该物质的生成量 Q 与时间 t 的函数关系为 $Q=Q(t)$，为确定 t_0 时刻的反应速度，先考察在 t_0 时刻以前或以后的一个时刻 $t_0+\Delta t$，在 t_0 与 $t_0+\Delta t$ 即 $|\Delta t|$ 这段时间内，物质生成量的增量为

$$\Delta Q=Q(t_0+\Delta t)-Q(t_0)。$$

化学反应的平均速度为

$$v_{\Delta t}=\frac{\Delta Q}{\Delta t}=\frac{Q(t_0+\Delta t)-Q(t_0)}{\Delta t}。$$

显然，当 $\Delta t\to 0$ 时，平均速度 $v_{\Delta t}$ 的极限，就是 t_0 时刻化学反应的速度 v_0，即

$$v_0=\lim_{\Delta t\to 0}v_{\Delta t}=\lim_{\Delta t\to 0}\frac{\Delta Q}{\Delta t}=\lim_{\Delta t\to 0}\frac{Q(t_0+\Delta t)-Q(t_0)}{\Delta t}。$$

2.1.2 导数的定义

自由落体运动在某一时刻的瞬时速度问题，化学反应的速度问题，实际上是求函数的增量与自变量的增量之比的极限。许多理论和实际应用上的问题都要求计算这种类型的极限，即函数的变化率问题。

定义 1 设函数 $y=f(x)$ 在 x_0 点的某一邻域内有定义，当自变量 x 在 x_0 点有增量 Δx（点 $x_0+\Delta x$ 仍在该邻域内），函数 y 相应有增量 $\Delta y=f(x_0+\Delta x)-f(x_0)$，若函数的增量与自变量的增量之比当 $\Delta x\to 0$ 时的极限存在，则称函数 $y=f(x)$ 在 x_0 点处**可导**（有导数），该极限值称为函数 $f(x)$ 在 x_0 点处的**导数**（derivative），记为

$$f'(x_0)=\lim_{\Delta x\to 0}\frac{\Delta y}{\Delta x}=\lim_{\Delta x\to 0}\frac{f(x_0+\Delta x)-f(x_0)}{\Delta x},\tag{2.1}$$

也可记为

$$y'|_{x=x_0},\quad \frac{\mathrm{d}y}{\mathrm{d}x}|_{x=x_0}\quad 或\quad \frac{\mathrm{d}f(x)}{\mathrm{d}x}|_{x=x_0}。$$

若此极限不存在，称函数 $f(x)$ 在 x_0 点**不可导**。若不可导的原因是，$\Delta x\to 0$ 时，$\frac{\Delta y}{\Delta x}\to\infty$，为了方便起见，称 $f(x)$ 在 x_0 点的导数为无穷大，记为 $f'(x_0)=\infty$。

若 $f(x)$ 在开区间 (a,b) 上每一点处都可导，就称函数 $f(x)$ **在开区间** (a,b) **内可导**。

从定义可以看出，$f(x)$ 在 x 点的导数是随 x 的改变而变化的，当任一 $x\in(a,b)$ 时，都对应着 $f(x)$ 的一个确定的导数值 $f'(x)$，所以 $f'(x)$ 可以看成是 x 的一个新函数，我们称其为原来的函数 $y=f(x)$ 的导函数，简称导数。记为 $f'(x)$；y'；$\frac{\mathrm{d}y}{\mathrm{d}x}$；$\frac{\mathrm{d}f(x)}{\mathrm{d}x}$。

在(2.1)式中，若自变量的改变量 Δx 只从大于 0 或只从小于 0 的方向趋于 0，有

定义 2　如果极限

$$\lim_{\Delta x\to 0+}\frac{\Delta y}{\Delta x}=\lim_{\Delta x\to 0+}\frac{f(x_0+\Delta x)-f(x_0)}{\Delta x}$$

或

$$\lim_{\Delta x\to 0-}\frac{\Delta y}{\Delta x}=\lim_{\Delta x\to 0-}\frac{f(x_0+\Delta x)-f(x_0)}{\Delta x}$$

存在，则称其极限值为函数 $f(x)$ 在 x_0 点的**右导数**(derivative on the right)或**左导数**(derivative on the left)，记为 $f'_+(x_0)$ 或 $f'_-(x_0)$。

易证，$f(x)$ 在 x_0 点可导的充分必要条件是：函数 $f(x)$ 在 x_0 点的左导数、右导数都存在且相等，即 $f'_+(x_0)=f'_-(x_0)$。

若函数 $f(x)$ 在开区间 (a,b) 内可导，且 $f'_+(a)$ 且 $f'_-(b)$ 存在，就说函数 $f(x)$ 在闭区间 $[a,b]$ 上可导。

例 1　已知函数 $y=x^2$，求 y'。

解　$\Delta y=(x+\Delta x)^2-x^2=2x\Delta x+(\Delta x)^2$；

$$\frac{\Delta y}{\Delta x}=2x+\Delta x;$$

$$y'=\lim_{\Delta x\to 0}\frac{\Delta y}{\Delta x}=\lim_{\Delta x\to 0}(2x+\Delta x)=2x。$$

例 2　已知函数 $y=\sqrt{x}\,(x>0)$，求 y' 及 $y'|_{x=1}$。

解　$\Delta y=\sqrt{x+\Delta x}-\sqrt{x}\quad (x+\Delta x>0)$；

$$\frac{\Delta y}{\Delta x}=\frac{\sqrt{x+\Delta x}-\sqrt{x}}{\Delta x}=\frac{(\sqrt{x+\Delta x}-\sqrt{x})(\sqrt{x+\Delta x}+\sqrt{x})}{\Delta x(\sqrt{x+\Delta x}+\sqrt{x})}=\frac{1}{\sqrt{x+\Delta x}+\sqrt{x}};$$

$$y'=\lim_{\Delta x\to 0}\frac{\Delta y}{\Delta x}=\lim_{\Delta x\to 0}\frac{1}{\sqrt{x+\Delta x}+\sqrt{x}}=\frac{1}{2\sqrt{x}},$$

即 $$(\sqrt{x})'=\frac{1}{2\sqrt{x}}, \text{从而 } y'|_{x=1}=\frac{1}{2}。$$

2.1.3 导数的几何意义

为了对"导数是函数在某点的变化率"有一直观的认识，下面用几何图形来说明导数的几何意义。

在平面直角坐标系 xOy 上，作函数 $y=f(x)$ 的图形(图 2-1)，在横坐标上取一点 x_0，并给增量 Δx，曲线 $y=f(x)$ 上横坐标为 x_0 和 $x_0+\Delta x$ 的点分别为 M_0 和 M。显然 M_0 点为 $(x_0,f(x_0))$，M 点为 $(x_0+\Delta x,f(x_0+\Delta x))$，从而 M_0M 为**割线**(secant)。由图 2-1，割线 M_0M 的斜率为

$$\tan\Psi=\frac{MP}{M_0P}=\frac{\Delta y}{\Delta x}=\frac{f(x_0+\Delta x)-f(x_0)}{\Delta x}。$$

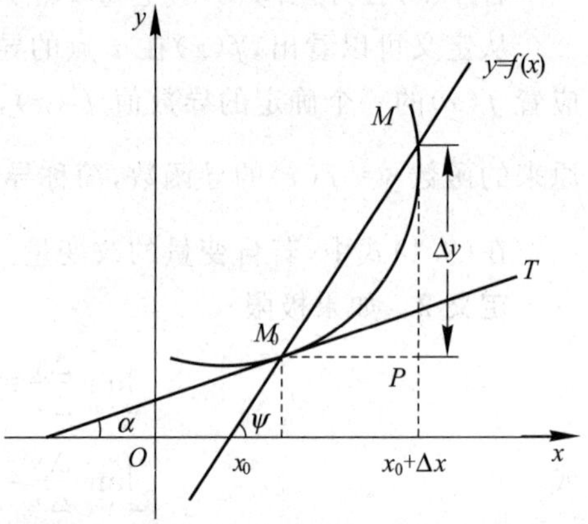

图 2-1

当 $\Delta x\to 0$ 时，M 点沿曲线 $y=f(x)$ 趋向于 M_0 点，割线 M_0M 趋向于直线 M_0T，割线 M_0M 的极限位置 M_0T 称为曲线 $y=f(x)$ 在 M_0 点的**切线**(tangent)。显然，切线 M_0T 的斜率为

$$\tan\alpha=\lim_{\Delta x\to 0}\tan\Psi=\lim_{\Delta x\to 0}\frac{\Delta y}{\Delta x}=f'(x_0)。$$

由此可见，导数 $f'(x_0)$ 的几何意义：$f'(x_0)$ 表示曲线 $y=f(x)$ 在 $M_0(x_0,f(x_0))$ 处的切线斜率。

过 M_0 点且与切线垂直的直线称为曲线 $y=f(x)$ 在 M_0 点的**法线**。由解析几何知，法线的斜率与切线的斜率互为负倒数。因此，曲线 $y=f(x)$ 在 M_0 点的切线方程为

$$y-f(x_0)=f'(x_0)(x-x_0),$$

法线方程为

$$y-f(x_0)=-\frac{1}{f'(x_0)}(x-x_0)\ (f'(x_0)\neq 0)。$$

显然，当 $f'(x_0)=0$ 时，切线方程为 $y=f(x_0)$，法线方程为 $x=x_0$；

当 $f'(x_0)=\infty$ 时，切线方程为 $x=x_0$，法线方程为 $y=f(x_0)$。

例 3 求曲线 $y=x^2$ 在 $M_0(2,4)$ 点处的切线方程与法线方程。

解 由例 1，$y'=2x$，故 $y'|_{x=2}=4$，所以，曲线 $y=x^2$ 在 $M_0(2,4)$ 处的切线的斜率 k_1 与法线斜率 k_2 为：$k_1=y'|_{x=2}=4$，$k_2=-\frac{1}{k_1}=-\frac{1}{4}$。因此，切线方程为

$$y-4=4(x-2) \quad 即\ y=4x-4,$$

法线方程为

$$y-4=-\frac{1}{4}(x-2) \quad 即 \ y=-\frac{x}{4}+\frac{9}{2}。$$

2.1.4　函数的可导性与连续性的关系

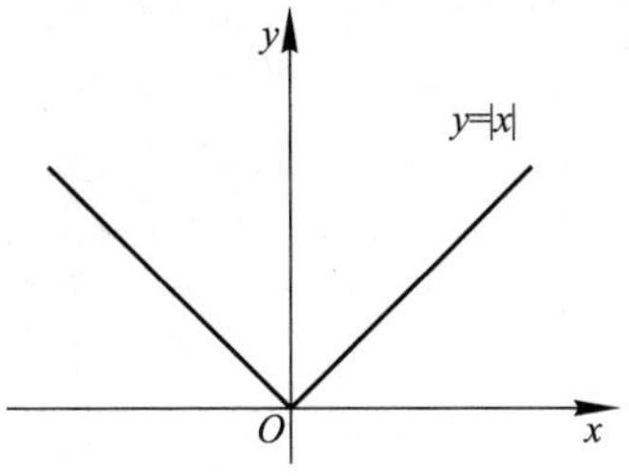

图 2-2

如果函数 $y=f(x)$在 x 点可导,则有

$$\lim_{\Delta x\to 0}\Delta y=\lim_{\Delta x\to 0}\frac{\Delta y}{\Delta x}\lim_{\Delta x\to 0}\Delta x=f'(x)\cdot 0=0,$$

表明函数在 x 点连续。也就是说,**如果函数 $f(x)$在 x 点可导,则在该点必连续。**

函数 $f(x)$在 x 点连续,但在该点不一定可导。例如 $y=|x|$(图 2-2),在 $x=0$ 点连续,但在该点不可导。

因为 $\lim\limits_{\Delta x\to 0-}\frac{\Delta y}{\Delta x}=\lim\limits_{\Delta x\to 0-}\frac{|\Delta x|}{\Delta x}=-1$, $\lim\limits_{\Delta x\to 0+}\frac{\Delta y}{\Delta x}=\lim\limits_{\Delta x\to 0+}\frac{|\Delta x|}{\Delta x}=1$,左、右导数不相等,即导数不存在。

2.2　导数的计算

根据导数的定义,求函数 $y=f(x)$的导数 $f'(x)$可分为三步:

(1)求函数的增量 $\Delta y=f(x+\Delta x)-f(x)$;

(2)算出函数的增量 Δy 与自变量的增量 Δx 的比:

$$\frac{\Delta y}{\Delta x}=\frac{f(x+\Delta x)-f(x)}{\Delta x},$$

这个比值称为函数的平均变化率,又称差商;

(3)取极限

$$\lim_{\Delta x\to 0}\frac{\Delta y}{\Delta x}=\lim_{\Delta x\to 0}\frac{f(x+\Delta x)-f(x)}{\Delta x},$$

若此极限存在,则此极限值就是函数 $f(x)$的导数 $f'(x)$。

这三步,我们称为**微分法**(differentiation)。

下面我们根据导数的定义,求几个基本初等函数的导数。

2.2.1　一些基本初等函数的导数

1. 常量的导数

设函数 $y=c$,因对任何 x,$y\equiv c$,显然 $\Delta y=0$,所以 $y'=\lim\limits_{\Delta x\to 0}\frac{\Delta y}{\Delta x}=0$,即

$$(c)'=0。$$

2. 幂函数的导数

设函数 $y=x^n$（n 为正整数），给 x 以增量 Δx，由二项式展开定理有：

$$\begin{aligned}\Delta y &=(x+\Delta x)^n-x^n\\ &=x^n+nx^{n-1}\Delta x+\frac{n(n-1)}{2!}x^{n-2}(\Delta x)^2+\cdots+(\Delta x)^n-x^n\\ &=nx^{n-1}\Delta x+\frac{n(n-1)}{2!}x^{n-2}(\Delta x)^2+\cdots+(\Delta x)^n,\end{aligned}$$

从而 $\dfrac{\Delta y}{\Delta x}=nx^{n-1}+\dfrac{n(n-1)}{2!}x^{n-2}\Delta x+\cdots+(\Delta x)^{n-1}$，

所以 $y'=\lim\limits_{\Delta x\to 0}\dfrac{\Delta y}{\Delta x}=\lim\limits_{\Delta x\to 0}\left[nx^{n-1}+\dfrac{n(n-1)}{2!}\Delta x+\cdots(\Delta x)^{n-1}\right]=nx^{n-1}$，

即

$$(x^n)'=nx^{n-1}。$$

当 $n=1$ 时，上式为 $x'=1$，

即自变量对其自身的导数等于 1。

更一般地，对于幂函数 $y=x^a$（a 为常数），有

$$(x^a)'=ax^{a-1}。$$

这就是幂函数的导数公式，此公式的证明将在后面讨论。

3. 对数函数的导数

设函数 $y=\log_a x$（$a>0$ 且 $a\neq 1$），给自变量 x 以增量 Δx，则

$$\Delta y=\log_a(x+\Delta x)-\log_a x=\log_a\frac{x+\Delta x}{x}=\log_a\left(1+\frac{\Delta x}{x}\right),$$

从而 $\dfrac{\Delta y}{\Delta x}=\dfrac{1}{\Delta x}\log_a\left(1+\dfrac{\Delta x}{x}\right)=\dfrac{1}{x}\dfrac{x}{\Delta x}\log_a\left(1+\dfrac{\Delta x}{x}\right)=\dfrac{1}{x}\log_a\left(1+\dfrac{\Delta x}{x}\right)^{\frac{x}{\Delta x}}$，

所以 $y'=\lim\limits_{\Delta x\to 0}\dfrac{\Delta y}{\Delta x}=\lim\limits_{\Delta x\to 0}\left[\dfrac{1}{x}\log_a\left(1+\dfrac{\Delta x}{x}\right)^{\frac{x}{\Delta x}}\right]=\dfrac{1}{x}\log_a\left[\lim\limits_{\Delta x\to 0}\left(1+\dfrac{\Delta x}{x}\right)^{\frac{x}{\Delta x}}\right]=\dfrac{1}{x}\log_a \mathrm{e}=\dfrac{1}{x\ln a}$，

即

$$(\log_a x)'=\frac{1}{x\ln a},$$

特别对于 $a=\mathrm{e}$，则有 $(\ln x)'=\dfrac{1}{x}$。

4. 正弦函数和余弦函数的导数

设函数 $y=\sin x$，给自变量 x 以增量 Δx，则 $\Delta y=\sin(x+\Delta x)-\sin x$，由三角函数的和差化积公式，有

$$\Delta y=2\cos\left(x+\frac{\Delta x}{2}\right)\sin\frac{\Delta x}{2},$$

从而
$$\frac{\Delta y}{\Delta x}=\cos\left(x+\frac{\Delta x}{2}\right)\frac{\sin\frac{\Delta x}{2}}{\frac{\Delta x}{2}}。$$

所以
$$y'=\lim_{\Delta x\to 0}\frac{\Delta y}{\Delta x}=\lim_{\Delta x\to 0}\left[\cos\left(x+\frac{\Delta x}{2}\right)\frac{\sin\frac{\Delta x}{2}}{\frac{\Delta x}{2}}\right]=\lim_{\Delta x\to 0}\cos\left(x+\frac{\Delta x}{2}\right)\cdot\lim_{\Delta x\to 0}\frac{\sin\frac{\Delta x}{2}}{\frac{\Delta x}{2}}=\cos x,$$

即
$$(\sin x)'=\cos x,$$

同理可证
$$(\cos x)'=-\sin x。$$

2.2.2　导数的四则运算法则

设函数 $u=u(x)$，$v=v(x)$ 在 x 点处可导，即 $u'=u'(x)$ 及 $v'=v'(x)$。

1. 两个函数的代数和的导数

$$(u\pm v)'=u'\pm v'$$

证明　设 $y=u\pm v$。

给自变量 x 以增量 Δx，函数 y,u,v 的增量依次为 $\Delta y,\Delta u,\Delta v$，有

$$\Delta u=u(x+\Delta x)-u(x)\quad \Delta v=v(x+\Delta x)-v(x),$$
$$\begin{aligned}\Delta y&=[u(x+\Delta x)\pm v(x+\Delta x)]-[u(x)\pm v(x)]\\&=[u(x+\Delta x)-u(x)]\pm[v(x+\Delta x)-v(x)]=\Delta u\pm\Delta v,\end{aligned}$$

从而
$$\frac{\Delta y}{\Delta x}=\frac{\Delta u}{\Delta x}\pm\frac{\Delta v}{\Delta x},$$

所以
$$y'=\lim_{\Delta x\to 0}\frac{\Delta y}{\Delta x}=\lim_{\Delta x\to 0}\left(\frac{\Delta u}{\Delta x}\pm\frac{\Delta v}{\Delta x}\right)=\lim_{\Delta x\to 0}\frac{\Delta u}{\Delta x}\pm\lim_{\Delta x\to 0}\frac{\Delta v}{\Delta x}=u'\pm v',$$

即
$$(u\pm v)'=u'\pm v'。$$

此法则可推广到有限个函数代数和的导数情形，例如 $(u+v-w)'=u'+v'-w'$。

例 1　已知函数 $y=\sqrt{x}+\sin x+5$，求 y'。

解　$y'=(\sqrt{x}+\sin x+5)'=(\sqrt{x})'+(\sin x)'+(5)'=\dfrac{1}{2\sqrt{x}}+\cos x$。

2. 两个函数乘积的导数

$$(u\cdot v)'=u'v+uv'$$

证明　设函数 $y=uv$，类同法则 1 有

$$\begin{aligned}\Delta y&=u(x+\Delta x)v(x+\Delta x)-u(x)v(x)\\&=u(x+\Delta x)v(x+\Delta x)-u(x+\Delta x)v(x)+u(x+\Delta x)v(x)-u(x)v(x)\\&=u(x+\Delta x)[v(x+\Delta x)-v(x)]+v(x)[u(x+\Delta x)-u(x)]\\&=u(x+\Delta x)\Delta v+v(x)\Delta u,\end{aligned}$$

从而
$$\frac{\Delta y}{\Delta x}=u(x+\Delta x)\frac{\Delta v}{\Delta x}+v(x)\frac{\Delta v}{\Delta x}。$$
已知函数 $u(x)$，$v(x)$在 x 点处可导，则 $u(x)$在 x 点处连续，故有
$$y'=\lim_{\Delta x\to 0}\frac{\Delta y}{\Delta x}=\lim_{\Delta x\to 0}\left[u(x+\Delta x)\frac{\Delta v}{\Delta x}+v(x)\frac{\Delta v}{\Delta x}\right]=\lim_{\Delta x\to 0}u(x+\Delta x)\lim_{\Delta x\to 0}\frac{\Delta v}{\Delta x}+v(x)\lim_{\Delta x\to 0}\frac{\Delta u}{\Delta x}$$
$$=u(x)v'(x)+v(x)u'(x),$$
即
$$(uv)'=u'v+uv'。$$
特殊地，当 $v=c$（c 为常数），则由上式得
$$(cu)'=cu'。$$
积的法则也可推广到任意有限个函数之积的情形，例如
$$(uvw)'=(uv)'w+(uv)w'=(u'v+uv')w+uvw',$$
即
$$(uvw)'=u'vw+uv'w+uvw'。$$
例 2 已知函数 $y=(x^4+2x^2-10)\ln x$，求 y'。

解 $y'=[(x^4+2x^2-10)\ln x]'$
$$=(x^4+2x^2-10)'\ln x+(x^4+2x^2-10)(\ln x)'$$
$$=[(x^4)'+(2x^2)'-(10)']\ln x+(x^4+2x^2-10)\cdot\frac{1}{x}$$
$$=4x(x^2+1)\ln x+x^3+2x-\frac{10}{x}。$$

3. 两个函数商的导数
$$\left(\frac{u}{v}\right)'=\frac{u'v-uv'}{v^2}\quad(v\neq 0)$$
特殊地，当 $u=1$ 时，则有 $\left(\frac{1}{v}\right)'=-\frac{v'}{v^2}\quad(v\neq 0)$。

例 3 已知函数 $y=\tan x$，求 y'。

解 $y'=(\tan x)'=\left(\frac{\sin x}{\cos x}\right)'=\frac{(\sin x)'\cos x-\sin x(\cos x)'}{\cos^2 x}$
$$=\frac{(\cos x)\cos x-\sin x(-\sin x)}{\cos^2 x}=\frac{1}{\cos^2 x}=\sec^2 x,$$
即
$$(\tan x)'=\frac{1}{\cos^2 x}=\sec^2 x。$$
同理可求
$$(\cot x)'=-\frac{1}{\sin^2 x}=-\csc^2 x。$$
例 4 已知函数 $y=\sec x$，求 y'。

解 $y'=(\sec x)'=\left(\frac{1}{\cos x}\right)'=-\frac{(\cos x)'}{\cos^2 x}=\frac{\sin x}{\cos^2 x}=\tan x\cdot\sec x,$

即
$$(\sec x)'=\tan x\cdot\sec x。$$

同理可求　　$(\csc x)' = -\cot x \cdot \csc x$。

2.2.3　复合函数的求导法则

定理 1　**(链式法则)**设函数 $u=\varphi(x)$ 在 x 点处可导，而函数 $y=f(u)$ 在 x 点的对应点 u $(u=\varphi(x))$ 处可导，则复合函数 $y=f(\varphi(x))$ 在 x 处可导，且其导数为

$$f'(\varphi(x)) = f'(u)\varphi'(x), \tag{2.2}$$

或 $\dfrac{dy}{dx}=\dfrac{dy}{du}\cdot\dfrac{du}{dx}$，$y_x{}'=y_u{}'\cdot u_x{}'$。

证明　设 x 有增量 Δx，则相应的函数 u 有增量 Δu，函数 y 有增量 Δy，因为

$$\frac{\Delta y}{\Delta x}=\frac{\Delta y}{\Delta u}\cdot\frac{\Delta u}{\Delta x}\quad(\Delta u\neq 0),$$

由于 $u=\varphi(x)$ 在 x 点可导，当然在 x 点连续，故当 $\Delta x\to 0$ 时，有 $\Delta u\to 0$。

所以　$y_x{}'=\lim\limits_{\Delta x\to 0}\dfrac{\Delta y}{\Delta x}=\lim\limits_{\Delta x\to 0}\dfrac{\Delta y}{\Delta u}\cdot\lim\limits_{\Delta x\to 0}\dfrac{\Delta u}{\Delta x}=\lim\limits_{\Delta u\to 0}\dfrac{\Delta y}{\Delta u}\cdot\lim\limits_{\Delta x\to 0}\dfrac{\Delta u}{\Delta x}=f'(u)\varphi'(x)$。

注：当 $\Delta x\to 0$ 的过程中，可能 $\Delta u=0$，用另外方法亦可证明此公式成立。

此法则可以推广到多个中间变量的情形。我们以两个中间变量为例，设 $y=f(u)$，$u=\varphi(v)$，$v=\psi(x)$。则

$$\frac{dy}{dx}=\frac{dy}{du}\cdot\frac{du}{dx},\text{而}\frac{du}{dx}=\frac{du}{dv}\cdot\frac{dv}{dx},$$

故复合函数 $y=f(\varphi(\psi(x)))$ 的导数为 $\dfrac{dy}{dx}=\dfrac{dy}{du}\cdot\dfrac{du}{dv}\cdot\dfrac{dv}{dx}=f'(u)\varphi'(v)\psi'(x)$。

例 5　已知函数 $y=(x^3-\sin x)^4$，求 y'。

解　令 $y=u^4$，$u=x^3-\sin x$，则有

$$y'=y_x{}'=y_u{}'\cdot u_x{}'=4u^3(3x^2-\cos x)=4(x^3-\sin x)^3(3x^2-\cos x)。$$

例 6　已知函数 $y=\ln\cos x^2$，求 y'。

解　令 $y=\ln u$，$u=\cos v$，$v=x^2$，则有

$$y'=y_x{}'=y_u{}'\cdot u_v{}'\cdot v_x{}'=(\ln u)'\cdot(\cos v)'\cdot(x^2)'=\frac{1}{u}\cdot(-\sin v)\cdot 2x$$

$$=-2x\frac{\sin x^2}{\cos x^2}=-2x\tan x^2。$$

例 7　已知函数 $y=\sin\dfrac{2x}{1+x^2}$，求 y'。

解　令 $y=\sin u$，$u=\dfrac{2x}{1+x^2}$，则有

$$y'=y_u{}'\cdot u_x{}'=\cos u\,\frac{(2x')(1+x^2)-2x(1+x^2)'}{(1+x^2)^2}=\frac{2(1-x^2)}{(1+x^2)^2}\cos\frac{2x}{1+x^2}。$$

对复合函数的分解比较熟练后，就不必再写出中间变量，可以采用下面例题的方法计算。

例 8 已知函数 $y=\ln\sin x$，求 y'。

解 $y'=(\ln\sin x)'=\dfrac{1}{\sin x}(\sin x)'=\cot x$。

例 9 已知函数 $y=\sqrt[3]{1-2x^2}$，求 y'。

解 $y'=((1-2x^2)^{\frac{1}{3}})'=\dfrac{1}{3}(1-2x^2)^{-\frac{2}{3}}(1-2x^2)'=\dfrac{-4x}{3\sqrt[3]{(1-2x^2)^2}}$。

2.2.4 反函数的求导法则

为讨论指数函数（对数函数的反函数）与反三角函数（三角函数的反函数）的导数，先研究反函数（inverse function）的求导法则。

定理 2 如果函数 $y=f(x)$ 在某区间 I_x 内单调、可导，且导数不等于零，则它的反函数 $x=\varphi(y)$ 在对应区间 $I_y=\{y|y=f(x),x\in I_x\}$ 上可导，且

$$\varphi'(y)=\frac{1}{f'(x)}。$$

此定理说明：一个函数的反函数的导数等于这个函数的导数的倒数。

证明 设函数 $y=f(x)$ 的反函数 $x=\varphi(x)$ 在 y 点有增量 Δy，且 $\Delta y\neq 0$，有

$$\Delta x=\varphi(y+\Delta y)-\varphi(y);\Delta y=f(x+\Delta x)-f(x)。$$

当 $\Delta y\to 0$ 时，有 $\Delta x\to 0$；当 $\Delta y\neq 0$ 时，有 $\Delta x\neq 0$，则

$$\frac{\Delta x}{\Delta y}=\frac{1}{\frac{\Delta y}{\Delta x}},$$

有 $\lim\limits_{\Delta y\to 0}\dfrac{\Delta x}{\Delta y}=\lim\limits_{\Delta y\to 0}\dfrac{1}{\frac{\Delta y}{\Delta x}}=\dfrac{1}{f'(x)}$，

即

$$\varphi'(y)=\frac{1}{f'(x)}。$$

例 10 求指数函数 $y=a^x\quad(a>0,a\neq 1)$ 的导数。

解 已知 $y=a^x$ 是 $x=\log_a y$ 的反函数，由 $(\log_a y)'=\dfrac{1}{y\ln a}$，

$$(a^x)'=\frac{1}{(\log_a y)'}=\frac{1}{\frac{1}{y\ln a}}=y\ln a=a^x\ln a,$$

即

$$(a^x)'=a^x\ln a。$$

特别地，当 $a=\mathrm{e}$，有

$$(\mathrm{e}^x)'=\mathrm{e}^x。$$

例 11　求反三角函数的导数。

(1) $y=\arcsin x\quad\left(-1<x<1,-\frac{\pi}{2}<y<\frac{\pi}{2}\right)$。

解　$(\arcsin x)'=\frac{1}{(\sin y)'}=\frac{1}{\cos y}=\frac{1}{\sqrt{1-\sin^2 y}}=\frac{1}{\sqrt{1-x^2}}$,

即
$$(\arcsin x)'=\frac{1}{\sqrt{1-x^2}}。$$

用类似方法可得
$$(\arccos x)'=-\frac{1}{\sqrt{1-x^2}}。$$

(2) $y=\arctan x\quad\left(x\in\mathbf{R},-\frac{\pi}{2}<y<\frac{\pi}{2}\right)$。

解　$(\arctan x)'=\frac{1}{(\tan y)'}=\cos^2 y=\frac{1}{1+\tan^2 y}=\frac{1}{1+x^2}$,

即
$$(\arctan x)'=\frac{1}{1+x^2}。$$

用类似方法可得
$$(\operatorname{arccot} x)'=-\frac{1}{1+x^2}。$$

例 12　求幂函数 $y=x^\alpha$(a 为实数,$x>0$)的导数。

解　由于 $y=e^{a\ln x}$,故
$$(x^\alpha)'=(e^{a\ln x})'=e^{a\ln x}\frac{\alpha}{x}=\alpha x^{\alpha-1},$$

即
$$(x^\alpha)'=\alpha x^{\alpha-1}。$$

2.2.5　隐函数的求导法则

前面讨论的求导运算都是针对函数 y 能明确写成自变量 x 的解析式 $y=f(x)$,这样的函数称为**显函数**(explicit function)。但有时遇到两个自变量 x,y 间的函数关系是由方程式 $F(x,y)=0$ 所确定的,这样的函数称为**隐函数**(implicit function)。

例如,$x^2+y^2=1$ 和 $e^{xy}-xy=0$ 都确定了 x 和 y 之间的某种函数关系。

求隐函数的导数并不需要将 y 从方程 $F(x,y)=0$ 中解出来,亦不需要引进新的法则,只要对方程 $F(x,y)=0$ 的两边分别对 x 求导,便得到所求函数的导数。求导时注意 y 是 x 的函数,利用复合函数求导法则,便能得到所求函数的导数。

例 13　求由方程 $e^y=xy$ 所确定的函数 y 对 x 的导数。

解　对方程 $e^y=xy$ 两边关于 x 求导:
$$\frac{d}{dx}(e^y)=\frac{d}{dx}(xy),\quad e^y\frac{dy}{dx}=y+x\frac{dy}{dx}。$$

故
$$\frac{dy}{dx}=\frac{y}{e^y-x}。$$

例 14 求由椭圆方程$\frac{x^2}{16}+\frac{y^2}{9}=1$所确定的隐函数 y 对 x 的导数。

解 对方程$\frac{x^2}{16}+\frac{y^2}{9}=1$两边关于 x 求导：
$$\frac{d}{dx}\left(\frac{x^2}{16}+\frac{y^2}{9}\right)=0,$$
$$\left(\frac{x^2}{16}\right)'+\frac{2y}{9}y'=0,$$
即
$$\frac{x}{8}+\frac{2y}{9}y'=0,$$
所以
$$y'=-\frac{9x}{16y}。$$

2.2.6 对数求导法

将函数的表达式两边取自然对数，并利用对数性质将表达式化简，然后应用复合函数的求导法则，将等式两边对自变量求导，最后得出函数的导数，这种方法称为对数求导法。下面通过两个例子说明这种方法。

例 15 已知函数 $y=\sqrt[3]{\frac{(x-1)(x+2)}{(x-3)(x+4)}}$，求 y'。

解 将等式两边取对数，得
$$\ln y=\frac{1}{3}[\ln(x-1)+\ln(x+2)-\ln(x-3)-\ln(x+4)]。$$
再对等式两边关于 x 求导，得
$$\frac{1}{y}y'=\frac{1}{3}\left(\frac{1}{x-1}+\frac{1}{x+2}-\frac{1}{x-3}-\frac{1}{x+4}\right)。$$
所以
$$y'=\frac{1}{3}\sqrt[3]{\frac{(x-1)(x+2)}{(x-3)(x+4)}}\left(\frac{1}{x-1}+\frac{1}{x+2}-\frac{1}{x-3}-\frac{1}{x+4}\right)。$$

例 16 已知函数 $y=(\tan x)^{\sin x}$，求 y'。

解 该函数既不是幂函数，也不是指数函数，通常称为**幂指函数**，为求其导数，对等式两边取对数，得
$$\ln y=\sin x\cdot \ln\tan x。$$
再对等式两边关于 x 求导，得
$$\frac{1}{y}y'=\cos x\cdot \ln\tan x+\sin x\cdot\frac{1}{\tan x}\cdot\sec^2 x,$$
$$y'=y(\cos x\cdot\ln\tan x+\sec x)=(\tan x)^{\sin x}(\cos x\cdot\ln\tan x+\sec x),$$

为了便于查阅，我们列出基本初等函数的导数公式

1. $(c)'=0$ （c 为常数）；

2. $(x^{\alpha})'=\alpha x^{\alpha-1}$ （α 为实数）；

3. $(\log_a x)'=\dfrac{1}{x\ln a}$；

4. $(\ln x)'=\dfrac{1}{x}$；

5. $(a^x)'=a^x\ln a$；

6. $(\mathrm{e}^x)'=\mathrm{e}^x$；

7. $(\sin x)'=\cos x$；

8. $(\cos x)'=-\sin x$；

9. $(\tan x)'=\dfrac{1}{\cos^2 x}=\sec^2 x$；

10. $(\cot x)=-\dfrac{1}{\sin^2 x}=-\csc^2 x$；

11. $(\sec x)'=\tan x\cdot\sec x$；

12. $(\csc x)'=-\cot x\cdot\csc x$；

13. $(\arcsin x)'=\dfrac{1}{\sqrt{1-x^2}}$；

14. $(\arccos x)'=-\dfrac{1}{\sqrt{1-x^2}}$；

15. $(\arctan x)'=\dfrac{1}{1+x^2}$；

16. $(\mathrm{arccot}\, x)'=-\dfrac{1}{1+x^2}$。

2.2.7 高阶导数

函数 $y=f(x)$ 的导数 $f'(x)$ 仍然是 x 的函数，我们可以继续讨论 $f'(x)$ 的导数。如果 $f'(x)$ 仍然可导，它的导数就称为函数 $y=f(x)$ 的**二阶导数**(second derivative)，记为

$$f''(x),y'' \quad 或 \quad \frac{\mathrm{d}^2y}{\mathrm{d}x^2}。$$

依此类推，如果函数 $y=f(x)$ 的 $n-1$ 阶导数的导数存在，它的导数就称为函数 $y=f(x)$ 的 n **阶导数**(n-th derivative)，记为

$$f^{(n)}(x),y^{(n)} \quad 或 \quad \frac{\mathrm{d}^ny}{\mathrm{d}x^n}。$$

函数 $y=f(x)$ 在 x 点具有 n 阶导数，则 $f(x)$ 在 x 点的某一邻域内必定具有一切低于 n 阶的导数。

二阶以及二阶以上的导数，统称为**高阶导数**(higher derivative)。

如物体的运动规律（函数）是 $s=s(t)$，则 $s(t)$ 的导数是物体 t 时刻的瞬时速度 $v(t)$，即 $v(t)=s'(t)$。加速度等于速度 $v(t)$ 在 t 时刻的导数，即加速度为 $s(t)$ 的二阶导数 $a=s''(t)$。这就是二阶导数的物理意义。

显然，求一函数的 n 阶导数，只需对函数进行 n 次求导。因此，求高阶导数无需新的方法。

例 17 求 $y=x^4-3x^2$ 的三阶导数。

解

$$y'=4x^3-6x;$$
$$y''=12x^2-6;$$
$$y'''=24x。$$

例 18 求 $y=a^x$ 的 n 阶导数。

解
$$y'=a^x\ln a;$$
$$y''=a^x(\ln a)^2;$$
$$\cdots\cdots$$
$$y^{(n)}=a^x(\ln a)^n;$$

即
$$(a^x)^{(n)}=a^x(\ln a)^n,$$

显然
$$(e^x)^{(n)}=e^x。$$

例 19 求 $y=\sin x$ 的 n 阶导数。

解
$$y'=\cos x=\sin\left(x+\frac{\pi}{2}\right);$$
$$y''=(\cos x)'=-\sin x=\sin\left(x+2\cdot\frac{\pi}{2}\right);$$
$$y'''=(-\sin x)'=-\cos x=\sin\left(x+3\cdot\frac{\pi}{2}\right);$$
$$y^{(4)}=(-\cos x)'=-\sin x=\sin\left(x+4\cdot\frac{\pi}{2}\right);$$
$$\cdots\cdots$$
$$y^{(n)}=\sin\left(x+n\cdot\frac{\pi}{2}\right)。$$

即
$$(\sin x)^{(n)}=\sin\left(x+n\frac{\pi}{2}\right)。$$

同理可得
$$(\cos x)^{(n)}=\cos\left(x+n\frac{\pi}{2}\right)。$$

2.3 微　　分

2.3.1 微分的概念

例如,正方形金属薄片的面积 S 是边长 x 的函数 $S=x^2$,当受热后,边长 x 有一增量 Δx 时,面积 S 相应地有一个增量:
$$\Delta S=(x+\Delta x)^2-x^2=2x\Delta x+(\Delta x)^2。$$

由上式,ΔS 分成两部分,第一部分 $2x\Delta x$ 是 Δx 的线性函数,即图 2-3 中带有斜线的两个矩形面积之和;而第二部分 $(\Delta x)^2$ 是图中带有交叉斜线的小正方形的面积,且当 $\Delta x\to 0$ 时 $(\Delta x)^2$ 是 Δx 的高阶无穷小,即
$$(\Delta x)^2=o(\Delta x)\quad(当\ \Delta x\to 0)。$$

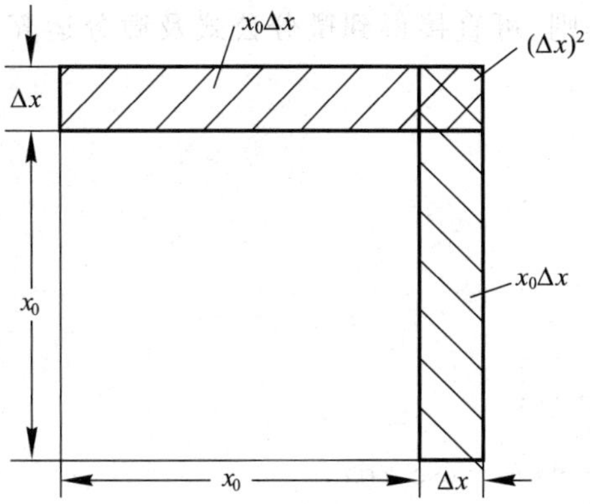

图 2-3

因此，若边长的增量很微小时，即 $|\Delta x|$ 很小时，面积的增量 ΔS 可近似地用第一部分 $2x\Delta x$ 来代替，即 $\Delta S \approx 2x\Delta x$，它们之间相差仅仅是一个 Δx 的高阶无穷小。

设函数 $y=f(x)$ 在 x 点可导，即

$$f'(x)=\lim_{\Delta x\to 0}\frac{\Delta y}{\Delta x}$$

存在，由极限定义，可得

$$\frac{\Delta y}{\Delta x}=f'(x)+\alpha,$$

$$\Delta y=f'(x)\Delta x+\alpha\Delta x,$$

其中 α 是 $\Delta x\to 0$ 时的无穷小量，显然，上式右端第二项 $\alpha\Delta x$ 是 Δx 高阶的无穷小量，而第一项 $f'(x)\Delta x$ 是函数增量的主要部分，是 Δx 的线性函数，我们把它称为函数的微分。

定义　函数 $y=f(x)$ 在 x 点的导数 $f'(x)$ 与自变量的增量 Δx 之积 $f'(x)\Delta x$ 称为函数 $y=f(x)$ 在 x 点的**微分**(differential)，记为 $\mathrm{d}y$，即

$$\mathrm{d}y=f'(x)\Delta x。\tag{2.3}$$

通常把自变量 x 的增量 Δx 称为自变量的微分，记为 $\mathrm{d}x$，即 $\mathrm{d}x=\Delta x$。故(2.3)式可写成

$$\mathrm{d}y=f'(x)\mathrm{d}x。$$

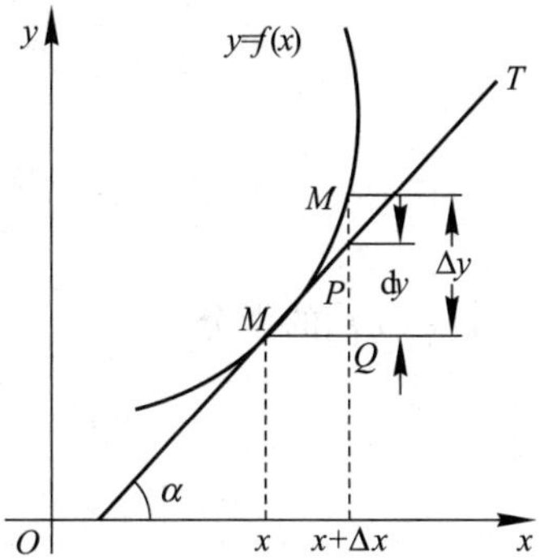

图 2-4

若以 $\mathrm{d}x$ 除以上式两端，得 $\frac{\mathrm{d}y}{\mathrm{d}x}=f'(x)$，即函数的导数等于函数的微分与自变量微分之商。因此，导数又称**微商**。

下面从几何图形上说明微分的几何意义。

设函数 $y=f(x)$，其曲线见图 2-4。对于 x 点，曲线上有确定的点 $M(x,y)$，当自变量 x 有微小增量 Δx 时，就得到曲线上另一点 $M'(x+\Delta x, y+\Delta y)$，由图 $MQ=\Delta x$，$M'Q=\Delta y$，过 M 点做曲线的切线 MT，它的倾角为 α，则

$$\tan\alpha=f'(x),$$

且有　$PQ=MQ\cdot\tan\alpha=\Delta x f'(x)$，

即　$$PQ=\mathrm{d}y。$$

由此得到微分的几何意义：函数 $y=f(x)$ 在 x 点的微分等于曲线在该点的切线的纵坐标的增量。

2.3.2　微分的运算法则

由函数的微分定义 $\mathrm{d}y=f'(x)\mathrm{d}x$，可以看出，要计算函数的微分，只要计算函数的导数，

然后乘以自变量的微分。由此从导数的公式和求导法则,可直接得到微分公式及微分运算法则。

1. 微分的基本公式

$\mathrm{d}c=0$;　　$\mathrm{d}x^{\alpha}=\alpha x^{\alpha-1}\mathrm{d}x$;

$\mathrm{dlog}_a x=\dfrac{1}{x\ln a}\mathrm{d}x$;　　$\mathrm{dln}\, x=\dfrac{1}{x}\mathrm{d}x$;

$\mathrm{d}a^x=a^x\ln a\mathrm{d}x$;　　$\mathrm{de}^x=\mathrm{e}^x\mathrm{d}x$;

$\mathrm{dsin}\, x=\cos x\mathrm{d}x$;　　$\mathrm{dcos}\, x=-\sin x\mathrm{d}x$;

$\mathrm{dtan}\, x=\dfrac{1}{\cos^2 x}\mathrm{d}x=\sec^2 x\mathrm{d}x$;　　$\mathrm{dcot}\, x=-\dfrac{1}{\sin^2 x}\mathrm{d}x=-\csc^2 x\mathrm{d}x$;

$\mathrm{dsec}\, x=\tan x\cdot\sec x\mathrm{d}x$;　　$\mathrm{dcsc}\, x=-\cot x\cdot\csc x\mathrm{d}x$;

$\mathrm{darcsin}\, x=\dfrac{1}{\sqrt{1-x^2}}\mathrm{d}x$;　　$\mathrm{darccos}\, x=-\dfrac{1}{\sqrt{1-x^2}}\mathrm{d}x$;

$\mathrm{darctan}\, x=\dfrac{1}{1+x^2}\mathrm{d}x$;　　$\mathrm{darccot}\, x=-\dfrac{1}{1+x^2}\mathrm{d}x$。

2. 微分的四则运算

设 u,v 都是 x 的可导函数,则

$$\mathrm{d}(u\pm v)=\mathrm{d}u\pm\mathrm{d}v,$$

$$\mathrm{d}(uv)=v\mathrm{d}u+u\mathrm{d}v,$$

$$\mathrm{d}\left(\frac{u}{v}\right)=\frac{v\mathrm{d}u-u\mathrm{d}v}{v^2}。$$

3. 复合函数的微分法则

设函数 $y=f(u)$ 具有导数,若 u 为自变量时,其微分为

$$\mathrm{d}y=f'(u)\mathrm{d}u。$$

若 u 为中间变量,是一个具有导数的函数 $u=\varphi(x)$,则复合函数 $y=f[\varphi(x)]$ 的微分

$$\mathrm{d}y=y_x{}'\mathrm{d}x=f'(u)\varphi'(x)\mathrm{d}x。$$

又由于

$$\mathrm{d}u=\varphi'(x)\mathrm{d}x,$$

所以

$$\mathrm{d}y=f'(u)\mathrm{d}u。$$

由此可见,不论 u 是自变量,还是中间变量,函数 $y=f(u)$ 的微分形式 $\mathrm{d}y=f'(u)\mathrm{d}u$ 保持不变,这一性质称为**一阶微分形式的不变性**。

例 1　已知函数 $y=\mathrm{e}^x+x^2\sin x$,求 $\mathrm{d}y$。

解　$\mathrm{d}y=\mathrm{d}(\mathrm{e}^x+x^2\sin x)=\mathrm{de}^x+\mathrm{d}(x^2\sin x)=\mathrm{e}^x\mathrm{d}x+\sin x\mathrm{d}x^2+x^2\mathrm{dsin}\, x$

$=\mathrm{e}^x\mathrm{d}x+2x\sin x\mathrm{d}x+x^2\cos x\mathrm{d}x=(\mathrm{e}^x+2x\sin x+x^2\cos x)\mathrm{d}x$。

例 2　已知函数 $y=\sin(2x+1)$,求 $\mathrm{d}y$。

解　令 $u=2x+1$,则

$$dy = d\sin u = \cos u du = \cos(2x+1)d(2x+1) = 2\cos(2x+1)dx。$$

实际上，也可以利用微分定义求其微分。但在具体运用复合函数微分法则时，中间变量可以不写。

例3 已知函数 $y=\sin^2 5x$，求 dy。

解 $dy = d\sin^2 5x = 2\sin 5x \cdot d(\sin 5x)$

$= 2\sin 5x \cdot \cos 5x \cdot d(5x) = 5\sin 10x dx$。

例4 在下列等式的括号中填入适当的函数，使其等式成立。

(1) $d(\quad) = xdx$； (2) $d(\quad) = \cos \omega x dx$。

解 (1) 因为 $d(x^2)=2xdx$，所以 $xdx = \frac{1}{2}d(x^2) = d\left(\frac{x^2}{2}\right)$，

故
$$d\left(\frac{x^2}{2}\right) = xdx。$$

一般地有 $d\left(\frac{x^2}{2}+c\right) = xdx$ （c 为任意常数）。

(2) $d(\sin \omega x) = \omega\cos \omega x dx$，所以 $\cos \omega x dx = \frac{1}{\omega}d(\sin \omega x) = d\left(\frac{\sin \omega x}{\omega}\right)$，

故
$$d\left(\frac{\sin \omega x}{\omega}\right) = \cos \omega x dx。$$

一般地，有 $d\left(\frac{\sin \omega x}{\omega}+c\right) = \cos \omega x dx$ （c 为任意常数）。

2.3.3 微分在近似计算和误差估计中的应用

微分在许多科学领域与实际计算中是很有用的。下面介绍微分在近似计算中的应用。

前面说过，若函数 $y=f(x)$ 在 x_0 点处可微，且 $f'(x_0)\neq 0$，当 $|\Delta x|$ 很小时，我们有

$$\Delta y \approx dy = f'(x_0)\Delta x。$$

此式可写为

$$\Delta y = f(x_0+\Delta x) - f(x_0) \approx f'(x_0)\Delta x, \tag{2.4}$$

或

$$f(x_0+\Delta x) \approx f(x_0) + f'(x_0)\Delta x。 \tag{2.5}$$

在(2.5)式中，令 $x=x_0+\Delta x$，便有

$$f(x) \approx f(x_0) + f'(x_0)(x-x_0)。 \tag{2.6}$$

若 $f(x_0)$，$f'(x_0)$ 易计算，则可利用(2.4)式来近似计算函数的增量 Δy，利用(2.5)式来计算 $f(x_0+\Delta x)$ 或利用(2.6)式计算 $f(x)$。这种近似计算的实质为用 x 的线性函数 $f(x_0)+f'(x_0)(x-x_0)$ 来近似地表示函数 $f(x)$。从几何上来看，用曲线 $y=f(x)$ 在点 $(x_0, f(x_0))$ 处的切线来近似地代替切线点邻近部分的曲线。

在(2.6)式中，若取 $x_0=0$，则有

$$f(x)\approx f(0)+f'(0)x。\tag{2.7}$$

在(2.7)式中，当$|x|$很小时，它就是求$f(x)$的近似计算公式。由此式，我们可得出下面的近似计算公式：当$|x|$很小时，

$e^x\approx 1+x$； $\ln(1+x)\approx x$；

$\sin x\approx x$ （x为弧度）； $\tan x\approx x$ （x为弧度）；

$\sqrt{1+x}\approx 1+\frac{1}{2}x$； $\frac{1}{\sqrt{1+x}}\approx 1-\frac{1}{2}x$；

$(1+x)^n\approx 1+nx$。

例 5 求$\sin 31°$的近似值。

解 令$f(x)=\sin x$，则$f'(x)=\cos x$ 取$x_0=30°=\frac{\pi}{6}$，$\Delta x=1°=\frac{\pi}{180}$，由(2.6)式，有

$$\sin x\approx \sin x_0+\cos x_0\Delta x,$$

故
$$\sin 31°\approx \sin 30°+\cos 30°\cdot\frac{\pi}{180}=\frac{1}{2}+\frac{\sqrt{3}}{2}\cdot\frac{\pi}{180}\approx 0.5151。$$

例 6 有直径为10cm的金属球，外面镀铜，铜的厚度为0.005cm，求所用铜的体积的近似值。

解 半径为R的球的体积为
$$V=\frac{4}{3}\pi R^3。$$

由已知条件
$$R_0=5\text{cm},\Delta R=0.005\text{cm},$$

$$\Delta V\approx V'(R_0)\Delta R=4\pi R^2|_{R=R_0}\cdot\Delta R=100\pi\times 0.005=\frac{\pi}{2}\approx 1.57\text{cm}^3,$$

即所用铜的体积的近似值为1.57cm^3。

例 7 计算$\sqrt{1.05}$的近似值。

解 令$f(x)=\sqrt{1+x}$，$|x|=0.05$时，$|x|$很小，可用推导的近似计算公式

$$\sqrt{1+x}\approx 1+\frac{1}{2}x,$$

便得
$$\sqrt{1.05}\approx 1+\frac{1}{2}\cdot 0.05=1.025。$$

若直接开平方$\sqrt{1.05}=1.02470$，可见近似计算的结果还是比较精确的。

由于$\Delta y=f'(x)\Delta x+o(\Delta x)=dy+o(\Delta x)$，因此，函数的增量$\Delta y$若用微分$dy$来近似代替，其误差为$\Delta x$的高阶无穷小。若$|\Delta x|$足够小，这样近似代替可达到一定精度。

便于讨论，给出误差的几个术语。设某量的精确值为A，它的近似值为a，则$|A-a|$称为a的**绝对误差**，而绝对误差与$|a|$的比值$\left|\frac{A-a}{a}\right|$称为$a$的**相对误差**。在实际问题中，精确值$A$往往是无法知道的，因此，绝对误差也无法求得。但我们可知道绝对误差的限度，如，知道

$|A-a|<\delta$,则称 δ 为 a 的**最大绝对误差**,称 $\frac{\delta}{|a|}$ 为 a 的**最大相对误差**。

当 x_0 靠近 x 时,$f(x)$可用(2.6)式近似计算,即

$$f(x)\approx f(x_0)+f'(x_0)\Delta x。$$

因此,当用 $f(x_0)$的值近似代替 $f(x)$时,其绝对误差 $|\Delta y|\approx|f'(x_0)\Delta x|=|f'(x_0)||\Delta x|$,相对误差 $\left|\frac{\Delta y}{y}\right|=\left|\frac{\Delta y}{f(x_0)}\right|\approx\left|\frac{f'(x_0)}{f(x_0)}\right||\Delta x|$。

设测量 x 产生的最大绝对误差为 δ_x,即 $|\Delta x|<\delta_x$,y 的最大绝对误差为 δ_y,则

$$\delta_y=|f'(x_0)|\delta_x,$$

因为

$$|\Delta y|\approx|f'(x_0)||\Delta x|\leqslant|f'(x_0)|\delta_x,$$

故其最大相对误差为

$$\frac{\delta_y}{|y|}\approx\left|\frac{f'(x_0)}{f(x_0)}\right|\delta_x。$$

例 8 多次测量血管直径的平均值为 $D=0.50\text{mm}$,绝对误差的平均值为 0.04mm,试计算血管截面积,并估计误差。

解 已知血管直径为 D 的圆面积为 $S=\frac{\pi}{4}D^2$,则 $S'=\frac{\pi}{2}D$。由题意 $D=0.5\text{mm},\Delta D=0.04\text{mm}$,$S=\frac{1}{4}\pi(0.5)^2\approx0.1964(\text{mm}^2)$。

S 的绝对误差 $|\Delta S|$ 为

$$|\Delta S|\approx|\mathrm{d}S|=|S'\Delta D|=\left|\frac{\pi}{2}D\cdot\Delta D\right|=\frac{\pi}{2}\times0.5\times0.04\approx0.0314(\text{mm}^2)。$$

S 的相对误差 $\left|\frac{\Delta S}{S}\right|$ 为

$$\left|\frac{\Delta S}{S}\right|\approx\left|\frac{\mathrm{d}S}{S}\right|=\left|\frac{\frac{\pi}{2}D\Delta D}{\frac{\pi}{4}D^2}\right|=2\left|\frac{\Delta D}{D}\right|=\frac{2\times0.04}{0.50}\approx16\%。$$

2.4 导数的应用

在这节里,我们将应用导数,来进一步研究函数的性质,以及函数曲线的某种性态,并利用这些知识,来解决一些实际问题。

2.4.1 微分中值定理

拉格朗日(Lagrange)中值定理 如函数 $y=f(x)$在闭区间$[a,b]$上连续,在开区间(a,b)

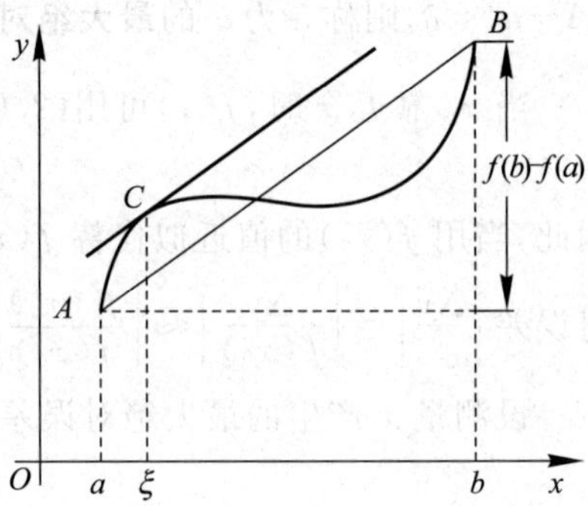

图 2-5

内可导，则在开区间(a,b)内至少存在一点ξ，使下面等式成立：

$$f(b)-f(a)=f'(\xi)(b-a) \quad (a<\xi<b) \quad (2.8)$$

或 $$f'(\xi)=\frac{f(b)-f(a)}{b-a} \quad (a<\xi<b)。 \quad (2.9)$$

对于此定理，我们不做严格证明，仅从几何图形上加以解释。

在函数$y=f(x)$的图形上（见图 2-5），过$A(a,f(a))$点，$B(b,f(b))$点，做割线AB，而AB割线的斜率为$\frac{f(b)-f(a)}{b-a}$，$C(\xi,f(\xi))$点的切线的斜率为$f'(\xi)$。由(2.9)式表明，$f(x)$若满足 Lagrange 中值定理的条件：$f(x)$为连续曲线，且在弧$\widehat{AB}$上除端点外处处具有不垂直于x轴的切线。则在弧$\widehat{AB}$上至少有一点C，使得曲线在C点的切线平行于割线AB，即它们的斜率相等，这也正是 Lagrange 中值定理的几何意义。

设x为区间$[a,b]$内一点，$x+\Delta x$为区间$[a,b]$内的另一点，设$\Delta x>0$，则(2.8)式在区间$[x,x+\Delta x]$上就成为

$$f(x+\Delta x)-f(x)=f'(x+\theta\Delta x)\Delta x \quad (0<\theta<1),$$

即 $$\Delta y=f'(x+\theta\Delta x)\Delta x \quad (0<\theta<1)。$$

在 Lagrange 中值定理中，若$f(a)=f(b)$，则(2.8)式将变为$f'(\xi)=0$，此时称此定理为**罗尔(Rolle)定理**。

如果函数$f(x)$在某一区间上是一个常数，则$f(x)$在该区间的导数恒为零。由 Lagrange 中值定理可以推之逆命题也成立。

推论 1 若函数$y=f(x)$在区间(a,b)内导数恒为零，即$f'(x)=0(a<x<b)$，则函数$f(x)$在区间(a,b)内是一个常数。

证明 在区间(a,b)内任取两点$x_1,x_2(x_1<x_2)$，由(2.8)式，有

$$f(x_2)-f(x_1)=f'(\xi)(x_2-x_1) \quad (x_1<\xi<x_2)。$$

由假设$f'(\xi)=0$，故$f(x_2)-f(x_1)=0$，即$f(x_2)=f(x_1)$，所以$f(x)$在(a,b)内为常数。

推论 2 如果两个函数$\varphi(x)$与$\psi(x)$在区间(a,b)内每一点导数都相等，则函数$\varphi(x)$与$\psi(x)$在(a,b)内仅相差一个常数。

证明 设$f(x)=\varphi(x)-\psi(x)$，因为$\varphi'(x)=\psi'(x) \quad (a<x<b)$，则

$$f'(x)=\varphi'(x)-\psi'(x)=0 \quad (a<x<b)。$$

由推论 1 得 $$f(x)=c \quad (c\text{ 为常数}, a<x<b),$$

即在(a,b)上，$\varphi(x)-\psi(x)=c$。

例 1 验证 Lagrange 中值定理对函数$f(x)=\ln x$在区间$[1,e]$上的正确性。

证明　因 $\ln x$ 为基本初等函数，故 $f(x)$ 在 $[1,\mathrm{e}]$ 上连续，在 $(1,\mathrm{e})$ 内可导，且 $f'(x)=\frac{1}{x}$，又 $f(1)=0$，$f(\mathrm{e})=1$，令 $f'(\xi)=\frac{f(\mathrm{e})-f(1)}{\mathrm{e}-1}$，即 $\frac{1}{\xi}=\frac{1-0}{\mathrm{e}-1}$，可解得 $\xi=\mathrm{e}-1\in(1,\mathrm{e})$，从而验证了 Lagrange 中值定理对函数 $f(x)=\ln x$ 在区间 $[1,\mathrm{e}]$ 上的正确性。

例 2　若 a,b 为任意两个实数，则

$$|\sin b-\sin a|\leqslant|b-a|。$$

证明　设 $f(x)=\sin x$，不妨令 $b>a$，显然 $\sin x$ 在 $[a,b]$ 上连续，在 (a,b) 内可导，且 $(\sin x)'=\cos x$，由 Lagrange 中值定理，有

$$\sin b-\sin a=\cos\xi(b-a)\qquad(a<\xi<b),$$

所以　$|\sin b-\sin a|=|\cos\xi||b-a|$，又 $|\cos\xi|\leqslant1$，所以

$$|\sin b-\sin a|\leqslant|b-a|。$$

例 3　试证明：当 $x\neq0$ 时，$\arctan x+\arctan\frac{1}{x}=\frac{\pi}{2}$。

证明　因 $\left(\arctan x+\arctan\frac{1}{x}\right)'=\frac{1}{1+x^2}+\frac{1}{1+\left(\frac{1}{x}\right)^2}\left(-\frac{1}{x^2}\right)=\frac{1}{1+x^2}-\frac{1}{1+x^2}=0$。

由推论 1 可知　$$\arctan x+\arctan\frac{1}{x}=c\ (c\text{ 为常数}),$$

特别地，令 $x=1$，则　$$c=\arctan 1+\arctan\frac{1}{1}=\frac{\pi}{2},$$

所以　$$\arctan x+\arctan\frac{1}{x}=\frac{\pi}{2}。$$

2.4.2　洛必达法则

在计算函数极限时，我们会遇到两种不能用极限法则来求极限的问题，即如果 $x\to a$（或 $x\to\infty$）时，两个函数 $f(x)$ 与 $g(x)$ 都趋于零或都趋于无穷大，那么极限 $\lim\limits_{x\to a}\frac{f(x)}{g(x)}$ 或 $\lim\limits_{x\to\infty}\frac{f(x)}{g(x)}$ 可能存在，也可能不存在，通常将这种极限称为**不定式（未定式）**，并分别记为 $\frac{0}{0}$ 或 $\frac{\infty}{\infty}$。不定式还有其他几种类型：$0\cdot\infty$，$\infty-\infty$，1^∞，0^0，∞^0 等。在第一章中，我们讨论过极限 $\lim\limits_{x\to0}\frac{\sin x}{x}$，它就是不定式 $\frac{0}{0}$ 型的一个例子。对于这类极限，即使极限存在，也不能用“商的极限”法则，下面我们给出上述极限的一种简便且重要的计算方法：洛必达（L'Hospital）法则。

1. $\frac{0}{0}$ 型不定式

定理 1　若函数 $f(x)$，$g(x)$ 满足条件：

(1) $\lim\limits_{x\to a}f(x)=0$，$\lim\limits_{x\to a}g(x)=0$；

(2)在点 a 的某去心邻域内，$f'(x)$及 $g'(x)$都存在，且 $g'(x)\neq 0$；

(3) $\lim\limits_{x\to a}\dfrac{f'(x)}{g'(x)}$存在(或为无穷大)；

则有 $\lim\limits_{x\to a}\dfrac{f(x)}{g(x)}=\lim\limits_{x\to a}\dfrac{f'(x)}{g'(x)}$。

2. $\dfrac{\infty}{\infty}$型不定式

定理 2 若函数 $f(x)$，$g(x)$满足条件：

(1) $\lim\limits_{x\to a}f(x)=\infty$，$\lim\limits_{x\to a}g(x)=\infty$；

(2)在点 a 的某去心邻域内，$f'(x)$及 $g'(x)$都存在，且 $g'(x)\neq 0$；

(3) $\lim\limits_{x\to a}\dfrac{f'(x)}{g'(x)}$存在(或为无穷大)；

则有 $\lim\limits_{x\to a}\dfrac{f(x)}{g(x)}=\lim\limits_{x\to a}\dfrac{f'(x)}{g'(x)}$。

也就是说，当$\lim\limits_{x\to a}\dfrac{f'(x)}{g'(x)}$存在时，$\lim\limits_{x\to a}\dfrac{f(x)}{g(x)}$也存在且等于$\lim\limits_{x\to a}\dfrac{f'(x)}{g'(x)}$；当$\lim\limits_{x\to a}\dfrac{f'(x)}{g'(x)}$为无穷大时，$\lim\limits_{x\to a}\dfrac{f(x)}{g(x)}$也是无穷大。这种在一定条件下，通过分子、分母分别求导再求极限来确定不定式的值的方法，称为 **L'Hospital(洛必达)法则**。

如果当 $x\to a$ 时，$\dfrac{f'(x)}{g'(x)}$仍属$\dfrac{0}{0}$型或$\dfrac{\infty}{\infty}$型，且这时 $f'(x)$，$g'(x)$满足定理中条件，则可以继续使用 L'Hospital 法则来确定$\lim\limits_{x\to a}\dfrac{f'(x)}{g'(x)}$即

$$\lim_{x\to a}\frac{f(x)}{g(x)}=\lim_{x\to a}\frac{f'(x)}{g'(x)}=\lim_{x\to a}\frac{f''(x)}{g''(x)}。$$

需要指出，在 L'Hospital 法则中，如果把 $x\to a$，换成 $x\to a^+$，$x\to a^-$，$x\to -\infty$，$x\to +\infty$ 或 $x\to\infty$时，定理中的结论仍然成立。

例 4 求$\lim\limits_{x\to 0}\dfrac{\sin ax}{\sin bx}(b\neq 0)$。

解 $\lim\limits_{x\to 0}\dfrac{\sin ax}{\sin bx}=\lim\limits_{x\to 0}\dfrac{a\cos ax}{b\cos bx}=\dfrac{a}{b}$。

例 5 求$\lim\limits_{x\to 1}\dfrac{x^3-3x+2}{x^3-x^2-x+1}$。

解 $\lim\limits_{x\to 1}\dfrac{x^3-3x+2}{x^3-x^2-x+1}=\lim\limits_{x\to 1}\dfrac{3x^2-3}{3x^2-2x-1}=\lim\limits_{x\to 1}\dfrac{6x}{6x-2}=\dfrac{3}{2}$。

注意上式，$\lim\limits_{x\to 1}\dfrac{6x}{6x-2}$已不是不定式。故不能再用 L′Hospital 法则。因此，当我们每次使用 L′Hospital 法则时，都必须检验法则的条件是否满足，不然的话，可能会导致错误的结论。

例 6 求$\lim\limits_{x\to 0}\dfrac{x-\sin x}{x^3}$。

解 $\lim\limits_{x\to 0}\dfrac{x-\sin x}{x^3}=\lim\limits_{x\to 0}\dfrac{1-\cos x}{3x^2}=\lim\limits_{x\to 0}\dfrac{\sin x}{6x}=\lim\limits_{x\to 0}\dfrac{\cos x}{6}=\dfrac{1}{6}$。

例 7 求$\lim\limits_{x\to +\infty}\dfrac{\dfrac{\pi}{2}-\arctan x}{\dfrac{1}{x}}$。

解 $\lim\limits_{x\to +\infty}\dfrac{\dfrac{\pi}{2}-\arctan x}{\dfrac{1}{x}}=\lim\limits_{x\to +\infty}\dfrac{-\dfrac{1}{1+x^2}}{-\dfrac{1}{x^2}}=\lim\limits_{x\to +\infty}\dfrac{x^2}{1+x^2}=\lim\limits_{x\to +\infty}\dfrac{2x}{2x}=1$。

例 8 求$\lim\limits_{x\to +\infty}\dfrac{\ln x}{x^\alpha}$ $(\alpha>0)$。

解 $\lim\limits_{x\to +\infty}\dfrac{\ln x}{x^\alpha}=\lim\limits_{x\to +\infty}\dfrac{\dfrac{1}{x}}{\alpha x^{\alpha-1}}=\lim\limits_{x\to +\infty}\dfrac{1}{\alpha x^\alpha}=0$。

例 9 求$\lim\limits_{x\to +\infty}\dfrac{x^n}{e^{\lambda x}}$ （n 为正整数，$\lambda>0$）。

解 连续应用 n 次 L′Hospital 法则，有

$$\lim_{x\to +\infty}\frac{x^n}{e^{\lambda x}}=\lim_{x\to +\infty}\frac{nx^{n-1}}{\lambda e^{\lambda x}}=\lim_{x\to +\infty}\frac{n(n-1)x^{n-2}}{\lambda^2 e^{\lambda x}}=\cdots=\lim_{x\to +\infty}\frac{n!}{\lambda^n e^{\lambda x}}=0。$$

事实上，例 9 中如果 n 不是正整数，而为任意正数，其极限仍为零。

3. 其他不定式

除$\dfrac{0}{0}$型，$\dfrac{\infty}{\infty}$型的不定式，还有 $0\cdot\infty$，$\infty-\infty$，0^0，1^∞，∞^0 等类型的不定式。这些不定式的极限，我们可将其化为$\dfrac{0}{0}$型或$\dfrac{\infty}{\infty}$型，然后再用 L′Hospital 法则求其极限。

如果乘积 $f(x)\cdot g(x)$为不定式 $0\cdot\infty$型，先将其改写成

$$f\cdot g=\frac{f}{\dfrac{1}{g}}\text{或}\left(\frac{g}{\dfrac{1}{f}}\right),$$

使其成为$\dfrac{0}{0}$型$\left(\text{或}\dfrac{\infty}{\infty}\text{型}\right)$，再用 L′Hospital 法则求其极限；

如果 $f(x)-g(x)$ 为不定式 $\infty-\infty$ 型，先将其化为 $\frac{0}{0}$ 型不定式：

$$f-g=\frac{\frac{1}{g}-\frac{1}{f}}{\frac{1}{f}\cdot\frac{1}{g}}$$

使其成为 $\frac{0}{0}$ 型，再用 L′Hospital 法则，求其极限。

如果 $f(x)^{g(x)}$ 为 1^{∞}，0^0，∞^0 型不定式，可以将其令为 $y=f(x)^{g(x)}$，两边取对数：$\ln y=g\ln f$，使 $\ln y$ 成为 $0\cdot\infty$ 型，然后利用 $0\cdot\infty$ 的变化，求出 $\ln y$ 的极限，从而得出 $y=f(x)^{g(x)}$ 的极限。

例 10 求 $\lim\limits_{x\to 0^+}x^{\alpha}\ln x(a>0)$。

解 这是不定式 $0\cdot\infty$ 型。

$$x^{\alpha}\ln x=\frac{\ln x}{\frac{1}{x^{\alpha}}}$$

当 $x\to 0^+$ 时，上式是 $\frac{\infty}{\infty}$ 型不定式，可用 L′Hospital 法则，得

$$\lim_{x\to 0^+}x^{\alpha}\ln x=\lim_{x\to 0^+}\frac{\ln x}{x^{-\alpha}}=\lim_{x\to 0^+}\frac{\frac{1}{x}}{-\alpha x^{-\alpha-1}}=\lim_{x\to 0^+}\left(-\frac{x^{\alpha}}{\alpha}\right)=0。$$

例 11 求 $\lim\limits_{x\to\frac{\pi}{2}}(\sec x-\tan x)$。

解 当 $x\to\frac{\pi}{2}$ 时，上式为 $\infty-\infty$ 型不定式。

$$\sec x-\tan x=\frac{1}{\cos x}-\frac{\sin x}{\cos x}=\frac{1-\sin x}{\cos x}$$

当 $x\to\frac{\pi}{2}$ 时，上式变为 $\frac{0}{0}$ 型不定式，用 L′Hospital 法则得

$$\lim_{x\to\frac{\pi}{2}}(\sec x-\tan x)=\lim_{x\to\frac{\pi}{2}}\frac{1-\sin x}{\cos x}=\lim_{x\to\frac{\pi}{2}}\frac{-\cos x}{-\sin x}=0。$$

例 12 求 $\lim\limits_{x\to 0^+}x^x$。

解 这是 0^0 型不定式，令 $y=x^x$，取对数 $\ln y=x\ln x$，当 $x\to 0^+$ 时，此式变为 $0\cdot\infty$ 型不定式，由例 10 结果，得

$$\lim_{x\to 0^+}\ln y=\lim_{x\to 0^+}x\ln x=0,$$

因此 $$\lim_{x\to 0^+}x^x=\lim_{x\to 0^+}y=\lim_{x\to 0^+}e^{\ln y}=\exp(\lim_{x\to 0^+}\ln y)=\exp^0=e^0=1。$$

例 13 求 $\lim\limits_{x\to+\infty}x^{\frac{1}{x}}$。

解　这是∞^0型不定式，令$y=x^{\frac{1}{x}}$，取对数得$\ln y=\dfrac{\ln x}{x}$，当$x\to+\infty$时，上式为$\dfrac{\infty}{\infty}$型不定式，

$$\lim_{x\to+\infty}\ln y=\lim_{x\to+\infty}\frac{\ln x}{x}=\lim_{x\to+\infty}\frac{\frac{1}{x}}{1}=0。$$

$$\lim_{x\to+\infty}x^{\frac{1}{x}}=\lim_{x\to+\infty}y=e^{\lim\limits_{x\to+\infty}\ln y}=e^0=1。$$

例 14　求$\lim\limits_{x\to\infty}\left(1+\dfrac{m}{x}\right)^x$　（m 为常数）。

解　此式为1^∞型不定式，令$y=\left(1+\dfrac{m}{x}\right)^x$，取对数，得$\ln y=x\ln\left(1+\dfrac{m}{x}\right)$，当$x\to\infty$时，上式变为$0\cdot\infty$型不定式，

$$\lim_{x\to\infty}\ln y=\lim_{x\to\infty}x\ln\left(1+\frac{m}{x}\right)=\lim_{x\to\infty}\frac{\ln\left(1+\frac{m}{x}\right)}{\frac{1}{x}}=\lim_{x\to\infty}\frac{\frac{1}{1+\frac{m}{x}}\left(-\frac{m}{x^2}\right)}{-\frac{1}{x^2}}=\lim_{x\to\infty}\frac{m}{1+\frac{m}{x}}=m。$$

则　$\lim\limits_{x\to\infty}\left(1+\dfrac{m}{x}\right)^x=\lim\limits_{x\to\infty}y=\exp(\lim\limits_{x\to\infty}\ln y)=e^m$。

例 15　求$\lim\limits_{x\to\infty}\dfrac{x+\sin x}{x}$。

解　因为$|\sin x|\leqslant 1$，所以这是$\dfrac{\infty}{\infty}$型不定式，因为$\lim\limits_{x\to\infty}\dfrac{(x+\sin x)'}{(x)'}=\lim\limits_{x\to\infty}(1+\cos x)$，显然这个极限是不存在的，又不是无穷大，所以不满足 L'Hospital 法则的条件，但可用下面方法计算：

$$\lim_{x\to\infty}\frac{x+\sin x}{x}=\lim_{x\to\infty}\left(1+\frac{\sin x}{x}\right)=1+\lim_{x\to\infty}\frac{\sin x}{x}=1。$$

从上列式中看到，L'Hospital 法则是计算不定式极限的有利工具，但运用时，一定注意以下几点：

(1)必须是$\dfrac{0}{0}$或$\dfrac{\infty}{\infty}$型不定式；

(2)必须满足 L'Hospital 法则的条件；

(3)用 L'Hospital 法则求不定式极限，虽然十分方便，但它也不是万能的。有些不定式虽满足 L'Hospital 法则的条件，极限也存在，但用它无法求出极限。例如，$\lim\limits_{x\to+\infty}\dfrac{e^x-e^{-x}}{e^x+e^{-x}}$是$\dfrac{\infty}{\infty}$型不定式，且满足 L'Hospital 法则条件，但

$$\lim_{x\to+\infty}\frac{e^x-e^{-x}}{e^x+e^{-x}}=\lim_{x\to+\infty}\frac{e^x+e^{-x}}{e^x-e^{-x}}\tag{2.10}$$

$$=\lim_{x\to+\infty}\frac{e^x-e^{-x}}{e^x+e^{-x}}\tag{2.11}$$

逐次用 L'Hospital 法则，总是由(2.10)式到(2.11)式，或由(2.11)式到(2.10)式。因此不能

用 L′Hospital 法则，但用其他方法计算可求此极限：

$$\lim_{x\to+\infty}\frac{e^x-e^{-x}}{e^x+e^{-x}}=\lim_{x\to+\infty}\frac{1-e^{-2x}}{1+e^{-2x}}=1。$$

(4)用 L′Hospital 法则，求不定式极限时，最好能与第 1 章求极限方法结合起来使用。

2.4.3 函数的单调性和极值

1. 单调性

定义 1 设函数 $f(x)$ 在区间 $[a,b]$ 内有定义，且对于区间 $[a,b]$ 上任意两点 x_1,x_2，当 $x_1<x_2$ 时，恒有 $f(x_1)<f(x_2)$，则称函数 $f(x)$ 在区间 $[a,b]$ 上是**单调增加**(monotonic lncrease)(见图 2-6)；如果对于区间 $[a,b]$ 上任意两点 x_1,x_2，当 $x_1<x_2$ 时，恒有 $f(x_1)>f(x_2)$，则称函数 $f(x)$ 在区间 $[a,b]$ 上是**单调减少**(monotonic decrease)(见图 2-7)。在定义域内单调增加(或单调减少)的函数，称为单调增加(或单调减少)函数。单调增加和单调减少函数，统称为**单调函数**(monotonic function)。

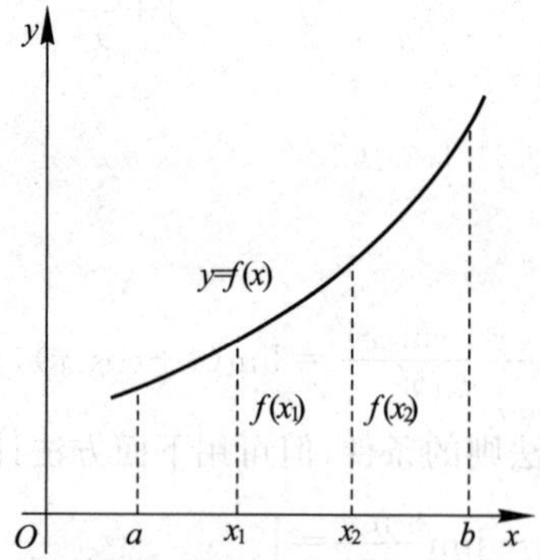

图 2-6

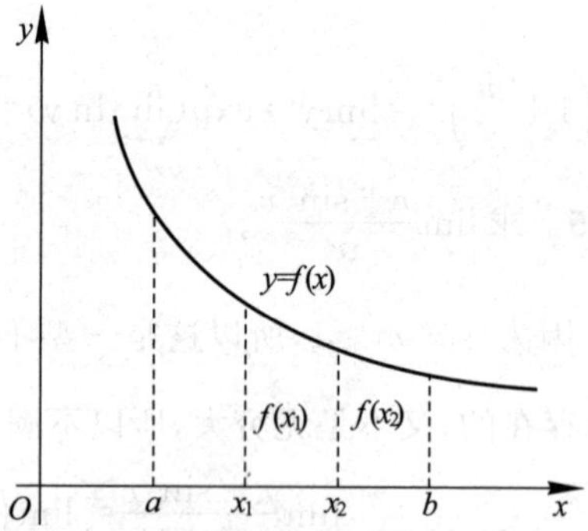

图 2-7

如果函数 $f(x)$ 在区间 $[a,b]$ 上单调增加(单调减少)，那么它的图形是一条沿 x 轴正向上升(下降)的曲线。这时，曲线上各点的切线斜率是非负的(非正的)，即 $y'=f'(x)\geqslant0$ $(y'=f'(x)\leqslant0)$，如图 2-8 所示。由此可见，函数的单调性与导数的符号有着密切联系。

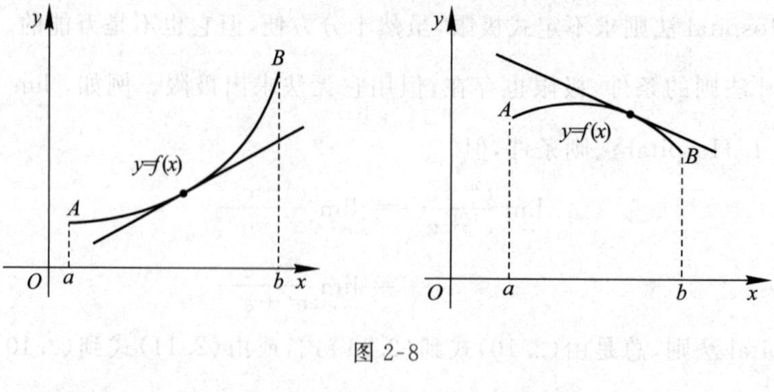

图 2-8

定理 3　设函数 $f(x)$ 在区间 $[a,b]$ 上可导，且单调增加（单调减少），则函数 $f(x)$ 在区间 $[a,b]$ 上 $f'(x)\geqslant 0(\leqslant 0)$。

证明　由导数定义　$f'(x)=\lim\limits_{\Delta x\to 0}\dfrac{f(x+\Delta x)-f(x)}{\Delta x}$。

又由假设，函数 $f(x)$ 是单调增加的，则 Δx 与 $f(x+\Delta x)-f(x)$ 符号相同，

因此
$$\frac{f(x+\Delta x)-f(x)}{\Delta x}>0,$$

则　$\lim\limits_{\Delta x\to 0}\dfrac{f(x+\Delta x)-f(x)}{\Delta x}\geqslant 0$，即 $f'(x)\geqslant 0$。

单调减少情况，同理可证 $f'(x)\leqslant 0$。

定理 4　设函数 $f(x)$ 在闭区间 $[a,b]$ 上连续，在开区间 (a,b) 内可导，若在 (a,b) 内 $f'(x)>0$ (<0)，则函数 $f(x)$ 在 $[a,b]$ 上单调增加（单调减少）。

证明　在 $[a,b]$ 上任取两点 x_1,x_2，假设 $x_1<x_2$，由 Lagrange 中值定理
$$f(x_2)-f(x_1)=f'(\xi)(x_2-x_1)\qquad(x_1<\xi<x_2)。$$
由于　$x_2-x_1>0,f'(\xi)>0$，所以　$f(x_2)-f(x_1)>0$，即　$f(x_2)>f(x_1)$，故 $f(x)$ 在区间 $[a,b]$ 上是单调增加的。

同理可证，$f'(x)<0$ 时，$f(x)$ 在 $[a,b]$ 上是单调减少的。

若将定理中的闭区间换成其他各种区间（包括无穷区间），那么结论仍然成立。

例 16　判断函数 $y=x-\sin x$ 在 $(0,2\pi)$ 上的单调性。

解　$y=x-\sin x$ 在 $(0,2\pi)$ 上可导，$y'=1-\cos x>0,x\in(0,2\pi)$，故 $y=x-\sin x$ 在 $(0,2\pi)$ 上单调增加。

例 17　求函数 $f(x)=2x^3-9x^2+12x-3$ 的单调区间。

解　此函数的定义域为 $(-\infty,+\infty)$，有：
$$f'(x)=6x^2-18x+12=6(x-1)(x-2),$$
解方程 $f'(x)=0$，根为 $x_1=1,x_2=2$。

在 $(-\infty,1)$ 上，$f'(x)>0$，因此，函数 $f(x)$ 在 $(-\infty,1)$ 上单调增加；

在 $(1,2)$ 上 $f'(x)<0$，因此，函数 $f(x)$ 在 $(1,2)$ 上单调减少；

在 $(2,+\infty)$ 上，$f'(x)>0$，因此，函数 $f(x)$ 在 $(2,+\infty)$ 上单调增加（见图 2-9）。

例 18　求函数 $f(x)=\sqrt[3]{x^2}$ 的单调区间。

解　此函数的定义域为 $(-\infty,+\infty)$。由 $f'(x)=\dfrac{1}{3\sqrt[3]{x}}(x\neq 0)$，当 $x=0$ 时，$f'(x)$ 不存在。

在$(-\infty,0)$上，$f'(x)<0$，则函数$f(x)$在$(-\infty,0)$上单调减少；在$(0,+\infty)$上，$f'(x)>0$，则函数$f(x)$在$(0,+\infty)$上单调增加（见图 2-10）。

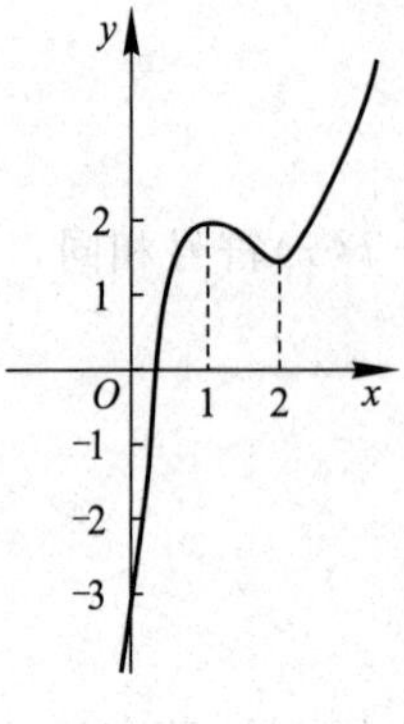

图 2-9

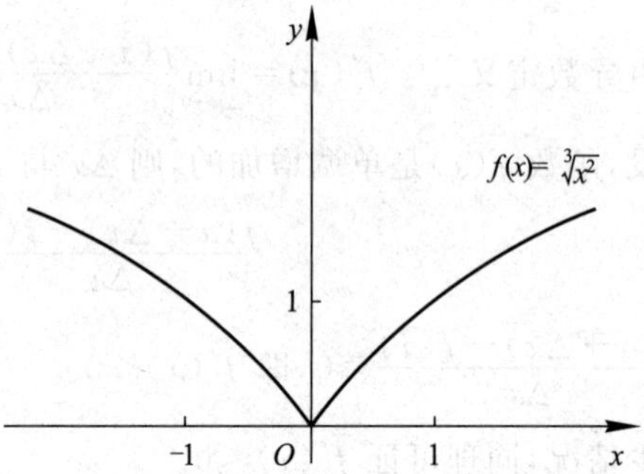

图 2-10

例 19 试证明：当$x>0$时，$\ln(1+x)>\frac{x}{1+x}$。

证明 令$f(x)=\ln(1+x)-\frac{x}{1+x}$，

故
$$f'(x)=\frac{1}{1+x}-\frac{1}{(1+x)^2}=\frac{x}{(1+x)^2}。$$

$f(x)$在$[0+,\infty)$上连续，在$(0+,\infty)$上有$f'(x)>0$，因此在$[0+,\infty)$上$f(x)$单调增加，从而当$x>0$时，$f(x)>f(0)$，由于$f(0)=0$，故$f(x)>0$，即

$$\ln(1+x)>\frac{x}{1+x} \qquad (x>0)。$$

2. 极值

定义 2 设函数$y=f(x)$在x_0点某一邻域内有定义，若函数$f(x)$在该邻域内，

(1) $f(x_0)$比除x_0点外的各点函数值都大，即

$$f(x_0)>f(x) \qquad (x\neq x_0),$$

则称函数$f(x)$在x_0点取得**极大值**(local maximum)$f(x_0)$，而将x_0点称为**极大值点**(local maximum point)；

(2) $f(x_0)$比除x_0点外的各点函数值都小，即

$$f(x_0)<f(x) \qquad (x\neq x_0)$$

则称函数$f(x)$在x_0点取得**极小值**(local minimum)$f(x_0)$，而将x_0点称为**极小值点**(local minimum point)。

函数的极大值和极小值统称为**极值**(extremum)，函数极大值点和极小值点统称为**极值点**(extreme point)。

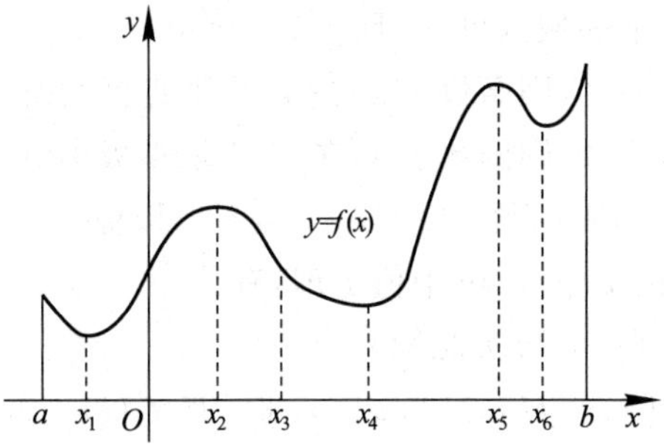

图 2-11

极值的概念是局部性的，它们是根据 x_0 点的函数值与其附近有一个局部范围内的点的函数值比较而得来的，极大(小)值不一定是整个定义域区间上函数的最大(小)值，函数在某一区间上可能有若干个极大值和极小值，极大值可能比极小值还小。整个区间上的最大(小)值，不一定是极大(小)值，但极大(小)值，有可能为最大(小)值。由图 2-11 可以看到函数 $f(x)$ 有两个极大值 $f(x_2)$，$f(x_5)$；三个极小值 $f(x_1)$，$f(x_4)$，$f(x_6)$，其中极大值 $f(x_2)$ 比极小值 $f(x_6)$ 还小。函数 $f(x)$ 在 $[a,b]$ 上最大值 $f(b)$，最小值 $f(x_1)$。最大值 $f(b)$ 不是极大值，极小值 $f(x_1)$ 为最小值。

由图 2-11 还可看到，在函数取得极值处，曲线上存在切线，且切线是水平的，即函数在该点的导数 $f'(x)=0$。但要注意，在导数 $f'(x)=0$ 点处(即曲线在该点的切线平行于 x 轴)，函数不一定取得极值。例如，$f'(x_3)=0$，但 $f(x_3)$ 并不是函数的极值。下面给出极值的有关定理。

定理 5　(极值的必要条件)若函数 $f(x)$ 在 x_0 点处具有导数，且在 x_0 点处取得极值，则必有 $f'(x_0)=0$。

证明　不妨设 $f(x_0)$ 是极大值(极小值情形可类似证明)。

因此，在 x_0 点某个邻域内，对于任意 x(除 x_0 点外)，$f(x)<f(x_0)$ 成立。于是：

当 $x<x_0$ 时　$$\frac{f(x)-f(x_0)}{x-x_0}>0,$$

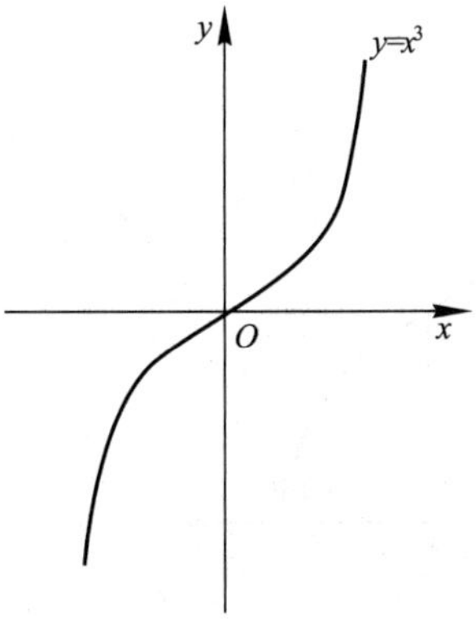

图 2-12

因此　$$f'_-(x_0)=\lim_{x\to x_0^-}\frac{f(x)-f(x_0)}{x-x_0}\geqslant 0;$$

当 $x>x_0$ 时　$$\frac{f(x)-f(x_0)}{x-x_0}<0,$$

因此　$$f'_+(x_0)=\lim_{x\to x_0^+}\frac{f(x)-f(x_0)}{x-x_0}\leqslant 0。$$

由于函数 $f(x)$ 在 x_0 点处可导，因此 $f'_-(x_0)=f'_+(x_0)=f'(x_0)$。从而 $f'(x_0)=0$。

使导数为零的点(即方程 $f'(x)=0$ 的实根)，称为函数 $f(x)$ 的**驻点**(critical point)。由定理 5 可知，可导函数的极值点，必定是它的驻点。但反过来，函数的驻点，却不一定都是极值点，例如 $f(x)=x^3$ 的导数 $f'(x)=3x^2$，$x=0$ 是函数 $f(x)=x^3$ 的驻点，但 $x=0$ 却不是函数的极值点(见图 2-12)。

对于驻点是不是极值点，如何判别呢？

定理 6 （**极值判别法 1**）设函数 $f(x)$ 在 x_0 点的某个邻域内可导，且 $f'(x_0)=0$。

(1)若 $x<x_0$ 时，恒有 $f'(x)>0$；$x>x_0$ 时，恒有 $f'(x)<0$，则函数 $f(x)$ 在 x_0 点取得极大值；

(2)若 $x<x_0$ 时，恒有 $f'(x)<0$；$x>x_0$ 时，恒有 $f'(x)>0$，则函数 $f(x)$ 在 x_0 点取得极小值；

(3)在当 x 取 x_0 点左右两侧的值时，$f'(x)$ 符号不变，则函数 $f(x)$ 在 x_0 点不取极值。

证明 就情形(1)，设 x 是 x_0 的某邻域内任一点，由 Lagrange 中值定理，有

$$f(x)-f(x_0)=f'(\xi)(x-x_0)\quad(\xi 在 x_0 与 x 之间)。$$

当 $x<x_0$ 时，有 $f'(\xi)>0$，得 $f'(\xi)(x-x_0)<0$，有 $f(x)<f(x_0)$；当 $x>x_0$ 时，有 $f'(\xi)<0$，得 $f'(\xi)(x-x_0)<0$，有 $f(x)<f(x_0)$。根据极值定义知，$f(x)$ 在 x_0 点处取得极大值 $f(x_0)$（见图 2-13）。

类似地，可证明情形(2)（见图 2-14）及情形(3)（见图 2-15 和图 2-16）。

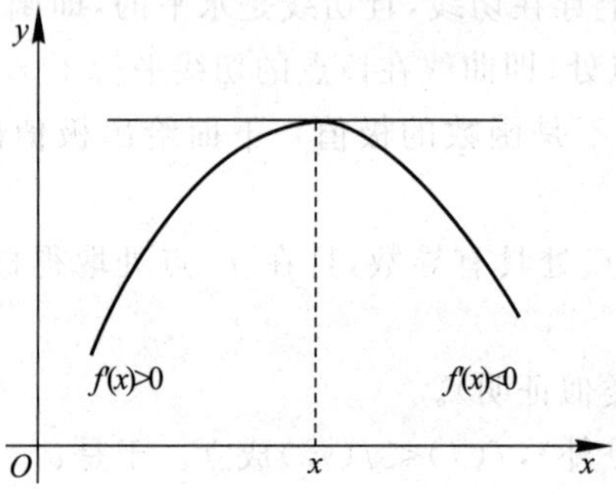

图 2-13

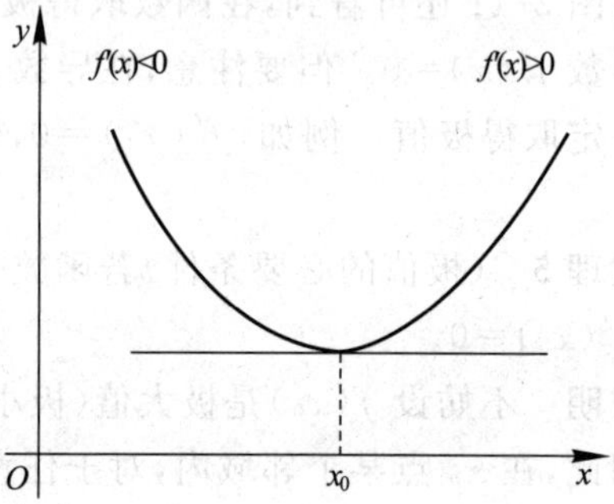

图 2-14

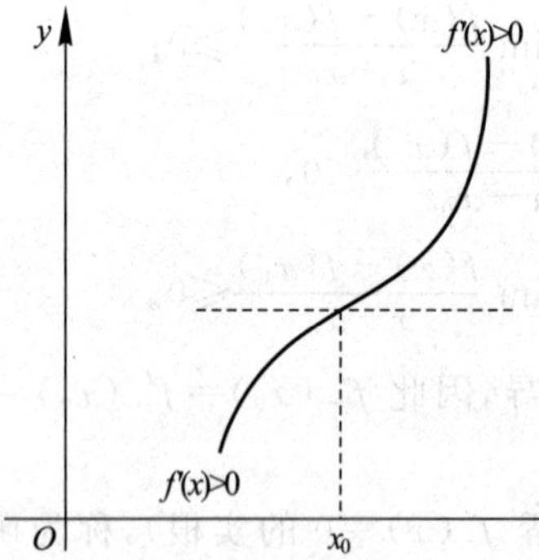

图 2-15

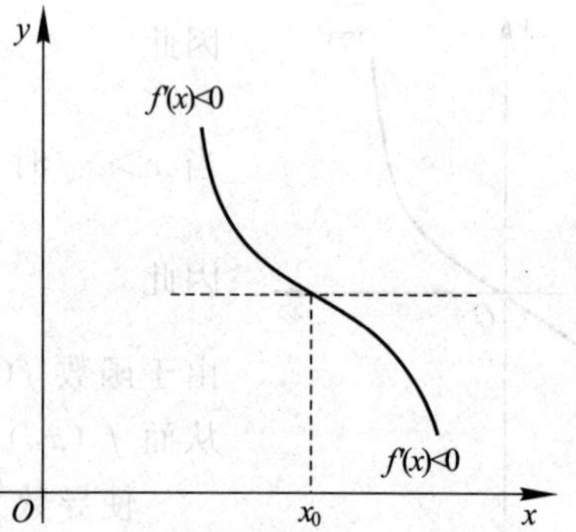

图 2-16

由上述两个定理，可得出求函数（可导的函数）极值点和极值的方法：(1)求出导数 $f'(x)$；(2)解方程 $f'(x)=0$，求出 $f(x)$ 的全部驻点；(3)考察导数 $f'(x)$ 在每个驻点的左、右邻近点的符号，并由定理 6 判定该点是否为极值点。若是，是极大值点，还是极小值点；(4)求出各极值点处的函数值，便求出函数的全部极值点及极值。

例 20　求函数 $f(x)=x^3-3x^2-9x+5$ 的极值。

解　$f'(x)=3x^2-6x-9=3(x+1)(x-3)$，令 $f'(x)=0$，即 $(x+1)(x-3)=0$，得驻点 $x_1=-1$，$x_2=3$。

下面列表讨论 $f'(x)$ 的符号变化情况：

x	$(-\infty,-1)$	-1	$(-1,3)$	3	$(3,+\infty)$
$f'(x)$	+	0	−	0	+
$f(x)$	↗	极大值	↘	极小值	↗

上表中"↗"表示单调增加，"↘"表示单调减少。

所以，在 $x=-1$ 处，函数有极大值 $f(-1)=10$；在 $x=3$ 处，有极小值 $f(3)=-22$。

当函数 $f(x)$ 在驻点处，二阶导数存在且不为 0，也可以利用下面定理，来判定驻点处取得极大值还是极小值。

定理 7　**（极值判别法 2）**设函数 $f(x)$ 在 x_0 点处具有二阶导数，且 $f'(x_0)=0$，则

(1)当 $f''(x_0)<0$ 时，函数 $f(x)$ 在 x_0 点处取得极大值；

(2)当 $f''(x_0)>0$ 时，函数 $f(x)$ 在 x_0 点处取得极小值；

(3)当 $f''(x_0)=0$ 时，不能判定函数 $f(x)$ 在 x_0 点是否取得极值。

证明　(1)设 $f''(x_0)<0$，

因
$$f''(x_0)=\lim_{x\to x_0}\frac{f'(x)-f'(x_0)}{x-x_0}=\lim_{x\to x_0}\frac{f'(x)}{x-x_0},$$

当 x 充分接近 x_0 时，必有
$$\frac{f'(x)}{x-x_0}<0\qquad (x\neq x_0),$$

所以，当 $x<x_0$ 时，$f'(x_0)>0$；当 $x>x_0$ 时，$f'(x)<0$，由定理 6，则函数 $f(x)$ 在 x_0 点取得极大值；

(2)同理可证，当 $f''(x)>0$ 时，函数 $f(x)$ 在 x_0 点处取得极小值；

(3)$f''(x_0)=0$ 时，无法判定驻点是否为极值点，例如 $f(x)=x^3$ 和 $g(x)=x^4$，在 $x=0$ 点处的一阶和二阶导数都等于零，即 $f'(0)=0$，$g'(0)=0$；$f''(0)=0$，$g''(0)=0$。但 $f(x)=x^3$ 在 $x=0$ 处无极值(见图 2-12)；而 $g(x)=x^4$，在 $x=0$ 处取得极小值，$g(0)=0$(见图 2-17)。

例 21　求函数 $f(x)=(x^2-1)^3+1$ 的极值。

解　$f'(x)=6x(x^2-1)^2$，$f''(x)=6(x^2-1)(5x^2-1)$。

令 $f'(x)=0$，即 $6x(x^2-1)=0$，故其根为 $x_1=0$，$x_2=-1$，$x_3=1$。

因 $f''(0)=6>0$，所以 $f(x)$ 在 $x=0$ 处，取得极小值 $f(0)=0$；

因 $f''(-1)=f''(1)=0$，由定理 7 无法判别。

这时，当 $x<-1$ 时，$f'(x)<0$；当 $-1<x<0$ 时，$f'(x)<0$，所以 $f(x)$ 在 $x=-1$ 处没有极值；同理，$f(x)$ 在 $x=1$ 处也没有极值(见图 2-18)。

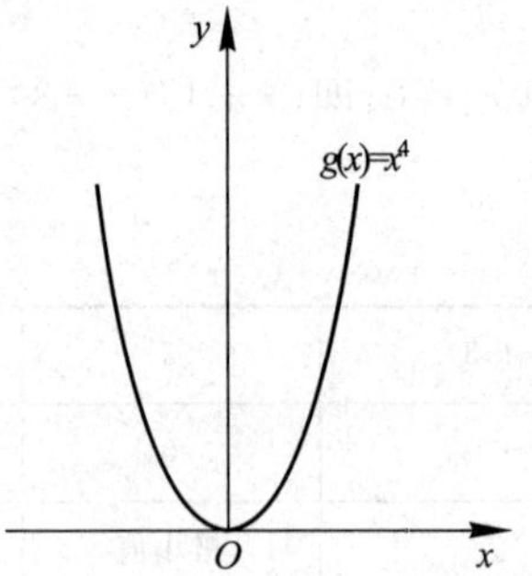

图 2-17

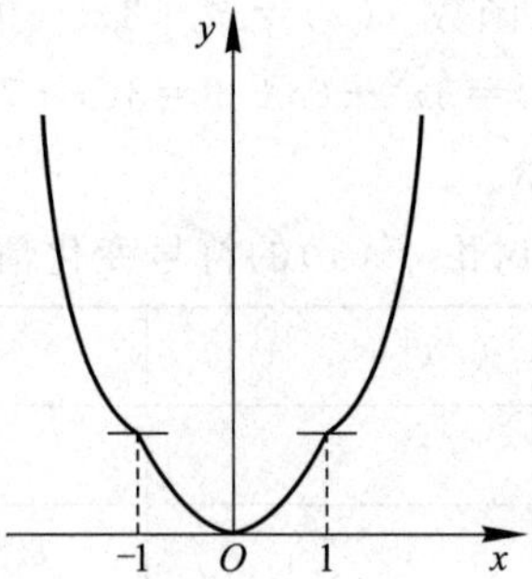

图 2-18

以上,我们讨论函数的极值时,假定函数在所讨论的区间内可导。在此条件下,由定理 5 我们知道,函数的极值点一定是驻点,因此求出全部驻点后,再逐一考察各个驻点是否为极值点就行了。但如果函数在个别点处不可导,那么上述条件就不满足,这时,我们便不能肯定极值点一定是驻点了。事实上,在导数不存在点处,函数也可能取得极值,见下面两个例子。

例 22 求函 $f(x)=\frac{2}{3}x-(x-1)^{\frac{2}{3}}$ 的极值。

解 $f'(x)=\frac{2}{3}-\frac{2}{3}(x-1)^{-\frac{1}{3}}=\frac{2}{3}\frac{\sqrt[3]{x-1}-1}{\sqrt[3]{x-1}}$。

令 $f'(x)=0$,得驻点 $x=2$;又 $x=1$ 时,$f'(x)$不存在。

下面列表讨论 $f'(x)$的符号变化情况:

x	$(-\infty,1)$	1	$(1,2)$	2	$(2,+\infty)$
$f'(x)$	+	不存在	−	0	+
$f(x)$	↗	极大值	↘	极小值	↗

当 $x=1$ 时,$f'(x)$不存在,但函数 $f(x)$在该点连续,由上面得到的函数单调性,可知在 $x=1$处,函数 $f(x)$取得极大值:$f(1)=\frac{2}{3}$;在 $x=2$ 处,函数取得极小值:$f(2)=\frac{1}{3}$。

例 23 求函数 $f(x)=(x-1)\sqrt[3]{x^2}$的极值。

解 $f'(x)=\sqrt[3]{x^2}+\frac{2(x-1)}{3\sqrt[3]{x}}=\frac{5x-2}{3\sqrt[3]{x}}$,$f''(x)=\frac{2(5x+1)}{9\sqrt[3]{x^4}}$。

令 $f'(x)=0$,即$\frac{5x-2}{3\sqrt[3]{x}}=0$,得根 $x_1=\frac{2}{5}$,$f''\left(\frac{2}{5}\right)>0$,所以函数 $f(x)$在 $x=\frac{2}{5}$处,函数取得极小值:$f\left(\frac{2}{5}\right)=-\frac{3}{5}\sqrt[3]{\frac{4}{25}}$;其次 $x_2=0$ 时,$f'(x)$不存在,当 $x<0$ 时,$f'(x)>0$;当 $x>0$ 时,$f'(x)<0$,故 $x=0$ 处,函数取得极大值:$f(0)=0$(见图 2-19)。

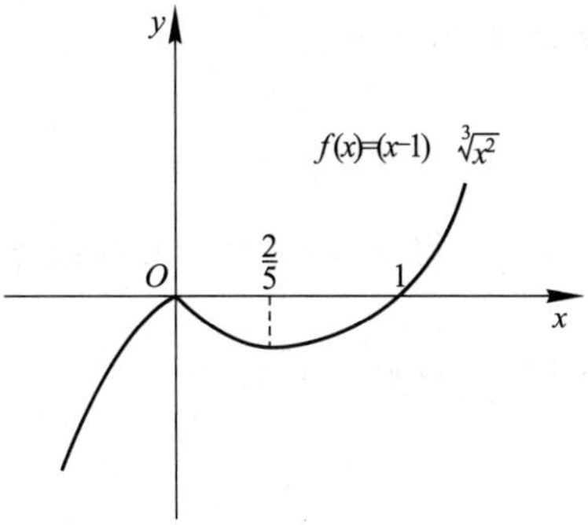

图 2-19

在科学技术和生产实践中，经常会遇到这样一类问题：在一定条件下，怎样使“产品最多”、“用料最省”、“成本最低”等问题。在医药学中，也会遇到类似问题。比如，口服或肌肉注射一定剂量的某种药物后，血药浓度何时达到最高值？在一定条件下，如何使用药最经济、疗效最佳、毒性最小等问题。这类问题反映在数学上，就是所谓的函数最大值、最小值问题。

显然，函数的最大值点，最小值点，或是函数的极值点(包括驻点和 $f'(x)$不存在的点)，或是闭区间的端点。因此，求函数的最大值或最小值，需将这些点的函数值进行比较，找出其中最大值和最小值。函数的最大值或最小值与局部性的极值概念不同，它是整体性概念。

例 24　求函数 $f(x)=2x^3+3x^2-12x+14$ 在$[-3,4]$上的最大值与最小值。

解　$f'(x)=6x^2+6x-12=6(x+2)(x-1)$，解方程 $f'(x)=0$，得 $x_1=-2$，$x_2=1$，故$f(-2)=34$，$f(1)=7$，$f(-3)=23$，$f(4)=142$。

比较上面各值，得 $f(x)$在区间$[-3,4]$上的最大值 $f(4)=142$，最小值 $f(1)=7$。

如果连续函数在闭区间上单调，那么最大值和最小值必定是区间端点的函数值。如果可导函数 $f(x)$在该区间只有一个极值 $f(x_0)$，$f(x_0)$若是极大值，则 $f(x_0)$便是此区间的最大值(见图 2-20)；若是极小值，则 $f(x_0)$便是此区间的最小值(见图 2-21)。

实际问题中，往往是根据问题的性质，就可以断定函数 $f(x)$的最大值或最小值。

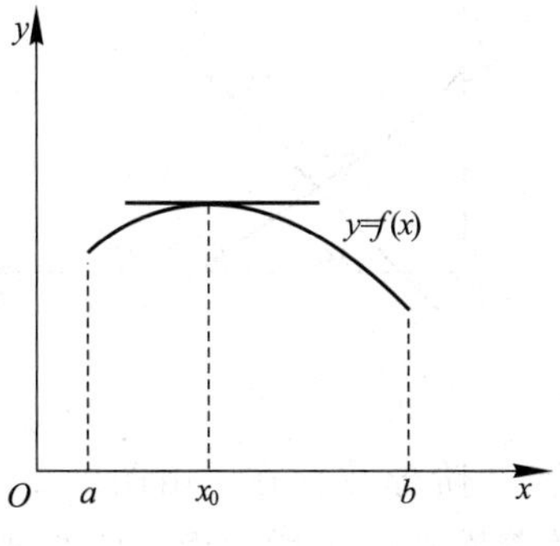

图 2-20

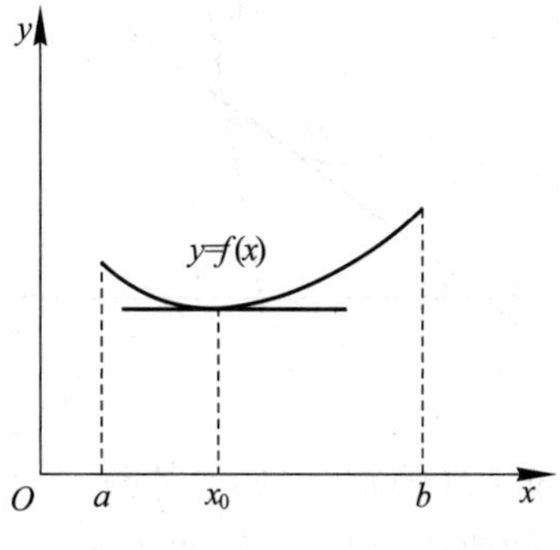

图 2-21

例 25　要用铁皮做一个底为正方形的无盖水箱，使箱的容积为 108m^3。问箱的边长和高应如何选择，使所用的材料最省？

解　设箱的底边长为 x m，高为 y m，则所需材料为 $S=x^2+4xy$，但 $x^2y=108$，

故 $y=\frac{108}{x^2}$，所以 $S=x^2+\frac{432}{x}$。于是问题变为：x 取何值是，S 取最小值。

$S'(x)=2x-\frac{432}{x^2}=\frac{2(x^3-6^3)}{x^2}$，　$S''(x)=2+\frac{864}{x^3}$。

令 $S'(x)=0$，得驻点 $x=6$，$S''(6)=6>0$，故 $S(6)$ 为极小值。故得 $S(6)=108$ 为函数 S 的最小值。此时 $y=3$。

所以，应选箱的底边长为 6m，高为 3m 时，所用的材料最省，需用材料为 108m^2。

2.4.4　函数曲线的凹凸性和拐点、渐近线

函数的单调性与极值对于描绘函数的图形起着很大作用。但是，仅仅知道这些，还不能比较准确地描绘函数的图形。函数曲线的弯曲方向，是又一重要特性，见图 2-22。关于曲线的弯曲方向，我们用曲线与其切线的相对位置来描述。

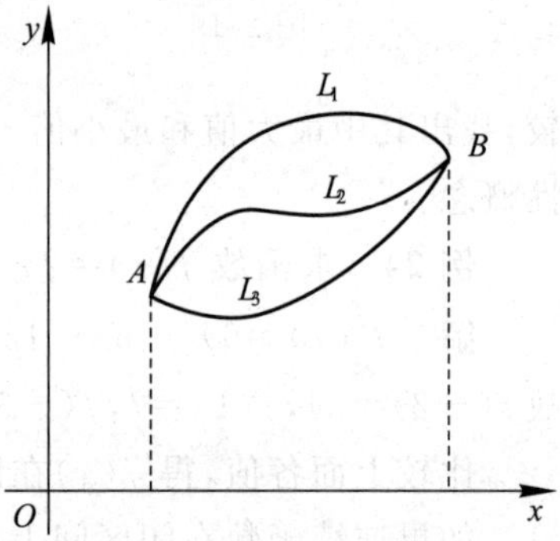

图 2-22

定义 3　设曲线 $y=f(x)$，如果曲线 $f(x)$ 在某区间内，位于切线的上方，则称这段曲线为(向上)**凹的**(concave)，见图 2-23 所示；如果曲线 $f(x)$ 位于切线的下方，则称这段曲线为(向上)**凸的**(convex)，如图 2-24 所示。

下面利用函数的二阶导数来讨论函数曲线的凹凸性。

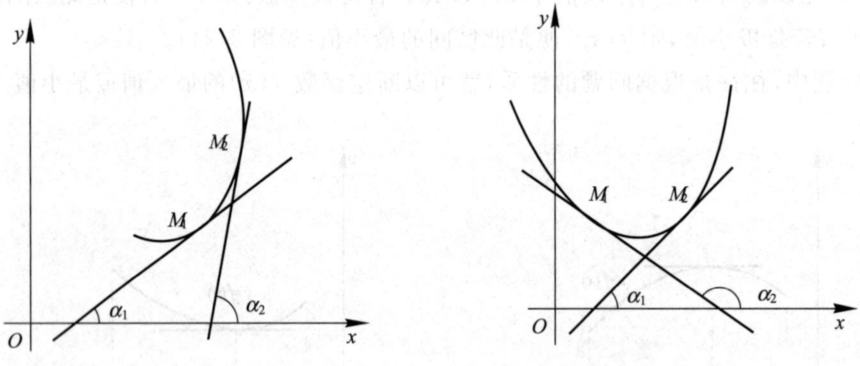

图 2-23

设函数 $y=f(x)$ 在 $[a,b]$ 上连续，在 (a,b) 上一阶、二阶导数存在。由图 2-23 可以看出，当函数 $f(x)$ 的曲线为凹的时，曲线上的点 $M(x,y)$ 随着横坐标 x 增大而沿曲线变动时，该点的切线斜率 $\tan\alpha$ 也随着 x 的增大而增大。所以，导数 $f'(x)$ 是单调增加的，故有 $f''(x)>0$。同理，当函数 $f(x)$ 曲线为凸的时(见图 2-24)，曲线上 $M(x,y)$ 点，切线的斜率 $\tan\alpha$ 随着 x 的增大而减少，所以，导数 $f'(x)$ 是单调减少的，故有 $f''(x)<0$。

于是，我们便得到了曲线凹凸性的判别定理。

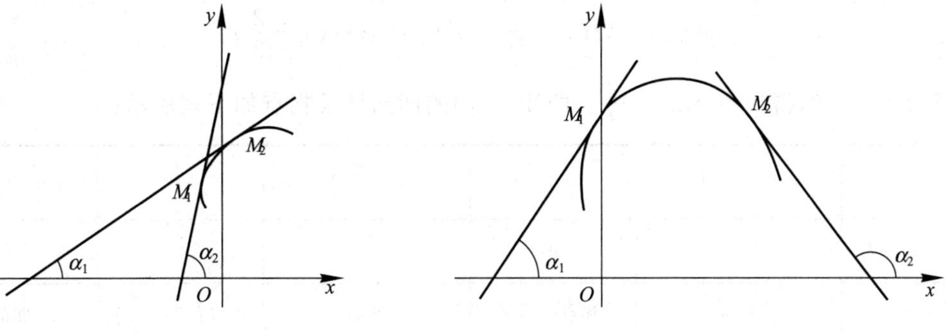

图 2-24

定理 8　设函数 $y=f(x)$ 在 (a,b) 内具有二阶导数，那么：

(1) 若在 (a,b) 内，$f''(x)>0$，则曲线 $y=f(x)$ 在 (a,b) 上是凹的；

(2) 若在 (a,b) 内，$f''(x)<0$，则曲线 $y=f(x)$ 在 (a,b) 上是凸的。

例 26　判别曲线 $f(x)=\ln x$ 的凹凸性。

解　函数 $f(x)=\ln x$ 的定义域为 $(0,+\infty)$，$f'(x)=\dfrac{1}{x}$，$f''(x)=-\dfrac{1}{x^2}$。在 $(0,+\infty)$ 上，$f''(x)<0$，故曲线 $f(x)=\ln x$ 在 $(0,+\infty)$ 上是凸的。

例 27　判别曲线 $f(x)=3x-x^3$ 的凹凸性。

解　$f'(x)=3-3x^2$；$f''(x)=-6x$。

在 $(0,+\infty)$ 上，$f''(x)<0$，则曲线 $f(x)=3x-x^3$ 在 $(0,+\infty)$ 上是凸的；

在 $(-\infty,0)$ 上，$f''(x)>0$，则曲线 $f(x)=3x-x^3$ 在 $(-\infty,0)$ 上是凹的。见图 2-25。

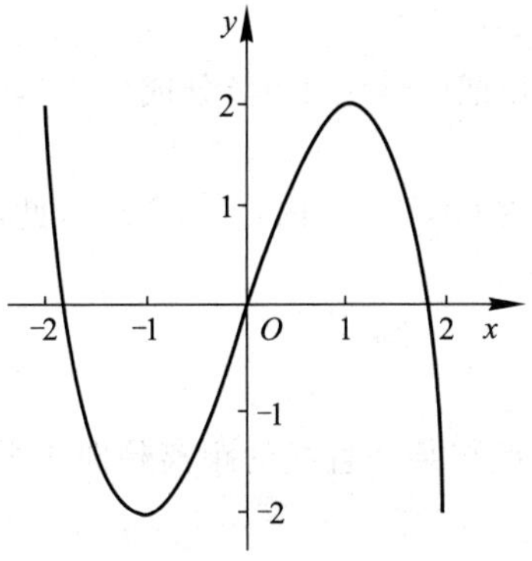

图 2-25

如图 2-25 所示，在曲线上 $(0,0)$ 点是曲线由凹变凸的分界点，一般地，这种分界点，我们称为该曲线的拐点。

定义 4　如果曲线 $y=f(x)$ 在其上一点 $(x_0,f(x_0))$ 的一侧是凹的，另一侧是凸的，称点 $(x_0,f(x_0))$ 为曲线 $f(x)$ 的**拐点**(point of inflection)。

拐点是曲线的凹凸的分界点。那么在拐点横坐标的左右近旁处 $f''(x)$ 要变号。因此，$y=f(x)$ 拐点的横坐标 x，一般是使 $f''(x)=0$ 的点。于是，可按下列步骤判别曲线的凹凸性及拐点：

(1) 求 $f''(x)$；(2) 令 $f''(x)=0$，解出这方程在函数 $y=f(x)$ 定义域内的实根，这些点将其定义域分成若干个开区间；(3) 判别 $f''(x)$ 在每个开区间内的符号，从而得出函数 $f(x)$ 在各个区间内的凹凸性，同时确定上述各点是否为拐点。

例 28　讨论曲线 $f(x)=3x^4-4x^3+1$ 的凹凸性及拐点。

解　函数 $f(x)$ 的定义域为 $(-\infty,+\infty)$。

$$f'(x)=12(x^3-x^2),f''(x)=36x(x-\frac{2}{3})。$$

令 $f''(x)=0$,得 $x_1=0,x_2=\frac{2}{3}$。曲线 $f(x)$ 的凹凸性及拐点如下表所示:

x	$(-\infty,0)$	0	$\left(0,\frac{2}{3}\right)$	$\frac{2}{3}$	$\left(\frac{2}{3},+\infty\right)$
$f''(x)$	+	0	−	0	+
$f(x)$	凹的	拐点(0,1)	凸的	拐点$\left(\frac{2}{3},\frac{11}{27}\right)$	凹的

所以,曲线 $f(x)$ 在 $(-\infty,0)$,$\left(\frac{2}{3},+\infty\right)$ 内是凹的;在 $\left(0,\frac{2}{3}\right)$ 上是凸的;$(0,1)$,$\left(\frac{2}{3},\frac{11}{27}\right)$ 是拐点,如图 2-26 所示。

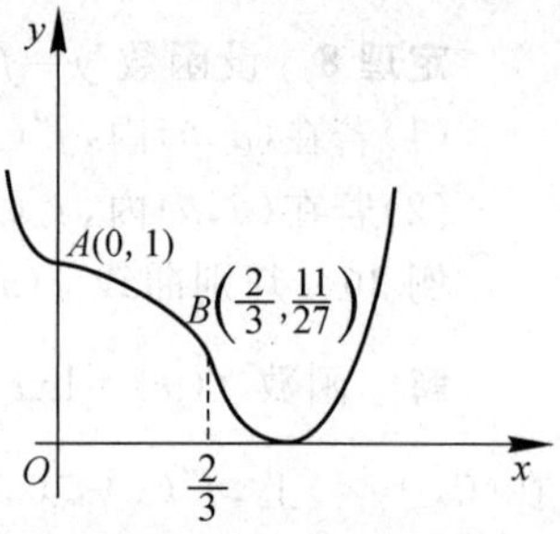

图 2-26

例 29 求曲线 $f(x)=\sqrt[3]{x}$ 的拐点。

解 函数 $f(x)$ 的定义域为 $(-\infty,+\infty)$,且 $f(x)$ 在定义域内连续,且当 $x\neq 0$ 时,

$$f'(x)=\frac{1}{3\sqrt[3]{x^2}},f''(x)=\frac{2}{9\sqrt[3]{x^2}};$$

当 $x=0$ 时,$f'(x)$,$f''(x)$ 都不存在,故二阶导数在 $(-\infty,+\infty)$ 内不连续,且不具有零点。但 $x=0$ 为 $f''(x)$ 不存在的点,并把 $(-\infty,+\infty)$ 分成 $(-\infty,0]$ 和 $[0,+\infty)$。

在 $(-\infty,0)$ 内,$f''(x)>0$,此曲线在 $(-\infty,0)$ 上是凹的。在 $(0,+\infty)$ 内,$f''(x)<0$,此曲线在 $[0,+\infty)$ 上是凸的。

又 $f(0)=0$,故点 $(0,0)$ 为曲线的一个拐点。

为了更准确地描绘函数图形,我们最后介绍渐近线的概念。

定义 5 当曲线上的动点沿该曲线无限远离原点时,若动点与某一直线的距离趋向于零,则称此直线为该曲线的**渐近线**(asymptote)。

我们仅就两种渐近线讨论:

1. 垂直渐近线(vertical asymptote)

若 $\lim\limits_{x\to x_0^-}f(x)=\infty$ 或 $\lim\limits_{x\to x_0^+}f(x)=\infty$,则直线 $x=x_0$ 是曲线 $y=f(x)$ 的一条垂直渐近线。

例如,对于函数曲线 $y=\tan x$,$\lim\limits_{x\to\frac{\pi}{2}}\tan x=\infty$,故直线 $x=\frac{\pi}{2}$ 是曲线 $y=\tan x$ 的一条垂直渐近线(见表 1-1);又如,函数曲线 $y=\ln x$,$\lim\limits_{x\to 0^+}\ln x=\infty$,故直线 $x=0$(即 y 轴)是曲线 $y=\ln x$ 的一条垂直渐近线(见表 1-1)。

2. 水平渐近线(horizontal asymptote)

若$\lim\limits_{x\to-\infty}f(x)=b$或$\lim\limits_{x\to+\infty}f(x)=b$($b$为常数),则直线$y=b$是曲线$y=f(x)$的一条水平渐近线。例如,对于函数曲线$y=\arctan x$,$\lim\limits_{x\to-\infty}\arctan x=-\dfrac{\pi}{2}$,故直线$y=-\dfrac{\pi}{2}$,是曲线$y=\arctan x$的一条水平渐近线;又$\lim\limits_{x\to+\infty}\arctan x=\dfrac{\pi}{2}$,故直线$y=\dfrac{\pi}{2}$是曲线$y=\arctan x$的另一条水平渐近线(见表1-1)。

例30　求曲线$y=\dfrac{\ln x}{x}$的水平渐近线、垂直渐近线。

解　因$\lim\limits_{x\to+\infty}\dfrac{\ln x}{x}=0$,故有水平渐近线$y=0$;又因$\lim\limits_{x\to0^+}\dfrac{\ln x}{x}=-\infty$,故有垂直渐近线$x=0$。

2.4.5　函数图形的描绘

函数的图形能够直观地反映函数的各种特性,对函数进行定性分析是很有用的。

以前我们画函数图形时,都是利用描点法,而一些关键性的点(如极值点和拐点),却不易得到;曲线的单调性、凹凸性等一些重要的性态也没有掌握。因此,用描点法所描绘的函数图形常常不能比较真实地表现出函数的图形。现在,我们已掌握了函数的单调性、凹凸性、极值、拐点等,从而能比较准确地描绘函数的图形。下面就给出利用导数描绘函数图形的具体方法。

(1)确定函数$y=f(x)$的定义域(确定函数图形的范围);

(2)判别函数$f(x)$是否具有奇偶性或周期性(缩小描绘函数图形的范围,以便从部分掌握整体);

(3)求函数$f(x)$的间断点,并讨论函数$f(x)$在该点的左右变化情况,可能存在的极限,也可能趋于无穷,此时有垂直渐近线。如果定义域是无穷区间,还要讨论当$|x|$无限增加时,函数$f(x)$的变化趋势,如果存在极限,此时有水平渐近线;

(4)求函数$f(x)$的一阶、二阶导数,并求解方程$f'(x)=0$,$f''(x)=0$的根,用这些根和间断点以及一阶、二阶导数不存在的点,把函数定义域划分成几个区间。并分别讨论函数的单调性、极值、凹凸性与拐点,列成一表;

(5)求出曲线的驻点、极值点、拐点及曲线与坐标轴的交点,有时还要给出某些个别点;

(6)在直角坐标系中,首先标明一些关键点,画出渐近线,其次按照曲线的性态逐段描绘,便得到函数$y=f(x)$的图形。

例31　描绘函数$y=x^3-6x^2+9x+5$的图形。

解　函数y的定义域为$(-\infty,+\infty)$,且在整个定义域上连续。

$$y'=3x^2-12x+9=3(x-1)(x-3);y''=6x-12=6(x-2)。$$

令$y'=0$,得$x_1=1$,$x_2=3$;令$y''=0$,得$x_3=2$。

列表如下:

x	$(-\infty,1)$	1	$(1,2)$	2	$(2,3)$	3	$(3,+\infty)$
y'	+	0	−	−	−	0	+
y''	−	−	−	0	+	+	+
$y=f(x)$	↗	极大值	↘	拐点	↘	最小值	↗

这里记号↗表示曲线弧上升而且是凸的；↘表示曲线弧下降而且是凸的；↗表示曲线弧上升而且是凹的；↘表示曲线弧是下降而且是凹的。

$f(1)=9, f(2)=7, f(3)=5$。

函数 $f(x)=x^3-6x^2+9x+5$ 的图形，如图 2-27 所示。

例 32 描绘函数 $y=e^{-x^2}$ 的图形。

解 函数 y 的定义域为 $(-\infty,+\infty)$，且在整个定义域上连续。又因为 $f(-x)=e^{-(-x)^2}=e^{-x^2}=f(x)$，所以该函数为偶函数，故函数关于 y 轴对称。

$\lim\limits_{x\to\infty}e^{-x^2}=0$，所以 $y=0$（x 轴）为水平渐近线。

$$f'(x)=-2xe^{-x^2};\ f''(x)=2(2x^2-1)e^{-x^2}。$$

令 $f'(x)=0$，得 $x_1=0$；令 $f''(x)=0$，得 $x_2=-\dfrac{1}{\sqrt{2}}, x_3=\dfrac{1}{\sqrt{2}}$。

列表如下：

x	$\left(-\infty,-\frac{1}{\sqrt{2}}\right)$	$-\frac{1}{\sqrt{2}}$	$\left(-\frac{1}{\sqrt{2}},0\right)$	0	$\left(0,\frac{1}{\sqrt{2}}\right)$	$\frac{1}{\sqrt{2}}$	$\left(\frac{1}{\sqrt{2}},+\infty\right)$
y'	+	+	+	0	−	−	−
y''	+	0	−	−	−	0	+
$y=f(x)$	↗	拐点	↗	极大值	↘	拐点	↘

$f\left(-\dfrac{1}{\sqrt{2}}\right)=\dfrac{1}{\sqrt{e}}, f(0)=1, f\left(\dfrac{1}{\sqrt{2}}\right)=\dfrac{1}{\sqrt{e}}$。

函数 $y=e^{-x^2}$ 的图形，如图 2-28 所示。

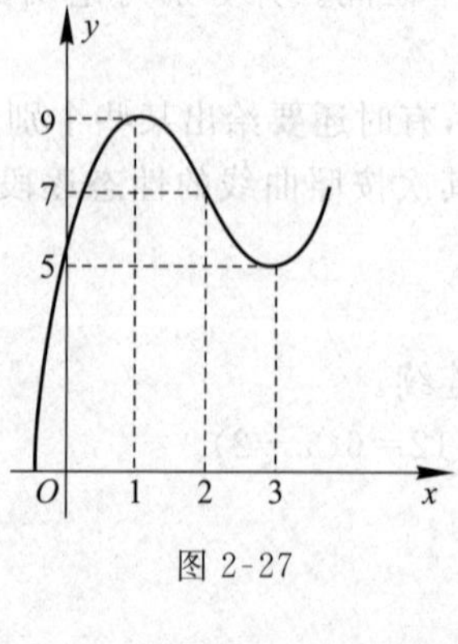

图 2-27

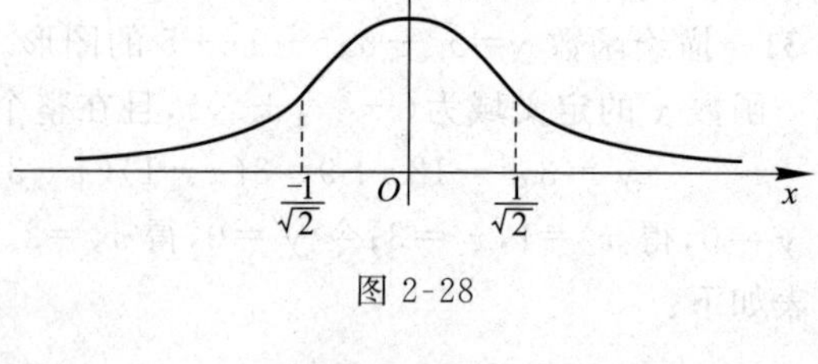

图 2-28

例 33　描绘函数 $y=1+\frac{36x}{(x+3)^2}$ 的图形。

解　函数 y 的定义域为 $(-\infty,-3)$，$(-3,+\infty)$ 且在整个定义域上连续的，$x_1=-3$ 为间断点。

$$f'(x)=\frac{36(3-x)}{(x+3)^3},f''(x)=\frac{72(x-6)}{(x+3)^4}。$$

令 $f'(x)=0$，得 $x_2=3$；令 $f''(x)=0$，得 $x_3=6$。

$\lim\limits_{x\to\infty}f(x)=1$，所以 $y=1$ 为水平渐近线；$\lim\limits_{x\to-3}f(x)=-\infty$，所以 $x=-3$ 为垂直渐近线。

列表如下：

x	$(-\infty,-3)$	$(-3,3)$	3	$(3,6)$	6	$(6,+\infty)$
y'	$-$	$+$	0	$-$	$-$	$-$
y''	$-$	$-$	$-$	$-$	0	$+$
$y=f(x)$	↘	↗	极大值	↘	拐点	↘

$f(3)=4$，$f(6)=\frac{1}{3}$，再求一些点的函数值 $f(0)=1$，$f(-1)=-8$，$f(-9)=-8$，$f(-15)=-\frac{11}{4}$。函数 $y=1+\frac{36x}{(x+3)^2}$ 的图形如图 2-29 所示。

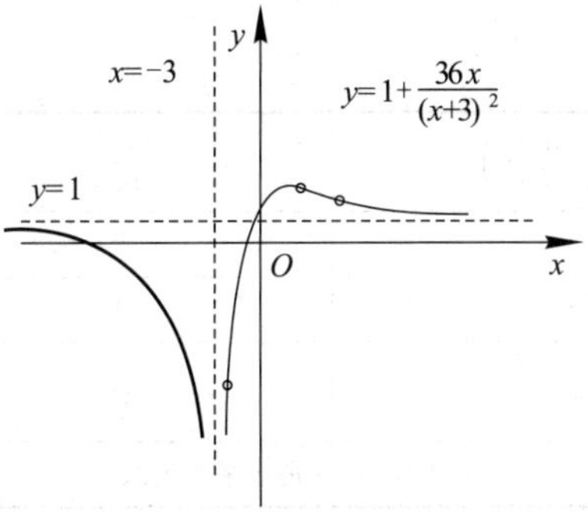

图 2-29

2.5　导数在医学上的应用

导数是研究函数的变化速度（即变化率）的有力工具。因此，在医药学中的许多问题，如细胞的增长率，酶的反应速率，血药浓度的变化率，人群的生长趋势等，都可用导数去解决。

例 1　在人口限制增长的问题中，已知在时间 t 时人群的个体数和时间 t 的函数关系是

$$y=\frac{B}{1+Ke^{-\lambda Bt}}$$

式中 B 是人口的最大限制常数，K 和 λ 都是和人口增长有关的常数。

试分析此函数图形的大致性态，然后画出此函数图形，并指出人群增长的趋势。

解 (1)函数的定义域为$(-\infty,+\infty)$。

$$(2)\ y'=\left(\frac{B}{1+Ke^{-\lambda Bt}}\right)'=\frac{\lambda B^2Ke^{-\lambda Bt}}{(1+Ke^{-\lambda Bt})^2}=\lambda y(B-y);$$

$$y''=\lambda(B-y)y'-\lambda yy'=\lambda(B-2y)y'。$$

由 y' 的表达式可知，不论 t 为何值，y' 恒为正，即 $y'>0$，故曲线单调上升。

令 $y''=0$ 得 $y=0$ 或 $y=\frac{B}{2}$（$y=0$ 于本题无实际意义，舍去），把 $y=\frac{B}{2}$ 代入已知的原函数求得

$$t=\frac{\ln K}{B\lambda}。$$

当 $0<t<\frac{\ln K}{B\lambda}$ 时，$y''>0$，故曲线是凹的，当 $\frac{\ln K}{B\lambda}<t<+\infty$ 时，$y''<0$，故曲线是凸的，所以点 $\left(\frac{\ln K}{B\lambda},\frac{B}{2}\right)$ 为曲线的一个拐点。

$\lim\limits_{t\to-\infty}f(x)\lim\limits_{t\to-\infty}\frac{B}{1+Ke^{-\lambda Bt}}=0$，$y=0$ 是一条水平渐近线。

$\lim\limits_{t\to+\infty}f(x)=\lim\limits_{t\to+\infty}\frac{B}{1+Ke^{-\lambda Bt}}=B$，$y=B$ 是另一条水平渐近线。

把上面的讨论列表如下：

t	$\left(-\infty,\frac{\ln K}{B\lambda}\right)$	$\frac{\ln K}{B\lambda}$	$\left(\frac{\ln K}{B\lambda},+\infty\right)$
y'	+	+	+
y''	+	0	−
y	↗	$\frac{B}{2}$	→
$y=0$，$y=B$ 是水平渐近线			

又当 $t=0$ 时，$y=\frac{B}{1+K}$，故曲线和 y 轴相交于 $\left(0,\frac{B}{1+K}\right)$，根据上述分析，可画出人口增长的变化曲线如图 2-30 所示。

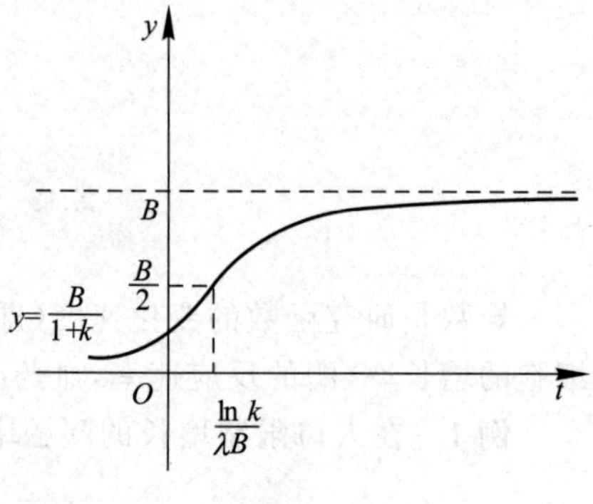

图 2-30

由图可以看出，人口增长开始时是缓慢的，然后较快，最后又变缓慢，而在拐点的附近，人口增长最快。

例 2 某地区沙眼患病率(y)与年龄(t，岁)的关系式为：

$$y=2.27(e^{-0.050t}-e^{-0.072t})。$$

问:(1)该地区沙眼患病率随年龄的变化趋势怎样?

(2)患病率最高的年龄是多少?最高患病率是多少?

解 $y'=2.27(-0.050e^{-0.050t}+0.072e^{-0.072t})$,令 $y'=0$,得 $t=16.6$。

(1)不难算出,当 $t<16.6$ 时,$y'<0$;当 $t>16.6$ 时,$y'<0$。因此可知年龄小于 16.6 岁的少年儿童,沙眼的患病随年龄增大而上升,年龄大于 16.6 岁的青年和成人,沙眼患病率则随年龄增大而下降。

(2)由于函数 y 在$[0,+\infty)$上只有一个极大值点,且 $t\to+\infty$ 时,$y\to0$,所以 $t=16.6$ 岁时,y 达到最大值。

$$y_{\max}=2.27(e^{-0.050\times16.6}-e^{-0.072\times16.6})\approx0.3028,$$

即该地区 16.6 岁的少年儿童沙眼患病率最高,最高患病率 30.28%。

例 3 按 1mg/kg 体重的比率给小鼠注射磺胺药物后,计算在不同时间内血液中磺胺药物的浓度,可用方程

$$y=-1.06+2.59x-0.77x^2$$

表示,这里 y 表示 $\log_{10}$(血中磺胺浓度 mg/100ml),x 表示 $\log_{10}$(注射后经历的时间:分)。求 x 取什么值时,y 取极大值(以 y 的单位来测量)?(这个例子,参考图 2-31 中的拟合抛物线,明显看出,当 $x\approx1.7$ 时,y 取极大值,进一步用公式,计算可得。)

解 $y=-1.06+2.59x-0.77x^2$;

$y'=2.59-1.54x$;

令 $y'=0$,即得 $2.59-1.54x=0$,$x=1.682$,如取 $x<1.682$,得 $y'>0$;如取 $x>1.682$,$y'<0$。

这样,当 $x=1.682$ 时,y 有极大值 1.118。所以当 $x=1.682$ 分时,血中磺胺的最高浓度(以 mg/100ml 为单位)被估计为 $y=1.118$。

例 4 动物或植物的重量是时间 t 的函数 $w=f(t)$,Page 于 1970 年在实验饲养雌小鼠,收集了大量资料,得雌小鼠的生长曲线为

$$W=\frac{36}{1+30e^{-\frac{2}{3}t}}。$$

如图 2-32,生长率为

$$f'(t)=\frac{dw}{dt}=-\frac{36}{(1+30e^{-\frac{2}{3}t})^2}\left(-\frac{2}{3}\right)30e^{-\frac{2}{3}t}$$

$$=\frac{720}{(1+30e^{-\frac{2}{3}t})^2}e^{-\frac{2}{3}t}。$$

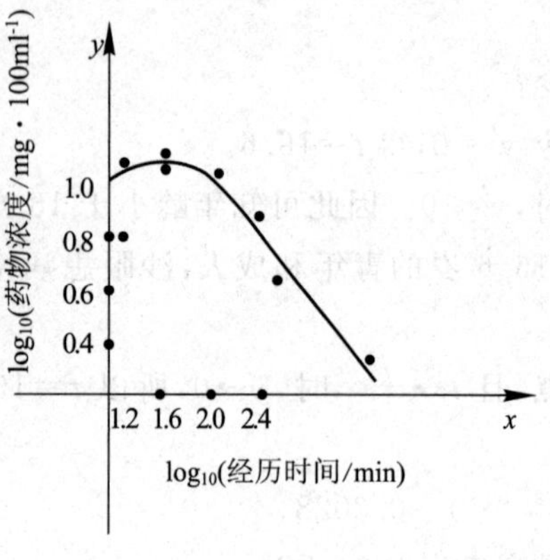

图 2-31

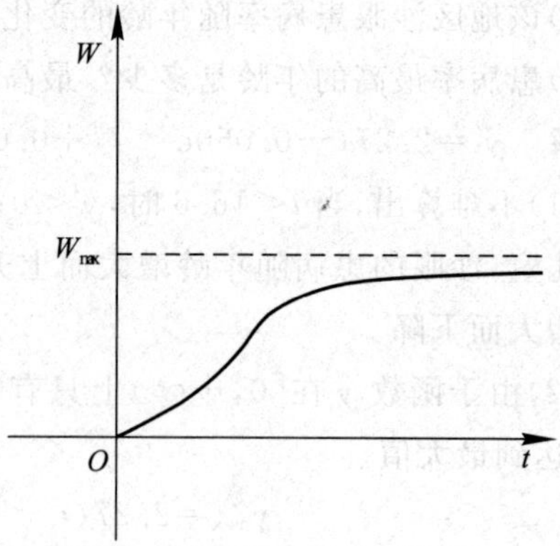

图 2-32

相对生长率为
$$\frac{f'(t)}{f(t)}=\frac{1}{w}\frac{\mathrm{d}w}{\mathrm{d}t}=\frac{20\mathrm{e}^{-\frac{2}{3}t}}{1+30\mathrm{e}^{-\frac{2}{3}t}}。$$

例 5 1～9 个月婴儿体重 w(g)的增长与月龄 t 的关系有经验公式：
$$\ln w-\ln(341.5-w)=k(t-16.6),$$
问 t 为何值时婴儿的体重增长率 V 最快？

解 设 $V=\frac{\mathrm{d}w}{\mathrm{d}t}$，将经验公式两边对 t 求导，得
$$\frac{1}{w}\frac{\mathrm{d}w}{\mathrm{d}t}+\frac{1}{341.5-w}\frac{\mathrm{d}w}{\mathrm{d}t}=k,$$
解得
$$\frac{\mathrm{d}w}{\mathrm{d}t}=\frac{kw(341.5-w)}{341.5},$$
因此
$$V=\frac{k}{341.5}(341.5w-w^2)$$
要求体重增长率 V 最快，必须 $\frac{\mathrm{d}V}{\mathrm{d}t}=0$，而
$$\frac{\mathrm{d}V}{\mathrm{d}t}=\frac{k}{341.5}\left(341.5\frac{\mathrm{d}w}{\mathrm{d}t}-2w\frac{\mathrm{d}w}{\mathrm{d}t}\right)=\frac{k}{341.5}(341.5-2w)\frac{\mathrm{d}w}{\mathrm{d}t},$$
因 $\frac{\mathrm{d}w}{\mathrm{d}t}\neq 0$，所以 $w=170.75$，代入经验公式，得 $t=1.66$(月)，故婴儿在 1.66 个月体重的增长率最快。

习 题 二

1. 平均变化率 $\frac{\Delta y}{\Delta x}=\frac{f(x+\Delta x)-f(x)}{\Delta x}$ 与 x 和 Δx 有关吗？瞬时变化率 $\lim\limits_{\Delta x\to 0}\frac{f(x+\Delta x)-f(x)}{\Delta x}$

与 x 和 Δx 有关吗？在平均变化率取极限的过程中 Δx 是变量还是常量？x 是变量还是常量？

2. 设函数 $f(x)$ 在 x_0 点可导，计算：

(1) $\lim\limits_{\Delta x\to 0}\dfrac{f(x_0-\Delta x)-f(x_0)}{\Delta x}$；　　(2) $\lim\limits_{h\to 0}\dfrac{f(x_0+h)-f(x_0-h)}{h}$。

3. 设函数 $f(x)$ 在 x_0 点可导，且 $f'(x_0)=2$，求 $\lim\limits_{\Delta x\to 0}\dfrac{f\left(x_0+\dfrac{1}{2}\Delta x\right)-f(x_0)}{\Delta x}$。

4. 按定义计算下列函数在指定点的导数：

(1) $f(x)=\sin 2x$，在点 $x=0$；　　(2) $f(x)=\dfrac{1}{1+x}$，在点 x。

5. 讨论下列函数在 $x=0$ 处是否可导：

(1) $f(x)=\begin{cases}\sin x & 当\ x\geqslant 0\\ x & 当\ x<0\end{cases}$；　　(2) $f(x)=\begin{cases}x^2 & 当\ x\geqslant 0\\ x & 当\ x<0\end{cases}$。

6. 设函数 $f(x)=\begin{cases}x^2 & 当\ x\leqslant 1\\ ax+b & 当\ x>1\end{cases}$，试确定 a,b 值，使 $f(x)$ 在 $x=1$ 点处既连接又可导。

7. 求函数 $f(x)=x^3$ 在 $(1,1)$ 点处的切线方程与法线方程。

8. 曲线 $f(x)=x^2+x$，求曲线上一点，使该点处的切线平行于直线 $y=3x-2$。

9. 求下列函数的导数：

(1) $y=\dfrac{2}{x^2}+\dfrac{x^2}{2}$；　　(2) $y=\sqrt{x}+\sqrt[3]{x}+\dfrac{1}{x}$；

(3) $y=x(2x-1)(3x+2)$；　　(4) $y=\dfrac{x^3+1}{x^2-x-2}$；

(5) $y=x\tan x-\cot x$；　　(6) $y=\dfrac{1-\ln x}{1+\ln x}$；

(7) $y=x^2\sin 2x$；　　(8) $y=\dfrac{x}{1+x^2}$；

(9) $y=\ln\sqrt{\dfrac{1+x}{1-x}}$；　　(10) $y=\ln(\tan x)$；

(11) $y=7^{x^2+2x}$；　　(12) $y=\arctan(x^2+1)$；

(13) $y=e^{\sin x}$；　　(14) $y=\arctan\dfrac{x}{2}+\arctan\dfrac{2}{x}$；

(15) $y=x^{\sin x}$；　　(16) $y=(\sin x)^{\cos x}$。

10. 求由下列方程确定的隐函数 $y=f(x)$ 的导数：

(1) $y=1+xe^y$；　　(2) $y=\tan(x+y)$；

(3) $x^y=y^x$；　　(4) $xy=e^{x+y}$。

11. 方程 $xy-e^x+e^y=0$ 确定 y 是 x 的隐函数，求 $y'|_{x=0}$ 的值。

12. 求下列函数的二阶导数：

(1)$y=e^{\sqrt{x}}+e^{-\sqrt{x}}$；(2)$y=\ln x$；

(3)$y=(4+x^2)\arctan\dfrac{x}{2}$；(4)$y=x^x$。

13. 求下列函数的 n 阶导数：

(1)$y=e^{ax}(a\neq 0)$；(2)$y=\cos x$。

14. 求下列函数的微分：

(1)$y=x^2+1-\sqrt[3]{1+x^2}$；(2)$y=\sqrt{x}(1+\sin^2 x)$；

(3)$y=\ln(\ln x)$；(4)$y=\dfrac{1}{(1+x)^2}$；

(5)$y=x^2-x$ 在 $x=1$；(6)$y=\sqrt{x+1}$,在 $x=0$。

15. 利用微分近似计算：

(1)$\sin 29°$；(2)$\sqrt[3]{1.02}$；(3)$\arctan 1.05$。

16. 验证 Lagrange 中值定理对函数 $y=x^2$ 在$[1,2]$上的正确性,并求出 ξ 值。

17. 应用 Lagrange 中值定理证明曲线弧 $f(x)=x^2+2x-3(-1\leqslant x\leqslant 2)$上至少有一点处的切线平行于该连续曲线弧两端点的弦,求出曲线弧上该点的坐标。

18. 证明下列不等式：

(1)$x>0$ 时,$\dfrac{x}{1+x}<\ln(1+x)<x$；(2)$x>1$ 时,$e^x>e\cdot x$。

19. 用 L'Hospital 法则计算下列极限：

(1)$\lim\limits_{x\to 0}\dfrac{e^x-e^{-x}}{\sin x}$；(2)$\lim\limits_{x\to 0}\dfrac{\ln(x+1)}{x^2}$；

(3)$\lim\limits_{x\to 0}\dfrac{\tan x-x}{x-\sin x}$；(4)$\lim\limits_{x\to 0}\dfrac{e^{x^2}-1}{\cos x-1}$；

(5)$\lim\limits_{x\to 0}\dfrac{e^x+e^{-x}-2}{x^2}$；(6)$\lim\limits_{x\to 0}\dfrac{\sin(\sin x)}{x}$；

(7)$\lim\limits_{x\to 0+}x\ln x$；(8)$\lim\limits_{x\to 1}\left(\dfrac{1}{\ln x}-\dfrac{1}{x-1}\right)$。

20. 判定下列函数的单调性：

(1)$f(x)=\ln(x+\sqrt{1+x^2})$；(2)$f(x)=\arctan\dfrac{1-x}{1+x}$。

21. 求下列函数的单调区间：

(1)$f(x)=2x^2-12x+5$；(2)$f(x)=x^3-6x^2+9x+2$；

(3)$f(x)=2x^2-\ln x$。

22. 证明下列不等式：

(1)当 $x>0$ 时，$1+x\ln(x+\sqrt{1+x^2})>\sqrt{1+x^2}$；

(2)当 $x>1$ 时，$2\sqrt{x}>3-\frac{1}{x}$。

23. 求下列函数的极值：

(1)$f(x)=3x-x^3$；　　(2)$f(x)=x^2\ln x$；

(3)$f(x)=x+\frac{1}{x}$；　　(4)$f(x)=\frac{6x}{x^2+1}$。

24. 已知函数 $f(x)=a\ln x+bx^2+x$，在 $x=1$，与 $x=2$ 处有极值，试求常数 a,b。

25. 试问 a 为何值时，函数 $f(x)=a\sin x+\frac{1}{3}\sin 3x$，在 $x=\frac{\pi}{3}$ 处具有极值？它是极大值，还是极小值？并求此极值。

26. 求函数 $f(x)=x^3-3x+2$ 在 $\left[-3,\frac{3}{2}\right]$ 上的最大值和最小值。

27. 造一个容积为 V 的有盖圆柱形油桶，问油桶的底半径和高各为多少时，用料最少？

28. 判别下列曲线的凹凸性：

(1)$y=\sqrt{1+x^2}$；　　(2)$y=4x-x^2$；

(3)$y=x\arctan x$；　　(4)$y=\ln(x^2-1)$。

29. 求下列曲线的凹凸区间及拐点：

(1)$y=3x^4-4x^3+2$；　　(2)$y=\ln(x^2+1)$；　　(3)$y=x^3(1-x)$。

30. 已知曲线 $y=x^3+ax^2-9x+4$，在 $x=1$ 处有拐点，试确定系数 a，并求曲线的拐点及凹凸区间。

31. 求下列曲线的水平渐近线和垂直渐近线：

(1)$y=x\sin\frac{1}{x}$；　　(2)$y=\frac{1}{x^2+x}$。

32. 做下列函数的图像：

(1)$y=x^3-x^2-x+1$；　　(2)$y=1+\frac{2x}{(x-1)^2}$。

第3章 不定积分

前面讨论了函数的导数与微分，本章将要研究与此相反的问题，就是给出函数的导数或微分求出原来的函数，这是积分学的基本问题。

3.1 不定积分的概念

引进不定积分概念之前，先看两个实例。

例1 已知自由落体在时刻 t 的瞬时速度 $v=f(t)=gt$，当 $t=0$ 时，物体所在位置为 $s=s_0$，求物体下落的路程 s 与下落时间 t 的函数关系。

解 设所求的 s 与 t 的函数关系为 $s=F(t)$。

于是
$$s'=F'(t)=v=gt;$$
$$s=F(t)=\frac{1}{2}gt^2+C。$$

因为
$$s=s_0 \quad (t=0\text{ 时}),$$

所以
$$C=s_0,$$
$$s=\frac{1}{2}gt^2+s_0。$$

例2 求通过点(2,3)，且它的切线斜率为 $2x$ 的曲线方程。

解 设所求的曲线方程为 $y=f(x)$，因为切线斜率为 $2x$，即 $y'=2x$，

所以
$$y=x^2+C。$$

又由于所求曲线过点(2,3)，代入上式
$$3=2^2+C,C=-1,$$

故所求曲线方程为
$$y=x^2-1。$$

对于以上问题，抛开其物理意义或几何意义，可以归结为一般的数学问题加以研究。已知 $F'(x)=f(x)$ 或 $\mathrm{d}F(x)=f(x)\mathrm{d}x$ 去求 $F(x)$，就是求它求导前的函数。

定义1 如果在区间 I 上函数 $F(x)$ 的导数是 $f(x)$，或函数 $F(x)$ 的微分是 $f(x)\mathrm{d}x$，

即　　$F'(x)=f(x)$ 或 $dF(x)=f(x)dx$，

则称 $F(x)$为 $f(x)$的**原函数**(primitive function)。

例如，x^2 是 $2x$ 的原函数。

对 x^2 来说，它不是 $2x$ 的唯一的原函数。因为$(x^2+1)'=2x$，$(x^2+8)'=2x$，所以 x^2+1 与 x^2+8 都是 $2x$ 的原函数。

对于原函数，提出以下两个问题：

第一，如果函数 $f(x)$有原函数，那么原函数共有多少个？

显然，如果 $F(x)$是 $f(x)$的一个原函数，即 $F'(x)=f(x)$，又因为$[F(x)+C]'=f(x)$，所以函数族 $F(x)+C$(C 是一个任意常数)中的任何一个函数也一定是 $f(x)$的原函数，所以如果 $f(x)$有原函数，则原函数有无穷多个。

第二，函数族 $F(x)+C$ 是否包含了 $f(x)$的所有原函数？

设 $\Phi(x)$是 $f(x)$的任意一个原函数，则有 $\Phi'(x)=f(x)$，而 $F'(x)=f(x)$，所以

$$[\Phi(x)-F(x)]'=\Phi'(x)-F'(x)=0。$$

由第二章第四节 Lagrange 中值定理推论可知：导数恒为零的函数必为常数。所以

$$\Phi(x)-F(x)=C,$$

即

$$\Phi(x)=F(x)+C。$$

由此看出，函数族 $F(x)+C$ 包含了 $f(x)$的所有原函数，是函数 $f(x)$原函数的全体。

定义 2　在区间 I 上，如果函数 $F(x)$是函数 $f(x)$的一个原函数，则函数 $f(x)$的原函数的全体 $F(x)+C$ 称为 $f(x)$在区间 I 上的**不定积分**(indefinite integral)，记为 $\int f(x)dx$，即

$$\int f(x)dx=F(x)+C, \tag{3.1}$$

其中 C 为任意常数，也称**积分常数**(integral constant)；$\int$ 称为**积分号**(sign of integration)；$f(x)$称为**被积函数**(integrand)；$f(x)dx$ 称为**被积表达式**(integrand expression)，x 称为**积分变量**(variable of integration)。

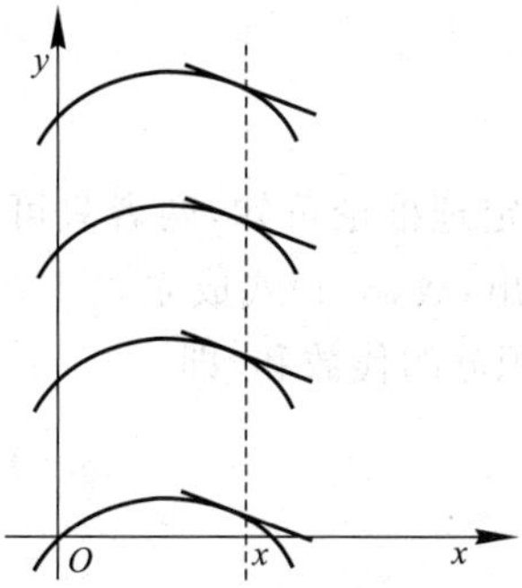

图 3-1

不定积分的几何意义：

若 $F(x)$是 $f(x)$的一个原函数，$F(x)$的图形称为 $f(x)$的**积分曲线**(integral curve)。不定积分 $\int f(x)dx$ 在几何上表示积分曲线族，其方程是 $y=F(x)+C$，由$[F(x)+C]'=f(x)$可知，在积分曲线族上，横坐标相同点处的切线互相平行。(见图 3-1)

例 3　设曲线通过点(2,3)且其上任一点(x,y)处的切线斜率为 $2x$，求此曲线方程。

解 设所求曲线方程为 $y=f(x)$，因为切线的斜率为 $2x$，即 $f'(x)=2x$，故函数 $f(x)$ 是 $2x$ 一个原函数，因为 $\int 2x\mathrm{d}x=x^2+C$ 故必有一个常数 C 使 $f(x)=x^2+C$，即曲线方程为

$$y=x^2+C。$$

又所求曲线通过点(2,3)，将 $x=2$，$y=3$ 代入上式，得

$$3=2^2+C, C=-1,$$

故所求曲线为

$$y=x^2-1。$$

3.2 不定积分的性质及基本公式

3.2.1 不定积分的性质

根据不定积分定义，能推出以下两个性质：

性质 1 不定积分的导数等于被积函数；不定积分的微分等于被积表达式。即

$$\left[\int f(x)\mathrm{d}x\right]'=f(x); \qquad \mathrm{d}\int f(x)\mathrm{d}x=f(x)\mathrm{d}x。 \tag{3.2}$$

性质 2 某函数的导数或微分的不定积分等于该函数加上一个任意常数。即

$$\int F'(x)\mathrm{d}x=F(x)+C \quad 或 \quad \int \mathrm{d}F(x)=F(x)+C。 \tag{3.3}$$

以上两个性质表明，若不计常数项，无论是先积分后微分，还是先微分后积分，都互相抵消。

性质 3 不为零的常数因子可由积分号内提出。即

$$\int kf(x)\mathrm{d}x=k\int f(x)\mathrm{d}x \quad (k\neq 0)。 \tag{3.4}$$

证明 对上式两边分别求导数，由性质 1 及导数运算法则，得

$$\left[\int kf(x)\mathrm{d}x\right]'=kf(x),$$

$$\left[k\int f(x)\mathrm{d}x\right]'=k\left[\int f(x)\mathrm{d}x\right]'=kf(x)。$$

因为这两个函数有相同的导数，所以由第二章第四节 Lagrange 中值定理推论可知，两者只可能相差一个常数，因常数总被认为包含在不定积分之中，没有必要写出，故(3.4)式成立。

性质 4 有限个函数的代数和的不定积分等于各个函数的不定积分的代数和，即

$$\int (u+v-w)\mathrm{d}x=\int u\mathrm{d}x+\int v\mathrm{d}x-\int w\mathrm{d}x。 \tag{3.5}$$

证明 对上式两边分别求导数，由性质 1 及导数运算法则得

$$\left[\int (u+v-w)\mathrm{d}x\right]'=u+v-w,$$

$$\left[\int u\mathrm{d}x+\int v\mathrm{d}x-\int w\mathrm{d}x\right]'=\left[\int u\mathrm{d}x\right]'+\left[\int v\mathrm{d}x\right]'-\left[\int w\mathrm{d}x\right]'=u+v-w。$$

由于两边导数相等，且都具有积分符号，故(3.5)式成立。

3.2.2 不定积分的基本公式

由于求不定积分是求导数的逆运算，所以由一个导数公式就可以相应地得到一个不定积分公式。

例如，因为 $\left(\frac{x^{a+1}}{a+1}\right)'=x^a \quad (a\neq-1)$，于是得到不定积分公式：

$$\int x^a\mathrm{d}x=\frac{1}{a+1}x^{a+1}+C \quad (a\neq-1)。$$

类似地可得到其他积分公式。现把基本积分公式介绍如下：

(1) $\int 0\mathrm{d}x=C$；

(2) $\int x^a\mathrm{d}x=\frac{x^{a+1}}{a+1}+C \quad (a\neq-1)$；

(3) $\int \frac{1}{x}\mathrm{d}x=\ln|x|+C$；

(4) $\int a^x\mathrm{d}x=\frac{a^x}{\ln a}+C$；

(5) $\int \mathrm{e}^x\mathrm{d}x=\mathrm{e}^x+C$；

(6) $\int \sin x\mathrm{d}x=-\cos x+C$；

(7) $\int \cos x\mathrm{d}x=\sin x+C$；

(8) $\int \sec^2 x\mathrm{d}x=\tan x+C$；

(9) $\int \csc^2 x\mathrm{d}x=-\cot x+C$；

(10) $\int \frac{\mathrm{d}x}{\sqrt{1-x^2}}=\arcsin x+C=-\arccos x+C$；

(11) $\int \frac{\mathrm{d}x}{1+x^2}=\arctan x+C=-\mathrm{arccot}\, x+C$；

(12) $\int \sec x\tan x\mathrm{d}x=\sec x+C$；

(13) $\int \csc x\cot x\mathrm{d}x=-\csc x+C$。

以上 13 个基本积分公式，是求不定积分的基础，必须熟记。

3.3 不定积分的计算

3.3.1 直接积分法

被积函数经过简单的恒等变形，利用不定积分的性质和基本积分公式就能求出不定积分，通常把这种求不定积分的方法称为**直接积分法**(immediate integration)。利用这种方法可以求出一些简单函数的不定积分，下面看几个例子。

例 1 求$\int(1+\sqrt{x})^2\mathrm{d}x$。

解 $$\int(1+\sqrt{x})^2\mathrm{d}x=\int(1+2\sqrt{x}+x)\mathrm{d}x=\int\mathrm{d}x+2\int\sqrt{x}\mathrm{d}x+\int x\mathrm{d}x$$

$$=x+\frac{4}{3}x^{\frac{3}{2}}+\frac{1}{2}x^2+C。$$

例 2 求$\int\left(2^x+\sec^2x+\frac{4}{1+x^2}\right)\mathrm{d}x$。

解 $$\int\left(2^x+\sec^2x+\frac{4}{1+x^2}\right)\mathrm{d}x=\int 2^x\mathrm{d}x+\int\sec^2x\mathrm{d}x+4\int\frac{\mathrm{d}x}{1+x^2}$$

$$=\frac{2^x}{\ln 2}+\tan x+4\arctan x+C。$$

例 3 求$\int 2^x\mathrm{e}^x\mathrm{d}x$。

解 $$\int 2^x\mathrm{e}^x\mathrm{d}x=\int(2\mathrm{e})^x\mathrm{d}x=\frac{(2\mathrm{e})^x}{\ln(2\mathrm{e})}+C=\frac{2^x\mathrm{e}^x}{1+\ln 2}+C。$$

例 4 求$\int\frac{x^2}{1+x^2}\mathrm{d}x$。

解 $$\int\frac{x^2}{1+x^2}\mathrm{d}x=\int\left(1-\frac{1}{1+x^2}\right)\mathrm{d}x=\int\mathrm{d}x-\int\frac{\mathrm{d}x}{1+x^2}=x-\arctan x+C。$$

例 5 求$\int\sin^2\frac{x}{2}\mathrm{d}x$。

解 $$\int\sin^2\frac{x}{2}\mathrm{d}x=\int\frac{1-\cos x}{2}\mathrm{d}x=\frac{1}{2}\int\mathrm{d}x-\frac{1}{2}\int\cos x\mathrm{d}x=\frac{1}{2}x-\frac{1}{2}\sin x+C。$$

例 6 求$\int\frac{1}{\sin^2x\cos^2x}\mathrm{d}x$。

解 $$\int\frac{1}{\sin^2x\cos^2x}\mathrm{d}x=\int\left(\frac{1}{\cos^2x}+\frac{1}{\sin^2x}\right)\mathrm{d}x=\int\frac{1}{\cos^2x}\mathrm{d}x+\int\frac{1}{\sin^2x}\mathrm{d}x$$

$$=\tan x-\cot x+C。$$

例 7 求$\int \frac{x^3+x^2+x+3}{x^2+1}dx$。

解 $\int \frac{x^3+x^2+x+3}{x^2+1}dx=\int \left(x+1+\frac{2}{x^2+1}\right)dx$

$$=\int xdx+\int dx+2\int \frac{1}{x^2+1}dx=\frac{1}{2}x^2+x+2\arctan x+C。$$

3.3.2 换元积分法

利用直接积分法所能求的不定积分是非常有限的，因此还要进一步研究求不定积分的方法——**换元积分法**(integration by substitution)(简称换元法)是常用的积分法，换元积分法又可分为第一类换元法与第二类换元法。

1. 第一类换元积分法(“凑”微分法)

我们先看一个例题。

例 8 求$\int \sin(2x+1)dx$。

解 这个积分用基本公式不能直接求得，按基本公式(6)进行变换：

令 $u=2x+1$，得

$$\int \sin(2x+1)dx=\frac{1}{2}\int \sin u du=\frac{1}{2}(-\cos u)+C=-\frac{1}{2}\cos(2x+1)+C。$$

在例 8 的计算过程中，首先把要求的不定积分与已知的基本积分公式进行对比，利用变量代换，把要求的积分“凑”成公式中已有的形式，积出后，再把原来的变量代回即可。

一般地，在计算复合函数积分时，先把被积表达式变形，“凑”成如下形式：

$$\int f(\varphi(x))\varphi'(x)dx,$$

即

$$\int f(\varphi(x))d\varphi(x)。$$

令 $u=\varphi(x)$，上式变为$\int f(u)du$，如果此积分能求出，即得

$$\int f(u)du=F(u)+C,$$

再把 u 换为 $\varphi(x)$，即得

$$\int f(\varphi(x))\varphi'(x)dx=F(\varphi(x))+C, \tag{3.6}$$

这种积分方法叫**第一类换元法**，也叫“凑”微分法。

例 9 求$\int \frac{1}{\sqrt{3x+1}}dx$。

解 $\int \frac{1}{\sqrt{3x+1}}dx=\frac{1}{3}\int (3x+1)^{-\frac{1}{2}}d(3x+1)$。

令 $u=3x+1$ 得

$$\int \frac{1}{\sqrt{3x+1}}dx=\frac{1}{3}\int u^{-\frac{1}{2}}du=\frac{2}{3}u^{\frac{1}{2}}+C=\frac{2}{3}\sqrt{3x+1}+C。$$

当计算比较熟练后,可不必把 u 写出来,如下面例题所示。

例 10 求 $\int \frac{\ln x}{x}dx$。

解 $\int \frac{\ln x}{x}dx=\int \ln x d\ln x=\frac{1}{2}(\ln x)^2+C$。

例 11 求 $\int \tan x dx$。

解 $\int \tan x dx=\int \frac{\sin x}{\cos x}dx=\int \frac{-d\cos x}{\cos x}=-\ln |\cos x|+C$。

例 12 求 $\int \cos^3 x dx$。

解 $\int \cos^3 x dx=\int \cos x\cdot\cos^2 x dx=\int \cos x(1-\sin^2 x)dx=\int \cos x dx-\int \sin^2 x d\sin x$

$$=\sin x-\frac{1}{3}\sin^3 x+C。$$

例 13 求 $\int \frac{dx}{a^2+x^2}$ $(a\neq 0)$。

解 $\int \frac{dx}{a^2+x^2}=\int \frac{ad\left(\frac{x}{a}\right)}{a^2\left[1+\left(\frac{x}{a}\right)^2\right]}=\frac{1}{a}\arctan\frac{x}{a}+C$。

例 14 求 $\int \frac{dx}{\sqrt{a^2-x^2}}$ $(a>0)$。

解 $\int \frac{dx}{\sqrt{a^2-x^2}}=\int \frac{ad\left(\frac{x}{a}\right)}{\sqrt{a^2\left[1-\left(\frac{x}{a}\right)^2\right]}}=\int \frac{d\left(\frac{x}{a}\right)}{\sqrt{1-\left(\frac{x}{a}\right)^2}}=\arcsin\frac{x}{a}+C$。

例 15 求 $\int \frac{dx}{x^2-a^2}$ $(a\neq 0)$。

解 $\int \frac{dx}{x^2-a^2}=\int \frac{1}{2a}\left(\frac{1}{x-a}-\frac{1}{x+a}\right)dx=\frac{1}{2a}\left[\int \frac{d(x-a)}{x-a}-\int \frac{d(x+a)}{x+a}\right]$

$$=\frac{1}{2a}[\ln |x-a|-\ln |x+a|]+C=\frac{1}{2a}\ln\left|\frac{x-a}{x+a}\right|+C。$$

例 16 求 $\int \frac{dx}{\sin x}$。

解 $\int\frac{\mathrm{d}x}{\sin x}=\int\frac{\sin x}{\sin^2 x}\mathrm{d}x=-\int\frac{\mathrm{d}\cos x}{1-\cos^2 x}=\int\frac{\mathrm{d}\cos x}{\cos^2 x-1}=\frac{1}{2}\ln\left|\frac{\cos x-1}{\cos x+1}\right|+C$

$$=\frac{1}{2}\ln\left|\frac{(1-\cos x)^2}{1-\cos^2 x}\right|+C=\ln|\csc x-\cot x|+C。$$

同理可求 $\int\frac{\mathrm{d}x}{\cos x}=\ln|\sec x+\tan x|+C$。

上面各例，都是用第一类换元法计算，即形如 $u=\varphi(x)$ 的变量替换，下面介绍另一种形式的变量替换 $x=\psi(t)$，即所谓的第二类换元法。

2. 第二类换元积分法

第一类换元是通过变量代换：$u=\varphi(x)$，将积分 $\int f[\varphi(x)]\varphi'(x)\mathrm{d}x$ 化为积分 $\int f(u)\mathrm{d}u$ 来计算。但是，我们也常会遇到相反的情况。此时，适当地选择变量代换 $x=\psi(t)$，要求函数 $x=\psi(t)$ 有连续导数，且存在反函数 $t=\psi^{-1}(x)$。

将积分 $\int f(x)\mathrm{d}x$ 化为 $\int f[\psi(t)]\psi'(t)\mathrm{d}t$。其公式为

$$\int f(x)\mathrm{d}x=\int f[\psi(t)]\psi'(t)\mathrm{d}t, \tag{3.7}$$

右端积分算出后，再将 $t=\psi^{-1}(x)$ 代回，这种方法称为**第二类换元积分法**。

例 17 求 $\int\frac{x^2}{\sqrt{1+x}}\mathrm{d}x$。

解 令 $\sqrt{1+x}=t$，则 $x=t^2-1$，$\mathrm{d}x=2t\mathrm{d}t$。

$$\int\frac{x^2}{\sqrt{1+x}}\mathrm{d}x=\int\frac{(t^2-1)^2}{t}\cdot 2t\mathrm{d}t=2\int(t^4-2t^2+1)\mathrm{d}t$$

$$=\frac{2}{5}t^5-\frac{4}{3}t^3+2t+C=\frac{2}{15}(3x^2-4x+8)\sqrt{1+x}+C。$$

例 18 求 $\int\frac{\mathrm{d}x}{\sqrt{x}(1+\sqrt[3]{x})}$。

解 令 $\sqrt[6]{x}=t$，则 $x=t^6$，$\mathrm{d}x=6t^5\mathrm{d}t$。

$$\int\frac{\mathrm{d}x}{\sqrt{x}(1+\sqrt[3]{x})}=6\int\frac{t^5\mathrm{d}t}{t^3(1+t^2)}=6\int\frac{t^2}{1+t^2}\mathrm{d}t=6\int\left(1-\frac{1}{1+t^2}\right)\mathrm{d}t$$

$$=6(t-\arctan t)+C=6\sqrt[6]{x}-6\arctan\sqrt[6]{x}+C。$$

在第二类换元法中，比较常用的一种方法叫**三角换元法**，见如下几例：

例 19 求 $\int\sqrt{a^2-x^2}\mathrm{d}x\quad(a>0)$。

解 令 $x=a\sin t$，则 $\mathrm{d}x=a\cos t\mathrm{d}t$。

$$\int\sqrt{a^2-x^2}\mathrm{d}x=\int a\cos t\cdot a\cos t\mathrm{d}t=a^2\int\cos^2 t\mathrm{d}t=\frac{a^2}{2}\int(1+\cos 2t)\mathrm{d}t$$

$$=\frac{a^2}{2}t+\frac{a^2}{2}\sin t\cos t+C=\frac{a^2}{2}\arcsin\frac{x}{a}+\frac{a^2}{2}\cdot\frac{x}{a}\cdot\frac{\sqrt{a^2-x^2}}{a}+C$$

$$=\frac{a^2}{2}\arcsin\frac{x}{a}+\frac{x}{2}\sqrt{a^2-x^2}+C。$$

例 20 求 $\int\frac{dx}{\sqrt{x^2-a^2}}$ $(a>0)$。

解 令 $x=a\sec t$，则 $dx=a\sec t\cdot\tan t dt$。

$$\int\frac{dx}{\sqrt{x^2-a^2}}=\int\frac{a\sec t\cdot\tan t}{a\tan t}dt=\int\sec t dt=\ln|\sec t+\tan t|+C_1$$

$$=\ln\left|\frac{x}{a}+\frac{\sqrt{x^2-a^2}}{a}\right|+C_1=\ln\left|x+\sqrt{x^2-a^2}\right|+C(其中 C=C_1-\ln a)。$$

同理，对于 $\int\frac{dx}{\sqrt{x^2+a^2}}$ $(a>0)$，只要令 $x=a\tan t$ 则可求得

$$\int\frac{dx}{\sqrt{x^2+a^2}}=\ln\left|x+\sqrt{x^2+a^2}\right|+C。$$

从例 19、例 20 可以看到，当被积函数含有根式 $\sqrt{a^2-x^2}$ 或 $\sqrt{x^2\pm a^2}$ 时，利用三角换元法能把积分求出。

例 21 求 $\int\frac{2x+1}{\sqrt{x^2+2x+5}}dx$。

解 令 $x+1=u$，$dx=du$。

$$\int\frac{2x+1}{\sqrt{x^2+2x+5}}dx=\int\frac{2x+1}{\sqrt{(x+1)^2+4}}dx=\int\frac{2u-1}{\sqrt{u^2+4}}du$$

$$=2\int\frac{udu}{\sqrt{u^2+4}}-\int\frac{1}{\sqrt{u^2+4}}du=2\int\frac{\frac{1}{2}d(u^2+4)}{\sqrt{u^2+4}}-\int\frac{1}{\sqrt{u^2+2^2}}du$$

$$=2\sqrt{u^2+4}-\ln\left|u+\sqrt{u^2+4}\right|+C$$

$$=2\sqrt{x^2+2x+5}-\ln\left|x+1+\sqrt{x^2+2x+5}\right|+C。$$

例 22 求 $\int\sqrt{3+2x-x^2}dx$。

解
$$\int\sqrt{3+2x-x^2}dx=\int\sqrt{4-(x-1)^2}d(x-1)$$

$$=\frac{x-1}{2}\sqrt{4-(x-1)^2}+2\arcsin\frac{x-1}{2}+C$$

$$=\frac{x-1}{2}\sqrt{3+2x-x^2}+2\arcsin\frac{x-1}{2}+C。$$

本节例题中，有几个不定积分，以后经常用，可做积分公式使用，现列出如下(接 69 页排序)：

(14) $\int \tan x\mathrm{d}x=-\ln|\cos x|+C$;

(15) $\int \cot x\mathrm{d}x=\ln|\sin x|+C$;

(16) $\int \sec x\mathrm{d}x=\ln|\sec x+\tan x|+C$;

(17) $\int \csc x\mathrm{d}x=\ln|\csc x-\cot x|+C$;

(18) $\int \frac{1}{x^2+a^2}\mathrm{d}x=\frac{1}{a}\arctan\frac{x}{a}+C$;

(19) $\int \frac{1}{x^2-a^2}\mathrm{d}x=\frac{1}{2a}\ln\left|\frac{x-a}{x+a}\right|+C$;

(20) $\int \frac{\mathrm{d}x}{\sqrt{a^2-x^2}}=\arcsin\frac{x}{a}+C$;

(21) $\int \frac{\mathrm{d}x}{\sqrt{x^2+a^2}}=\ln\left|x+\sqrt{x^2+a^2}\right|+C$;

(22) $\int \frac{\mathrm{d}x}{\sqrt{x^2-a^2}}=\ln\left|x+\sqrt{x^2-a^2}\right|+C$;

(23) $\int \sqrt{a^2-x^2}\mathrm{d}x=\frac{x}{2}\sqrt{a^2-x^2}+\frac{a^2}{2}\arcsin\frac{x}{a}+C$。

3.3.3 分部积分法

换元积分法解决了一部分不定积分的计算问题，但遇到被积函数是两个函数的乘积时，如 $\int x^2\mathrm{e}^x\mathrm{d}x$，$\int \mathrm{e}^x\cos x\mathrm{d}x$ 等一类不定积分时，就无法解决了。下面我们利用两个函数乘积的微分法则，来导出两个函数乘积的积分方法——**分部积分法**(integration by parts)。

设 $u=u(x)$，$v=v(x)$ 可微且具有连续导数 $u'(x)$，$v'(x)$，根据乘积的微分公式，有

$$\mathrm{d}(uv)=u\mathrm{d}v+v\mathrm{d}u,$$

移项得

$$u\mathrm{d}v=\mathrm{d}(uv)-v\mathrm{d}u,$$

两边积分，得

$$\int u\mathrm{d}v=uv-\int v\mathrm{d}u, \tag{3.8}$$

此公式称为不定积分的分部积分公式。用本公式注意两点：

(1)恰当地选择 u，$\mathrm{d}v$；

(2) $\int v\mathrm{d}u$ 计算要比 $\int u\mathrm{d}v$ 容易。这样，把求积分 $\int u\mathrm{d}v$ 转化为求积分 $\int v\mathrm{d}u$。

例 23 求 $\int x\sin x\mathrm{d}x$。

解 令 $u=x$，$\mathrm{d}v=\sin x\mathrm{d}x$，则 $\mathrm{d}u=\mathrm{d}x$，$v=-\cos x$。按分部积分公式，有

$$\int x\sin x\mathrm{d}x=-x\cos x+\int \cos x\mathrm{d}x=-x\cos x+\sin x+C。$$

例 24 求$\int x^2\ln x\mathrm{d}x$。

解 令 $u=\ln x,\mathrm{d}v=x^2\mathrm{d}x$,则 $\mathrm{d}u=\frac{\mathrm{d}x}{x},v=\frac{1}{3}x^3$,

于是 $$\int x^2\ln x\mathrm{d}x=\frac{1}{3}x^3\ln x-\frac{1}{3}\int x^3\cdot\frac{1}{x}\mathrm{d}x=\frac{1}{3}x^3\ln x-\frac{1}{9}x^3+C。$$

当比较熟练之后,就不必把 $u,\mathrm{d}v$ 写出,用分部积分公式直接计算即可。

例 25 求$\int \arctan x\mathrm{d}x$。

$$\begin{aligned}\int \arctan x\mathrm{d}x&=x\arctan x-\int\frac{x}{1+x^2}\mathrm{d}x=x\arctan x-\frac{1}{2}\int\frac{\mathrm{d}(1+x^2)}{1+x^2}\\&=x\arctan x-\frac{1}{2}\ln(1+x^2)+C。\end{aligned}$$

例 26 求$\int \mathrm{e}^x\sin x\mathrm{d}x$。

解 $$\begin{aligned}\int \mathrm{e}^x\sin x\mathrm{d}x&=\int\sin x\mathrm{d}\mathrm{e}^x=\mathrm{e}^x\sin x-\int\mathrm{e}^x\cos x\mathrm{d}x=\mathrm{e}^x\sin x-(\mathrm{e}^x\cos x-\int\mathrm{e}^x\mathrm{d}\cos x)\\&=\mathrm{e}^x(\sin x-\cos x)-\int\mathrm{e}^x\sin x\mathrm{d}x。\end{aligned}$$

移项除 2 得 $$\int\mathrm{e}^x\sin x\mathrm{d}x=\frac{1}{2}\mathrm{e}^x(\sin x-\cos x)+C。$$

例 27 求$\int \mathrm{e}^{\sqrt{x}}\mathrm{d}x$。

解 令$\sqrt{x}=u$,则 $x=u^2,\mathrm{d}x=2u\mathrm{d}u$。

$$\begin{aligned}\int\mathrm{e}^{\sqrt{x}}\mathrm{d}x&=\int\mathrm{e}^u2u\mathrm{d}u=2\int u\mathrm{d}\mathrm{e}^u=2u\mathrm{e}^u-2\int\mathrm{e}^u\mathrm{d}u=2u\mathrm{e}^u-2\mathrm{e}^u+C\\&=2\mathrm{e}^{\sqrt{x}}(\sqrt{x}-1)+C。\end{aligned}$$

利用分部积分法常见的一些积分归纳如下:

对于$\int p_n(x)\mathrm{e}^{ax}\mathrm{d}x,\int p_n(x)\cos ax\mathrm{d}x,\int p_n(x)\sin ax\mathrm{d}x$,其中 $p_n(x)$为 n 次多项式,可设 $u=p_n(x)$,而 dv 分别为 $\mathrm{e}^{ax}\mathrm{d}x,\cos ax\mathrm{d}x,\sin ax\mathrm{d}x$。

对于$\int p_n(x)\ln x\mathrm{d}x,\int p_n(x)\arcsin x\mathrm{d}x,\int p_n(x)\arctan x\mathrm{d}x$,可设 $\mathrm{d}v=p_n(x)\mathrm{d}x$,$u$ 分别为 $\ln x,\arcsin x,\arctan x$。

对于$\int\mathrm{e}^{ax}\cos bx\mathrm{d}x,\int\mathrm{e}^{ax}\sin bx\mathrm{d}x$ 可设 $u=\mathrm{e}^{ax}$,$\mathrm{d}v$ 分别为 $\cos bx\mathrm{d}x,\sin bx\mathrm{d}x$;也可设$\mathrm{d}v=$

$e^{ax}dx$，u 分别为 $\cos bx$，$\sin bx$。

最后还要指出，有些初等函数的不定积分是不能用初等函数来表示的。例如，$\int \frac{1}{\sqrt{1+x^4}}dx$；$\int e^{-x^2}dx$；$\int \frac{1}{\ln x}dx$；$\int \frac{\sin x}{x}dx$ 等。

3.3.4　典型例题

例 28　计算 $\int \frac{x^4}{1+x^2}dx$ 。

解：原式 $= \int \frac{x^4-1}{1+x^2}dx + \int \frac{1}{1+x^2}dx = \int (x^2-1)dx + \int \frac{1}{1+x^2}dx$

$= \frac{1}{3}x^3 - x + \arctan x + C$ 。

例 29　计算 $\int \frac{dx}{1+\cos 2x}$ 。

解：原式 $= \int \frac{dx}{2\cos^2 x} = \frac{1}{2}\tan x + C$ 。

例 30　计算 $\int \cos^4 x \cdot \sin^3 x dx$ 。

解：原式 $= -\int \cos^4 x \cdot \sin^2 x d\cos x = -\int \cos^4 x \cdot (1-\cos^2 x)d\cos x$

$= -\frac{1}{5}\cos^5 x + \frac{1}{7}\cos^7 x + C$ 。

例 31　计算 $\int \frac{\cos x \cdot \sin x}{1+\cos^2 x}dx$ 。

解：原式 $= -\int \frac{\cos x}{1+\cos^2 x}d\cos x = -\frac{1}{2}\int \frac{1}{1+\cos^2 x}d\cos^2 x = -\frac{1}{2}\ln(1+\cos^2 x) + C$ 。

例 32　计算 $\int \sqrt{\frac{1+x}{1-x}}dx$ 。

解：令 $x = \sin t$，则 $dx = \cos t dt$ 。

原式 $= \int \sqrt{\frac{1+\sin t}{1-\sin t}}\cos t dt \int \frac{\cos^2 t}{1-\sin t}dt = \int (1+\sin t)dt$

$= t - \cos t + C = \arcsin x - \sqrt{1-x^2} + C$ 。

例 33　计算 $\int \frac{\sqrt{x^2-9}}{x}dx$ 。

解：令 $x = 3\sec t$，则 $dx = 3\tan t \cdot \sec t dt$ 。

原式 $= \int \frac{\tan t}{\sec t} \cdot 3\tan t \cdot \sec t dt = 3\int \tan^2 t dt = 3\int \left(\frac{1}{\cos^2 t} - 1\right)dt = 3\tan t - 3t + C$

$$= \sqrt{x^2-9} - 3\arccos\frac{3}{x} + C。$$

例 34 计算 $\int \frac{dx}{x^2\sqrt{x^2-a^2}}$。

解:令 $x = a\sec t$,则 $dx = a\sec t\tan t dt$ 。

原式$= \frac{1}{a^2}\int \cos t dt = \frac{1}{a^2}\sin t + C = \frac{1}{a^2}\frac{\sqrt{x^2-a^2}}{x} + C$ 。

例 35 计算 $\int \frac{dx}{x\sqrt{x^2-9}}$。

解:原式$= \int \frac{dx}{x^2\sqrt{1-\left(\frac{3}{x}\right)^2}} = -\frac{1}{3}\int \frac{d\left(\frac{3}{x}\right)}{\sqrt{1-\left(\frac{3}{x}\right)^2}} = -\frac{1}{3}\arcsin\frac{3}{x} + C$ 。

例 36 计算 $\int x\arctan x dx$ 。

解:原式$= \int \arctan x d\frac{1}{2}x^2 = \frac{1}{2}x^2\arctan x - \int \frac{1}{2}x^2 \cdot \frac{1}{1+x^2}dx$

$$= \frac{1}{2}x^2\arctan x - \frac{1}{2}\int \frac{x^2}{1+x^2}dx = \frac{1}{2}x^2\arctan x - \frac{1}{2}x + \frac{1}{2}\arctan x + C。$$

例 37 计算 $\int \ln(1+x^2)dx$ 。

解:原式$= x\ln(1+x^2) - \int x \cdot \frac{2x}{1+x^2}dx = x\ln(1+x^2) - \int \frac{2x^2+2-2}{1+x^2}dx$

$$= x\ln(1+x^2) - 2x + 2\arctan x + C。$$

习 题 三

1. 用直接积分法求下列不定积分:

(1) $\int \frac{1}{\sqrt{x}}dx$; (2) $\int (x^3+1)dx$;

(3) $\int (e^x-2)dx$; (4) $\int \frac{\sqrt{1+x^2}}{\sqrt{1-x^4}}dx$;

(5) $\int \frac{\cos 2x}{\cos x - \sin x}dx$; (6) $\int 3^{x+2}dx$;

(7) $\int \frac{3x+1}{x^2}dx$; (8) $\int \frac{5+\cos^2 x}{\cos^2 x}dx$。

2. 用换元积分法求下列不定积分：

(1) $\int \sin 3x\mathrm{d}x$； (2) $\int \frac{3\mathrm{d}x}{(1-2x)^2}$；

(3) $\int \sqrt{x-1}\mathrm{d}x$； (4) $\int 2x\mathrm{e}^{x^2}\mathrm{d}x$；

(5) $\int \sin^3 x\cos x\mathrm{d}x$； (6) $\int \sin 2x\cos^3 x\mathrm{d}x$；

(7) $\int \frac{\mathrm{e}^x}{1+\mathrm{e}^x}\mathrm{d}x$； (8) $\int \frac{\mathrm{d}x}{x(1+\ln x)}$；

(9) $\int x(x+1)^{10}\mathrm{d}x$； (10) $\int \frac{\mathrm{d}x}{1+\sqrt{x}}$；

(11) $\int \frac{\mathrm{d}x}{\sqrt{1+\mathrm{e}^{2x}}}$； (12) $\int \frac{\mathrm{d}x}{\mathrm{e}^x+\mathrm{e}^{-x}}$；

(13) $\int \frac{\mathrm{d}x}{(x-1)(x+4)}$； (14) $\int \frac{1-\tan x}{1+\tan x}\mathrm{d}x$；

(15) $\int \frac{\mathrm{d}x}{\sqrt{x}(1+x)}$； (16) $\int \frac{x^2}{\sqrt{4-x^2}}\mathrm{d}x$。

3. 用分部积分法求下列不定积分：

(1) $\int \arcsin x\mathrm{d}x$； (2) $\int \ln x\mathrm{d}x$；

(3) $\int x^5 \ln x\mathrm{d}x$； (4) $\int x\sin 2x\mathrm{d}x$；

(5) $\int \cos x\ln \sin x\mathrm{d}x$； (6) $\int \mathrm{e}^{-x}\cos x\mathrm{d}x$；

(7) $\int (\arcsin x)^2\mathrm{d}x$； (8) $\int \ln^2 x\mathrm{d}x$；

(9) $\int x\tan^2 x\mathrm{d}x$； (10) $\int \frac{\ln (x+1)}{\sqrt{x+1}}\mathrm{d}x$；

(11) $\int x\arcsin x\mathrm{d}x$； (12) $\int \frac{\mathrm{d}x}{1+\sqrt[3]{x+1}}$。

第4章 定 积 分

定积分是具有确定结构的和的极限，它与导数的概念一样，是由于研究实际问题的需要而引进的。它在自然科学及医药学中有着广泛的应用，本章将着重讨论它的概念、性质、计算及应用。

4.1 定积分的概念

4.1.1 问题的引入

1. 曲边梯形(curvilinear trapezoid)的面积

曲边梯形是指由三条直线 $x=a$，$x=b$，x 轴及一条曲线 $y=f(x)$（假定 $f(x)>0$，$a<b$）围成的图形（图 4-1），其中 $f(x)$ 是连续曲线。

为了计算曲边梯形的面积，首先将区间$[a,b]$分成 n 个小区间，相应地把曲边梯形分割成 n 个小曲边梯形。已知曲边 $f(x)$ 在区间$[a,b]$上是连续变化的，由于每个小区间长度很小，这时 $f(x)$ 在每个小区间上变化很小，我们可以近似地看作不变，从而每一个小的曲边梯形的面积都可以用相应的小矩形面积近似代替，把这些小矩形面积累加起来，便得到整个曲边梯形面积的近似值（图 4-2），当分割愈来愈细时这个近似值就无限地接近于所求的曲边梯形的面积，那么这个近似值的极限就可作为该曲边梯形的面积。

上述解决问题的思想方法可归纳为如下四步。

(1)分割：即把曲边梯形分割为 n 个小曲边梯形，首先我们用 $n+1$ 个分点：$a=x_0<x_1<\cdots<x_{i-1}<x_i<\cdots<x_{n-1}<x_n=b$，把区间$[a,b]$分割成 n 个小区间$[x_{i-1},x_i]$，每个小区间的长度为 $\Delta x_i=x_i-x_{i-1}(i=1,2,\cdots,n)$。然后经过每一个分点 x_i 做平行于 y 轴的直线与曲线相交，这样便把曲边梯形分成 n 个小曲边梯形。每个小曲边梯形的面积记为 $\Delta A_i(i=1,2,\cdots,n)$。

(2)近似代替：即在每一个小区间上用小矩形近似代替小曲边梯形。为此，在每个小区间$[x_{i-1},x_i]$上任取一点 $\xi_i(i=1,2,\cdots,n)$，用以 $f(\xi_i)$ 为高，相应的小区间长度 Δx_i 为底的小矩形的面积 $f(\xi_i)\cdot\Delta x_i$ 去近似代替相应的小曲边梯形面积，所以每个小曲边梯形面积的近似值为 $\Delta A_i\approx f(\xi_i)\cdot\Delta x_i\quad(x_{i-1}\leqslant\xi_i\leqslant x_i,i=1,2,\cdots,n)$。

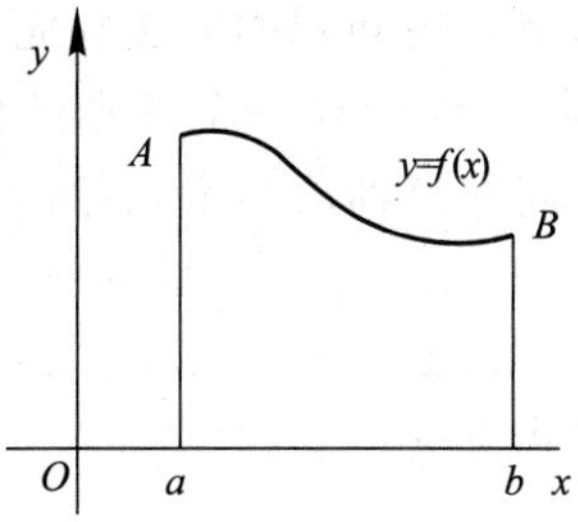

图 4-1

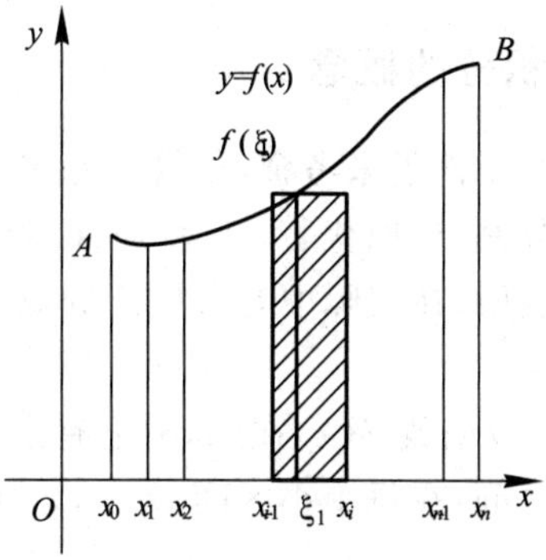

图 4-2

(3)求和：把 n 个小矩形的面积相加，便得到曲边梯形面积 A 的近似值

$$A=\sum_{i=1}^{n}\Delta A_i\approx\sum_{i=1}^{n}f(\xi_i)\cdot\Delta x_i\text{。}$$

(4)取极限：记 $\lambda=\max\limits_{1\leqslant i\leqslant n}\{\Delta x_i\}$，当 $\lambda\to 0$ 时，此时 $n\to\infty$，于是有

$$A=\lim_{\lambda\to 0}\sum_{i=1}^{n}f(\xi_i)\cdot\Delta x_i\text{。}$$

此和式的极限便是所求曲边梯形面积的精确值。

2. 变速直线运动的路程

若物体做匀速直线运动，此时速度 $v(t)$是个常数。这时物体在时间 t 内所经过的路程为 $s=vt$。而求变速直线运动的路程，其速度 $v(t)$随时间的变化而变化，不能直接用上式计算，假如速度函数是连续的，在很短的一段时间内，速度变化很小，可视为匀速。因此，可以仿照解决曲边梯形面积的方法来求出变速直线运动的路程。

(1)分割：用分点 $a=t_0<t_1<\cdots<t_i<\cdots<t_{n-1}<t_n=b$，把时间区间$[a,b]$分成 n 个小时间段区间$[t_{i-1},t_i]$，每小段时间长为 $\Delta t_i=t_i-t_{i-1}$，相应各小段路程为 $\Delta s_i(i=1,2,\cdots,n)$。

(2)近似代替：在时间区间$[t_{i-1},t_i]$内取一时刻 τ_i，以此时刻的速度 $v(\tau_i)$代替该区间上各个时刻的速度，这样，每小段路程 Δs_i 的近似值为

$$\Delta s_i\approx v(\tau_i)\cdot\Delta t_i\qquad(t_{i-1}\leqslant\tau_i\leqslant t_i,i=1,2,\cdots,n)\text{。}$$

(3)求和：把各小段路程的近似值相加，便求出总路程 s 的近似值：

$$s=\sum_{i=1}^{n}\Delta s_i\approx\sum_{i=1}^{n}v(\tau_i)\cdot\Delta t_i\text{。}$$

(4)取极限：令 $n\to\infty$，且 $\lambda=\max\limits_{1\leqslant i\leqslant n}\{\Delta t_i\}\to 0$，则有

$$s=\lim_{\lambda\to 0}\sum_{i=1}^{n}v(\tau_i)\cdot\Delta t_i\text{。}$$

此和式的极限就为总路程的精确值。

4.1.2 定积分的概念

从以上两个例子来考察，尽管问题来自不同的领域，但解决问题的方法却完全一样，所求的量都通过分割、近似代替、求和、取极限这四步，最后归结到计算一个特殊结构和的极限。这种类型的极限，在实际中有着广泛的应用，将它们的共同特点抽象出来，就得到了定积分的概念。

定义 1 设函数 $f(x)$在$[a,b]$上有定义，用分点 $a=x_0<x_1<\cdots<x_{n-1}<x_n=b$，将$[a,b]$分成 n 个小区间，在每个小区间$[x_{i-1},x_i]$内任取一点 ξ_i，做和式

$$\sum_{i=1}^{n} f(\xi_i)\cdot\Delta x_i\ , \tag{4.1}$$

其中 $\Delta x_i=x_i-x_{i-1}(i=1,2,\cdots,n)$，当$\lambda=\max\limits_{1\leqslant i\leqslant n}\{\Delta x_i\}\to 0$ 时，如果和式(4.1)的极限存在，且此极限不依赖于$[a,b]$的分法和 ξ_i 的取法，则称此极限值为 $f(x)$在$[a,b]$上的**定积分**(definite integral)，记为

$$\int_a^b f(x)\mathrm{d}x=\lim_{\substack{n\to\infty\\ \lambda\to 0}}\sum_{i=1}^{n} f(\xi_i)\cdot\Delta x_i\ , \tag{4.2}$$

其中 a,b 分别称为积分**下限**(lower limit)与积分**上限**(upper limit)，区间$[a,b]$称为**积分区间**(integral interval)，函数 $f(x)$称为**被积函数**(integrand)，$f(x)\mathrm{d}x$ 称为**被积表达式**(integrand expression)，x 称为**积分变量**(variable of integral)，和式(4.1)称为**积分和**(integral sum)。

根据定积分的定义，前面两个实际问题可分别表述为：

以 $f(x)\geqslant 0$ 为曲边的曲边梯形的面积 A 等于函数 $f(x)$在区间$[a,b]$上的定积分，即

$$A=\int_a^b f(x)\mathrm{d}x\ 。$$

以速度 $v(t)\geqslant 0$ 做变速直线运动的物体在时间$[a,b]$内经过的路程 s 等于速度函数 $v(t)$在时间区间$[a,b]$上的定积分，即

$$s=\int_a^b v(t)\mathrm{d}t\ 。$$

关于定积分概念的几点说明：

(1)定积分表示的是一个数值，这个数值只取决于积分区间和被积函数，与积分变量的记号无关，即

$$\int_a^b f(x)\mathrm{d}x=\int_a^b f(t)\mathrm{d}t\ 。$$

(2)定积分定义中并不要求被积函数一定连续，但可以证明：①若 $f(x)$在$[a,b]$上连续，则 $\int_a^b f(x)\mathrm{d}x$ 存在；②若 $f(x)$在$[a,b]$上有界，且有有限个间断点，则 $f(x)$在$[a,b]$上可积。

(3)定积分的几何意义。当函数 $f(x)>0$ 时，$\int_a^b f(x)\mathrm{d}x$ 表示曲边梯形的面积；当函数

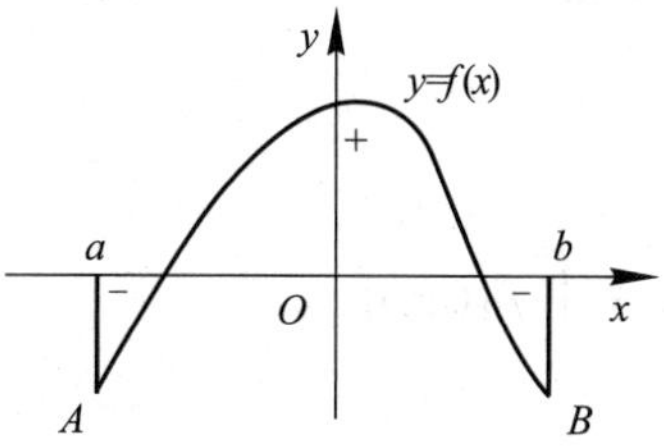

图 4-3

$f(x)<0$ 时，函数曲线在 x 轴的下方，$\int_a^b f(x)\mathrm{d}x$ 是一个负数，它的绝对值等于曲边梯形的面积；当函数 $f(x)$ 时正时负时，定积分的值是曲线在 x 轴上方部分与下方部分曲边梯形面积的代数和（图 4-3）。

（4）为了应用方便，我们规定：

当 $a=b$ 时，$\int_a^b f(x)\mathrm{d}x=0$；

当 $a>b$ 时，$\int_a^b f(x)\mathrm{d}x=-\int_b^a f(x)\mathrm{d}x$。

例　利用定积分定义计算定积分 $\int_0^1 x^2\mathrm{d}x$。

解　因为被积函数 $f(x)=x^2$ 在 $[0,1]$ 上是连续的，故定积分存在，从而积分值与区间 $[0,1]$ 的分割及点 ξ_i 怎样选取无关，为了便于计算，把区间 $[0,1]$ n 等分，分点为 $x_i=\frac{1}{n}i\,(i=1,2,\cdots,n)$，各小区间长度相等，即为 $\Delta x_i=\frac{1}{n}$，取 $\xi_i=x_i=\frac{1}{n}i$ 做积分和。

$$\sum_{i=1}^{n} f(\xi_i)\cdot\Delta x_i=\sum_{i=1}^{n}(\xi_i)^2\cdot\Delta x_i=\sum_{i=1}^{n}\left(\frac{1}{n}i\right)^2\cdot\frac{1}{n}=(1^2+2^2+\cdots+n^2)\left(\frac{1}{n}\right)^3$$

$$=\frac{n(n+1)(2n+1)}{6}\left(\frac{1}{n}\right)^3=\frac{1}{6}\left(1+\frac{1}{n}\right)\left(2+\frac{1}{n}\right)。$$

令 $n\to\infty$，由定积分定义得

$$\int_0^1 x^2\mathrm{d}x=\lim_{\lambda\to 0}\sum_{i=1}^{n}(\xi_i)^2\cdot\Delta x_i=\lim_{n\to\infty}\frac{1}{6}\left(1+\frac{1}{n}\right)\left(2+\frac{1}{n}\right)=\frac{1}{3}。$$

4.2　定积分的性质和计算

4.2.1　定积分的性质

假定下列所讨论的定积分均存在。

性质 1　被积函数的常数因子可提到积分号外，即

$$\int_a^b kf(x)\mathrm{d}x=k\int_a^b f(x)\mathrm{d}x \quad（k\ 为常数）。\tag{4.3}$$

这是因为 $\int_a^b kf(x)\mathrm{d}x=\lim\limits_{\lambda\to 0}\sum\limits_{i=1}^{n}kf(\xi_i)\Delta x_i=k\lim\limits_{\lambda\to 0}\sum\limits_{i=1}^{n}f(\xi_i)\Delta x_i=k\int_a^b f(x)\mathrm{d}x$。

性质 2　两个（或有限个）函数的代数和的定积分等于它们的定积分的代数和，即

$$\int_a^b [f_1(x) \pm f_2(x)] \mathrm{d}x = \int_a^b f_1(x) \mathrm{d}x \pm \int_a^b f_2(x) \mathrm{d}x , \quad (4.4)$$

这是因为 $\int_a^b [f_1(x) \pm f_2(x)] \mathrm{d}x = \lim\limits_{\lambda \to 0} \sum\limits_{i=1}^{n} [f_1(\xi_i) \pm f_2(\xi_i)] \cdot \Delta x_i$

$$= \lim_{\lambda \to 0} \sum_{i=1}^{n} f_1(\xi_i) \Delta x_i \pm \lim_{\lambda \to 0} \sum_{i=1}^{n} f_2(\xi_i) \Delta x_i = \int_a^b f_1(x) \mathrm{d}x \pm \int_a^b f_2(x) \mathrm{d}x 。$$

性质 3 若在$[a,b]$上 $f(x) \equiv k$,则有

$$\int_a^b f(x) \mathrm{d}x = \int_a^b k \mathrm{d}x = k \int_a^b \mathrm{d}x = k(b-a) , \quad (4.5)$$

从几何意义上讲,$\int_a^b \mathrm{d}x$ 表示以 $b-a$ 为底,1 为高的矩形面积,故 $\int_a^b \mathrm{d}x = b-a$。

性质 4 若 $f(x)$在$[a,b]$上可积,$a<c<b$,恒有

$$\int_a^b f(x) \mathrm{d}x = \int_a^c f(x) \mathrm{d}x + \int_c^b f(x) \mathrm{d}x , \quad (4.6)$$

这个性质表明定积分对于积分区间具有可加性。由定积分的定义,对于任意 a,b,c,(4.6)式都成立。

性质 5 如果在区间$[a,b]$上有 $f(x) \leqslant g(x)$,则

$$\int_a^b f(x) \mathrm{d}x \leqslant \int_a^b g(x) \mathrm{d}x , \quad (4.7)$$

这是因为 $f(x) \leqslant g(x)$,所以 $f(\xi_i) \leqslant g(\xi_i)$,又由于 $\Delta x_i > 0$,故有

$$f(\xi_i) \Delta x_i \leqslant g(\xi_i) \Delta x_i \qquad (i=1,2,\cdots,n),$$

从而有 $\sum\limits_{i=1}^{n} f(\xi_i) \Delta x_i \leqslant \sum\limits_{i=1}^{n} g(\xi_i) \Delta x_i$,令 $n \to \infty, \lambda \to 0$,上式两边取极限即得。

性质 6 设在区间$[a,b]$上函数 $f(x)$连续,其最大值和最小值分别是 M 和 m,则

$$m(b-a) \leqslant \int_a^b f(x) \mathrm{d}x \leqslant M(b-a) 。 \quad (4.8)$$

由已知条件知,$m \leqslant f(x) \leqslant M$,根据性质 5,得

$$\int_a^b m \mathrm{d}x \leqslant \int_a^b f(x) \mathrm{d}x \leqslant \int_a^b M \mathrm{d}x ,$$

即

$$m(b-a) \leqslant \int_a^b f(x) \mathrm{d}x \leqslant M(b-a) 。$$

性质 7 **(积分中值定理)**设函数 $f(x)$在区间$[a,b]$上连续,则在区间(a,b)内至少存在一点 ξ,使得

$$\int_a^b f(x) \mathrm{d}x = f(\xi)(b-a) \quad (a < \xi < b), \quad (4.9)$$

这个公式中做**积分中值公式**。

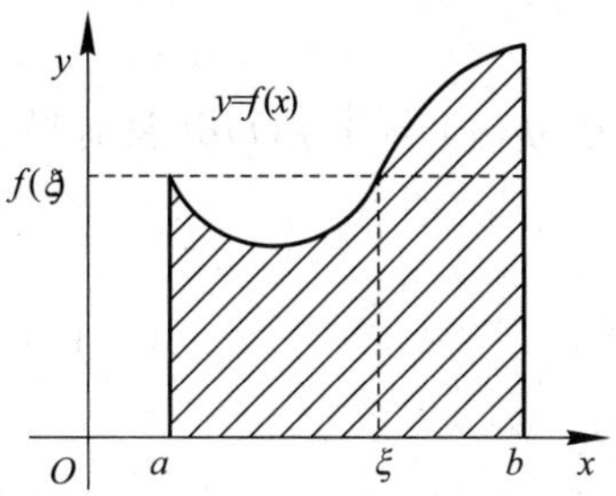

图 4-4

因为函数 $f(x)$ 在区间 $[a,b]$ 上连续，所以 $f(x)$ 在 $[a,b]$ 上有最大值 M 和最小值 m，由性质 6 可得 $m \leqslant \dfrac{\int_a^b f(x)\mathrm{d}x}{b-a} \leqslant M$。由于定值 $\dfrac{\int_a^b f(x)\mathrm{d}x}{b-a}$ 介于函数 $f(x)$ 的最大值和最小值之间，根据闭区间上连续函数的介值定理和可达性定理，可知在区间 (a,b) 内至少存在一点 ξ，使得 $f(\xi) = \dfrac{\int_a^b f(x)\mathrm{d}x}{b-a}$，即

$$\int_a^b f(x)\mathrm{d}x = f(\xi)(b-a) \quad (a < \xi < b)。$$

积分中值定理的几何意义是：在区间 (a,b) 内至少存在一点 ξ，使得以曲线 $y=f(x)$ 为曲边的曲边梯形的面积恰好等于以 $f(\xi)$ 为高，$[a,b]$ 为底的矩形的面积（图 4-4）。

由此可见，$f(\xi)$ 具有函数 $f(x)$ 在区间 $[a,b]$ 上的平均值的意义。

4.2.2　定积分的计算

利用定义来计算定积分，即使被积函数非常简单，也是很麻烦的，有时是非常困难的，因此需要建立一种简单的计算方法，我们将通过揭示定积分与不定积分的关系，给出定积分的计算方法。

1. 微积分基本公式

为了导出微积分基本公式，首先，我们定义积分上限（integral upper limit）的函数并求其导数。

设函数 $f(x)$ 在 $[a,b]$ 上连续，那么定积分 $\int_a^b f(x)\mathrm{d}x$ 存在，我们知道定积分 $\int_a^b f(x)\mathrm{d}x$ 的值只取决于被积函数 $f(x)$ 和积分区间 $[a,b]$，函数 $f(x)$ 被确定以后，它就只由积分区间 $[a,b]$ 来确定，现在让积分下限确定，积分上限在 $[a,b]$ 上变动，并记上限为 x，则对于该区间上的每一个 x 值，定积分 $\int_a^x f(t)\mathrm{d}t$ 都有一个确定的值与之对应，所以定积分 $\int_a^x f(t)\mathrm{d}t$ 是上限 x 的函数，不妨记为 $\Phi(x)$，即

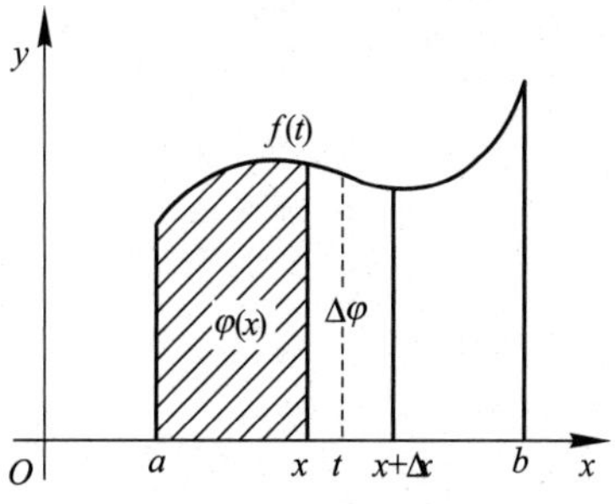

图 4-5

$$\Phi(x) = \int_a^x f(t)\mathrm{d}t \qquad (a \leqslant x \leqslant b),$$

称 $\Phi(x)$ 为**积分上限函数**。

积分上限函数 $\Phi(x)$ 几何意义为（图 4-5）阴影部分曲边梯形的面积。

下面讨论 $\Phi(x)$ 的导数。

定理 1 如果函数 $f(x)$ 在区间 $[a,b]$ 上连续，则积分上限函数 $\Phi(x)=\int_a^x f(t)\mathrm{d}t$ 具有导数，并且

$$\Phi'(x)=\frac{\mathrm{d}}{\mathrm{d}x}\int_a^x f(t)\mathrm{d}t=f(x)。\tag{4.10}$$

证 首先给自变量 x 一个增量 Δx，相应的函数 $\Phi(x)$ 的增量为

$$\begin{aligned}\Delta\Phi(x)&=\Phi(x+\Delta x)-\Phi(x)\\&=\int_a^{x+\Delta x}f(t)\mathrm{d}t-\int_a^x f(t)\mathrm{d}t\\&=\int_a^x f(t)\mathrm{d}t+\int_x^{x+\Delta x}f(t)\mathrm{d}t-\int_a^x f(t)\mathrm{d}t=\int_x^{x+\Delta x}f(t)\mathrm{d}t。\end{aligned}$$

在区间 $[x,x+\Delta x]$ 上应用积分中值定理，有

$$\Delta\Phi(x)=\int_x^{x+\Delta x}f(t)\mathrm{d}t=f(\xi)\cdot\Delta x，$$

或

$$\frac{\Delta\Phi(x)}{\Delta x}=f(\xi)\qquad(x<\xi<x+\Delta x)。$$

根据导数的定义及 $f(x)$ 的连续性知，当 $\Delta x\to 0$ 时有 $\xi\to x$，则有

$$\Phi'(x)=\lim_{\Delta x\to 0}\frac{\Delta\Phi(x)}{\Delta x}=\lim_{\xi\to x}f(\xi)=f(x)。$$

由此可知，积分上限函数 $\Phi(x)$ 是被积函数 $f(x)$ 的一个原函数。它的意义在于，它既肯定了连续函数必存在原函数，又揭示了不定积分与定积分之间的内在联系。

例 1 求函数 $\Phi(x)=\int_0^x te^t\mathrm{d}t$ 在 $x=0$ 及 $x=1$ 处的导数。

解 $\Phi(x)$ 是积分上限函数，根据定理 1，

有

$$\Phi'(x)=\left[\int_0^x te^t\mathrm{d}t\right]'=(te^t)\big|_{t=x}=xe^x，$$

故

$$\Phi'(0)=0,\Phi'(1)=\mathrm{e}。$$

例 2 求函数 $y=\int_0^{x^2}\frac{\mathrm{d}t}{1+t^3}$ 对 x 的导数。

解 设 $u=x^2$，则 $y=\int_0^u\frac{\mathrm{d}t}{1+t^3}=f(u)$，

于是

$$y'_x=y'_u\cdot u'_x=\frac{1}{1+u^3}\cdot 2x=\frac{2x}{1+x^6}。$$

例 3 求 $\lim\limits_{x\to 0}\frac{\int_0^{x^2}\tan t\mathrm{d}t}{x^4}$。

解 $\lim\limits_{x\to0}\dfrac{\int_0^{x^2}\tan t\mathrm{d}t}{x^4}=\lim\limits_{x\to0}\dfrac{\tan x^2\cdot 2x}{4x^3}$

$=\lim\limits_{x\to0}\dfrac{\tan x^2}{2x^2}$

$=\lim\limits_{x\to0}\dfrac{\sec^2 x^2\cdot 2x}{4x}$

$=\dfrac{1}{2}$。

定理 2 (**微积分基本定理**)如果函数 $F(x)$是连续函数 $f(x)$在区间$[a,b]$上的任一原函数,则

$$\int_a^b f(x)\mathrm{d}x=F(b)-F(a)\text{。}$$

证 已知 $F(x)$是 $f(x)$的一个原函数,由定理 1 知,$\Phi(x)=\int_b^x f(t)\mathrm{d}t$ 也是 $f(x)$的一个原函数,由第三章第一节知这两个原函数只相差一常数,即

$$F(x)=\Phi(x)+C=\int_a^x f(t)\mathrm{d}t+C\text{。}$$

若令 $x=a$,并注意到$\int_a^a f(t)\mathrm{d}t=0$,便得 $C=F(a)$,所以 $F(x)=\int_a^x f(t)\mathrm{d}t+F(a)$ 再令 $x=b$,则得

$$F(b)=\int_a^b f(t)\mathrm{d}t+F(a)\text{,}$$

从而得到

$$\int_a^b f(t)\mathrm{d}t=F(b)-F(a)\text{,}$$

即

$$\int_a^b f(x)\mathrm{d}x=F(b)-F(a),\tag{4.11}$$

这个公式称为**牛顿-莱布尼茨**(Newton-Leibniz)**公式**,又称**微积分基本公式**,上述公式又可写成如下形式:

$$\int_a^b f(x)\mathrm{d}x=F(x)\big|_a^b=F(b)-F(a),$$

其中 $F(x)$是 $f(x)$是一个原函数。

这样,当求一个函数在$[a,b]$上的定积分时,就转为利用不定积分法去求该函数的原函数在区间$[a,b]$上的增量。

例 4 计算上节例 1 的定积分 $\int_0^1 x^2\mathrm{d}x$ 。

解 由(4.11)式,得

$$\int_0^1 x^2\mathrm{d}x=\frac{1}{3}x^3\Big|_0^1=\frac{1}{3}-0=\frac{1}{3}\text{。}$$

例 5 计算 $\int_{-2}^{-1}\frac{1}{x}\mathrm{d}x$。

解 $\int_{-2}^{-1}\frac{1}{x}\mathrm{d}x=\ln|x|\Big|_{-2}^{-1}=\ln|-1|-\ln|-2|=-\ln 2$。

例 6 计算 $\int_{\frac{\pi}{6}}^{\frac{\pi}{2}}\cos^2 u\mathrm{d}u$。

解
$$\int_{\frac{\pi}{6}}^{\frac{\pi}{2}}\cos^2 u\mathrm{d}u=\frac{1}{2}\int_{\frac{\pi}{6}}^{\frac{\pi}{2}}(1+\cos 2u)du=\frac{1}{2}\int_{\frac{\pi}{6}}^{\frac{\pi}{2}}du+\frac{1}{2}\int_{\frac{\pi}{6}}^{\frac{\pi}{2}}\cos 2u\mathrm{d}u$$
$$=\frac{1}{2}u\Big|_{\frac{\pi}{6}}^{\frac{\pi}{2}}+\frac{1}{4}\sin 2u\Big|_{\frac{\pi}{6}}^{\frac{\pi}{2}}=\frac{\pi}{6}-\frac{\sqrt{3}}{8}。$$

例 7 计算 $\int_{-2}^{1}|x|\mathrm{d}x$。

解
$$\int_{-2}^{1}|x|\mathrm{d}x=\int_{-2}^{0}(-x)\mathrm{d}x+\int_{0}^{1}x\mathrm{d}x$$
$$=-\frac{1}{2}x^2\Big|_{-2}^{0}+\frac{1}{2}x^2\Big|_{0}^{1}=0+\frac{1}{2}(-2)^2+\frac{1}{2}-0$$
$$=2\frac{1}{2}。$$

例 8 设 $f(x)=\begin{cases}2x & 0\leqslant x\leqslant 1\\ x^2 & 1<x\leqslant 2\end{cases}$ 求 $\int_{0}^{2}f(x)\mathrm{d}x$。

解
$$\int_{0}^{2}f(x)\mathrm{d}x=\int_{0}^{1}f(x)\mathrm{d}x+\int_{1}^{2}f(x)\mathrm{d}x=\int_{0}^{1}2x\mathrm{d}x+\int_{1}^{2}x^2\mathrm{d}x$$
$$=x^2\Big|_{0}^{1}+\frac{1}{3}x^3\Big|_{1}^{2}=1+\frac{1}{3}(8-1)=3\frac{1}{3}。$$

2. 定积分的换元法和分部法

牛顿-莱布尼兹公式将定积分的求值问题转化为求不定积分的问题，而不定积分中的换元法与分部积分法在定积分的计算中也可运用。

(1)定积分的换元法。

定理 3 设函数 $f(x)$在区间$[a,b]$上连续；函数 $x=\varphi(t)$在区间$[\alpha,\beta]$上是单值的且有连续导数，当 t 在区间$[\alpha,\beta]$上变化时，$x=\varphi(t)$的值在$[a,b]$上连续变化，且

$\varphi(\alpha)=a,\varphi(\beta)=b$，则有
$$\int_{a}^{b}f(x)\mathrm{d}x=\int_{\alpha}^{\beta}f[\varphi(t)]\varphi'(t)\mathrm{d}t, \tag{4.12}$$
这个公式称作**定积分的换元积分公式**。

例 9 计算 $\int_{0}^{1}x^2\sqrt{1-x^2}\mathrm{d}x$。

解　设 $x=\sin t$，$\mathrm{d}x=\cos t\mathrm{d}t$，当 $x=0$ 时，$t=0$；当 $x=1$ 时，$t=\frac{\pi}{2}$；所以

$$\int_0^1 x^2\sqrt{1-x^2}\,\mathrm{d}x=\int_0^{\frac{\pi}{2}}\sin^2 t\cos^2 t\mathrm{d}t$$

$$=\frac{1}{4}\int_0^{\frac{\pi}{2}}\sin^2 2t\mathrm{d}t=\frac{1}{8}\int_0^{\frac{\pi}{2}}(1-\cos 4t)\mathrm{d}t=\frac{1}{8}\left[t-\frac{\sin 4t}{4}\right]_0^{\frac{\pi}{2}}=\frac{\pi}{16}。$$

例 10　计算 $\int_0^{\ln 2}\sqrt{\mathrm{e}^x-1}\mathrm{d}x$。

解　设 $\sqrt{\mathrm{e}^x-1}=t$，$\mathrm{e}^x=t^2+1$，$\mathrm{d}x=\frac{2t}{1+t^2}\mathrm{d}t$，当 $x=0$ 时，$t=0$；当 $x=\ln 2$ 时，$t=1$；所以

$$\int_0^{\ln 2}\sqrt{\mathrm{e}^x-1}\mathrm{d}x=2\int_0^1\frac{t^2}{1+t^2}\mathrm{d}t=2\int_0^1\left(1-\frac{1}{1+t^2}\right)\mathrm{d}t=2[t-\arctan t]\Big|_0^1$$

$$=2(1-\arctan 1)=2-\frac{\pi}{2}。$$

例 11　试证：若 $f(x)$ 在 $[-a,a]$ 上为连续的偶函数，则 $\int_{-a}^a f(x)\mathrm{d}x=2\int_0^a f(x)\mathrm{d}x$。

证　因为 $\int_{-a}^a f(x)\mathrm{d}x=\int_{-a}^0 f(x)\mathrm{d}x+\int_0^a f(x)\mathrm{d}x$，

令 $x=-t$，则当 $x=-a$ 时，$t=a$；当 $x=0$ 时，$t=0$，于是有

$$\int_{-a}^0 f(x)\mathrm{d}x=-\int_a^0 f(-t)\mathrm{d}t=\int_0^a f(-t)\mathrm{d}t=\int_0^a f(-x)\mathrm{d}x,$$

代入上式有 $\int_{-a}^a f(x)\mathrm{d}x=\int_0^a f(-x)\mathrm{d}x+\int_0^a f(x)\mathrm{d}x=\int_0^a[f(-x)+f(x)]\mathrm{d}x$ 由于 $f(x)$ 为偶函数，则有 $f(-x)=f(x)$，代入上式，得 $\int_{-a}^a f(x)\mathrm{d}x=2\int_0^a f(x)\mathrm{d}x$。

若 $f(x)$ 在 $[-a,a]$ 上为连续的奇函数，则 $\int_{-a}^a f(x)\mathrm{d}x=0$，读者可自己证明。

需强调指出，在运用换元法时，如不注意 $x=\varphi(t)$ 的条件，可能导致错误的结果。例如，

$$\int_{-1}^2 x^2\mathrm{d}x=\frac{1}{3}x^3\Big|_{-1}^2=3。$$

若是这样计算：令 $x^2=t$，$2x\mathrm{d}x=\mathrm{d}t$，$\mathrm{d}x=\frac{\mathrm{d}t}{2\sqrt{t}}$，于是

$$\int_{-1}^2 x^2\mathrm{d}x=\int_1^4\frac{t\mathrm{d}t}{2\sqrt{t}}=\frac{1}{2}\int_1^4\sqrt{t}\mathrm{d}t=\frac{1}{3}t^{\frac{3}{2}}\Big|_1^4=\frac{7}{3}。$$

此结果显然是错误的，原因在于 $x^2=t$ 不是单值的，当 $-1\leqslant x\leqslant 0$ 时，要用 $x=-\sqrt{t}$，当 $0<x\leqslant 2$ 时，要用 $x=\sqrt{t}$，而不能不加分析地都用 $x=\sqrt{t}$ 去计算。

(2)定积分的分部积分法。

设 $u(x)$，$v(x)$在区间$[a,b]$上有连续的导数，则有$(uv)'=uv'+vu'$，

即
$$uv'=(uv)'-vu'。$$

对上式两端积分，则有

$$\int_a^b uv'\mathrm{d}x=\int_a^b (uv)'\mathrm{d}x-\int_a^b vu'\mathrm{d}x。$$

根据牛顿-莱布尼兹公式有 $\int_a^b (uv)'\mathrm{d}x = u(x)v(x)\Big|_a^b$ 代入上式就得到定积分的分部积分公式

$$\int_a^b uv'\mathrm{d}x = uv\Big|_a^b-\int_a^b u'v\mathrm{d}x \quad 或 \quad \int_a^b u\mathrm{d}v = uv\Big|_a^b-\int_a^b v\mathrm{d}u。\tag{4.13}$$

例 12 计算 $\int_0^1 t\mathrm{e}^t\mathrm{d}t$ 。

解 设 $u=t$，$\mathrm{d}v=\mathrm{e}^t\mathrm{d}t$，$v=\mathrm{e}^t$，利用分部积分公式，得

$$\int_0^1 t\mathrm{e}^t\mathrm{d}t = t\mathrm{e}^t\Big|_0^1-\int_0^1 \mathrm{e}^t\mathrm{d}t=\mathrm{e}-(\mathrm{e}-1)=1。$$

例 13 计算 $\int_0^{\frac{\pi}{4}} x\cos x\mathrm{d}x$ 。

解 设 $u=x$，$\mathrm{d}v=\cos x\mathrm{d}x$，$\mathrm{d}u=\mathrm{d}x$，$v=\sin x$，利用分部积分公式，得

$$\int_0^{\frac{\pi}{4}} x\cos x\mathrm{d}x = x\sin x\Big|_0^{\frac{\pi}{4}}-\int_0^{\frac{\pi}{4}}\sin x\mathrm{d}x = x\sin x\Big|_0^{\frac{\pi}{4}}+\cos x\Big|_0^{\frac{\pi}{4}}=\frac{\sqrt{2}}{8}\pi+\frac{\sqrt{2}}{2}-1。$$

4.3 定积分的应用

本节将应用前面所学过的定积分的理论及计算方法，解决几何、物理及医药学中的一些问题，以掌握定积分解决实际问题的一般方法。

4.3.1 微元法(differentiation)

前面我们讲过，将实际问题提炼为积分问题的过程，是通过分割、近似代替、求和、取极限这四个步骤来完成的，其中分割、求和、取极限这三步对于任何问题都是千篇一律的，只有近似代替这一步对于不同的问题要选用不同的方法来处理，是关键的步骤。为了简化将实际问题提炼为积分的步骤，现给出在应用上很重要的**微元法**。

微元法可归纳成以下两步：

(1)列出所求量的微元(微分)。为此在$[a,b]$上任取一个小区间$[x,x+\mathrm{d}x]$，用近似代替

的方法求出该小区间上所求量的近似值，即微元：$dA=f(x)dx$。

(2)求积分。对上式两侧分别积分，便得到 $A=\int_a^b dA=\int_a^b f(x)dx$。

例如，在求曲边梯形面积时，应用微元法有：在$[a,b]$上任取一个小区间$[x,x+dx]$，在区间$[x,x+dx]$上用以 $f(x)$为高，dx 为宽的矩形面积做面积微元，即 $dA=f(x)dx$。

再将上式从 a 到 b 求定积分，则曲边梯形的面积为

$$A=\int_a^b f(x)dx\ 。$$

4.3.2　平面图形的面积(area of plane figure)

求由曲线 $y=f(x)$，$y=g(x)$($f(x)>g(x)$)和直线 $x=a$，$x=b(a<b)$围成的平面图形的面积 A(见图 4-6)。

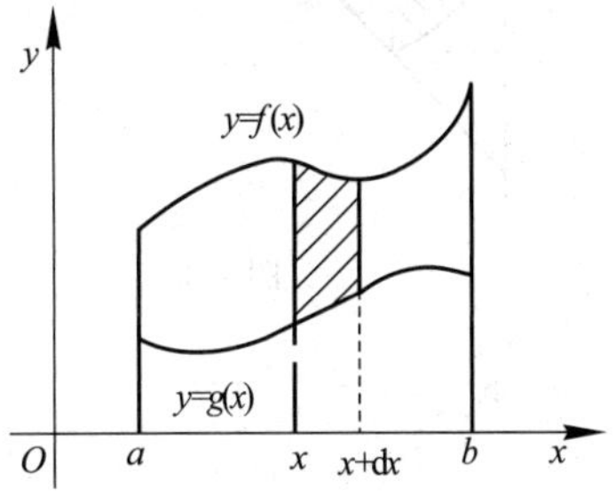

图 4-6

应用微元法，取小区间$[x,x+dx]$，它所对应的一小条面积(图 4-8 中阴影部分)近似地等于高为 $f(x)-g(x)$，底为 dx 的矩形面积，故面积的微元为

$$dA=[f(x)-g(x)]dx,$$

从而

$$A=\int_a^b[f(x)-g(x)]dx\ 。\qquad(4.14)$$

特别地，当 $g(x)=0$ 时，便得 $A=\int_a^b f(x)dx$ 。这就是本章开头讨论的曲边梯形的面积。

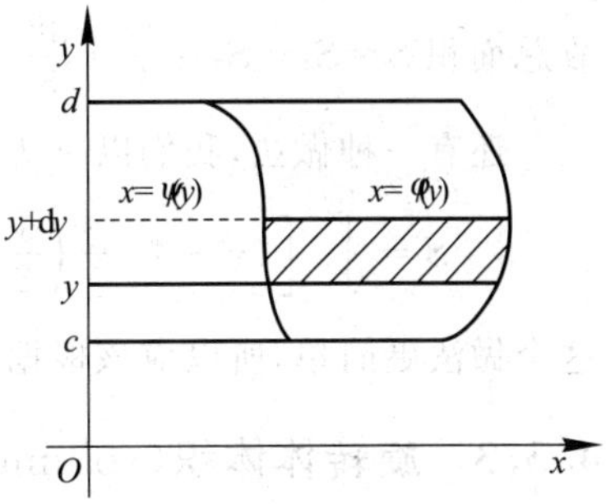

图 4-7

同理，可求出由曲线 $x=\varphi(y)$，$x=\psi(y)$($\psi(y)<\varphi(y)$)及 $y=c$，$y=d(c<d)$所围成的平面图形的面积(见图 4-7)为

$$A=\int_c^d[\varphi(y)-\psi(y)]dy\ 。\qquad(4.15)$$

较复杂的图形可化成上述两种情形来处理。

例 1　求由曲线 $y=x^2$，$y=x+2$ 围成图形的面积。

解　先画一个草图(见图 4-8)，为了确定积分的上下限，需求出抛物线与直线的交点，即解方程组 $\begin{cases}y=x+2\\y=x^2\end{cases}$ 得交点 $A(-1,1)$，$B(2,4)$。取横坐标为积分变量，则此平面图形的面积为

$$A=\int_{-1}^2(x+2-x^2)dx$$

$$=\left[\frac{1}{2}x^2+2x-\frac{x^3}{3}\right]\Bigg|_{-1}^2$$

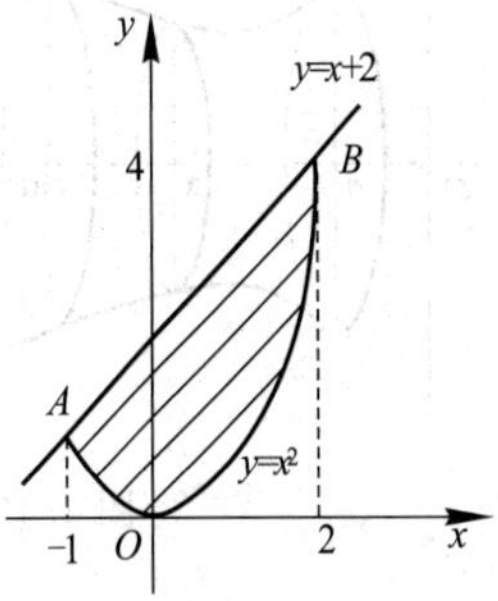

图 4-8

$$= \left(2+4-\frac{8}{3}\right)-\left(\frac{1}{2}-2+\frac{1}{3}\right)=4\,\frac{1}{2}(\text{面积单位})。$$

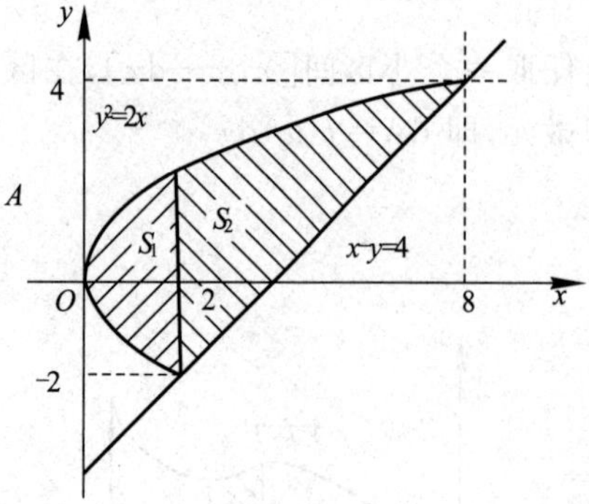

图 4-9

例 2 求抛物线 $y^2=2x$ 与直线 $x-y=4$ 所围成的图形的面积。

解 画出草图(图 4-9),抛物线与直线的交点为(2,−2)与(8,4),抛物线 $y^2=2x$ 在 x 轴之上的一支为 $y_1=\sqrt{2x}$,在 x 轴之下的一支则为 $y_2=-\sqrt{2x}$,设在直线 $x=2$ 左边的部分为 S_1,在直线 $x=2$ 右边的部分为 S_2,则有

$$S_1=\int_0^2(y_1-y_2)\mathrm{d}x=2\int_0^2\sqrt{2x}\,\mathrm{d}x$$

$$=2\sqrt{2}\cdot\frac{2}{3}x^{\frac{3}{2}}\Big|_0^2=\frac{16}{3}(\text{面积单位}),$$

$$S_2=\int_2^8[\sqrt{2x}-(x-4)]\mathrm{d}x$$

$$=\left(\frac{2\sqrt{2}}{3}x^{\frac{3}{2}}-\frac{1}{2}x^2+4x\right)\Big|_2^8=\frac{38}{3}(\text{面积单位}),$$

故总面积 $S=S_1+S_2=\frac{16}{3}+\frac{38}{3}=18$(面积单位)。

还有一种做法,我们以 y 为积分变量,则所求面积 S 为

$$S=\int_{-2}^4\left[(y+4)-\left(\frac{1}{2}y^2\right)\right]\mathrm{d}y=\left[\frac{1}{2}y^2+4y-\frac{1}{6}y^3\right]\Big|_{-2}^4=18(\text{面积单位})。$$

这个做法更简单,所以应该根据具体问题来选择积分变量。

4.3.3 旋转体体积(volume of the solid of revolution)

旋转体是由一个平面图形绕此平面内一条直线(称为旋转轴)旋转一周而形成的立体,下面求由曲线 $y=f(x)$ 与直线 $x=a,x=b(a<b)$ 及 x 轴所围成的平面图形绕 x 轴旋转一周而成的旋转体的体积(图 4-10)。

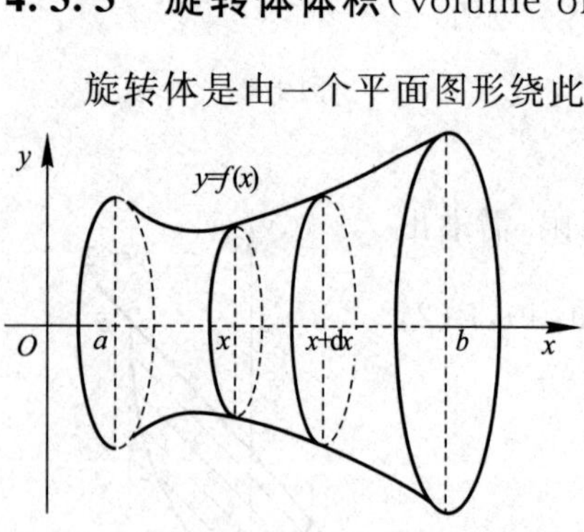

图 4-10

在区间 $[a,b]$ 上任取一个小区间 $[x,x+\mathrm{d}x]$,则该小区间所对应的体积微元 $\mathrm{d}V$ 是以 $f(x)$ 为半径,以 $\mathrm{d}x$ 为厚度的圆柱体体积,即

$$\mathrm{d}V=\pi y^2\mathrm{d}x=\pi[f(x)]^2\mathrm{d}x。$$

将体积微元由 a 到 b 求定积分,即为旋转体体积

$$V=\int_a^b\pi y^2\mathrm{d}x=\int_a^b\pi[f(x)]^2\mathrm{d}x。\qquad(4.16)$$

类似地，由平面曲线 $x=\varphi(y)$ 与直线 $y=c, y=\mathrm{d}, (c<\mathrm{d})$ 及 y 轴围成的图形绕 y 轴旋转所得的旋转体的体积为

$$V=\int_c^{\mathrm{d}}\pi[\varphi(y)]^2\mathrm{d}y。\tag{4.17}$$

例 3　求由椭圆 $\frac{x^2}{a^2}+\frac{y^2}{b^2}=1$ 绕 x 轴旋转而成的椭球体体积(图 4-11)。

解　以 x 为积分变量，积分区间为 $[-a,a]$，椭圆方程为 $y^2=b^2\left(1-\frac{x^2}{a^2}\right)$。由旋转体体积公式(4.16)，有

$$\begin{aligned}V&=\int_{-a}^{a}\pi y^2\mathrm{d}x=2\pi\int_0^a b^2\left(1-\frac{x^2}{a^2}\right)\mathrm{d}x\\&=2\pi\cdot\frac{b^2}{a^2}\int_0^a(a^2-x^2)\mathrm{d}x\\&=2\pi\cdot\frac{b^2}{a^2}\left[a^2x-\frac{x^3}{3}\right]\Bigg|_0^a=\frac{4}{3}\pi ab^2(\text{体积单位})。\end{aligned}$$

当 $a=b=R$ 时，旋转椭球体变成半径为 R 的球体，其体积 $V=\frac{4}{3}\pi R^3$。这是我们熟知的。

例 4　求圆 $(x-b)^2+y^2=a^2(0<a<b)$ 绕 y 轴旋转所成的旋转体的体积(图 4-12)。

解　圆的方程可改写成　$x=b\pm\sqrt{a^2-y^2}$。其中 $x=b+\sqrt{a^2-y^2}$ 为右半圆 MKN 的方程，$x=b-\sqrt{a^2-y^2}$ 是左半圆 MLN 的方程。

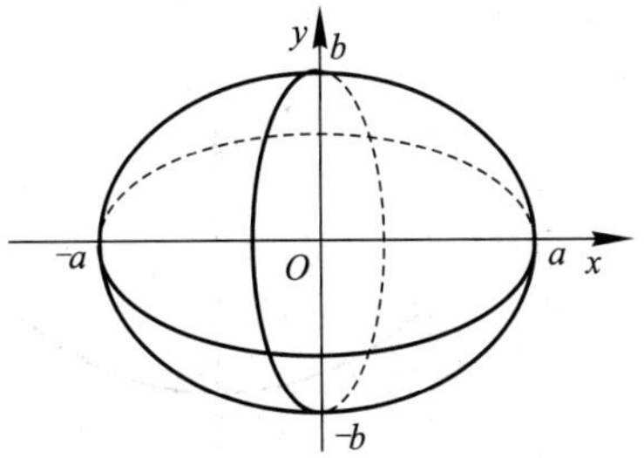

图 4-11

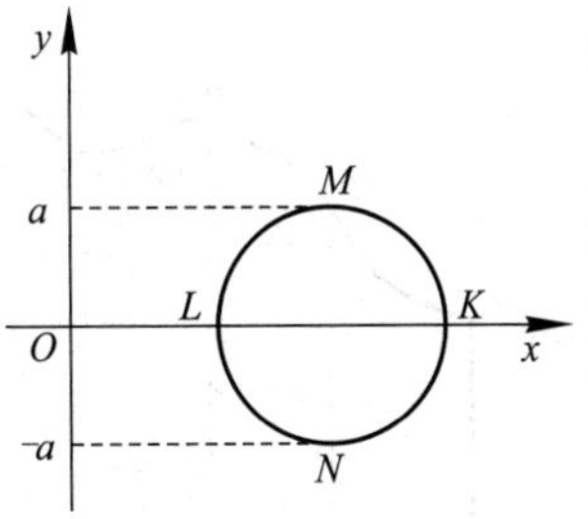

图 4-12

环的体积是两个半圆 MKN 与 MLN 绕 y 轴旋转体的差，积分区间为 $[-a,a]$，因此

$$\begin{aligned}v&=\pi\int_{-a}^{a}(b+\sqrt{a^2-y^2})^2\mathrm{d}y-\pi\int_{-a}^{a}(b-\sqrt{a^2-y^2})^2\mathrm{d}y=\pi\int_{-a}^{a}4b\sqrt{a^2-y^2}\mathrm{d}y\\&=4\pi b\int_{-a}^{a}\sqrt{a^2-y^2}\mathrm{d}y=4\pi b\left(\frac{1}{2}y\sqrt{a^2-y^2}+\frac{a^2}{2}\arcsin\frac{y}{a}\right)\Bigg|_{-a}^{a}\\&=4\pi b\left[\frac{1}{2}a^2\arcsin 1-\frac{1}{2}a^2\arcsin(-1)\right]=2\pi^2a^2b(\text{体积单位})。\end{aligned}$$

4.3.4 平面曲线(plane curve)的弧长

设 AB 为一平面曲线，其方程为 $y=f(x)$，定义区间为$[a,b]$，并且 $f(x)$在$[a,b]$上有连续导数，下面我们用微元法求这段曲线的弧长 S。

在$[a,b]$内任取一小区间$[x,x+\mathrm{d}x]$，对应这一小区间的弧长 ΔS 用弦长$\overline{PP_1}$近似代替(见图 4-13)。那么弧长的微元为

$$\mathrm{d}S=\sqrt{(\mathrm{d}x)^2+(\mathrm{d}y)^2}=\sqrt{1+(y')^2}\,\mathrm{d}x。$$

在区间$[a,b]$上积分，便是所求的弧长

$$S=\int_a^b\sqrt{1+(y')^2}\,\mathrm{d}x。\tag{4.18}$$

如果曲线由参数方程(parametric equation)

$$\begin{cases}x=\varphi(t)\\y=\psi(t)\end{cases}\quad(\alpha\leqslant t\leqslant\beta)$$

给出，且 $\varphi'(t)$，$\psi'(t)$连续，则

$$\mathrm{d}S=\sqrt{(\mathrm{d}x)^2+(\mathrm{d}y)^2}=\sqrt{[\varphi'(t)]^2+[\psi'(t)]^2}\,\mathrm{d}t。$$

这样所求的弧长为

$$S=\int_\alpha^\beta\sqrt{[\varphi'(t)]^2+[\psi'(t)]^2}\,\mathrm{d}t。\tag{4.19}$$

例 5 求悬链线 $y=\dfrac{a}{2}(\mathrm{e}^{\frac{x}{a}}+\mathrm{e}^{-\frac{x}{a}})$，在$[-b,b]$上的弧长(见图 4-14)。

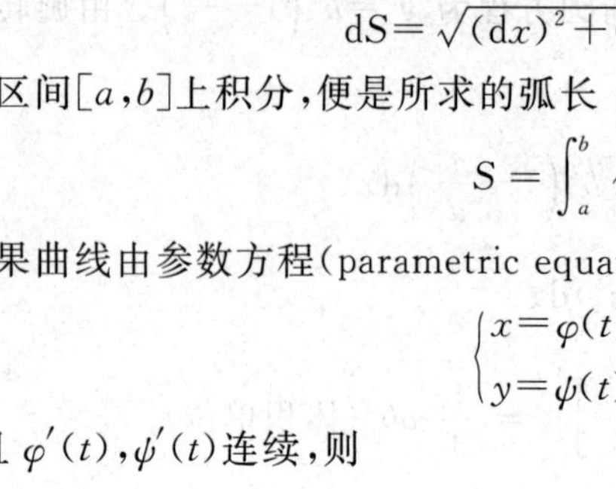

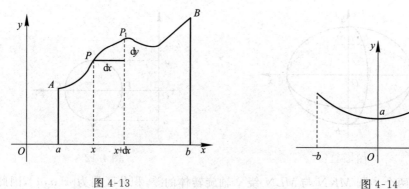

图 4-13

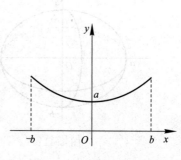

图 4-14

解 $y'=\dfrac{1}{2}(\mathrm{e}^{\frac{x}{a}}-\mathrm{e}^{-\frac{x}{a}})$，由弧长公式得

$$S=2\int_0^b\sqrt{1+\left[\frac{1}{2}(\mathrm{e}^{\frac{x}{a}}-\mathrm{e}^{-\frac{x}{a}})\right]^2}\,\mathrm{d}x$$

$$=\int_0^b(\mathrm{e}^{\frac{x}{a}}+\mathrm{e}^{-\frac{x}{a}})\,\mathrm{d}x=a(\mathrm{e}^{\frac{x}{a}}-\mathrm{e}^{-\frac{x}{a}})\Big|_0^b$$

$$= a(e^{\frac{b}{a}} - e^{-\frac{b}{a}})。$$

例 6　我们都知道半径为 a 的圆周长为 $2\pi a$，现在用积分法来证实这一结果。

解　已知圆的参数方程是 $\begin{cases} x = a\cos t \\ y = a\sin t \end{cases}$　$0 \leqslant t \leqslant 2\pi$ 代入公式(4.19)，圆的周长为

$$S = \int_0^{2\pi} \sqrt{a^2\sin^2 t + a^2\cos^2 t}\,dt = a\int_0^{2\pi} dt = at\Big|_0^{2\pi} = 2\pi a$$

4.3.5　变力做功

如果一个不变的力 F 作用在一个物体上，使物体沿着力的方向产生位移 s，则该力所做的功为 $W = F \cdot s$。但是，在许多情况下，F 是不断变化的，是位移 s 的函数 $F = f(s)$，可先取小位移 $[s, s+ds]$，在小位移 $[s, s+ds]$ 上把力 F 近似地看作不变，等于在 s 处的力 $f(s)$，则所求的功的微元为

$$dW = F \cdot ds = f(s) \cdot ds。$$

于是，物体由位移 $s = a$ 到 $s = b$，变力所做的功为

$$W = \int_a^b F\,ds = \int_a^b f(s)\,ds。\tag{4.20}$$

例 7　设弹簧的弹性系数为 k(g/cm)，求将弹簧从平衡位置拉长 20 cm 所做的功。

解　取平衡位置为坐标原点，弹簧伸长的方向为 x 轴的正方向。由虎克定律知，使弹簧伸长所用的力 F 与弹簧的伸长 x 成正比，即

$$F = kx,$$

从而

$$W = \int_0^{20} kx\,dx = \frac{1}{2}kx^2\Big|_0^{20} = 0.0196k\ (\text{J})。$$

例 8　底半径为 3 m，高为 2 m 的圆锥形水池装满了水(见图 4-15)，欲将池水全部抽出，需做多少功？

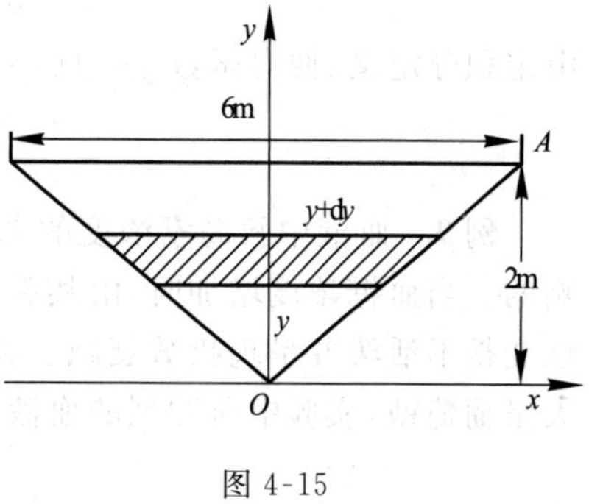

图 4-15

解　取深度 y 为积分变量，其变化区间为 $[0, 2]$，把从深度 y 到 $y+dy$ 这一薄层水近似地看作圆柱体，其高为 dy，底半径为 x，故体积微元 $dv = \pi x^2 dy$ 这层水距顶面的距离为 $(2-y)$，水的密度为 $\rho = 1 \times 10^3$ kg/m³，且直线 OA 的方程为 $y = \frac{2}{3}x$ 或 $x = \frac{3}{2}y$，故把这一薄层水抽出水池需做功

$$dW = \rho\pi x^2 dy g(2-y) = \frac{9}{4}\pi\rho \cdot g(2-y)y^2 dy,$$

从 0 到 2 积分，便得全部抽出池水需做功

$$W = \int_0^2 \frac{9}{4}\pi\rho \cdot g(20-y)y^2\mathrm{d}y$$
$$= \frac{9}{4}\pi\rho \cdot g\left[\frac{2}{3}y^3 - \frac{1}{4}y^4\right]\Big|_0^2$$
$$= 3\pi\rho g \approx 9231.6(\mathrm{J})。$$

4.3.6 连续函数的平均值

我们知道如何求 n 个数据的算术平均值，现在讨论一个连续函数在某个区间上的平均值的问题。

设函数 $y=f(x)$ 在区间 $[a,b]$ 上连续，首先把区间 $[a,b]$ 用分点 $a=x_0<x_1<x_2<\cdots<x_{i-1}<x_i<\cdots<x_n=b$ 分成 n 个相等的小区间，其长度 $\Delta x=\frac{b-a}{n}$，并在每个小区间 Δx_i 上任意取一点 ξ_i，求得 n 个相应的函数值 $f(\xi_i)(i=1,2,\cdots,n)$。我们把函数 $f(x)$ 在区间 $[a,b]$ 上的平均值定义为这 n 个函数值的算术平均值的极限，即

$$\overline{y} = \lim_{n\to\infty}\frac{\sum_{i=1}^{n} f(\xi_i)}{n},$$

由于 $\Delta x = \frac{b-a}{n}$，故

$$\overline{y} = \lim_{n\to\infty}\frac{\sum_{i=1}^{n} f(\xi_i)}{n} = \lim_{n\to\infty}\frac{\sum_{i=1}^{n} f(\xi_i)\Delta x}{n\cdot\Delta x}$$
$$= \frac{1}{b-a}\lim_{n\to\infty}\sum_{i=1}^{n} f(\xi_i)\Delta x。$$

由定积分定义，便得函数 $y=f(x)$ 在区间 $[a,b]$ 上的平均值公式

$$\overline{y} = \frac{1}{b-a}\int_a^b f(x)\mathrm{d}x。\tag{4.21}$$

例 9 血液中胰岛素浓度的平均值。在正常人血液中胰岛素的含量是受当前血糖含量影响的。当血糖浓度增加时，由胰腺分泌的胰岛素就进入血液，进入血液以后，胰岛素的生化特性变得不活泼并呈现指数衰减。在一项实验中，某病人节制饮食以降低血糖浓度，同时注入大量葡萄糖，实验中所测到的血液中胰岛素浓度 $c(t)$ 符合如下函数：

$$c(t)=\begin{cases}10t-t^2 & \text{当 } 0\leqslant t\leqslant 5\\ 25\mathrm{e}^{-k(t-5)} & \text{当 } t>5\end{cases}。$$

其中，$k=\frac{1}{20}\ln 2$，求在 $[0,60]$ 区间（即一小时）内胰岛素的平均浓度（见图 4-16）。

解 由函数平均值公式，有

$$\bar{c} = \frac{1}{60-0}\int_0^{60} c(t)\mathrm{d}t$$
$$= \frac{1}{60}\left[\int_0^5 (10t - t^2)\mathrm{d}t + \int_5^{60} 25\mathrm{e}^{-k(t-5)}\mathrm{d}t\right]$$
$$= \left[5t^2 - \frac{1}{3}t^3\right]\Big|_0^5 + \frac{5}{12}\left[-\frac{1}{k}\mathrm{e}^{-k(t-5)}\right]\Big|_5^{60}$$
$$= \frac{1}{60}\left[125 - \frac{125}{3}\right] - \frac{5}{12k}\left[\mathrm{e}^{-55k} - 1\right]$$
$$\approx 11.63\ 。$$

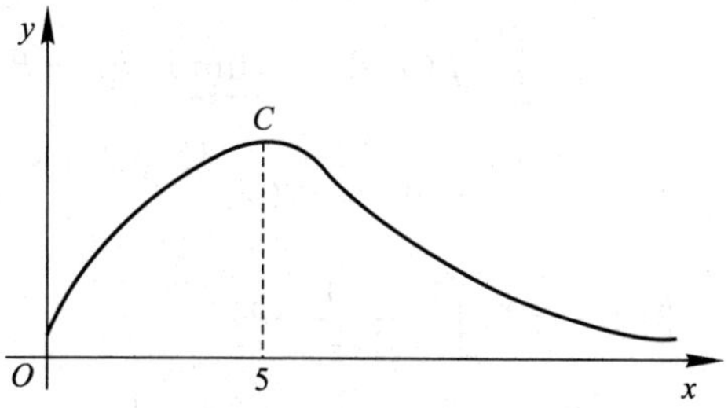

图 4-16

4.4 广义积分

前面所讨论的定积分要求积分区间为有限的，被积函数是有界的。但在医药学和其他科学技术中，常会遇到积分区间是无限的以及被积函数在区间上有无穷间断点的情况。下面我们将分别加以讨论。

4.4.1 无穷区间上的广义积分

定义 1 设函数 $f(x)$ 在区间 $[a,+\infty)$ 上连续，b 是 $[a,+\infty)$ 内任意一实数，如果极限

$$\lim_{b\to+\infty}\int_a^b f(x)\mathrm{d}x$$

存在，则称此极限值为函数 $f(x)$ 在区间 $[a,+\infty)$ 上的**广义积分**(improper integral)，并记为

$$\int_a^{+\infty} f(x)\mathrm{d}x = \lim_{b\to+\infty}\int_a^b f(x)\mathrm{d}x, \tag{4.22}$$

这时也称广义积分 $\int_a^{+\infty} f(x)\mathrm{d}x$ **收敛**或**存在**；若这个极限不存在，则称该广义积分**发散**或**不存在**。

类似地，我们可同样地定义在无穷区间 $(-\infty,b]$ 和 $(-\infty,+\infty)$ 上的广义积分，即

$$\int_{-\infty}^b f(x)\mathrm{d}x = \lim_{a\to-\infty}\int_a^b f(x)\mathrm{d}x, \tag{4.23}$$

$$\int_{-\infty}^{+\infty} f(x)\mathrm{d}x = \int_{-\infty}^c f(x)\mathrm{d}x + \int_c^{+\infty} f(x)\mathrm{d}x$$
$$= \lim_{a\to-\infty}\int_a^c f(x)\mathrm{d}x + \lim_{b\to+\infty}\int_c^b f(x)\mathrm{d}x, \tag{4.24}$$

c 为 $(-\infty,+\infty)$ 内任一实数。

为了使用方便，特记

$$\int_a^{+\infty} f(x)\mathrm{d}x = \lim_{b\to+\infty} F(b) - F(a) = F(+\infty) - F(a) = F(x)\Big|_a^{+\infty},$$

类似有 $\int_{-\infty}^{b} f(x)\mathrm{d}x = F(x)\Big|_{-\infty}^{b}$； $\int_{-\infty}^{+\infty} f(x)\mathrm{d}x = F(x)\Big|_{-\infty}^{+\infty}$。

例 1 计算 $\int_{-\infty}^{+\infty} \frac{1}{1+x^2}\mathrm{d}x$。

解 $$\int_{-\infty}^{+\infty} \frac{1}{1+x^2}\mathrm{d}x = \int_{-\infty}^{0} \frac{1}{1+x^2}\mathrm{d}x + \int_0^{+\infty} \frac{1}{1+x^2}\mathrm{d}x$$
$$= \lim_{a\to-\infty}[\arctan x]\big|_a^0 + \lim_{b\to+\infty}[\arctan x]\big|_0^b$$
$$= -\lim_{a\to-\infty}\arctan a + \lim_{b\to+\infty}\arctan b = -\left(-\frac{\pi}{2}\right) + \frac{\pi}{2} = \pi。$$

例 2 计算 $\int_1^{+\infty} \frac{1}{x}\mathrm{d}x$。

解 $\int_1^{+\infty} \frac{1}{x}\mathrm{d}x = \ln x\Big|_1^{+\infty} = \lim_{x\to+\infty}\ln x - \ln 1 = +\infty$，故发散。

例 3 设静脉注射某药所得血药浓度(c)—时间(t)曲线符合函数 $c=c_0\mathrm{e}^{-kt}$，其中 c_0 为 $t=0$ 时的血药浓度，k 为常数(体内的消除速率)。试求 $c-t$ 曲线下的总面积 $A\cup C$。

解 $$A\cup C = \int_0^{+\infty} c_0\mathrm{e}^{-kt}\mathrm{d}t = c_0\int_0^{+\infty}\mathrm{e}^{-kt}\mathrm{d}t = c_0\left[-\frac{1}{k}\mathrm{e}^{-kt}\right]_0^{+\infty} = c_0\left[0+\frac{1}{k}\right] = \frac{c_0}{k}。$$

4.4.2 被积函数有无穷间断点的广义积分

定义 2 设函数 $f(x)$ 在 $(a,b]$ 上连续，若 $x=a$ 为 $f(x)$ 的无穷间断点，取 $\varepsilon>0$，如果极限 $\lim_{\varepsilon\to0}\int_{a+\varepsilon}^{b} f(x)\mathrm{d}x$ 存在，则称此极限为 $f(x)$ 在 $(a,b]$ 上的**广义积分**，又称为**瑕积分**，记为

$$\int_a^b f(x)\mathrm{d}x = \lim_{\varepsilon\to0}\int_{a+\varepsilon}^{b} f(x)\mathrm{d}x, \tag{4.25}$$

若此极限存在则称该广义积分**收敛**或**存在**；若这个极限不存在，则称该广义积分**发散**或**不存在**。

类似地，可以定义在 $[a,b)$ 上，以 $x=b$ 为无穷间断点的函数 $f(x)$ 的广义积分为

$$\int_a^b f(x)\mathrm{d}x = \lim_{\varepsilon\to0}\int_a^{b-\varepsilon} f(x)\mathrm{d}x。\tag{4.26}$$

根据上述定义，可完全相仿的定义在 $[a,b]$ 以 $c(a<c<b)$ 为无穷间断点的函数 $f(x)$ 的广义积分为

$$\int_a^b f(x)\mathrm{d}x = \int_a^c f(x)\mathrm{d}x + \int_c^b f(x)\mathrm{d}x$$
$$= \lim_{\varepsilon_1\to0}\int_a^{c-\varepsilon_1} f(x)\mathrm{d}x + \lim_{\varepsilon_2\to0}\int_{c+\varepsilon_2}^{b} f(x)\mathrm{d}x。\tag{4.27}$$

例 4　计算 $\int_{-1}^{1}\frac{\mathrm{d}x}{\sqrt{1-x^2}}$。

解　$x=\pm1$ 为此被积函数的无穷间断点，因此

$$\begin{aligned}\int_{-1}^{1}\frac{\mathrm{d}x}{\sqrt{1-x^2}}&=\int_{-1}^{0}\frac{\mathrm{d}x}{\sqrt{1-x^2}}+\int_{0}^{1}\frac{\mathrm{d}x}{\sqrt{1-x^2}}\\&=\lim_{\varepsilon_1\to0}\int_{-1+\varepsilon_1}^{0}\frac{\mathrm{d}x}{\sqrt{1-x^2}}+\lim_{\varepsilon_2\to0}\int_{0}^{1-\varepsilon_2}\frac{\mathrm{d}x}{\sqrt{1-x^2}}\\&=\lim_{\varepsilon_1\to0}\arcsin x\,\Big|_{-1+\varepsilon_1}^{0}+\lim_{\varepsilon_2\to0}\arcsin x\,\Big|_{0}^{1-\varepsilon_2}\\&=\frac{\pi}{2}+\frac{\pi}{2}=\pi。\end{aligned}$$

例 5　计算 $\int_{-1}^{1}\frac{\mathrm{d}x}{\sqrt[3]{x^2}}$。

解　$x=0$ 为此被积函数的无穷间断点，故

$$\int_{-1}^{1}\frac{\mathrm{d}x}{\sqrt[3]{x^2}}=\int_{-1}^{0}\frac{\mathrm{d}x}{\sqrt[3]{x^2}}+\int_{0}^{1}\frac{\mathrm{d}x}{\sqrt[3]{x^2}}=\lim_{\varepsilon_1\to0}\int_{-1}^{0-\varepsilon_1}\frac{\mathrm{d}x}{\sqrt[3]{x^2}}+\lim_{\varepsilon_2\to0}\int_{0+\varepsilon_2}^{1}\frac{\mathrm{d}x}{\sqrt[3]{x^2}}$$

$$=\lim_{\varepsilon_1\to0}\left[3x^{\frac{1}{3}}\right]_{-1}^{0-\varepsilon_1}+\lim_{\varepsilon_2\to0}\left[3x^{\frac{1}{3}}\right]_{0+\varepsilon_2}^{1}=\lim_{\varepsilon_1\to0}(-3\varepsilon_1{}^{\frac{1}{3}}+3)+\lim_{\varepsilon_2\to0}(3-3\varepsilon_2{}^{\frac{1}{3}})=6。$$

习　题　四

1. 定积分 $\int_a^b f(x)\mathrm{d}x$（其中 a,b 为常数）是函数还是常数？它与哪些量有关？

2. 判断下列各式是否一定正确：

(1) $\int_a^b f(x)\mathrm{d}x\geqslant0$　（其中 $f(x)\geqslant0$）；

(2) $\int_a^b|f(x)|\mathrm{d}x\geqslant\int_a^b f(x)\mathrm{d}x$　（其中 $a<b$）。

3. 根据定积分的几何意义，判断下列定积分的符号：

(1) $\int_0^{\frac{\pi}{2}}\sin x\mathrm{d}x$；　　　　(2) $\int_{\frac{1}{2}}^{1}\ln x\mathrm{d}x$。

4. 利用定积分的几何意义，判断下列等式是否成立，并说明理由：

(1) $\int_{-\pi}^{\pi}\sin x\mathrm{d}x=0$；　　　　(2) $\int_{-\frac{\pi}{2}}^{\frac{\pi}{2}}\cos x\mathrm{d}x=\int_0^{\pi}\cos x\mathrm{d}x$。

5. 利用定积分的性质，估计下列各积分值范围：

(1) $\int_1^4 (x^2+1)\mathrm{d}x$；　　(2) $\int_0^{\frac{\pi}{2}} (1+\sin^2 x)\mathrm{d}x$。

6. 求函数 $y=\int_0^x t\mathrm{e}^{-t^2}\mathrm{d}t$ 的极值与拐点。

7. 求 $y=\int_{\frac{1}{x}}^{\sqrt{x}} \cos t^2 \mathrm{d}t$ 的导函数 $y'(x)$　$(x>0)$。

8. 求由方程 $\int_0^y \mathrm{e}^t \mathrm{d}t+\int_0^x \cos t\mathrm{d}t=0$ 所确定的隐函数 y 关于 x 的导数。

9. 计算下列定积分：

(1) $\int_0^{\frac{\pi}{2}} \cos x\mathrm{d}x$；　　(2) $\int_0^1 \frac{1}{1+x^2}\mathrm{d}x$；

(3) $\int_1^{\mathrm{e}} \frac{1+\ln x}{x}\mathrm{d}x$；　　(4) $\int_{\mathrm{e}}^{\mathrm{e}^2} \frac{1}{x\ln x}\mathrm{d}x$；

(5) $\int_{-1}^1 x\,|\,x\,|\,\mathrm{d}x$；　　(6) $\int_{-1}^2 \mathrm{e}^{-|x|}\mathrm{d}x$；

(7) $\int_0^{\frac{\pi}{4}} \tan^3\theta \mathrm{d}\theta$；　　(8) $\int_0^{\frac{\pi}{2}} \cos^5 x\sin 2x\mathrm{d}x$；

(9) $\int_0^1 \frac{1}{1+\mathrm{e}^x}\mathrm{d}x$；　　(10) $\int_0^4 \frac{1}{1+\sqrt{x}}\mathrm{d}x$；

(11) $\int_{-1}^1 \frac{x}{\sqrt{5-4x}}\mathrm{d}x$；　　(12) $\int_0^a x^2\sqrt{a^2-x^2}\mathrm{d}x$　$(a>0)$；

(13) $\int_0^1 t\mathrm{e}^{-t}\mathrm{d}t$；　　(14) $\int_0^1 x\cdot\arctan x\mathrm{d}x$；

(15) $\int_1^4 \frac{\ln x}{\sqrt{x}}\mathrm{d}x$；　　(16) $\int_1^e x\ln x\mathrm{d}x$。

10. 求抛物线 $y=x^2-4x+5$，横轴及直线 $x=3$，$x=5$所围成图形的面积。

11. 求由曲线 $y=\ln x$，纵轴及直线 $y=\ln a$，$y=\ln b(b>a>0)$所围成的图形面积。

12. 求由曲线 $y=\mathrm{e}^x$，$y=\mathrm{e}^{-x}$及直线 $x=1$ 所围成图形的面积。

13. 求由曲线 $y=x^2$ 与直线 $y=x$，$y=2x$ 所围成图形的面积。

14. 求由曲线 $xy=a(a>0)$与直线 $x=a$，$x=2a$ 及 $y=0$ 所围成图形绕 x 轴旋转产生的旋转体的体积。

15. 求由曲线 $y=x^2$ 和 $y^2=x$ 所围成的平面图形绕 y 轴旋转而成的体积。

16. 物体按规律 $x=ct^3$ 作直线运动，式中 x 为时间 t 内所通过的距离，媒质的阻力正比于速度的平方。试求物体由 $x=0$ 运动至 $x=a$ 点时阻力所做的功。

17. 半径为 R 的半球形水池充满了水，今将水抽尽，要做多少功？

18. 计算函数 $y=2x\mathrm{e}^{-x}$在[0,2]上的平均值。

19. 计算下列广义积分：

(1) $\int_{1}^{+\infty} \frac{1}{x^4} \mathrm{d}x$；　　(2) $\int_{0}^{+\infty} \mathrm{e}^{-x} \mathrm{d}x$；

(3) $\int_{-\infty}^{0} x\mathrm{e}^{-x^2} \mathrm{d}x$；　　(4) $\int_{0}^{+\infty} \mathrm{e}^{-x} \sin x \mathrm{d}x$；

(5) $\int_{\mathrm{e}}^{+\infty} \frac{1}{x(\ln x)^2} \mathrm{d}x$；　　(6) $\int_{0}^{1} \frac{1}{\sqrt{1-x^2}} \mathrm{d}x$。

第 5 章

多元函数微分学

只有一个自变量的函数称为一元函数，在医药和其他科学技术中，会遇到两个乃至多个自变量的函数，统称为多元函数，本章在一元函数及其微分学的基础上，介绍多元函数(multivariate function)微分学及其应用。

在本章学习过程中还会看到，函数的微分学理论从一个自变量发展到两个自变量，本质上要出现一些变化，但从两个发展到三个以及三个以上自变量，只是一些技术性推广，因此在本章中我们主要讨论二元函数的微分法。

5.1 多元函数的基本概念

5.1.1 空间直角坐标系

为了确定空间某一点 P 的位置，取互相垂直且有公共原点 O 的三条有序数轴 Ox，Oy，Oz 分别称为 x 轴、y 轴、z 轴或横轴、纵轴、竖轴。O 称为原点。每两条坐标轴所决定的平面 xOy，yOz，zOx 称为坐标面。这样就构成了空间直角坐标系 $O-xyz$(图 5-1)。

取定空间直角坐标系后，即可建立空间中的点与有序数组之间的对应关系。

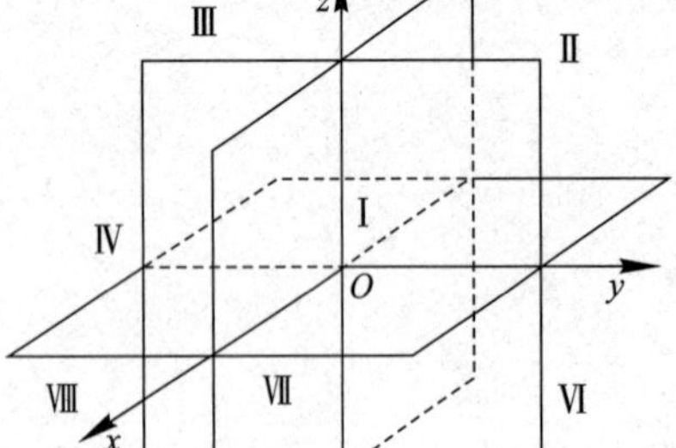

图 5-1

设 P 为空间中任意一点，过 P 点做三个分别与 x，y，z 轴垂直的平面，交点依次为 A，B，C(图 5-2)，若这三点在 x 轴、y 轴、z 轴上的坐标分别为 x，y，z，则对于空间中任意一点 P 都有唯一的一组有序实数 (x,y,z)，用同样的方法可以找到的空间中的点 P 与之对应，这样就建立了空间中的点 P 与一组有序实数 (x,y,z) 的一一对应关系。称 (x,y,z) 为点 P 的**坐标**，记为 $P(x,y,z)$。其中的 x，y，z 分别称为点 P 的**横坐标**，**纵坐标**，**竖坐标**。

同平面直角坐标系一样，在空间直角坐标系中也可以利用点的坐标计算空间任意两点间的距离。

设 $P_1(x_1,y_1,z_1)$和 $P_2(x_2,y_2,z_2)$为空间任意两点，过 P_1,P_2 各做三个平面分别垂直于三个坐标轴，这六个平面构成一个以线段 P_1P_2 为对角线的长方体(图 5-3)。容易得出

$$|P_1P_2|^2=|P_1A|^2+|AD|^2+|P_2D|^2$$
$$=(x_2-x_1)^2+(y_2-y_1)^2+(z_2-z_1)^2。$$

由此得出，空间中任意两点 $P_1(x_1,y_1,z_1)$和 $P_2(x_2,y_2,z_1)$间的距离公式：

$$|P_1P_2|=\sqrt{(x_2-x_1)^2+(y_2-y_1)^2+(z_2-z_1)^2},\tag{5.1}$$

由公式(5.1)容易得出：空间中任意一点 $P(x,y,z)$与原点 $O(0,0,0)$之间的距离为

$$|OP|=\sqrt{x^2+y^2+z^2}。\tag{5.2}$$

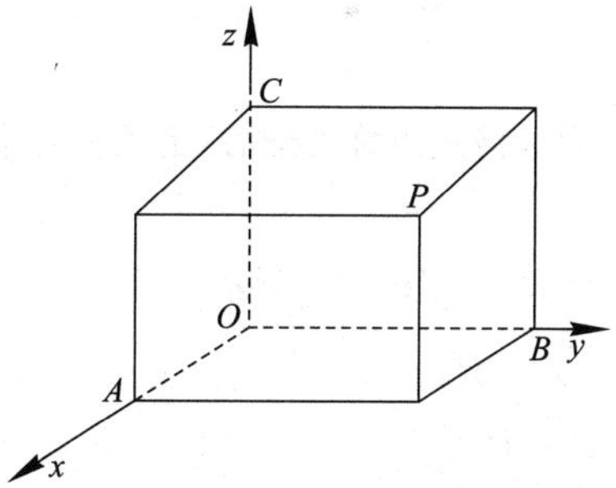

图 5-2

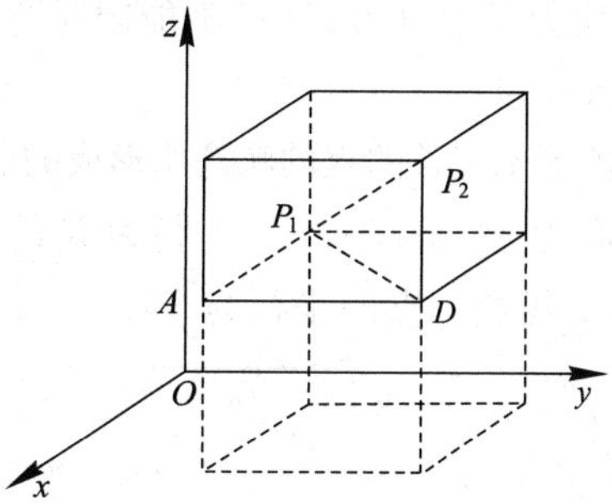

图 5-3

例 1　在 z 轴上求出与 $A(-4,1,7)$和点 $B(3,5,-2)$等距离的点 C。

解　设所求点为 $C(0,0,z)$，按题意有$|AC|=|BC|$，据公式(5.1)得

$$\sqrt{(0+4)^2+(0-1)^2+(z-7)^2}=\sqrt{(0-3)^2+(0-5)^2+(z+2)^2},$$

即 $66-14z=38+4z$，解得 $z=\frac{14}{9}$，于是所求点 C 的坐标为$\left(0,0,\frac{14}{9}\right)$。

5.1.2　空间曲面和曲线

在空间直角坐标系下，可以建立空间曲面与三元方程 $F(x,y,z)=0$ 间的对应关系，空间曲面是满足一定条件的空间点的轨迹，如果曲面与三元方程 $F(x,y,z)=0$ 存在下述关系：

(1)曲面上所有点的坐标都满足这个方程，

(2)不在此曲面上的点的坐标都不满足此方程，

则称方程 $F(x,y,z)=0$ 为此**曲面方程**。而此曲面称作 $F(x,y,z)=0$ 的图形。

下面介绍几个常用的曲面方程：

1. 平面(plane)

例 2　求坐标面的方程。

解　在 xOy 坐标平面上任取一点，它的 z 坐标为 0，即 $z=0$。

反之,满足 $z=0$ 的点的坐标必为 $(x,y,0)$,即在 xOy 平面上,所以 xOy 坐标面的方程为 $z=0$。同理可得,yOz 平面的方程为 $x=0$,zOx 平面的方程为 $y=0$。

例 3 求与两定点 $A(1,0,2)$ 与 $B(2,-1,3)$ 等距离的点的轨迹。

解 设所求点为 $M(x,y,z)$,由题意 $|AM|=|BM|$,

即 $\sqrt{(x-1)^2+y^2+(z-2)^2}=\sqrt{(x-2)^2+(y+1)^2+(z-3)^2}$,

化简得 $2x-2y+2z=9$,这是一个平面方程。

可以证明,空间中任意一个平面的方程都是三元一次方程:

$$Ax+By+Cz+D=0,$$

其中 A,B,C,D 均为常数且 A,B,C 不能同时为零。

2. 球面(spherical)

与一定点距离等于定长的点的轨迹所形成的曲面称为球面。该定点称为球心,定长称为半径。

例 4 求球心为 $M_0(x_0,y_0,z_0)$ 半径为 R 的球面方程。

解 设球面上任意一点的坐标为 $P(x,y,z)$ 则 $|PM_0|=R$。如图 5-4 所示。

即

$$\sqrt{(x-x_0)^2+(y-y_0)^2+(z-z_0)^2}=R,$$

$$(x-x_0)^2+(y-y_0)^2+(z-z_0)^2=R^2。$$

特别是当球心在原点时,球面方程为 $x^2+y^2+z^2=R^2$。

3. 椭球面(ellipsoid)

在直角坐标系中,由方程

$$\frac{x^2}{a^2}+\frac{y^2}{b^2}+\frac{z^2}{c^2}=1$$

所表示的曲面称为椭球面,该方程称为椭球面的标准方程,其中 a,b,c 为任意正的常数,通常假定 $a\geqslant b\geqslant c$,如图 5-5 所示。

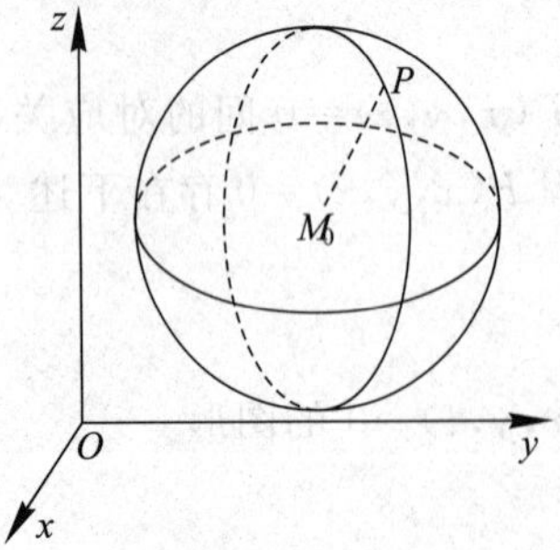

图 5-4

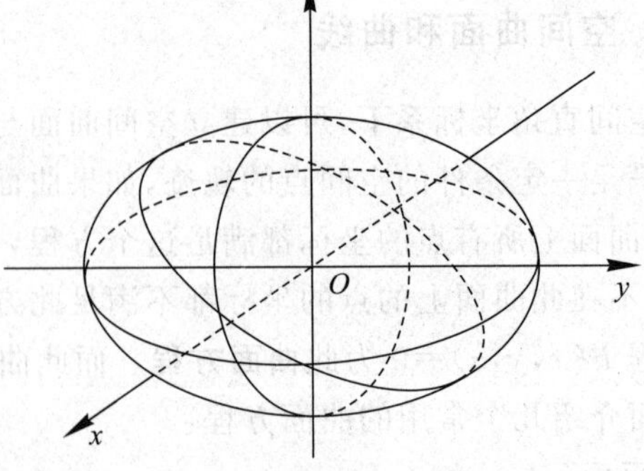

图 5-5

因为椭球面的方程仅含有坐标的平方项,所以椭球面关于三个坐标平面、三个坐标轴与坐标原点都对称。椭球面与它的三个坐标轴的交点分别为$(\pm a,0,0)$,$(0,\pm b,0)$,$(0,0,\pm c)$,这六个点称作椭球面的顶点,同一条对称轴上的两顶点间的线段称为椭球面的轴,中心与各顶点之间的线段称为椭球面的半轴(图 5-5)。

4. 柱面(cylinder)

一直线沿已知曲线平行移动所形成的曲面称为柱面,移动的直线称为柱面的母线,所沿曲线称为准线。

我们只讨论母线平行于坐标轴的柱面方程。容易看出,方程$F(x,y)=0$在空间表示平行于z轴的柱面,其准线是xOy面上的曲线。因为方程中竖坐标z未出现,所以z可取任意值。也就是说,如果点$(x_0,y_0,0)$满足方程,则点(x_0,y_0,z)也满足方程,如图 5-6 所示,设xOy面上曲线l的所有点均满足此方程,则过曲线l上任意点作平行z轴的直线,直线上的点也都满足这个方程。因此$F(x,y)=0$看起来虽然好像是xOy面上曲线l的方程,但在空间它却表示以l为准线,母线平行于z轴的柱面。

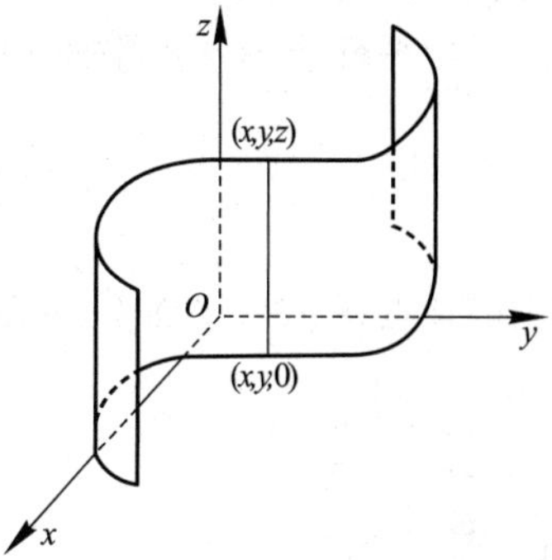

图 5-6

例如,方程$x^2+y^2=R^2$和$y^2=2px$分别表示母线平行于z轴的圆柱面和抛物柱面(图 5-7 和图 5-8),它们的准线分别是xOy面上的二次曲线。

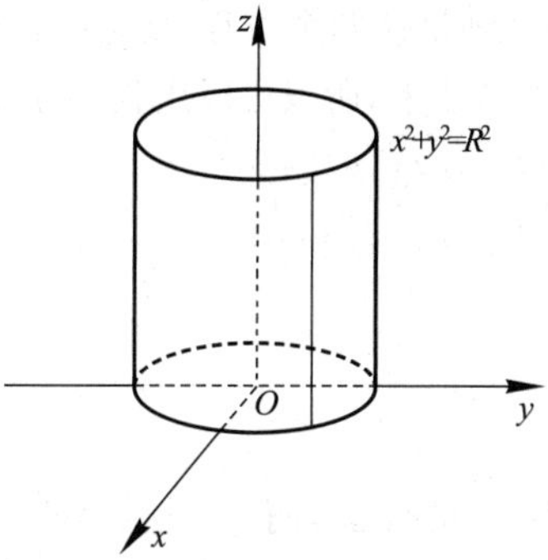

图 5-7

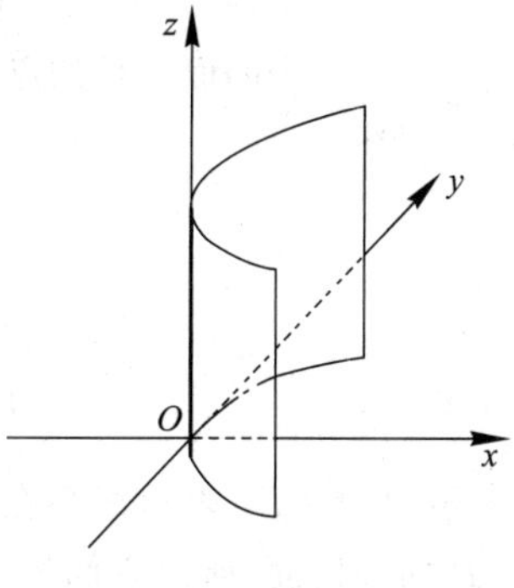

图 5-8

5. 椭圆抛物面(elliptical paraboloid)

在直角坐标系下,由方程$\frac{x^2}{a^2}+\frac{y^2}{b^2}=2z$所表示的曲面称为椭圆抛物面,其中$a,b$为任意正常数,如何确定它的图形呢?

空间解析几何中的图形不能像平面解析几何中的图形那样用“描点作图”方法得到。而是通过“平行截口”来看形状,即用平行于各坐标面的平面去截曲面,得到一些截口图形,再由这些截口图形去想象出该曲面的空间形状。这是一般方法。对此例来说,用平行于xOy面的平面$z=h(h>0)$来截曲面,截口总是椭圆:

$$\begin{cases}\dfrac{x^2}{a^2}+\dfrac{y^2}{b^2}=2z\\ z=h\end{cases}。$$

当 $z=0$ 时，截口为一点(0,0,0)。当 $z=h<0$ 时，方程 $\dfrac{x^2}{a^2}+\dfrac{y^2}{b^2}=2z$ 不成立，即无截口，所以全部在 xOy 平面的上方。

用平行于 xOz 的平面 $y=k$ 来截曲面，截口总是抛物线：

$$\begin{cases}\dfrac{x^2}{a^2}+\dfrac{y^2}{b^2}=2z\\ y=k\end{cases}。$$

它的顶点在 xOz 平面上，并随着 $|k|$ 增大而愈高。

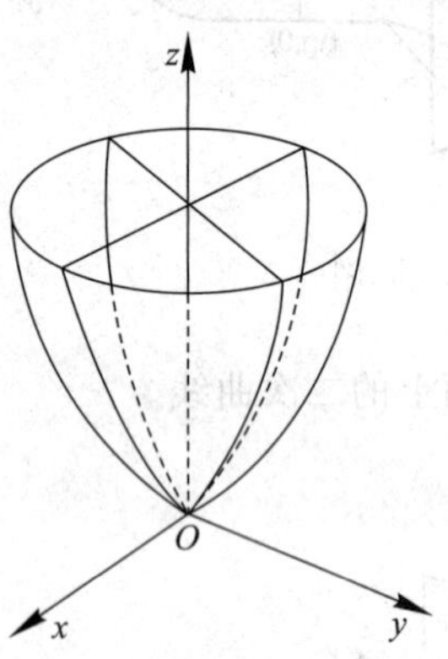

图 5-9

用平行于 yOz 的平面 $x=k$ 来截曲面，其截口情况与上面基本相同。根据这三个截口图形，想象该曲面如图 5-9 所示。

空间曲线：空间曲线可以看成是空间两个曲面的交线。设这两个曲面的方程为

$$F_1(x,y,z)=0, F_2(x,y,z)=0,$$

其交线为曲线 l，如图 5-10 所示，因为 l 上的任何点都同时在这两个曲面上，所以 l 上的点的坐标都同时满足这两个方程，反之坐标同时满足这两个曲面方程的点一定在它们的交线上，所以可以用联立方程组

$$\begin{cases}F_1(x,y,z)=0\\ F_2(x,y,z)=0\end{cases}$$

来表示空间曲线 l。

例 5 方程组 $\begin{cases}x^2+y^2+z^2=R^2\\ x^2+y^2=R^2\end{cases}$ 表示什么曲线。

解 因 $x^2+y^2+z^2=R^2$ 表示球心在原点，半径为 R 的球面，而 $x^2+y^2=R^2$ 表示母线平行于 z 轴，半径为 R 的圆柱面，所以它们的交线是 xOy 平面上以原点为圆心的圆，如图 5-11 所示。

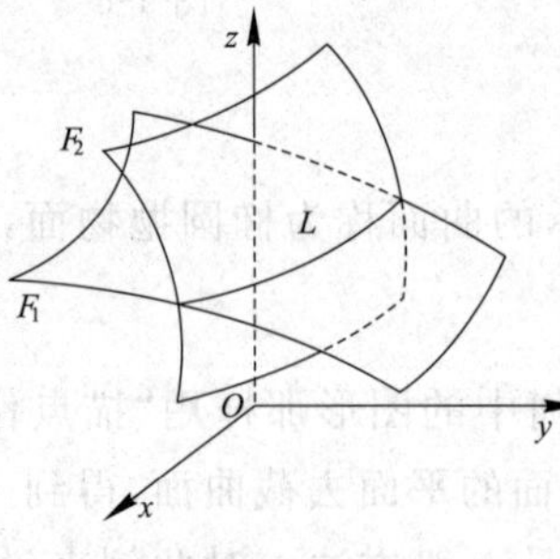

图 5-10

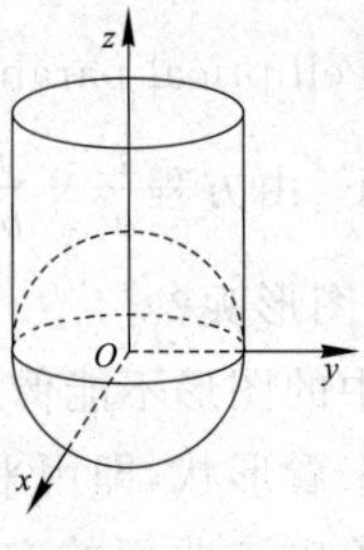

图 5-11

5.1.3 多元函数的概念

在实际生活和科学实验中，经常会遇到几个变量之间的依赖关系。

例如，长方形的面积 S 与它的长 x 与 y 之间的关系为 $S=x\cdot y$。

电流通过电阻时所产生的热量 Q 与电阻 R 与电流强度 I、时间 t 的关系为 $Q=0.24I^2Rt$。

我们抛开这些例子的具体意义，可以抽象出多元函数的定义。

定义 设在某一变化过程中有三个变量 x,y,z，如果对于变量 x,y 在其允许范围内所取定的每一组值，变量 z 按照一定的规律，总有唯一确定的值与之对应，则称变量 z 为变量 x,y 的**二元函数**(bivariate function)，记为

$$z=f(x,y)\text{或 }z=z(x,y),$$

其中 x,y 称为**自变量**，z 称为**因变量**，使对应规律有意义的自变量 x,y 的取值范围称为函数的定义域。

类似地，可以定义三元以及三元以上的函数。

一般地，具有 n 个自变量 $x_1,x_2,\cdots,x_n$ 的函数称为 n 元函数，记为

$$y=f(x_1,x_2,\cdots,x_n)。$$

二元以及二元以上的函数统称为**多元函数**(multivariate function)。

例 6 求函数 $z=\ln(1-x^2-y^2)$ 的定义域。

解 要使函数有意义，必须 $x^2+y^2<1$，在平面直角坐标系中，它表示以原点为圆心，半径为 1 的圆内的点(不包括圆周)所构成的区域。

例 7 求函数 $z=\sqrt{1-\frac{x^2}{a^2}-\frac{y^2}{b^2}}$ 的定义域 $(a>b>0)$。

解 要使函数有意义，则 $\frac{x^2}{a^2}+\frac{y^2}{b^2}\leqslant 1$，它表示以原点为圆心，长半轴为 a，短半轴为 b 的椭圆内的平面区域(包括边界)，如图 5-12 所示。

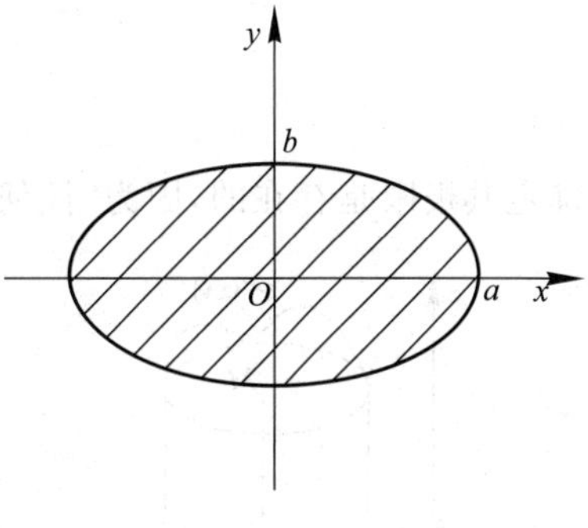

图 5-12

例 8 求函数 $z=\ln(x+y)$ 的定义域。

解 由对数函数性质知 $x+y>0$，即 $y>-x$，它表示位于直线 $y=-x$ 上方的所有点构成的区域，如图 5-13 所示。

二元函数的定义域在几何上是一个平面区域，围成区域的曲线称为该区域的边界。包括所有边界的平面区域称为**闭区域**(简称闭域)，不包括边界的平面区域称为**开区域**(简称开域)，如果区域延伸到无限远处，称此区域为无界区域。如例 6 中的定义域是开区域，例 7 中的定义域是闭区域，例 8 中的定义域是无界开区域。

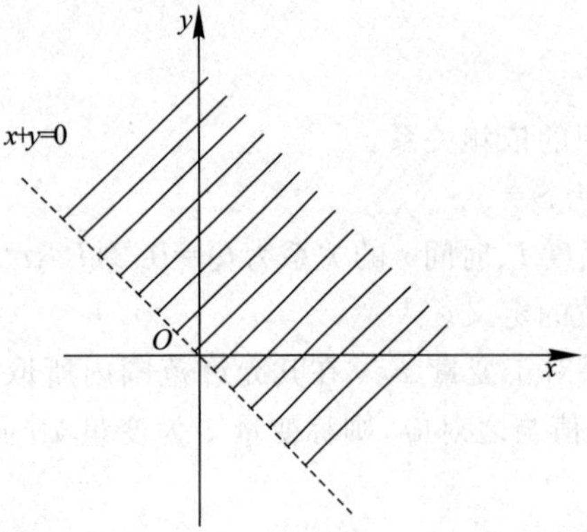

图 5-13

二元函数中点 (x_0, y_0) 的某一邻域指的是以 (x_0, y_0) 为中心的圆形开区域 $\sqrt{(x-x_0)^2+(y-y_0)^2}<\rho$（$\rho>0$ 为常数）。

5.1.4 二元函数的极限和连续

1. 二元函数的极限

与一元函数类似，对于二元函数 $z=f(x,y)$ 的极限，主要是讨论点 $P(x,y)$ 趋于点 $P_0(x_0,y_0)$，或 $x\to x_0$，$y\to y_0$ 时函数的变化趋势（见图 5-14）。点 $(x,y)\to(x_0,y_0)$ 的方向可以有任意多个，路径多种多样，于是我们做如下定义。

定义 设二元函数 $z=f(x,y)$ 在点 $P_0(x_0,y_0)$ 的某一去心邻域内有定义，如果点 $P(x,y)$ 沿任何方式趋近于 $P_0(x_0,y_0)$ 时，函数 $z=f(x,y)$ 趋近于一个确定的常数 A 并且要多近有多近，则称 A 是函数 $f(x,y)$ 当点 $P(x,y)$ 趋于点 $P(x_0,y_0)$ 时的极限，记为

$$\lim_{\substack{x-x_0\\ y\to y_0}} f(x,y)=A \quad 或 \quad \lim_{(x,y)\to(x_0,y_0)} f(x,y)=A。$$

在这里 $P\to P_0$ 是指点 P 与点 P_0 的距离趋近于零。

如何求二元函数的极限呢？我们可以把一元函数极限运算的方法类似地推广到二元函数上。例如

$$\lim_{\substack{x\to 2\\ y\to -1}} \frac{xy+1}{(x+y)^2}=\frac{\lim\limits_{\substack{x\to 2\\ y\to -1}}(xy+1)}{\lim\limits_{\substack{x\to 2\\ y\to -1}}(x+y)\lim\limits_{\substack{x\to 2\\ y\to -1}}(x+y)}=\frac{2(-1)+1}{(2-1)^2}=-1。$$

确定其极限是存在的，因为"任何方式"是不能穷举的，但若沿特定方向的极限不存在，则可以断定极限不存在或沿两个特定方向的极限存在但不相等，则也可断定极限不存在。

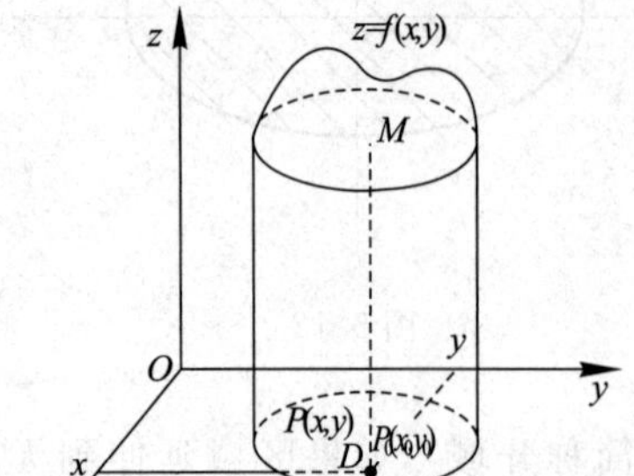

图 5-14

例 9 证明 $\lim\limits_{\substack{x\to 0\\ y\to 0}} \frac{xy}{x^2+y^2}$ 不存在。

证 因为当 (x,y) 沿直线 $y=kx(k\neq 0)$ 趋近于 $(0,0)$ 时

$$\lim_{\substack{x\to 0\\ y=kx\to 0}} \frac{xy}{x^2+y^2}=\lim_{x\to 0}\frac{kx^2}{(1+k^2)x^2}=\frac{k}{1+k^2}。$$

随 k 值不同而极限值不同，所以 $f(x,y)$ 在点 $(0,0)$ 的极限不存在。

2. 二元函数的连续性

定义　设二元函数 $z=f(x,y)$ 在点 $P_0(x_0,y_0)$ 的某邻域内有定义，如果 $(x,y)\to(x_0,y_0)$ 时，$f(x,y)$ 的极限存在且等于 $P_0(x_0,y_0)$ 点的函数值，即

$$\lim_{\substack{x\to x_0\\ y\to y_0}} f(x,y)=f(x_0,y_0),$$

则称 $f(x,y)$ 在点 $P_0(x_0,y_0)$ 连续。

如果函数 $f(x,y)$ 在区域 D 上每一点都连续，则称函数在区域 D 上连续。二元函数 $z=f(x,y)$ 的不连续点称为函数 $f(x,y)$ 的间断点。

例 10　求下列二元函数的间断点。

(1) $f(x,y)=-\dfrac{xy}{x+y}$；　　(2) $f(x,y)=\dfrac{1}{1-\sqrt{x^2+y^2}}$。

解　(1)函数 $f(x,y)$ 的间断点是 xOy 平面上的直线 $x+y=0$ 上的各点。

(2)函数 $f(x,y)$ 的间断点是 xOy 平面上的圆周 $x^2+y^2=1$ 上的各点。

由定义可知，求二元连续函数在某点的极限只需求函数在该点的函数值即可。

例 11　$\lim\limits_{\substack{x\to 1\\ y\to 2}}(x^2+4xy)=1^2+4\times1\times2=9$。

例 12　$\lim\limits_{\substack{x\to \pi\\ y\to 1}}\dfrac{\ln x+y^2\cos\pi}{l^y\sin(x^2+y^2)}=\dfrac{\ln\pi+\cos\pi}{l\sin(1+\pi^2)}=\dfrac{\ln\pi-1}{l\sin(1+\pi^2)}$。

多元函数有下列常用性质：

(1)有界闭区域上的多元连续函数，在该区域必有最大值和最小值；

(2)连续函数的和、差、积、商(分母不为零)仍是连续函数；

(3)连续函数的复合函数仍是连续函数；

(4)一切多元初等函数在其定义域(孤立点除外)内连续。

5.2　偏导数与全微分

5.2.1　偏导数的概念

前面我们已经讨论了一元函数的变化率(导数)问题，对于多元函数，由于有多个自变量，因此要研究的是多元函数关于某一个自变量的变化率问题，这就是偏导数问题。

定义　设函数 $z=f(x,y)$ 在点 $P_0(x_0,y_0)$ 的某个邻域内有定义，当 $y=y_0$ 保持不变而 x 在点 x_0 处有增量 Δx 时，相应地有一个函数增量 $f(x_0+\Delta x,y_0)-f(x_0,y_0)$，它被称为函数 $f(x,y)$ 在点 $P_0(x_0,y_0)$ 处对 x 的**偏增量**(partial increment)。当 $\Delta x\to0$ 时，如果极限

$$\lim_{\Delta x\to 0}\frac{f(x_0+\Delta x,y_0)-f(x_0,y_0)}{\Delta x}$$

存在，则称函数 $f(x,y)$ 在点 (x_0,y_0) 处对 x 的偏导数存在，或称可偏导。并称此极限值为函数 $z=f(x,y)$ 在点 $P_0(x_0,y_0)$ 处对 x 的**偏导数**(partial derivative)。记为

$$\left.\frac{\partial z}{\partial x}\right|_{\substack{x=x_0\\y=y_0}},f_x'(x_0,y_0)\quad \text{或}\quad \left.z_x'\right|_{\substack{x=x_0\\y=y_0}},$$

也即

$$\left.\frac{\partial z}{\partial x}\right|_{\substack{x=x_0\\y=y_0}}=\lim_{\Delta x\to 0}\frac{f(x_0+\Delta x,y_0)-f(x_0,y_0)}{\Delta x} \tag{5.3}$$

类似地，可以定义函数 $z=f(x,y)$ 在点 (x_0,y_0) 处对 y 的偏导数，记为

$$\left.\frac{\partial z}{\partial y}\right|_{\substack{x=x_0\\y=y_0}}=f_y'(x_0,y_0)=\left.z_y'\right|_{\substack{x=x_0\\y=y_0}}=\lim_{\Delta y\to 0}\frac{f(x_0,y_0+\Delta y)-f(x_0,y_0)}{\Delta y}。 \tag{5.4}$$

如果函数 $z=f(x,y)$ 在区域 D 内每一点 (x,y) 处的偏导数(对 x 和对 y 的偏导数)都存在，则称函数 $z=f(x,y)$ 在区域 D 内偏导数存在。一般来说，它们为 x,y 的函数，称为**偏导函数**，简称**偏导数**，可以记为

$$\frac{\partial z}{\partial x},f_x'(x,y)\text{或}\ z_x'；\quad \frac{\partial z}{\partial y},f_y'(x,y)\text{或}\ z_y'。$$

偏导数的概念还可以推广到三元及三元以上的多元函数。例如，三元函数 $u=f(x,y,z)$ 的三个偏导数为

$$\frac{\partial u}{\partial x}=u_x'=\lim_{\Delta x\to 0}\frac{f(x+\Delta x,y,z)-f(x,y,z)}{\Delta x},$$
$$\frac{\partial u}{\partial y}=u_y'=\lim_{\Delta y\to 0}\frac{f(x,y+\Delta y,z)-f(x,y,z)}{\Delta y},$$
$$\frac{\partial u}{\partial z}=u_z'=\lim_{\Delta z\to 0}\frac{f(x,y,z+\Delta z)-f(x,y,z)}{\Delta z}。$$

根据偏导数的定义，求多元函数的偏导数的方法与一元函数求导方法一样，所有一元函数的求导公式和求导法则都适用，只不过对某一个自变量求偏导数时，把其余的自变量都看作常数，对于该自变量求导。

例 1 求 $z=x^2+3xy+y^2-4$ 在点(1,2)处的偏导数。

解 把 y 看作常数，对 x 求导，可得

$$\frac{\partial z}{\partial x}=2x+3y。$$

把 x 看作常数，对 y 求导得

$$\frac{\partial z}{\partial y}=3x+2y,$$

从而 $\left.\frac{\partial z}{\partial x}\right|_{\substack{x=1\\y=2}}=2\times1+3\times2=8,\left.\frac{\partial z}{\partial y}\right|_{\substack{x=1\\y=2}}=3\times1+2\times2=7。$

例 2　求 $z=\arctan\dfrac{y}{x}$ 的偏导数。

解　$$\frac{\partial z}{\partial x}=\frac{1}{1+\left(\frac{y}{x}\right)^2}\left(-\frac{y}{x^2}\right)=-\frac{y}{x^2+y^2},$$

$$\frac{\partial z}{\partial y}=\frac{1}{1+\left(\frac{y}{x}\right)^2}\frac{1}{x}=\frac{x}{x^2+y^2}。$$

例 3　已知 $r=\sqrt{x^2+y^2+z^2}$，求其在点(1,2,3)处的偏导数。

解　$$\frac{\partial r}{\partial x}=\frac{2x}{2\sqrt{x^2+y^2+z^2}}=\frac{x}{r},$$

$$\frac{\partial r}{\partial y}=\frac{2y}{2\sqrt{x^2+y^2+z^2}}=\frac{y}{r},$$

$$\frac{\partial r}{\partial z}=\frac{2z}{2\sqrt{x^2+y^2+z^2}}=\frac{z}{r}。$$

因为在点(1,2,3)处 $r=\sqrt{x^2+y^2+z^2}=\sqrt{14}$，所以

$$\left.\frac{\partial r}{\partial x}\right|_{\substack{x=1\\y=2\\z=3}}=\frac{\sqrt{14}}{14},\left.\frac{\partial r}{\partial y}\right|_{\substack{x=1\\y=2\\z=3}}=\frac{\sqrt{14}}{7},\left.\frac{\partial r}{\partial z}\right|_{\substack{x=1\\y=2\\z=3}}=\frac{3\sqrt{14}}{14}。$$

我们知道，如果一元函数在某点导数存在，则它在该点必然连续。但对多元函数来说，即使函数的各个偏导数都存在，也不能保证函数在该点连续。例如，二元函数的各个偏导数只能保证当点 (x,y) 沿平行于坐标轴的方向趋近于 (x_0,y_0) 时，函数值 $f(x,y)$ 趋近于 $f(x_0,y_0)$，但不能保证点 (x,y) 以任何方式趋近于 (x_0,y_0) 时，函数值 $f(x,y)$ 都趋近于 $f(x_0,y_0)$。

例如二元函数

$$z=\begin{cases}\dfrac{xy}{x^2+y^2}, & x^2+y^2\neq 0\\ 0, & x^2+y^2=0\end{cases}$$

在点(0,0)处对 x 的偏导数为

$$f_x'(0,0)=\lim_{\Delta x\to 0}\frac{f(0+\Delta x,0)-f(0,0)}{\Delta x}=\lim_{\Delta x\to 0}\frac{\dfrac{\Delta x\cdot 0}{(\Delta x)^2+0^2}}{\Delta x}=0。$$

同样，在点(0,0)处对 y 的偏导数为

$$f_y'(0,0)=\lim_{\Delta y\to 0}\frac{f(0,0+\Delta y)-f(0,0)}{\Delta y}=0。$$

由上节例 9 可知，此函数在点(0,0)的极限不存在，所以此函数在点(0,0)并不连续。

5.2.2 偏导数的几何意义

为了加深理解多元函数的偏导数这个概念，我们以二元函数为例来讨论偏导数的几何意义。

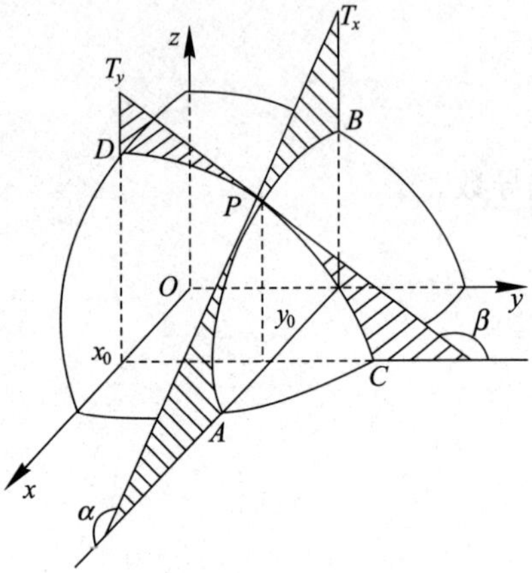

图 5-15

二元函数 $z=f(x,y)$ 在几何上表示空间的一个曲面。当把 y 固定为 y_0 时，即把 y 看作常数，则在几何上，函数 $z=f(x,y_0)$ 表示为曲面 $z=f(x,y)$ 与平面 $y=y_0$ 的交线，是一条平面曲线（如图(5-15)中所示的$\overset{\frown}{APB}$)，函数 $z=f(x,y)$ 在点(x_0,y_0)处的偏导数 $f_x'(x_0,y_0)$就是一元函数 $z=f(x,y_0)$ 在 $x=x_0$ 处的导数。由一元函数导数的几何意义可知，偏导数 $f'(x_0,y_0)$就表示平面曲线$\overset{\frown}{APB}$上点 $P(x_0,y_0,f(x_0,y_0))$处的切线对 x 轴的斜率，即图(5-15)中切线 PT_x 与 x 轴所成倾斜角 α 的正切 $f_x'(x_0,y_0)=\tan\alpha$。

同理，函数 $z=f(x,y)$在点(x_0,y_0)处关于 y 的偏导数 $f_y'(x_0,y_0)$是曲面 $z=f(x,y)$ 与平面 $x=x_0$ 的交线$\overset{\frown}{CPD}$上点 $p(x_0,y_0,f(x_0,y_0))$处的切线对于 y 轴的斜率。

5.2.3 高阶偏导数

设二元函数 $z=f(x,y)$在区域 D 内存在偏导数$\frac{\partial z}{\partial x}$和$\frac{\partial z}{\partial y}$，一般来说$\frac{\partial z}{\partial x}$和$\frac{\partial z}{\partial y}$在区域 D 内仍然是 x,y 的函数。如果偏导数$\frac{\partial z}{\partial x}$和$\frac{\partial z}{\partial y}$的偏导数也存在，则称这些偏导数为函数 $z=f(x,y)$ 的**二阶偏导数**(second order partial derivative)。二元函数的二阶偏导数共有四个，分别记为

$$\frac{\partial}{\partial x}\left(\frac{\partial z}{\partial x}\right)=\frac{\partial^2 z}{\partial x^2}=f_{xx}''(x,y)=z_{xx}'',$$

$$\frac{\partial}{\partial y}\left(\frac{\partial z}{\partial x}\right)=\frac{\partial^2 z}{\partial x\partial y}=f_{xy}''(x,y)=z_{xy}'',$$

$$\frac{\partial}{\partial x}\left(\frac{\partial z}{\partial y}\right)=\frac{\partial^2 z}{\partial y\partial x}=f_{yx}''(x,y)=z_{yx}'',$$

$$\frac{\partial}{\partial y}\left(\frac{\partial z}{\partial y}\right)=\frac{\partial^2 z}{\partial y^2}=f_{yy}''(x,y)=z_{yy}'',$$

其中 $f_{xy}''(x,y)$和 $f_{yx}''(x,y)$称为**二阶混合偏导数**(mixed partial derivative)。

类似地，可以定义三阶及更高阶的偏导数。我们把二阶及二阶以上的偏导数统称为**高阶偏导数**(higher order partial derivative)。

例 4　求函数 $z=x^3y^2-3xy^3-xy+5$ 的二阶偏导数。

解　$\frac{\partial z}{\partial x}=3x^2y^2-3y^3-y$，$\frac{\partial z}{\partial y}=2x^3y-9xy^2-x$。

函数的四个二阶偏导数为

$$\frac{\partial^2 z}{\partial x^2}=6xy^2,\qquad \frac{\partial^2 z}{\partial y^2}=2x^3-18xy,$$

$$\frac{\partial^2 z}{\partial x\partial y}=6x^2y-9y^2-1,\qquad \frac{\partial^2 z}{\partial y\partial x}=6x^2y-9y^2-1。$$

由此例看出，两个混合偏导数相等，即$\frac{\partial^2 z}{\partial x\partial y}=\frac{\partial^2 z}{\partial y\partial x}$，这一结果并非偶然，可以证明，如果函数 $z=f(x,y)$的两个混合偏导数 $f''_{xy}(x,y)$，$f''_{xy}(x,y)$在区域 D 内连续，则在该区域内这两个混合偏导数必相等，即混合偏导数在连续条件下与求导次序无关。

5.2.4　全微分

在一元函数中，如果 $y=f(x)$在点 x 可导，则 $\Delta y=f'(x)\Delta x+\alpha\Delta x$，$f'(x)\Delta x$ 是 Δy 的线性主部，称为函数在点 x 的微分，记为 $\mathrm{d}y=f'(x)\Delta x$，在二元函数里也有类似的概念。

定义　设函数 $z=f(x,y)$在点(x,y)的邻近区域内有定义，且 x 有增量 Δx，y 有增量 Δy，则 $\Delta z=f(x+\Delta x,y+\Delta y)-f(x,y)$称为 $f(x,y)$在点(x,y)的**全增量**(total increment)。

设函数 $z=f(x,y)$在点 $P(x,y)$具有偏导数$\frac{\partial z}{\partial x}$，$\frac{\partial z}{\partial y}$，如果 $\Delta z=\frac{\partial z}{\partial x}\mathrm{d}x+\frac{\partial z}{\partial x}\mathrm{d}y+o(\rho)$($\rho=\sqrt{(\Delta x)^2+(\Delta y)^2}$)成立，则称 $z=f(x,y)$在点 $P(x,y)$可微，并将$\frac{\partial z}{\partial x}\Delta x+\frac{\partial z}{\partial y}\Delta y$ 称为函数 $f(x,y)$在点 P 的**全微分**(total differential)，记为

$$\mathrm{d}z=\frac{\partial z}{\partial x}\Delta x+\frac{\partial z}{\partial y}\Delta y,$$

其中$\frac{\partial z}{\partial x}\Delta x$，$\frac{\partial z}{\partial y}\Delta y$ 分别称为函数 z 对 x，y 的偏微分。因此全微分等于诸偏微分之和。与一元函数一样，我们将自变量的增量 Δx，Δy 分别记为 $\mathrm{d}x$，$\mathrm{d}y$ 并分别称为自变量的微分，这样函数 $z=f(x,y)$的全微分就可写成

$$\mathrm{d}z=\frac{\partial z}{\partial x}\mathrm{d}x+\frac{\partial z}{\partial y}\mathrm{d}y \tag{5.5}$$

二元函数 $y=f(x,y)$在一点可导，是指有两个偏导数存在。偏导数存在且连续是全微分存在的充分条件。

可见，对于二元函数，可导与可微是两个不同概念，这是有别于一元函数的。

还可以类似地定义三元以上的多元函数的全微分。例如三元函数 $u=f(x,y,z)$在点(x,y,z)处的三个偏导数$\frac{\partial u}{\partial x}$，$\frac{\partial u}{\partial y}$，$\frac{\partial u}{\partial z}$都存在并且连续，则其全微分为

$$du=\frac{\partial u}{\partial x}dx+\frac{\partial u}{\partial y}dy+\frac{\partial u}{\partial z}dz。$$

例 5 求函数 $z=x^2+\sin\frac{y}{2}-4$ 的全微分。

解 因为 $\frac{\partial z}{\partial x}=2x,\frac{\partial z}{\partial y}=\frac{1}{2}\cos\frac{y}{2}$，所以有 $dz=\frac{\partial z}{\partial x}dx+\frac{\partial z}{\partial y}dy=2xdx+\frac{1}{2}\cos\frac{y}{2}dy$。

例 6 求 $z=x^2\ln y$ 在点(2,3)处的全微分。

解 $\frac{\partial z}{\partial x}=2x\ln y,\frac{\partial z}{\partial y}=\frac{x^2}{y}$；

$$\left.\frac{\partial z}{\partial x}\right|_{\substack{x=2\\y=3}}=4\ln 3,\left.\frac{\partial z}{\partial y}\right|_{\substack{x=2\\y=3}}=\frac{4}{3};$$

$$\left.dz\right|_{\substack{x=2\\y=3}}=4\ln 3dx+\frac{4}{3}dy。$$

由于全微分 dz 是全增量 $\Delta z=f(x+\Delta x,y+\Delta y)-f(x,y)$ 的线性主要部分，因此在处理实际问题时，常用函数的全微分代替全增量进行近似计算，即

$$\Delta z\approx dz=\frac{\partial z}{\partial x}dx+\frac{\partial z}{\partial y}dy=\frac{\partial z}{\partial x}\Delta x+\frac{\partial z}{\partial y}\Delta y。$$

因为 $\Delta z=f(x+\Delta x,y+\Delta y)-f(x,y)$，所以上式还可表示为

$$f(x+\Delta x,y+\Delta y)\approx f(x,y)+\frac{\partial z}{\partial x}\Delta x+\frac{\partial z}{\partial y}\Delta y。\tag{5.6}$$

例 7 计算 $\sqrt[3]{2.02^2+1.97^2}$ 的近似值。

解 设 $z=f(x,y)=\sqrt[3]{x^2+y^2}$，

$$\frac{\partial z}{\partial x}=\frac{2x}{3\sqrt[3]{(x^2+y^2)^2}},\frac{\partial z}{\partial y}=\frac{2y}{3\sqrt[3]{(x^2+y^2)^2}},$$

令 $x=2,\Delta x=0.02,y=2,\Delta y=-0.03$，则

$$\left.\frac{\partial z}{\partial x}\right|_{\substack{x=2\\y=2}}=\frac{1}{3},\left.\frac{\partial z}{\partial y}\right|_{\substack{x=2\\y=2}}=\frac{1}{3},f(2,2)=2,$$

由(5.2)式可得

$$\sqrt[3]{(2.02)^2+(1.97)^2}\approx 2+\frac{1}{3}\times 0.02+\frac{1}{3}\times(-0.03)=1.997。$$

例 8 一圆柱体受压后变形，它的底半径由 20cm 增加到 20.05cm，高由 100cm 减少到 99cm，求此圆柱体体积的改变量。

解 设圆柱体的底半径为 R，高为 H，体积为 V，则

$$V=\pi R^2H,\frac{\partial V}{\partial R}=2\pi RH,\frac{\partial V}{\partial H}=\pi R^2。$$

把 R,H,V 的增量分别记为 $\Delta R,\Delta H,\Delta V$，利用全微分 $\mathrm{d}V$ 近似代替全增量 ΔV，由(5.5)可得

$$\Delta V\approx \mathrm{d}V=\frac{\partial V}{\partial R}\Delta R+\frac{\partial V}{\partial H}\Delta H=2\pi RH\Delta R+\pi R^2\Delta H。$$

由题设条件知，$R=20\mathrm{cm},\Delta R=0.05\mathrm{cm},H=100\mathrm{cm},\Delta H=-1\mathrm{cm}$，代入上式可得

$$\Delta V\approx 2\pi\cdot 20\cdot 100\cdot 0.05+\pi\cdot 20^2\times(-1)=-628.3(\mathrm{m}^3),$$

即此圆柱体受压后体积减少 $628.3\mathrm{m}^3$。

5.3　复合函数微分法

5.3.1　复合函数求导法则

设变量 z 是中间变量 u 和 v 的函数 $z=f(u,v)$，而 u 和 v 又是 x,y 的函数 $u=\varphi(x,y),v=\psi(x,y)$，则称 z 是自变量 x,y 的**复合函数**(compound function)。记为

$$z=f(\varphi(x,y),\psi(x,y))。$$

定理 1　设函数 $u=\varphi(x,y),v=\psi(x,y)$ 在点 (x,y) 有连续偏导数，函数 $z=f(u,v)$ 在对应点 (u,v) 处有连续偏导数，则复合函数 $z=f(\varphi(x,y),\psi(x,y))$ 在点 (x,y) 有对 x 与 y 的偏导数，并有下列公式(求复合函数偏导数的链式法则)：

$$\frac{\partial z}{\partial x}=\frac{\partial z}{\partial u}\cdot\frac{\partial u}{\partial x}+\frac{\partial z}{\partial v}\cdot\frac{\partial v}{\partial x},$$

$$\frac{\partial z}{\partial y}=\frac{\partial z}{\partial u}\cdot\frac{\partial u}{\partial y}+\frac{\partial z}{\partial v}\cdot\frac{\partial v}{\partial y}。\tag{5.7}$$

证　令 y 保持不变，而 x 有一个增量 Δx，设函数 $u=\varphi(x,y)$ 及 $v=\psi(x,y)$ 相应地有增量 Δu 及 Δv。$\Delta u,\Delta v$ 又引起变量 z 产生增量 Δz。由于 $z=f(u,v)$ 有连续偏导数，所以是可微的，从而

$$\Delta z=\frac{\partial z}{\partial u}\Delta u+\frac{\partial z}{\partial v}\Delta v+o(\rho),$$

其中 $\rho=\sqrt{(\Delta u)^2+(\Delta v)^2}$，用 Δx 去除上式各项得

$$\frac{\Delta z}{\Delta x}=\frac{\partial z\Delta u}{\partial u\Delta x}+\frac{\partial z\Delta v}{\partial v\Delta x}+\frac{o(\rho)}{\Delta x}。$$

当 $\Delta x\to 0$ 时，对上式两边取极限，由于

$$\lim_{\Delta x\to 0}\frac{\Delta u}{\Delta x}=\frac{\partial u}{\partial x},\quad \lim_{\Delta x\to 0}\frac{\Delta v}{\Delta x}=\frac{\partial v}{\partial x},$$

$$\lim_{\Delta x\to 0}\frac{o(\rho)}{\Delta x}=\lim_{\Delta x\to 0}\frac{o(\rho)}{\rho}\cdot\frac{o(\rho)}{\Delta x}=\lim_{\Delta x\to 0}\frac{o(\rho)}{\rho}\sqrt{\left(\frac{\Delta u}{\Delta x}\right)^2+\left(\frac{\Delta v}{\Delta x}\right)^2}=0\cdot\sqrt{\left(\frac{\partial u}{\partial x}\right)^2+\left(\frac{\partial v}{\partial x}\right)^2}=0,$$

得
$$\frac{\partial z}{\partial x}=\frac{\partial z}{\partial u}\cdot\frac{\partial u}{\partial x}+\frac{\partial z}{\partial v}\cdot\frac{\partial v}{\partial x}。$$

同理可证
$$\frac{\partial z}{\partial y}=\frac{\partial z}{\partial u}\cdot\frac{\partial u}{\partial y}+\frac{\partial z}{\partial v}\cdot\frac{\partial v}{\partial y}。$$

至于$\frac{\partial z}{\partial x},\frac{\partial z}{\partial y}$的连续性是由$\frac{\partial z}{\partial u},\frac{\partial z}{\partial v},\frac{\partial u}{\partial x},\frac{\partial u}{\partial y},\frac{\partial v}{\partial x},\frac{\partial v}{\partial y}$的连续性得到的。

对于自变量或中间变量多于两个的情形也有类似的结果。

特别地，复合函数的中间变量有多个，但自变量只有一个时，例如，$z=f(u,v)$，$u=\varphi(x)$，$v=\psi(x)$。此时 $z=f(u,v)=f(\varphi(x),\psi(x))$对 x 的导数就是一元函数的导数，其求导公式是
$$\frac{\mathrm{d}z}{\mathrm{d}x}=\frac{\partial z}{\partial u}\cdot\frac{\mathrm{d}u}{\mathrm{d}x}+\frac{\partial z}{\partial v}\cdot\frac{\mathrm{d}v}{\mathrm{d}x},$$
我们将$\frac{\mathrm{d}z}{\mathrm{d}x}$称为 z 对 x 的**全导数**。

例 1 $z=\mathrm{e}^{xy}\sin(x+y)$，求 $\frac{\partial z}{\partial x},\frac{\partial z}{\partial y}$。

解 令 $u=xy,v=x+y$，则 $z=\mathrm{e}^u\sin v$，于是

$$\frac{\partial z}{\partial x}=\frac{\partial z}{\partial u}\cdot\frac{\partial u}{\partial x}+\frac{\partial z}{\partial v}\cdot\frac{\partial v}{\partial x}=\mathrm{e}^u\sin v\cdot y+\mathrm{e}^u\cos v\cdot 1=\mathrm{e}^{xy}[y\sin(x+y)+\cos(x+y)],$$
$$\frac{\partial z}{\partial y}=\frac{\partial z}{\partial u}\cdot\frac{\partial u}{\partial y}+\frac{\partial z}{\partial v}\cdot\frac{\partial v}{\partial y}=\mathrm{e}^u\sin v\cdot x+\mathrm{e}^u\cos v\cdot 1=\mathrm{e}^{xy}[x\sin(x+y)+\cos(x+y)]。$$

例 2 已知 $z=f(u,v)$，而 $u=xy,v=\frac{x}{y}$，求 $\frac{\partial z}{\partial x},\frac{\partial z}{\partial y}$。

解
$$\frac{\partial z}{\partial x}=\frac{\partial f}{\partial u}\cdot\frac{\partial u}{\partial x}+\frac{\partial f}{\partial v}\cdot\frac{\partial v}{\partial x}=y\cdot\frac{\partial f}{\partial u}+\frac{1}{y}\cdot\frac{\partial f}{\partial v},$$
$$\frac{\partial z}{\partial y}=\frac{\partial f}{\partial u}\cdot\frac{\partial u}{\partial y}+\frac{\partial f}{\partial v}\cdot\frac{\partial v}{\partial y}=x\cdot\frac{\partial f}{\partial u}-\frac{x}{y^2}\cdot\frac{\partial f}{\partial v}。$$

例 3 已知 $z=\mathrm{e}^{2x-y}$，而 $x=\sin t,y=t^3$，求全导数。

解 $\frac{\mathrm{d}z}{\mathrm{d}t}=\frac{\partial z}{\partial x}\cdot\frac{\mathrm{d}x}{\mathrm{d}t}+\frac{\partial z}{\partial y}\cdot\frac{\mathrm{d}y}{\mathrm{d}t}=2\mathrm{e}^{2x-y}\cos t+(-1)\mathrm{e}^{2x-y}\cdot 3t^2=\mathrm{e}^{2\sin t-t^3}(2\cos t-3t^2)$。

5.3.2 隐函数微分法

现在我们根据复合函数的求导法则导出隐函数(implicit function)的求导公式。

设方程 $F(x,y,z)=0$ 确定的隐函数为 $z=f(x,y)$，于是
$$F(x,y,f(x,y))\equiv 0,$$
把它看成 x,y 的复合函数，应用复合函数求导公式得
$$\frac{\partial F}{\partial z}\cdot\frac{\partial z}{\partial x}+\frac{\partial F}{\partial x}=0,\frac{\partial F}{\partial z}\cdot\frac{\partial z}{\partial y}+\frac{\partial F}{\partial y}=0,$$

则 $F'_z\neq 0$ 时,得

$$\frac{\partial z}{\partial x}=-\frac{F'_x}{F'_z},\frac{\partial z}{\partial y}=-\frac{F'_y}{F'_z},\tag{5.8}$$

这便是隐函数的偏导公式。

例 4 $F(x,y,z)=\frac{x^2}{a^2}+\frac{y^2}{b^2}+\frac{z^2}{c^2}-1$,求$\frac{\partial z}{\partial x},\frac{\partial z}{\partial y}$。

解 $F'_x=\frac{2x}{a^2},F'_y=\frac{2y}{b^2},F'_z=\frac{2z}{c^2}$。

当 $z\neq 0$ 时,
$$\frac{\partial z}{\partial x}=-\frac{c^2x}{a^2z},\quad \frac{\partial z}{\partial y}=-\frac{c^2y}{b^2z}。$$

例 5 求由方程 $\cos^2x+\cos^2y+\cos^2z=1$ 所确定的隐函数 $z=f(x,y)$的全微分 $\mathrm{d}z$。

解
$$F(x,y,z)=\cos^2x+\cos^2y+\cos^2z-1,$$
$$F'_x=-2\cos x\sin x=-\sin 2x,$$
$$F'_y=-2\cos y\sin y=-\sin 2y,$$
$$F'_z=-2\cos z\sin z=-\sin 2z,$$

于是
$$\frac{\partial z}{\partial x}=-\frac{\sin 2x}{\sin 2z},\frac{\partial z}{\partial y}=-\frac{\sin 2y}{\sin 2z},$$

由全微分公式得

$$\mathrm{d}z=\frac{\partial z}{\partial x}\mathrm{d}x+\frac{\partial z}{\partial y}\mathrm{d}y=-\frac{1}{\sin 2z}(\sin 2x\mathrm{d}x+\sin 2y\mathrm{d}y)。$$

5.3.3 二元函数的极值

我们曾用导数解决了一元函数求极值的问题,现在用偏导数来研究二元函数的极值,对于三元及三元以上的函数可以类推。

定义 设函数 $z=f(x,y)$在点(x_0,y_0)的某个邻域内有定义,对于在这个邻域内异于点(x_0,y_0)的所有点(x,y)总有

$$f(x,y)\leqslant f(x_0,y_0)\qquad (\text{或 } f(x,y)\geqslant f(x_0,y_0))$$

成立,则称函数在点(x_0,y_0)有极大值 $f(x_0,y_0)$(或极小值 $f(x_0,y_0)$)。

例 6 $z=2x^2+3y^2$ 在点(0,0)处 $z=0$,而在其他点有 $z>0$,所以在原点处,该函数取得极小值零。

例 7 $z=\sqrt{4-x^2-y^2}$在点(0,0)处 $z=2$,在其他点 $z<2$,所以在原点处,该函数取得极大值 2。

下面给出关于极值问题的两个定理。

定理 2 (必要条件)设函数 $z=f(x,y)$在点(x_0,y_0)一阶偏导存在,且在点(x_0,y_0)处有极值,则

$$f'_x(x_0,y_0)=0 \qquad f'_y(x_0,y_0)=0。$$

证 设 $z=f(x,y)$ 在点 (x_0,y_0) 处有极大值，则在该点邻域内的任何一点，必有

$$f(x,y)\leqslant f(x_0,y_0)。$$

特别地，在该点邻域内 $y=y_0$，而在 $x\neq x_0$ 的点，也应有

$$f(x,y_0)\leqslant f(x_0,y_0),$$

把 $f(x,y_0)$ 看作 x 的一元函数，则这个函数在 $x=x_0$ 处有极大值，于是由一元函数极值存在必要条件，必有 $f'_x(x_0,y_0)=0$，同样可以推出 $f'_y(x_0,y_0)=0$。

同理可证 $f(x,y)$ 在点 (x_0,y_0) 处取极小值情形。

与一元函数类似，使 $f'_x(x,y)=0$，$f'_y(x,y)=0$ 同时成立的点称为 $f(x,y)$ 的驻点。

定理 3 $z=f(x,y)$ 在点 (x_0,y_0) 的某邻域内连续，且有一阶及二阶连续偏导数，又

$$f'_x(x_0,y_0)=0,f'_y(x_0,y_0)=0。$$

令

$$f''_{xx}(x_0,y_0)=A,f''_{xy}(x_0,y_0)=B,f''_{yy}(x_0,y_0)=C,$$

如果

(1) $B^2-AC<0$ 时，则函数 $z=f(x,y)$ 在点 (x_0,y_0) 有极值。当 $A>0$ 时，有极小值 $f(x_0,y_0)$；当 $A<0$ 时，有极大值 $f(x_0,y_0)$。

(2) $B^2-AC>0$ 时，函数在点 (x_0,y_0) 无极值。

(3) $B^2-AC=0$ 时，函数在点 (x_0,y_0) 可能有极值，也可能无极值。

由以上两个定理，我们归纳出二元函数求极值的步骤如下：

(1) 求函数 $z=f(x,y)$ 的一阶及二阶偏导数；

(2) 解方程组

$$\begin{cases}f'_x(x,y)=0\\ f'_y(x,y)=0\end{cases}$$

得出所有驻点；

(3) 对于每个驻点求出 A,B 及 C 的值，并且用定理 2 判定该驻点是否为极值点；

(4) 求出每个极值点的函数值，就是所求函数的极值。

例 8 求函数 $z=2xy-3x^2-2y^2+10$ 的极值。

解 $z'_x=2y-6x,z'_y=2x-4y,$

$z''_{xx}=-6,z''_{xy}=2,z''_{yy}=-4$。

解方程组

$$\begin{cases}2y-6x=0\\ 2x-4y=0\end{cases},$$

得 $x=0,y=0$，驻点为 $P(0,0)$，

则

$$A=-6,B=2,C=-4$$

因为 $B^2-AC=4-24=-20<0,A<0$，所以在点 $P(0,0)$ 函数有极大值 $f(0,0)=10$。

例 9　求函数 $f(x,y)=x^3-4x^2+2xy-y^2$ 的极值。

解　$f'_x(x,y)=3x^2-8x+2y$，$f'_y(x,y)=2x-2y$，

$f''_{xx}(x,y)=6x-8$，$f''_{yx}(x,y)=2$，$f''_{yy}(x,y)=-2$。

解方程组

$$\begin{cases}3x^2-8x+2y=0\\2x-2y=0\end{cases}$$

得驻点(0,0)，(2,2)。

在点(0,0)处有 $B^2-AC=2^2-(-8)\times(-2)=-12<0$，而 $A=-8<0$，故有极大值 $f(0,0)=0$；

在点(2,2)处有 $B^2-AC=2^2-(6\times2-8)\times(-2)=12>0$，故点(2,2)不是极值点，即函数在该点没有极值。

如果函数 $z=f(x,y)$ 在有界闭区域 D 上连续，则在 D 上函数一定有最大值和最小值。与一元函数类似，二元函数的最大值和最小值不仅能在区域 D 内取得，也可以在 D 的边界上取得。因此求二元函数的最大值和最小值时，先求出函数在区域 D 内的极值，再求出函数在边界上的最大值和最小值，然后将边界的最大值和最小值与区域内的极大值和极小值相比较，最大者和最小者就是函数在 D 上的最大值和最小值。

但是这种方法比较麻烦。通常，在实际问题中，根据问题的性质，如果能知道函数在区域 D 内一定能取得最大值或最小值，且又只有一个驻点，那么这个驻点一定是极值点(最值点)。

例 10　求函数 $z=\sqrt{4-x^2-y^2}$ 在圆域 $x^2+y^2\leqslant3$ 上的最大值。

解
$$\begin{cases}z'_x=\dfrac{-x}{\sqrt{4-x^2-y^2}}=0\\[2ex]z'_y=\dfrac{-y}{\sqrt{4-x^2-y^2}}=0\end{cases}$$

解此方程组，得 $P(0,0)$ 是函数在区域 D 内的唯一驻点，函数在该点的值为 $f(0,0)=2$。

函数在区域 D 的边界 $x^2+y^2=3$ 上的值处处相等，都为 1。

因为 $f(0,0)=2>1$，于是函数在点(0,0)处取得最大值 2。

例 11　用铁皮制造一个容积为 V 的无盖长方盒，试问怎样取长、宽、高最省料？

解　设盒子的长为 x，宽为 y，则高 $z=\dfrac{V}{xy}$，于是得盒的表面积为

$$S=xy+(2x+2y)\frac{V}{xy}=xy+\frac{2V}{y}+\frac{2V}{x},$$

这样就把用料最省转化为求面积 S 的最小值。

$$\frac{\partial S}{\partial x}=y-\frac{2V}{x^2}=0,\quad \frac{\partial S}{\partial y}=x-\frac{2V}{y^2}=0,$$

解此方程组,得

$$x=y=\sqrt[3]{2V}。$$

由问题的实际意义知道 S 有最小值,且又只有一个驻点,故该点必定是极值点,即最小值点。所以当无盖长方盒的底为边长是 $\sqrt[3]{2V}$ 的正方形,高为 $\sqrt[3]{\frac{V}{4}}$ 时,所需铁皮最省。

习 题 五

1. 在 xOz 平面上求一点,使它的 x 坐标为 1,且与点 $A(1,0,0)$,$B(2,1,-2)$ 等距。

2. 在 xOy 坐标面和 yOz 坐标面上的点各有什么特点?

3. 求球面 $x^2+y^2+z^2-4x+y=0$ 的球心及半径。

4. 下列方程各表示什么曲面? 并做简图:

(1) $x=a$; (2) $4x^2+y^2=1$; (3) $x^2-z^2=1$。

5. 求下列函数的定义域:

(1) $u=\frac{1}{\sqrt{x}}+\frac{1}{\sqrt{y}}+\frac{1}{\sqrt{z}}$; (2) $z=\sqrt{x^2+y^2-1}+\sqrt{4-x^2-y^2}$。

6. 求下列函数的间断点:

(1) $z=\frac{1}{x-y}$; (2) $z=\frac{y^2+2x}{y^2-2x}$。

7. 求下列函数的极限:

(1) $\lim\limits_{\substack{x\to 2\\ y\to 1}}(x^2+xy+y^2)$; (2) $\lim\limits_{\substack{x\to 0\\ y\to 0}}\frac{2-\sqrt{xy+4}}{xy}$。

(3) $\lim\limits_{\substack{x\to 0\\ y\to 4}}\frac{\sin xy}{x}$; (4) $\lim\limits_{\substack{x\to 0\\ y\to 1}}\frac{1-xy}{x^2+y^2}$。

8. 求下列函数的偏导数:

(1) $u=\sin(x^2+y^2+z^2)$; (2) $z=xy+\frac{x}{y}$;

(3) $z=\arctan\frac{y}{x}$; (4) $z=\ln\tan\frac{x}{y}$。

9. 求下列函数在指定点的偏导数值:

(1) $z=x^2+3xy+y^2-4$ 在点(1,1); (2) $z=\ln\left(x+\frac{y}{2x}\right)$ 在点(1,0)。

10. 求下列函数的二阶偏导数:

(1) $z=x^2-xy-4xy^2$; (2) $z=y\ln x$; (3) $z=\frac{1}{2}\ln(x^2+y^2)$。

11. 求下列函数的全微分:

(1) $z=y^x$; (2) $z=\sin xy$; (3) $u=e^{x^2+y^2+z^2}$。

12. 计算下列各式的近似值：

(1)$(10.1)^{2.03}$；　　　　(2)$\ln(\sqrt[3]{1.03}+\sqrt[4]{0.98}-1)$。

13. 当圆锥变形时，它的底半径 R 由 30 cm 增加到 30.1 cm，高 H 由 60 cm 减少到 59.5 cm，试求体积变化的近似值。

14. 求下列复合函数的偏导数或全导数：

(1)设 $z=u^2v-uv^2$，而 $u=x\cos y, v=x\sin y$，求 $\frac{\partial z}{\partial x},\frac{\partial z}{\partial y}$。

(2)设 $z=u^2\ln v$，而 $u=\frac{x}{y}, v=3x-2y$，求 $\frac{\partial z}{\partial x},\frac{\partial z}{\partial y}$。

(3)设 $z=e^{x-2y}$，而 $x=\sin t, y=t^3$，求 $\frac{dz}{dt}$。

(4)设 $u=e^{x^2+y^2+z^2}$，而 $z=x^2\cos y$，求 $\frac{\partial u}{\partial x},\frac{\partial u}{\partial y}$。

15. 设 $z=xy+xe^{\frac{y}{x}}$，证明 $x\frac{\partial z}{\partial x}+y\frac{\partial z}{\partial y}=z+xy$。

16. 求下列隐函数的偏导数或全导数：

(1)设 $\sin x+e^x-xy^2=0$，求 $\frac{dy}{dx}$。

(2)设 $xy+x+y=1$，求 $\frac{dy}{dx}$。

(3)设 $e^z=xyz$，求 $\frac{\partial z}{\partial x},\frac{\partial z}{\partial y},\frac{\partial y}{\partial x}$。

17. 求下列函数的极值：

(1)$f(x,y)=x^3+y^3-3xy$；

(2)$f(x,y)=4(x-y)-y^2-x^2$；

(3)$f(x,y)=e^{2x}(x+y^2+2y)$。

第 6 章

多元函数积分学

和多元函数微分学一样，多元函数积分学也是一元函数积分学的推广，将被积函数由一元函数推广到多元函数，把积分范围由区间推广到平面或空间区域，这样，就产生了重积分的概念，本章主要介绍二重积分的概念、计算及应用，并简单介绍三重积分。

6.1 二重积分的概念和性质

6.1.1 二重积分的概念

1. 求曲顶柱体体积

我们先来考虑一个实际问题——求曲顶柱体的体积。

曲顶柱体：是以曲面 $z=f(x,y)$ 为顶，以平面闭区域 D 为底，以准线是 D 的边界曲线、母线平行于 z 轴的柱面为侧面的柱体，如图 6-1 所示。曲顶柱体体积求法与曲边梯形面积求法思想一致，它利用平顶柱体体积公式(体积＝底面积×高)，采用以直代曲、以不变代变求极限的方法。具体分四个步骤：分割、近似代替、求和、取极限。

(1)分割：将平面闭区域 D 分成 n 个小闭区域 $\Delta\sigma_1$，$\Delta\sigma_2$，…，$\Delta\sigma_n$，以每个小闭区域的边界曲线为准线，平行于 z 轴的直线为母线做柱面，这些柱面将原曲顶柱体分割成 n 个小曲顶柱体 ΔV_1，ΔV_2，…，ΔV_n，如图 6-1 所示，其中 $\Delta V_i(i=1,2,\cdots,n)$ 表示以 $\Delta\sigma_i$ 为底的小曲顶柱体体积，则原曲顶柱体体积

$$V=\sum_{i=1}^{n}\Delta V_i。$$

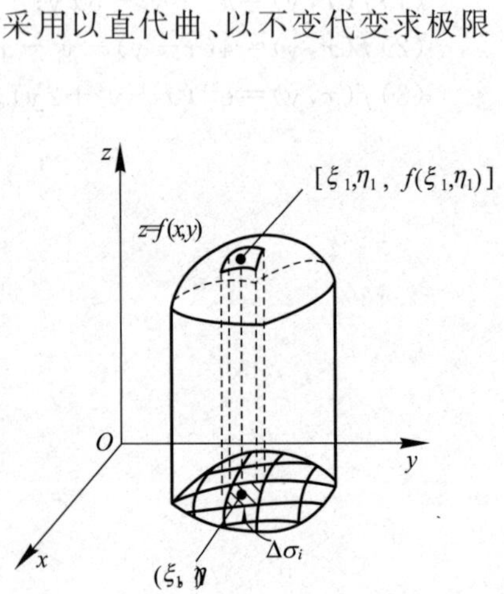

图 6-1

(2)近似代替：当分割很细时，小曲顶柱体的体积可以用小平顶柱体的体积近似代替，即

$$\Delta V_i\approx f(\xi_i,\eta_i)\Delta\sigma_i\qquad(i=1,2,\cdots,n),$$

其中 $f(\xi_i,\eta_i)$ 是 $\Delta\sigma_i$ 区域内一点 (ξ_i,η_i) 的高度，$\Delta\sigma_i$ 表示第 i 个小闭区域的面积。

(3)求和：n 个小平顶柱体的体积和就是曲顶柱体体积 V 的近似值，即

$$V=\sum_{i=1}^{n}\Delta v_i \approx \sum_{i=1}^{n} f(\xi_i,\eta_i)\Delta\sigma_i 。$$

(4)取极限：当分割越来越细，$\Delta\sigma_i$ 越来越小，$\sum\limits_{i=1}^{n}\Delta v_i$ 就越来越接近于 V。用 d_i 表示 $\Delta\sigma_i$ 内任意两点间的距离的最大值，称为 $\Delta\sigma_i$ 的直径，令 $d=\max\limits_{1\leqslant i\leqslant n}\{d_i\}$，如果 $d\to 0$，$\sum\limits_{i=1}^{n}\Delta v_i$ 的极限存在，则此极限值定义为曲顶柱体的体积，即

$$V=\lim_{\substack{n\to\infty\\ d\to 0}}\sum_{i=1}^{n} f(\xi_i,\eta_i)\Delta\sigma_i 。$$

2. 二重积分的定义

定义　设函数 $f(x,y)$ 在闭区域 D 上有定义，将区域 D 任意分成 n 个小区域 $\Delta\sigma_1$，$\Delta\sigma_2$，…，$\Delta\sigma_i$，…，$\Delta\sigma_n$，并用它们表示小区域的面积。在每个小区域上任取一点 (ξ_i,η_i) 做和式 $\sum\limits_{i=1}^{n} f(\xi_i,\eta_i)\Delta\sigma_i$，用 d 表示 $\Delta\sigma_i$ 中最大直径，当 $n\to\infty$，$d\to 0$ 时，如果此和式的极限存在，且与 D 的分割及点 (ξ_i,η_i) 的取法无关，则称此极限值为函数 $f(x,y)$ 在区域 D 上的**二重积分**(double integral)，记为

$$\iint_D f(x,y)\mathrm{d}\sigma=\lim_{\substack{n\to\infty\\ d\to 0}}\sum_{i=1}^{n} f(\xi_i,\eta_i)\Delta\sigma_i ，$$

其中 $f(x,y)$ 称为**被积函数**，x，y 称为**积分变量**，D 称为**积分区域**，$\mathrm{d}\sigma$ 称为**面积元素**(area element)。

由此定义可知，曲顶柱体的体积是曲顶的曲面方程 $z=f(x,y)$ 在底 D 上的二重积分

$$V=\iint_D f(x,y)\mathrm{d}\sigma 。$$

3. 两点说明

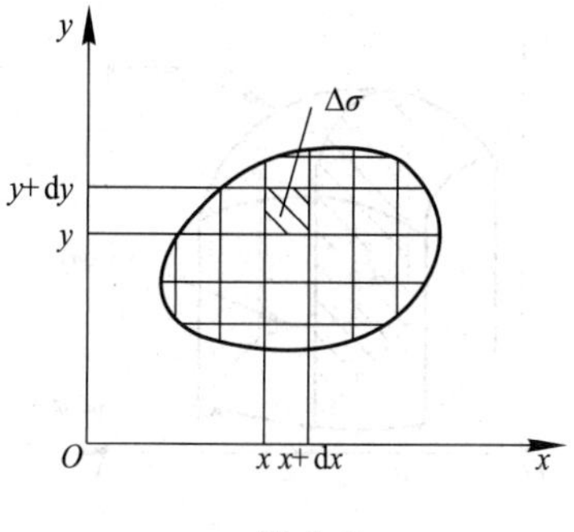

图 6-2

(1)在二重积分的定义中对区域 D 的分割是任意的，因此，在直角坐标系中，用平行于 x 轴和 y 轴的两组直线分割 D，如图 6-2 所示，用微元法，取小区间 $[x,x+\mathrm{d}x]$，$[y,y+\mathrm{d}y]$ 所确定的小区域面积为 $\mathrm{d}\sigma=\mathrm{d}x\mathrm{d}y$。这时得到

$$\iint_D f(x,y)\mathrm{d}\sigma=\iint_D f(x,y)\mathrm{d}x\mathrm{d}y 。$$

(2)二重积分的几何意义　当 $f(x,y)>0$ 时，曲顶柱体在 xOy 面的上方，二重积分表示曲顶柱体的体积；当 $f(x,y)<0$ 时，曲顶柱体在 xOy 面下方，二重积分的绝对值是曲顶柱体的

体积；当 $f(x,y)$ 在 D 的若干部分区域是正的，而在其他部分区域是负的，那么，二重积分等于这些小区域上的小曲顶柱体体积的代数和。

6.1.2 二重积分的性质

性质 1 常数因子可以由积分号内提出来

$$\iint_D kf(x,y)\mathrm{d}\sigma = k\iint_D f(x,y)\mathrm{d}\sigma \qquad (k \text{ 为常数})。$$

性质 2 函数代数和的积分等于各个函数积分的代数和，即

$$\iint_D [f(x,y) \pm g(x,y)]\mathrm{d}\sigma = \iint_D f(x,y)\mathrm{d}\sigma \pm \iint_D g(x,y)\mathrm{d}\sigma。$$

性质 3 如果积分区域 D 分为两个区域 D_1 与 D_2，则

$$\iint_D f(x,y)\mathrm{d}\sigma = \iint_{D1} f(x,y)\mathrm{d}\sigma \pm \iint_{D2} f(x,y)\mathrm{d}\sigma。$$

性质 4 如果在 D 上 $f(x,y)\equiv 1$，而 σ 为 D 的面积，则

$$\iint_D 1\mathrm{d}\sigma = \iint_D \mathrm{d}\sigma = \sigma。$$

它的几何意义是：高为 1 的平顶柱体的体积在数值上等于该柱体的底面积。

6.2 二重积分的计算

6.2.1 在直角坐标系中化二重积分为累次积分

由于二重积分 $\iint_D f(x,y)\mathrm{d}x\mathrm{d}y$ 在几何上表示一个曲顶柱体的体积，我们借助这个几何直观，来寻找计算二重积分的方法。设 $f(x,y)$ 在闭区域 D 上连续且大于零，D 是由直线 $x=a$，$x=b$ 与曲线 $y=\varphi_1(x)$，$y=\varphi_2(x)$ 所围成，即 D：$a\leqslant x\leqslant b$，$\varphi_1(x)\leqslant y\leqslant \varphi_2(x)$。则 $\iint_D f(x,y)\mathrm{d}x\mathrm{d}y$ 等于以 D 为底，以 $f(x,y)$ 为曲顶的曲顶柱体体积（图 6-3）。下面来计算这个曲顶柱体体积 V。

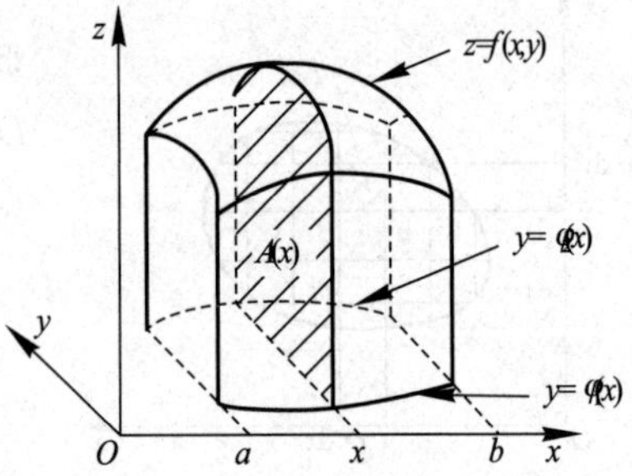

图 6-3

如图，我们把曲顶柱体看成是一些垂直于 x 轴薄片的叠加，所以在 $[a,b]$ 上任意一点 x 处用垂直于 x 轴的平面去截曲顶柱体，得到截面的面积设为 $A(x)$，因而 $A(x)\mathrm{d}x$ 是曲顶柱体中的一个小薄片的体积。利用微元

法，曲顶柱体的体积

$$V=\int_a^b A(x)\mathrm{d}x\ 。$$

由图可见，其中 $A(x)$ 是一个曲边梯形的面积，它是由曲线 $z=f(x,y)$（x 固定，为 y 的一元函数），直线 $y=\varphi_1(x)$，$y=\varphi_2(x)$ 及 $z=0$ 所围成，所以

$$A(x)=\int_{\varphi_1(x)}^{\varphi_2(x)} f(x,y)\mathrm{d}y\ ,$$

代入前式，有

$$V=\iint_D f(x,y)\mathrm{d}x\mathrm{d}y=\int_a^b\left[\int_{\varphi_1(x)}^{\varphi_2(x)} f(x,y)\mathrm{d}y\right]\mathrm{d}x\ 。$$

由此，二重积分的计算化为逐次计算两次定积分，也称为计算累次积分。累次积分也记为以下形式

$$\int_a^b\left[\int_{\varphi_1(x)}^{\varphi_2(x)} f(x,y)\mathrm{d}y\right]\mathrm{d}x=\int_a^b\mathrm{d}x\int_{\varphi_1(x)}^{\varphi_2(x)} f(x,y)\mathrm{d}y\ 。\tag{6.1}$$

以上区域 D 我们称为 D_x 型区域，D_x 型区域的特点是：它的边界同任一与 y 轴平行的直线至多交于两点（平行于 y 轴的边界除外），如图 6-4 所示。

如果区域 D：$c\leqslant y\leqslant d$，$\psi_1(y)\leqslant x\leqslant\psi_2(y)$，如图 6-5 所示，称 D 为 D_y 型区域，它的特点是：它的边界同任一与 x 轴平行的直线至多交于两点（平行于 x 轴的边界除外）。

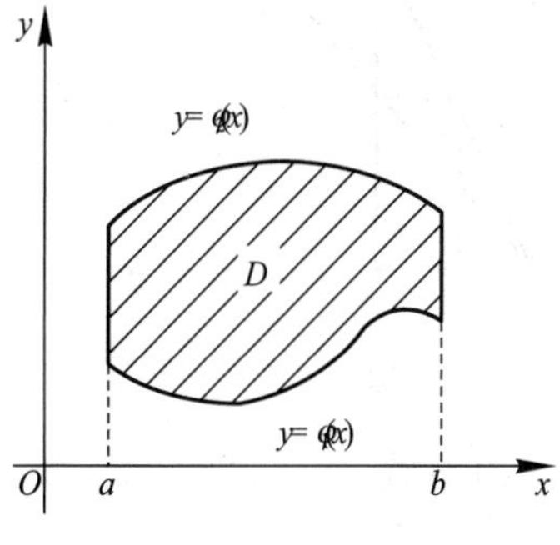

图 6-4

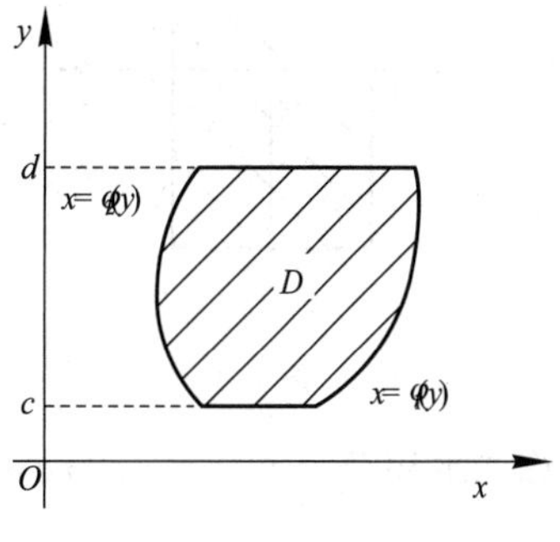

图 6-5

若 D 为 D_y 型，同 D_x 型推导一样，得

$$\iint_D f(x,y)\mathrm{d}x\mathrm{d}y=\int_c^d\mathrm{d}y\int_{\psi_1(y)}^{\psi_2(y)} f(x,y)\mathrm{d}x\ ,\tag{6.2}$$

这样就把二重积分化为先对 x，后对 y 的累次积分。

如果积分区域 D 既是 D_x 型又是 D_y 型，则由公式(6.1)、(6.2)得

$$\iint_D f(x,y)\mathrm{d}x\mathrm{d}y=\int_a^b\mathrm{d}x\int_{\varphi_1(x)}^{\varphi_2(x)} f(x,y)\mathrm{d}y=\int_c^d\mathrm{d}y\int_{\psi_1(y)}^{\psi_2(y)} f(x,y)\mathrm{d}x\ 。$$

例 1　求函数 $z=1-\dfrac{x}{3}-\dfrac{y}{4}$ 在矩形区域 D：$-1\leqslant x\leqslant 1$，$-2\leqslant y\leqslant 2$ 上的二重积分。

解 做出区域 D 的图形(图 6-6)。

矩形区域 D 既是 D_x 型又是 D_y 型,若将区域 D 看作 D_x 型区域,得

$$\iint_D\left(1-\frac{x}{3}-\frac{y}{4}\right)\mathrm{d}x\mathrm{d}y=\int_{-1}^{1}\mathrm{d}x\int_{-2}^{2}\left(1-\frac{x}{3}-\frac{y}{4}\right)\mathrm{d}y$$

$$=\int_{-1}^{1}\left[y-\frac{x}{3}y-\frac{1}{8}y^2\right]_{-2}^{2}\mathrm{d}x=8。$$

若将其看作 D_y 型区域,将得出同样结果,请读者自己验证。

例 2 求 $\iint\limits_D xy\,\mathrm{d}x\mathrm{d}y$,其中 D 是由直线 $x=1,x=2,y=x$ 和 $y=2x$ 围成的图形。

解 做出区域 D 的图形(图 6-7)。

区域 D 是 D_x 型区域,得

$$\iint_D xy\,\mathrm{d}x\mathrm{d}y=\int_1^2\mathrm{d}x\int_x^{2x}xy\,\mathrm{d}y=\int_1^2\left[\frac{x}{2}y^2\right]\Bigg|_x^{2x}\mathrm{d}x=5\,\frac{5}{8}\ 。$$

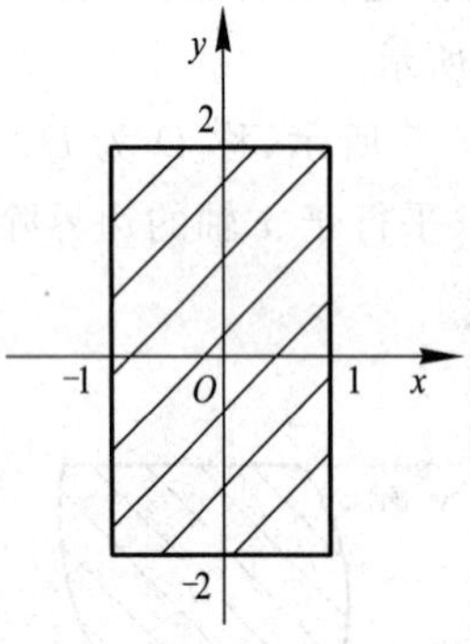

图 6-6

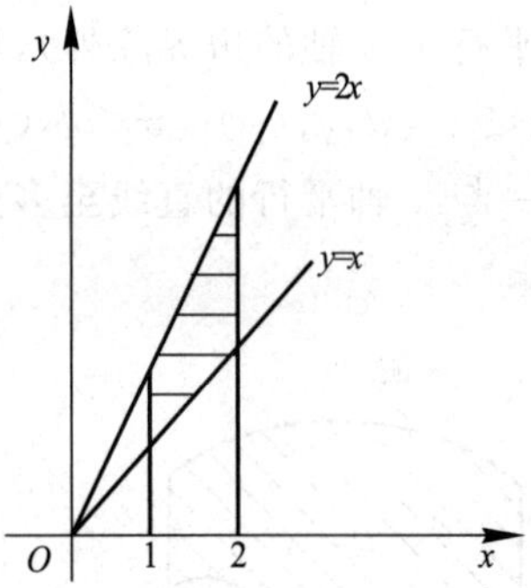

图 6-7

例 3 计算二重积分 $\iint\limits_D(2x-y)\mathrm{d}x\mathrm{d}y$,其中 D 是由直线 $y=1,2x-y+3=0$ 与 $x+y-3=0$所围成的图形。

解 做出区域 D 的图形(图 6-8)。

如果按 D_x 型公式计算,需要将 D 分成两部分。按 D_y 型计算简便,所以

$$\iint_D(2x-y)\mathrm{d}x\mathrm{d}y=\int_1^3\mathrm{d}y\int_{\frac{y-3}{2}}^{3-y}(2x-y)\mathrm{d}x=\int_1^3\left[(x^2-yx)\Big|_{\frac{y-3}{2}}^{3-y}\right]\mathrm{d}y=-3\ 。$$

例 4 计算二重积分 $\iint\limits_D\frac{\sin y}{y}\mathrm{d}x\mathrm{d}y$,积分区域 D 由直线 $y=x$ 与 $y^2=x$ 围成。

解 做出区域 D 的图形(图 6-9),由于被积函数的原函数不能用初等函数来表示,故不宜先对 y 后对 x 积分来计算,将区域 D 表示为

$$D:0\leqslant y\leqslant 1,\ y^2\leqslant x\leqslant y,$$

于是

$$\iint\limits_D \frac{\sin y}{y}\mathrm{d}x\mathrm{d}y = \int_0^1 \mathrm{d}y \int_{y^2}^{y} \frac{\sin y}{y}\mathrm{d}x = \int_0^1 (\sin y - y\sin y)\mathrm{d}y$$

$$= [-\cos y + y\cos y - \sin y]\big|_0^1 = 1 - \sin 1。$$

此例表明积分次序的选择对二重积分计算的重要性。

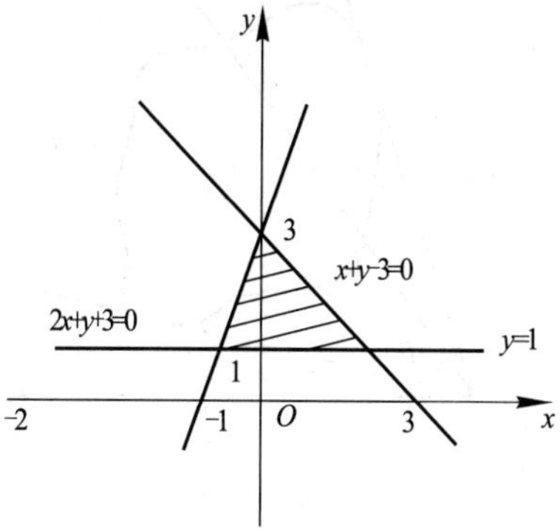

图 6-8

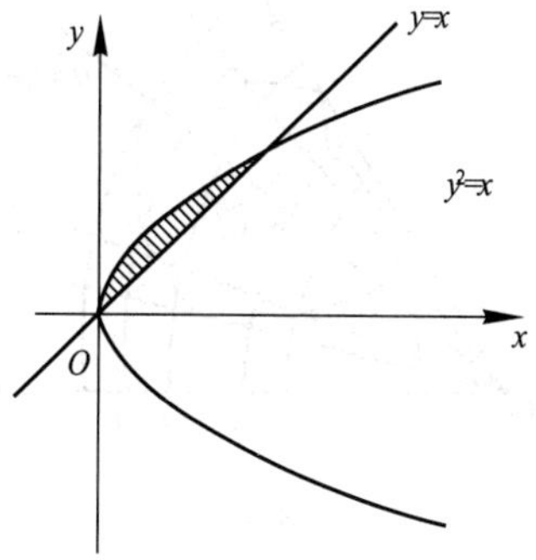

图 6-9

6.2.2 在极坐标系中化二重积分为累次积分

由平面解析几何知识可知，平面上任一点的极坐标(r,θ)与它的直角坐标(x,y)的变换公式为

$$\begin{cases} x = r\cos\theta \\ y = r\sin\theta \end{cases} \quad (0 < r < +\infty, 0 \leqslant \theta \leqslant 2\pi),$$

利用此关系式可将被积函数 $f(x,y)$化为极坐标系下关于积分变量 r 和 θ 的函数：

$$f(x,y) = f(r\cos\theta, r\sin\theta)。$$

为了求出极坐标中的面积元素 $\mathrm{d}\sigma$，我们用一组极点为圆心的同心圆(r=常数)和一组由极点发出的射线(θ=常数)将 D 分成 n 个闭区域 $\Delta\sigma_i(i=1,2,\cdots,n)$(图 6-10)。把极角分别为 θ_i 与 $\theta_i+\Delta\theta_i$ 的两条射线和半径分别为 r_i 和 $r_i+\Delta r_i$ 的两条圆弧所围成小区域面积记为

$$\Delta\sigma_i = r\Delta r_i\Delta\theta_i,$$

于是极坐标系下面积元素为

$$\mathrm{d}\sigma = r\mathrm{d}r\mathrm{d}\theta。$$

这样，我们得到二重积分在极坐标系中的计算公式

$$\iint\limits_D f(x,y)\mathrm{d}\sigma = \iint\limits_D f(r\cos\theta, r\sin\theta)r\mathrm{d}r\mathrm{d}\theta。$$

(1)极点 O 不在区域内(图 6-11)。这时区域 D 在 $\theta=\alpha,\theta=\beta$ 两条射线之间，射线与区域 D 的边界的交点把此边界分为两部分：$r=r_1(\theta)$，$r=r_2(\theta)$。所以 D 可表示为

$$D:\begin{cases} r_1(\theta)\leqslant r\leqslant r_2(\theta) \\ \alpha\leqslant\theta\leqslant\beta \end{cases},$$

于是 $$\iint\limits_D f(r\cos\theta, r\sin\theta)r\mathrm{d}r\mathrm{d}\theta=\int_\alpha^\beta \mathrm{d}\theta\int_{r_1(\theta)}^{r_2(\theta)} f(r\cos\theta, r\sin\theta)r\mathrm{d}r\text{。}$$

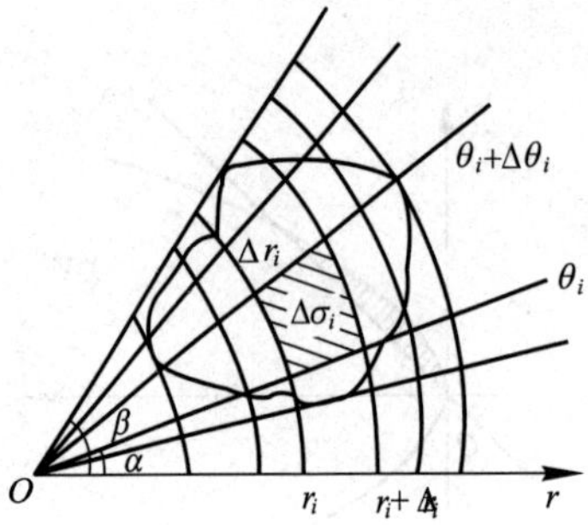

图 6-10

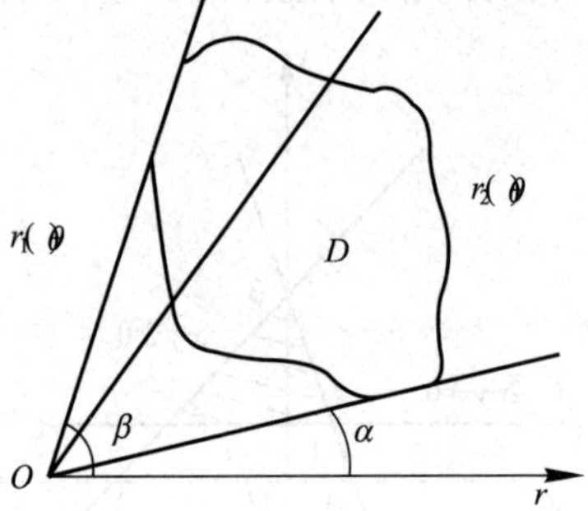

图 6-11

(2)极点 O 在积分区域 D 内部(图 6-12)。

设 D 的边界方程是 $r=r(\theta)$,这时 D 可表示为

$$D:\begin{cases} 0\leqslant r\leqslant r(\theta) \\ 0\leqslant\theta\leqslant 2\pi \end{cases},$$

于是 $$\iint\limits_D f(r\cos\theta, r\sin\theta)r\mathrm{d}r\mathrm{d}\theta=\int_0^{2\pi}\mathrm{d}\theta\int_0^{r(\theta)} f(r\cos\theta, r\sin\theta)r\mathrm{d}r\text{。}$$

例 5 计算积分 $\iint\limits_D \mathrm{e}^{-(x^2+y^2)}\mathrm{d}\sigma$,其中 D 为圆域 $x^2+y^2\leqslant a^2$。

解 如图 6-13 所示,D 边界方程为 $r=a$,$0\leqslant\theta\leqslant 2\pi$,$D$ 可表示为,$0\leqslant r\leqslant a$,$0\leqslant\theta\leqslant 2\pi$

于是 $$\iint\limits_D \mathrm{e}^{-(x^2+y^2)}\mathrm{d}\sigma=\iint\limits_D \mathrm{e}^{-r^2}r\mathrm{d}r\mathrm{d}\theta=\int_0^{2\pi}\mathrm{d}\theta\int_0^a \mathrm{e}^{-r^2}r\mathrm{d}r=\frac{1}{2}\int_0^{2\pi}(1-\mathrm{e}^{-a^2})\mathrm{d}\theta$$
$$=\pi(1-\mathrm{e}^{-a^2})\text{。}$$

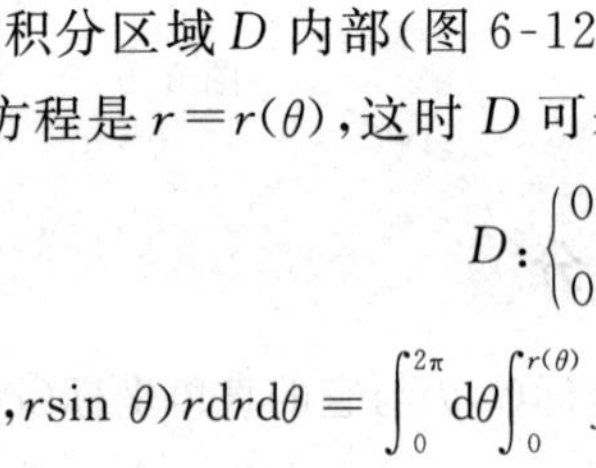

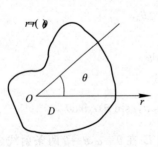

图 6-12

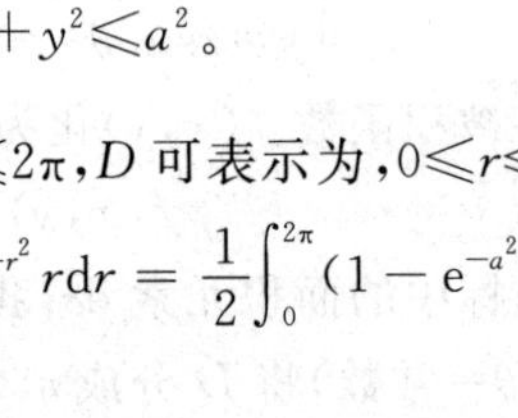

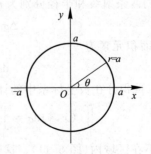

图 6-13

例 6　计算 $\iint\limits_D \sqrt{x^2+y^2}\,\mathrm{d}\sigma$，其中 D 是圆 $x^2+y^2-2y=0$ 所围成的区域。

解　如图 6-14 所示，圆 $x^2+y^2-2y=0$ 的极坐标方程为 $r=2\sin\theta, 0\leqslant\theta\leqslant\pi$，$D$ 可表示为，$0\leqslant r\leqslant 2\sin\theta, 0\leqslant\theta\leqslant\pi$

于是　$$\iint\limits_D \sqrt{x^2+y^2}\mathrm{d}\sigma=\iint\limits_D r\cdot r\mathrm{d}r\mathrm{d}\theta=\int_0^{\pi}\mathrm{d}\theta\int_0^{2\sin\theta}r^2\mathrm{d}r=\frac{8}{3}\int_0^{\pi}\sin^3\theta\mathrm{d}\theta=\frac{32}{9}\text{。}$$

例 7　计算 $\iint\limits_D \arctan\dfrac{y}{x}\mathrm{d}\sigma$，其中 D 为圆 $x^2+y^2=1, x^2+y^2=4$ 及直线 $y=x, y=0$ 所包围的第一象限的区域。

解　如图 6-15 所示，D 可表示为 $1\leqslant r\leqslant 2, 0\leqslant\theta\leqslant\dfrac{\pi}{4}$，而 $\arctan\dfrac{y}{x}=\theta$，

于是　$$\iint\limits_D \arctan\frac{y}{x}\mathrm{d}\sigma=\iint\limits_D \theta r\mathrm{d}r\mathrm{d}\theta=\int_0^{\frac{\pi}{4}}\mathrm{d}\theta\int_1^2\theta r\mathrm{d}r=\int_0^{\frac{\pi}{4}}\theta\cdot\frac{3}{2}\mathrm{d}\theta=\frac{3\pi^2}{64}\text{。}$$

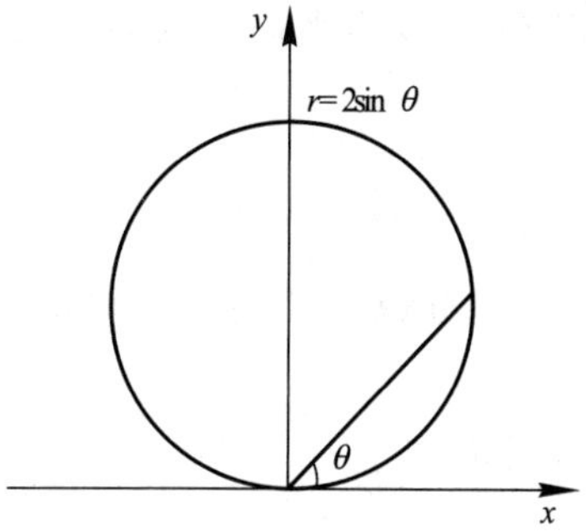

图 6-14

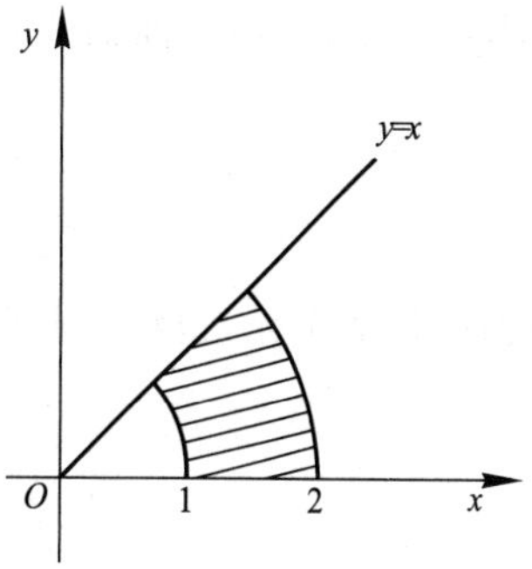

图 6-15

6.3　二重积分的应用

二重积分除用于计算曲顶柱体的体积及平面薄片的质量外，还可用于解决空间曲面的面积、静力学中的重心等问题。

6.3.1　曲面的面积

设曲面 S 的方程为：$z=f(x,y)$，S 在 xOy 面上的投影为区域 D，并设函数 $f(x,y)$ 在 D 上具有连续偏导数。

为了计算曲面 S 的面积 s，在 D 上任取一内点 $P(x,y)$，以其邻域 $N(P,\delta)$ 的边界为准线作母线平行 z 轴的柱面，得一曲顶柱体。以 $\mathrm{d}\sigma$ 表示此曲顶柱体底面，即邻域 $N(P,\delta)$ 的面积，

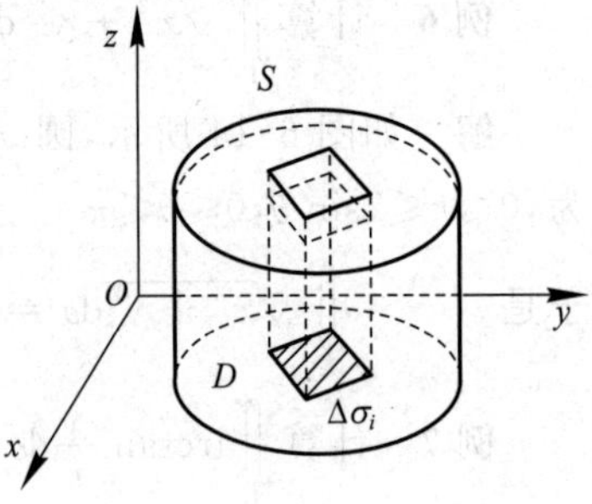

图 6-16

ds 表示曲面微元，即曲面 S 被柱面所截曲面小区域的面积。过点 (x,y,z) 作曲面的切平面，记切平面被柱面所截平面小区域的面积为 dA，切平面的法线与 z 轴正向的夹角为 θ（图 6-16）。则

$$dA=\frac{d\sigma}{\cos\theta}。$$

将方向余弦公式

$$\cos\theta=\frac{1}{\sqrt{1+\left(\frac{\partial z}{\partial x}\right)^2+\left(\frac{\partial z}{\partial y}\right)^2}}$$

代入上式，得

$$dA=\sqrt{1+\left(\frac{\partial z}{\partial x}\right)^2+\left(\frac{\partial z}{\partial y}\right)^2}\,d\sigma。$$

当邻域的半径 δ 充分小时，曲面小区域的面积 ds 可以用平面小区域的面积 dA 近似代替。于是

$$ds=\sqrt{1+\left(\frac{\partial z}{\partial x}\right)^2+\left(\frac{\partial z}{\partial y}\right)^2}\,d\sigma。$$

ds 称为曲面面积的微元，也称为曲面的微分。在积分域 D 上进行二重积分，可得曲面的面积公式：

$$s=\iint_D\sqrt{1+\left(\frac{\partial z}{\partial x}\right)^2+\left(\frac{\partial z}{\partial y}\right)^2}\,d\sigma。\tag{6.3}$$

例 1 计算半径为 a 的球面面积。

解 设球面方程为

$$x^2+y^2+z^2=a^2,$$

则球面在 xOy 面上的投影为圆域 $D:x^2+y^2\leqslant a^2$。

由上半球面方程：$z=\sqrt{a^2-x^2-y^2}$ 求得

$$\frac{\partial z}{\partial x}=-\frac{x}{\sqrt{a^2-x^2-y^2}},\quad \frac{\partial z}{\partial y}=-\frac{y}{\sqrt{a^2-x^2-y^2}},$$

从而有

$$\sqrt{1+\left(\frac{\partial z}{\partial x}\right)^2+\left(\frac{\partial z}{\partial y}\right)^2}=\frac{a}{\sqrt{a^2-x^2-y^2}}。$$

因此，上半球面的面积为

$$S=\iint_D\frac{a}{\sqrt{a^2-x^2-y^2}}d\sigma。$$

注意：被积函数在圆域 D 的边界上不连续，所以这是广义二重积分。在极坐标中，积分域 D 为：$0\leqslant r\leqslant a, 0\leqslant\theta\leqslant 2\pi$。于是

$$S=\iint_D \frac{a}{\sqrt{a^2-x^2-y^2}}\mathrm{d}\sigma = a\int_0^{2\pi}\mathrm{d}\theta\int_0^a \frac{1}{\sqrt{a^2-r^2}}r\mathrm{d}r = 2\pi a\int_0^a \frac{r\mathrm{d}r}{\sqrt{a^2-r^2}}$$

$$=2\pi a\lim_{\varepsilon\to 0}\int_0^{a-\varepsilon}\frac{-\mathrm{d}(a^2-r^2)}{2\sqrt{a^2-r^2}}=-2\pi a\lim_{\varepsilon\to 0}\sqrt{a^2-r^2}\Big|_0^{a-\varepsilon}=2\pi a^2,$$

故球面面积为 $4\pi a^2$。

6.3.2 在静力学中的应用

设 xOy 面上有 n 个坐标分别为 $(x_1,y_1),(x_2,y_2),\cdots,(x_n,y_n)$ 的质点，它们的质量分别为 $m_1,m_2,\cdots,m_n$。则该质点系重心的坐标为

$$\bar{x}=\frac{M_y}{M}=\frac{\sum\limits_{i=1}^n m_i x_i}{\sum\limits_{i=1}^n m_i}, \bar{y}=\frac{M_x}{M}=\frac{\sum\limits_{i=1}^n m_i y_i}{\sum\limits_{i=1}^n m_i},$$

其中 $\sum\limits_{i=1}^n m_i$ 为该质点系的**总质量**。

设平面薄片占有 xOy 面上的区域 D，它在点 (x,y) 处的面密度为 $\mu(x,y)$，这时 $\mu(x,y)>0$ 且在 D 上连续。为了求出该平面薄片重心的坐标，在区域 D 内任取一内点 $M(x,y)$，记其邻域 $N(P,\delta)$ 的面积为 $\mathrm{d}\sigma$。当 δ 充分小时，可以认为 $N(P,\delta)$ 的质量近似等于 $\mu(x,y)\mathrm{d}\sigma$，并认为 $P(x,y)$ 为邻域 $N(P,\delta)$ 的重心。于是

$$\mathrm{d}M_y=x\mu(x,y)\mathrm{d}\sigma, \mathrm{d}M_x=y\mu(x,y)\mathrm{d}\sigma,$$

从而有

$$M_y=\iint_D x\mu(x,y)\mathrm{d}\sigma, M_x=\iint_D y\mu(x,y)\mathrm{d}\sigma 。$$

由第一节已知，该薄片的质量

$$M=\iint_D \mu(x,y)\mathrm{d}\sigma ,$$

所以，该平面薄片重心的坐标为

$$\bar{x}=\frac{M_y}{M}=\frac{\iint\limits_D x\mu(x,y)\mathrm{d}\sigma}{\iint\limits_D \mu(x,y)\mathrm{d}\sigma}, \quad \bar{y}=\frac{M_x}{M}=\frac{\iint\limits_D y\mu(x,y)\mathrm{d}\sigma}{\iint\limits_D \mu(x,y)\mathrm{d}\sigma}。 \tag{6.4}$$

对于质量均匀的平面薄片，由于它的密度函数 $\mu(x,y)$ 等于常量。将 $\mu(x,y)$ 从积分号中提出后约去，可得其重心坐标：

$$\bar{x}=\frac{1}{\sigma}\iint_D x\,\mathrm{d}\sigma,\quad \bar{y}=\frac{1}{\sigma}\iint_D y\,\mathrm{d}\sigma,$$

其中，$\sigma=\iint_D \mathrm{d}\sigma$ 为平面薄片所占区域 D 的面积，只与平面薄片的形状有关，又称此为平面图形的**形心**。

例 2 求位于两圆 $r=2\sin\theta$ 和 $r=4\sin\theta$ 之间的均匀薄片（图 6-17）的重心。

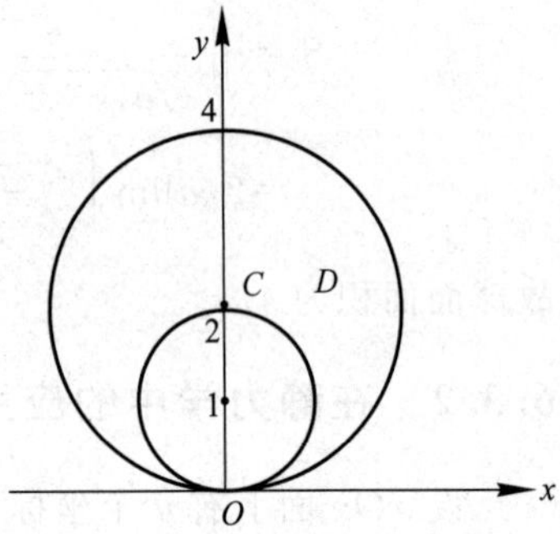

图 6-17

解 由图 6-17，此薄片 D 对称于 y 轴，故重心 (x,y) 必位于 y 轴上，即 $\bar{x}=0$。两圆的半径分别为 2 和 1，故薄片 D 的面积

$$\sigma=4\pi-\pi=3\pi。$$

在极坐标中，薄片 D 表示为：$2\sin\theta\leqslant r\leqslant 4\sin\theta,0\leqslant\theta\leqslant\pi$。于是

$$\begin{aligned}\bar{y}&=\frac{1}{3\pi}\iint_D y\,\mathrm{d}\sigma=\frac{1}{3\pi}\int_0^{\pi}\mathrm{d}\theta\int_{2\sin\theta}^{4\sin\theta}r^2\sin\theta\,\mathrm{d}r\\&=\frac{1}{3\pi}\int_0^{\pi}\sin\theta\cdot\left[\frac{r^3}{3}\right]_{2\sin\theta}^{4\sin\theta}\mathrm{d}\theta=\frac{56}{9\pi}\int_0^{\pi}\sin^4\theta\,\mathrm{d}\theta\\&=\frac{56}{9\pi}\cdot\frac{12\theta-8\sin 2\theta+\sin 4\theta}{32}\bigg|_0^{\pi}=\frac{7}{3},\end{aligned}$$

所以，薄片的重心为 $C\left(0,\frac{7}{3}\right)$。

6.4 三重积分

6.4.1 三重积分的概念

定义 设函数 $f(x,y,z)$ 在空间闭区域 Ω 上连续，将 Ω 任意分成 n 个小区域

$$\Delta V_1,\Delta V_2,\cdots,\Delta V_i,\cdots,\Delta V_n,$$

并用 $\Delta V_i(i=1,2,\cdots,n)$ 表示第 i 个小区域的体积。在各个小区域 ΔV_i 内任取一点后，做乘积 $f(\xi_i,\eta_i,\zeta_i)\Delta V_i$，并做和式

$$\sum_{i=1}^{n}f(\xi_i,\eta_i,\zeta_i)\Delta V_i。\tag{6.5}$$

如果当 n 无限增大，且所有 ΔV_i 直径中的最大值 λ 趋向于零时，和式(6.5)的极限存在，则称此极限为函数 $f(x,y,z)$ 在域 Ω 上的**三重积分**，记为 $\iiint_\Omega f(x,y,z)\mathrm{d}V$，即

$$\iiint_D f(x,y,z)\mathrm{d}V=\lim_{\lambda\to 0}\sum_{i=1}^{n}f(\xi_i,\eta_i,\zeta_i)\Delta V_i,$$

其中，$f(x,y,z)$称为**被积函数**，$f(x,y,z)\mathrm{d}V$ 称为**被积表达式**，$\mathrm{d}V$ 称为**体积元素**，Ω 称为**积分区域**，x,y,z 称为**积分变量**，$\sum\limits_{i=1}^{n}f(\xi_i,\eta_i,\zeta_i)\Delta V_i$ 称为**积分和**。

若函数 $f(x,y,z)$在 Ω 上的三重积分存在，则称$f(x,y,z)$在 Ω 上**可积**。可以证明 Ω 上的连续函数一定是可积的。

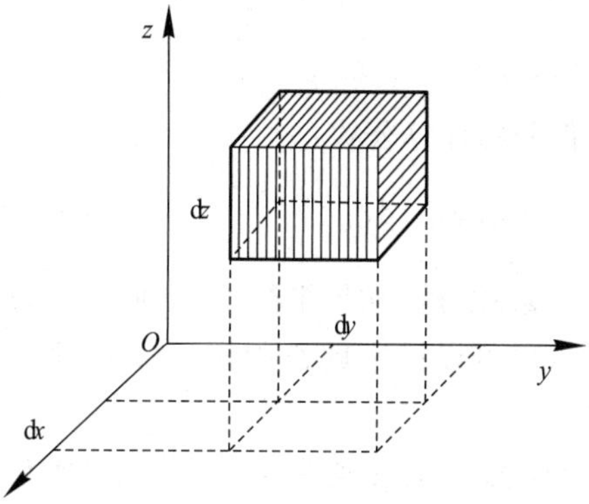

图 6-18

体积元素 $\mathrm{d}V$ 表示积分和中的 ΔV_i。在定义三重积分时，对区域 Ω 的划分是任意的。在直角坐标系中用平行于坐标面的平面来划分区域 Ω，除了靠边界曲面的一些小区域外，得到的小区域基本上是小长方体(图 6-18)。设其三边的长为 $\Delta x,\Delta y,\Delta z$，则 $\Delta V=\Delta x\cdot\Delta y\cdot\Delta z$，从而有 $\mathrm{d}V=\mathrm{d}x\mathrm{d}y\mathrm{d}z$。$\mathrm{d}x\mathrm{d}y\mathrm{d}z$ 称为**直角坐标系中的体积元素**(element of volume)。此时三重积分记为：

$$\iiint_\Omega f(x,y,z)\mathrm{d}x\mathrm{d}y\mathrm{d}z\ 。$$

三重积分具有与二重积分相类似的性质。

6.4.2　三重积分的计算

三重积分可化为三次积分进行计算。下面介绍在直角坐标系下的计算方法。

直角坐标系下三重积分的计算

设函数 $f(x,y,z)$在空间区域 Ω 上连续，平行于 z 轴的任何直线与区域 Ω 的边界曲面 S 的交点不多于两点。把区域 Ω 投影到 xOy 面上，得一平面区域 D(图 6-19)。以 D 的边界为准线，做母线平行于 z 轴的柱面。该柱面与曲面 S 相截，从 S 中截出两部分，其方程分别为

$$S_1:\ z=z_1(x,y)$$

和

$$S_2:\ z=z_2(x,y)。$$

它们都是区域 D 上的连续函数，且 $z_1(x,y)\leqslant z_2(x,y)$。过 D 内任一点(x,y)做平行于 z 轴的直线，从曲面 S_1 穿入 Ω 内，由曲面 S_2 穿出 Ω 外，穿入点与穿出点的坐标分别为 $z_1(x,y)$与 $z_2(x,y)$。

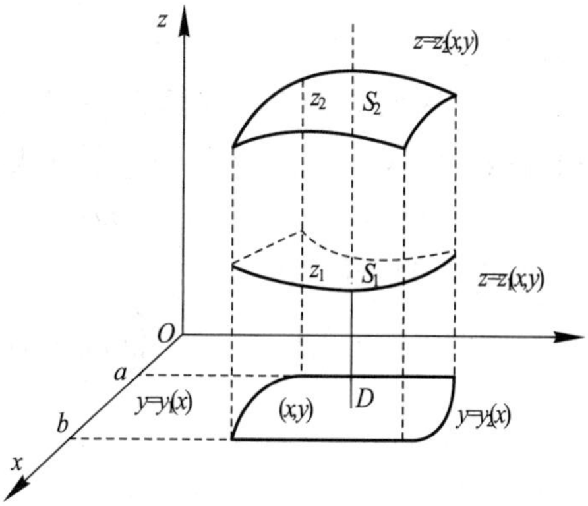

图 6-19

先固定自变量 x 与 y，将 $f(x,y,z)$看作 z 的一元函数，计算它在 z 轴方向上的积分。即

在区间$[z_1(x,y),z_2(x,y)]$上对z积分，其结果显然是x,y的函数，记为$F(x,y)$。则

$$F(x,y)=\int_{z_1(x,y)}^{z_2(x,y)} f(x,y,z)\mathrm{d}z\,。$$

然后，计算$F(x,y)$在区域D上的二重积分

$$\iint_D F(x,y)\mathrm{d}\sigma=\iint_D\left[\int_{z_1(x,y)}^{z_2(x,y)} f(x,y,z)\mathrm{d}z\right]\mathrm{d}\sigma\,。$$

若区域D可用不等式

$$y_1(x)\leqslant y\leqslant y_2(x)\qquad (a\leqslant x\leqslant b)$$

表示，则可以将此二重积分化为二次积分，从而得到三重积分的计算公式：

$$\iiint_D f(x,y,z)\mathrm{d}V=\int_a^b\mathrm{d}x\int_{y_1(x)}^{y_2(x)}\mathrm{d}y\int_{z_1(x,y)}^{z_2(x,y)} f(x,y,z)\mathrm{d}z\,。\tag{6.6}$$

(6.6)式把三重积分化为先对z，次对y，最后对x的三重积分。如果平行于x轴，且穿过区域Ω内部的直线与Ω的边界曲面S的交点不多于两点，也可以把区域Ω投影到yOz平面(或xOz平面)上，从而得到先对x(或先对y)的计算公式。

如果平行于坐标轴，且穿过区域Ω内部的直线与边界曲面S的交点多于两个，也可类似于二重积分，将Ω分成符合上述要求的几部分，将Ω上的三重积分化为各部分积分区域上的三重积分之和。

特别地，若$f(x,y,z)=1$，则在Ω上的三重积分，在数值上等于该区域Ω的体积V，即

$$V=\iiint_\Omega 1\cdot\mathrm{d}V\,。\tag{6.7}$$

例1 计算三重积分$\iiint_\Omega x\,\mathrm{d}x\mathrm{d}y\mathrm{d}z$，其中$\Omega$是由三个坐标平面与平面$x+y+z=1$所围成的区域(见图6-20)。

解 区域Ω的上边界面为$z=1-x-y$，下边界面为$z=0$。区域Ω在xOy面上的投影是由直线$x=0,y=0$及$x+y=1$所围成的三角形。于是

$$D:0\leqslant y\leqslant 1-x\qquad (0\leqslant x\leqslant 1)。$$

由公式(6.6)，得

$$\begin{aligned}\iiint_D x\,\mathrm{d}x\mathrm{d}y\mathrm{d}z&=\int_0^1\mathrm{d}x\int_0^{1-x}\mathrm{d}y\int_0^{1-x-y}x\,\mathrm{d}z\\&=\int_0^1\mathrm{d}x\int_0^{1-x}x(1-x-y)\mathrm{d}y\\&=\frac{1}{2}\int_0^1 x(1-x)^2\mathrm{d}x=\frac{1}{24}。\end{aligned}$$

例2 计算由抛物面$x^2+y^2=6-z$与坐标面xOz，yOz及平面$y=4z$，$x=1$，$y=2$所围区域的体积(见图6-21)。

解 区域Ω的上边界面为$z=6-x^2-y^2$,下边界面为$z=\frac{1}{4}y$,区域Ω在xOy面上的投影区域D,由x轴、y轴及直线$x=1,y=2$所围成的矩形域,即

$$D:0\leqslant y\leqslant 2,0\leqslant x\leqslant 1。$$

于是,Ω的体积

$$V=\iiint_D \mathrm{d}V=\int_0^1\mathrm{d}x\int_0^2\mathrm{d}y\int_{\frac{y}{4}}^{6-x^2-y^2}\mathrm{d}z=\int_0^1\mathrm{d}x\int_0^2\left(6-x^2-y^2-\frac{y}{4}\right)\mathrm{d}y$$

$$=\int_0^1\left[6y-xy-\frac{y^2}{2}-\frac{y^2}{8}\right]_0^2\mathrm{d}x=\int_0^1\left[\frac{53}{6}-2x^2\right]\mathrm{d}x$$

$$=\left[\frac{53}{6}x-\frac{2}{3}x^3\right]\Bigg|_0^1=\frac{49}{6}。$$

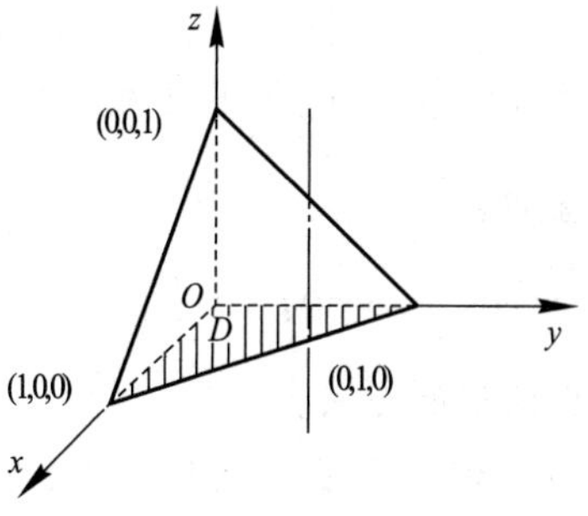

图 6-20

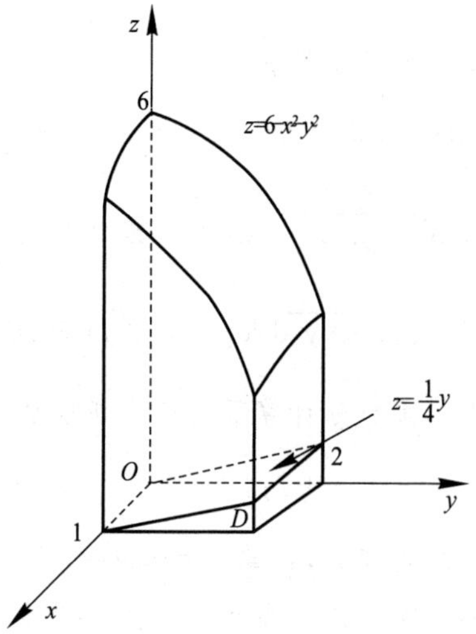

图 6-21

习 题 六

1. 化下列二重积分$\iint_D f(x,y)\mathrm{d}\sigma$为累次积分:

(1) D为$-1\leqslant x\leqslant 1,-1\leqslant y\leqslant 1$;

(2) D是由y轴,$y=1$及$y=x$围成的区域;

(3) D是由x轴与抛物线$y=4-x^2$在第二象限的部分及圆$x^2+y^2-4y=0$在第一象限围成的区域。

2. 更换下列二重积分的积分次序：

(1) $\int_0^1 dy\int_0^y f(x,y)dx$；　　(2) $\int_{-1}^1 dx\int_0^{\sqrt{1-x^2}} f(x,y)dy$。

3. 计算下列二重积分：

(1) $\iint\limits_D (x+y+1)dxdy$，其中 D 为 $0\leqslant x\leqslant 1, 0\leqslant y\leqslant 2$；

(2) $\iint\limits_D e^{x+y}dxdy$，其中 D 为 $0\leqslant x\leqslant 1, 0\leqslant y\leqslant 1$；

(3) $\iint\limits_D (x+6y)dxdy$，其中 D 为 $y=x, y=5x, x=1$ 所围成的区域；

(4) $\iint\limits_D (x^2+y)dxdy$，其中 D 为 $y=x^2, y^2=x$ 所围成的区域。

4. 计算下列二重积分：

(1) $\iint\limits_D y\,dxdy$，其中 D 为圆 $x^2+y^2=a^2$ 所包围的在第一象限中的区域；

(2) $\iint\limits_D \sqrt{R^2-x^2-y^2}\,dxdy$，其中 D 为圆 $x^2+y^2=Rx$ 所围成的区域；

(3) $\iint\limits_D \sin\sqrt{x^2+y^2}\,dxdy$，其中 D 为 $x^2+y^2\leqslant 4\pi^2, x^2+y^2\geqslant \pi^2$ 所围成的区域。

5. 利用二重积分计算下列曲线所围成的图形的面积：

(1) $y=x^2, y=x+2$；　　(2) $y=\sin x, y=\cos x, x=0, x=\frac{\pi}{4}$。

6. 利用二重积分，计算 $y=x, y=5x, x=1$ 所围成图形的面积。

7. 计算由旋转抛物面 $z=x^2+y^2$，坐标面及平面 $x+y=1$ 所围几何体的体积。

8. 有一密度不均匀的薄板 D(厚度不计)，由直线 $y=2x$ 与抛物线 $y=x^2$ 所围成，在点 $M(x,y)$ 处的密度 $\mu=xy$(克/立方厘米)，求薄板 D 的质量 m。

9. 求球面 $x^2+y^2+z^2=a^2$ 被柱面 $x^2+y^2=ax$ 所截部分的面积。

10. 求曲线 $y^2=4x+4$ 和 $y^2=-2x+4$ 所围平面图形的重心坐标。

11. 计算三重积分 $\iiint\limits_{\Omega} xy\,dxdydz$，其中，$\Omega$: $1\leqslant x\leqslant 2, -2\leqslant y\leqslant 1, 0\leqslant z\leqslant \frac{1}{2}$。

第 7 章 常微分方程

在生物科学和医药科学的研究过程中，经常需要寻求变量之间的函数关系。而微分学和积分学是从已知函数出发，来研究它的变化率和原函数。可在许多实际问题中，所需要的函数关系往往不能直接得到，而要由含有未知函数的导数或微分的关系式来求出，这就是微分方程所要讨论的问题。本章主要介绍微分方程的基本概念，讨论常用的一、二阶微分方程的解法。

7.1 微分方程的基本概念

7.1.1 两个实例

例 1 一曲线通过点(1,2)，且在该曲线上任意点 $M(x,y)$ 处的切线的斜率为 $2x$，求这曲线的方程。

解 根据导数的几何意义，设所求曲线为 $y=f(x)$，且满足方程

$$\frac{\mathrm{d}y}{\mathrm{d}x}=2x \qquad \text{或} \qquad \mathrm{d}y=2x\mathrm{d}x, \tag{7.1}$$

对(7.1)式两端积分，得

$$y=\int 2x\mathrm{d}x \qquad \text{即} \qquad y=x^2+c, \tag{7.2}$$

其中 c 为任意常数。

因曲线通过点 $M(1,2)$，所以曲线方程(7.2)还应满足条件 $\quad y|_{x=1}=2 \quad$ (7.3)

将(7.3)代入(7.2)中，得 $\quad c=1,$

于是，所求曲线方程为 $\quad y=x^2+1$。

例 2 一物体在重力作用下自由下落，若略去空气阻力，已知物体下落初始位置时的 $s_0=0$，$v_0=0$，求物体下落的路程 s 与时间 t 的函数关系式。

解 设物体下落过程中路程 s 与时间 t 的函数关系式为 $s=s(t)$，已知自由落体的加速度为 g，即

$$\frac{d^2s}{dt^2}=g, \tag{7.4}$$

将上式改写为

$$d\left(\frac{ds}{dt}\right)=g\,dt。$$

两边同时积分，得

$$v=\frac{ds}{dt}=gt+c_1, \tag{7.5}$$

再一次积分，得
$$s=\frac{1}{2}gt^2+c_1t+c_2, \tag{7.6}$$

其中 c_1, c_2 为任意常数，方程还应满足条件

$$\begin{cases} s|_{t=0}=s_0=0 \\ \frac{ds}{dt}|_{t=0}=v_0=0 \end{cases}, \tag{7.7}$$

将(7.7)式代入(7.5)式和(7.6)式中，得 $c_1=0, c_2=0$。

于是，所求物体下落路程 s 与时间 t 的函数关系式为

$$s=\frac{1}{2}gt^2,$$

从以上两个例子中可以看出，求这类问题的未知函数，首先要建立含有未知函数的导数或微分的方程，然后用积分的方法求出这未知函数。

7.1.2 微分方程的基本概念

上述两个例子中的方程(7.1)和(7.4)都是微分方程。通常，把含有自变量、未知函数及其导数或微分的方程称为**微分方程**(differential equation)，如果微分方程中出现的未知函数只含一个自变量，则称这种方程为**常微分方程**(ordinary differential equation)，其一般形式为

$$F(x,y,y',y'',\cdots,y^{(n)})=0,$$

其中 x 是自变量，y 是未知函数。如果未知函数含有两个或两个以上的自变量，即未知函数为多元函数且方程中含有偏导数，则称这种方程为**偏微分方程**(partial differential equation)。本章只讨论常微分方程，下面所说的微分方程都是指常微分方程。

在一个微分方程中，未知函数的导数(或微分)的最高阶数称为微分方程的**阶**(order)。例 1中的微分方程(7.1)是一阶微分方程，例 2 中的微分方程(7.4)是二阶微分方程。

如果把某个函数以及它的导数或微分代入微分方程，能使该方程成为恒等式，则这个函数称为该微分方程的**解**(solution)。或者说，满足微分方程的函数称为该微分方程的解。微分方程的解中含有独立的任意常数的个数与微分方程的阶数相同，把具有这种性质的解称为微分方程的**通解**(general solution)。例 1 中的(7.2)式，例 2 中的(7.6)式都是微分方程通解。

一个微分方程刻画一个运动过程，要表达某一具体过程的特定规律，必须确定通解中的任意常数的数值。利用已知条件确定出通解中任意常数的数值，从而得到的解称为**特解**(particular solution)。所给的已知条件称为定解条件，通常称为**初始条件**(initial condition)。

求微分方程的解的过程，称为解微分方程。解微分方程时，一般是先求通解，然后利用初始条件来确定任意常数，求出特解。

7.1.3　微分方程的几何意义

微分方程的解是一个函数 $y=f(x)$，它在平面上所对应的几何图形称为微分方程的**积分曲线**(integral curve)。通解中含有任意常数，所以它的几何图形是一簇积分曲线。例 1 中，方程(7.1)的通解为 $y=x^2+c$，它表示的几何图形是一簇抛物线，见图 7-1。它可以看成是由抛物线 $y=x^2$ 沿 y 轴上下平行移动而得的。

由于 $(x^2+c)'=2x$，所以这一簇抛物线在任意一点 (x,y) 处的切线斜率都等于 $2x$。

特解所对应的几何图形是表示通解的一簇积分曲线中满足初始条件的某一条。

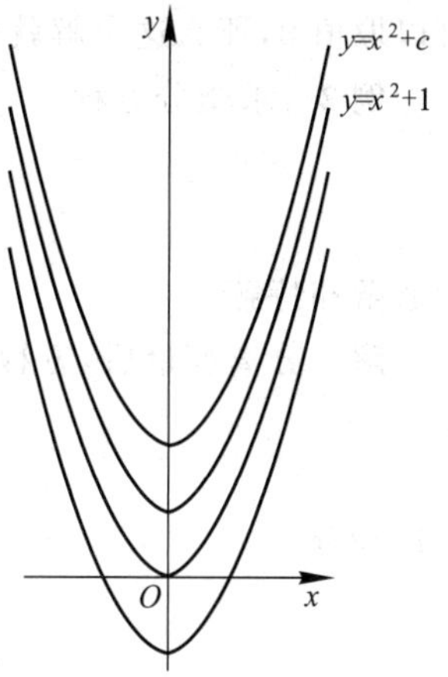

图 7-1

7.2　可分离变量的微分方程

定义 1　形如 $y'=f(x)g(y)$ 的方程称为可**分离变量的微分方程**。

这类方程的解法是：把方程改写成

$$\frac{\mathrm{d}y}{g(y)}=f(x)\mathrm{d}x,\qquad 其中\ g(y)\neq 0,$$

即把变量 x 和 y 分离开来，使等式的一边是 $\mathrm{d}x$ 乘以 x 的函数，另一边是 $\mathrm{d}y$ 乘以 y 的函数，然后两边积分

$$\int\frac{\mathrm{d}y}{g(y)}=\int f(x)\mathrm{d}x,$$

得到方程的通解。

例 1　求微分方程 $\frac{\mathrm{d}y}{\mathrm{d}x}=2xy$ 的通解。

解　方程是可分离变量的，分离变量后得 $\frac{\mathrm{d}y}{y}=2x\mathrm{d}x$，

两端积分

$$\int\frac{\mathrm{d}y}{y}=\int 2x\mathrm{d}x,$$

于是 $$\ln|y|=x^2+c_1,$$

从而 $$|y|=e^{x^2+c_1}=e^{c_1}\cdot e^{x^2},$$

即 $$y=\pm e^{c_1}\cdot e^{x^2}=c\cdot e^{x^2},$$

其中 $c=\pm e^{c_1}$，仍为任意常数，在求解过程中，用 y 除时，我们失掉了解 $y\equiv 0$，但如果认为 c 也可以取值 0，那么这个解就包含在解簇中了。

例 2 求微分方程

$$\begin{cases} x(y^2+1)dx+y(1-x^2)dy=0 \\ y|_{x=0}=1 \end{cases}$$

的通解和特解。

解 分离变量后，方程可化为

$$\frac{y}{1+y^2}dy=-\frac{x}{1-x^2}dx,$$

两边积分

$$\frac{1}{2}\int\frac{1}{1+y^2}d(1+y^2)=\frac{1}{2}\int\frac{1}{1-x^2}d(1-x^2),$$

$$\frac{1}{2}\ln(1+y^2)=\frac{1}{2}\ln(1-x^2)+\frac{1}{2}\ln c。$$

这里用 $\frac{1}{2}\ln c$ 作为积分常数，于是得通解为

$$\frac{1+y^2}{1-x^2}=c,$$

把初始条件 $y|_{x=0}=1$ 代入通解中，得 $c=2$。

于是，方程的特解为 $$2x^2+y^2=1。$$

定义 2 如果一阶微分方程

$$\frac{dy}{dx}=f(x,y)$$

中的函数 $f(x,y)$ 可以写成关于 $\frac{y}{x}$ 的函数，即 $f(x,y)=\varphi\left(\frac{y}{x}\right)$，则称这种方程为**齐次微分方程**。

解这类方程，可先进行变量代换，令 $u=\frac{y}{x}$，即 $y=ux$。将 $y=ux$ 两边对 x 求导数，有

$$\frac{dy}{dx}=u+x\frac{du}{dx},$$

代入微分方程，得

$$u+x\frac{du}{dx}=\varphi(u),$$

分离变量后 $$\frac{\mathrm{d}u}{\varphi(u)-u}=\frac{\mathrm{d}x}{x},$$

两边积分 $$\int\frac{\mathrm{d}u}{\varphi(u)-u}=\int\frac{\mathrm{d}x}{x},$$

求出积分后，再用$\frac{y}{x}$代替 u ，便得到所求的齐次方程的通解。

例 3 求微分方程$\frac{\mathrm{d}y}{\mathrm{d}x}=\frac{y}{x}+\tan\frac{y}{x}$的通解。

解 这是一个齐次微分方程，得

$$u+x\frac{\mathrm{d}u}{\mathrm{d}x}=u+\tan u,$$

即 $$x\frac{\mathrm{d}u}{\mathrm{d}x}=\tan u,$$

分离变量，得 $$\cot u\mathrm{d}u=\frac{\mathrm{d}x}{x},$$

两边积分，得 $$\ln\sin u=\ln x+\ln c,$$

即 $$\sin u=cx,$$

代回$\frac{y}{x}=u$，即得所求方程的通解为

$$\sin\frac{y}{x}=cx。$$

例 4 求微分方程$\begin{cases}y'=\frac{y}{x}+\frac{x}{y}\\ y|_{x=1}=2\end{cases}$的特解。

解 令$\frac{y}{x}=u$，$y=ux$，求导后代入方程中，得

$$u+x\frac{\mathrm{d}u}{\mathrm{d}x}=\frac{1}{u}+u,$$

化简，分离变量，得 $$u\mathrm{d}u=\frac{\mathrm{d}x}{x}。$$

两边积分，得 $$\frac{u^2}{2}=\ln x+c_1\text{，即 }u^2=2(\ln x+c_1),$$

将 $u=\frac{y}{x}$代入上式，得 $$\frac{y^2}{x^2}=2\ln x+c。$$

上式中 $c=2c_1$ 仍为任意常数，把初始条件 $y|_{x=1}=2$ 代入上式，得 $c=4$，

于是，齐次方程的特解为 $y^2=2x^2\ln x+4x^2$。

7.3 一阶线性微分方程

定义 形如

$$\frac{dy}{dx}+p(x)y=Q(x) \tag{7.8}$$

的方程称为**一阶线性微分方程**(first order linear differential equation)。如果 $Q(x)\equiv 0$,则方程(7.8)称为**一阶线性齐次微分方程**(homogeneous first order linear differential equation);如果 $Q(x)$ 不恒等于零,则方程(7.8)称为**一阶线性非齐次微分方程**(nonhomogenous first order linear differential equation)。

非齐次线性方程(7.8)所对应的齐次方程为

$$\frac{dy}{dx}+p(x)y=0。 \tag{7.9}$$

它是可分离变量的方程,分离变量后得

$$\frac{dy}{y}=-p(x)dx。$$

两边积分,得

$$\ln y=-\int p(x)dx+\ln c,$$

即得齐次方程通解

$$y=ce^{-\int p(x)dx}, \tag{7.10}$$

其中 $\int p(x)dx$ 表示 $p(x)$ 的某个确定的原函数。

现在我们使用所谓**常数变易法**(variation constant)来求非齐次线性方程(7.8)的通解。这种方法是把(7.9)的通解(7.10)中的 c 看作 x 的未知函数 $c(x)$,即令

$$y=c(x)e^{-\int p(x)dx} \tag{7.11}$$

为非齐次方程(7.8)的通解,$c(x)$ 为待定函数。

$$\frac{dy}{dx}=c'(x)e^{-\int p(x)dx}-c(x)p(x)e^{-\int p(x)dx}。 \tag{7.12}$$

把(7.11)和(7.12)代入方程(7.8)中,得

$$c'(x)e^{-\int p(x)dx}-c(x)p(x)e^{-\int p(x)dx}+p(x)c(x)e^{-\int p(x)dx}=Q(x),$$

即

$$c'(x)e^{-\int p(x)dx}=Q(x),$$

$$c'(x)=Q(x)e^{\int p(x)dx},$$

积分,得 $c(x)=\int Q(x)e^{\int p(x)dx}dx+c$。

把上式代入(7.11)中,便得出非齐次方程(7.8)的通解为:

$$y=e^{-\int p(x)dx}\left(\int Q(x)e^{\int p(x)dx}dx+c\right), \tag{7.13}$$

若将(7.13)改写成两项之和

$$y=ce^{-\int p(x)\mathrm{d}x}+e^{-\int p(x)\mathrm{d}x}\int Q(x)e^{\int p(x)\mathrm{d}x}\mathrm{d}x\text{。}$$

上式右端第一项是对应的齐次方程(7.9)的通解，第二项是原非齐次方程(7.8)的一个特解(在(7.8)的通解(7.13)中取 $c=0$ 便得到这个特解)。由此可知，一阶线性非齐次方程的通解等于对应的齐次方程的通解与非齐次方程的一个特解之和。

例 1　求微分方程 $\frac{\mathrm{d}y}{\mathrm{d}x}+y\cos x=e^{-\sin x}$ 的通解。

解　先求对应的齐次方程的通解

$$\frac{\mathrm{d}y}{\mathrm{d}x}+y\cos x=0,$$

将齐次方程分离变量，得

$$\frac{\mathrm{d}y}{y}=-\cos x\mathrm{d}x,$$

两边积分，得

$$\ln y=-\sin x+\ln c,$$

于是

$$y=ce^{-\sin x}\text{。}$$

下面用常数变易法求原非齐次方程的通解，设原非齐次方程的通解为：

$$y=c(x)e^{-\sin x},$$

对其求导数，得

$$y'=c'(x)e^{-\sin x}-\cos x\cdot c(x)e^{-\sin x},$$

将 y 及 y' 代入原方程中，得

$$c'(x)e^{-\sin x}-\cos x\cdot c(x)\cdot e^{-\sin x}+\cos\cdot c(x)e^{-\sin x}=e^{-\sin x},$$

$$c'(x)=1,$$

积分，得

$$c(x)=x+c,$$

于是，所求方程的通解为

$$y=(x+c)e^{-\sin x}\text{。}$$

例 2　求微分方程 $\frac{\mathrm{d}y}{\mathrm{d}x}-\frac{2y}{x+1}=(x+1)^{\frac{5}{2}}$ 的通解。

解　它所对应的齐次方程为

$$\frac{\mathrm{d}y}{\mathrm{d}x}-\frac{2y}{x+1}=0,$$

分离变量，得

$$\frac{\mathrm{d}y}{y}=\frac{2}{x+1}\mathrm{d}x,$$

两边积分，得

$$\ln y=2\ln(x+1)+\ln c,$$

即

$$y=c(x+1)^2\text{。}$$

令非齐次方程的通解为

$$y=c(x)(x+1)^2,$$

代入原方程中，得

$$c'(x)(x+1)^2+2c(x)(x+1)-\frac{2}{x+1}c(x)\cdot(x+1)^2=(x+1)^{\frac{5}{2}},$$

化简后，得
$$c'(x)=(x+1)^{\frac{1}{2}},$$

积分，得
$$c(x)=\frac{2}{3}(x+1)^{\frac{3}{2}}+c,$$

代回后得所求方程的通解为

$$y=(x+1)^2\left[\frac{2}{3}(x+1)^{\frac{3}{2}}+c\right]。$$

例 3 求微分方程 $\begin{cases}(x^2-1)y'+2xy-\cos x=0\\ y|_{x=0}=1\end{cases}$ 的特解。

解 将方程改写成 $\dfrac{dy}{dx}+\dfrac{2x}{x^2-1}y=\dfrac{\cos x}{x^2-1}$，它是一阶非齐次线性方程，

它所对应的齐次方程为
$$\frac{dy}{dx}+\frac{2x}{x^2-1}y=0,$$

分离变量，得
$$\frac{dy}{y}=-\frac{2x}{x^2-1}dx,$$

两边积分，得
$$\ln y=-\ln(x^2-1)+\ln c,$$

即
$$y=\frac{c}{x^2-1},$$

令非齐次方程的通解为

$$y=\frac{c(x)}{x^2-1},$$

代入原方程中，得

$$c'(x)\frac{1}{x^2-1}-c(x)\frac{2x}{(x^2-1)^2}+c(x)\frac{2x}{(x^2-1)^2}=\frac{\cos x}{x^2-1},$$

化简，得
$$c'(x)=\cos x,$$
积分，得
$$c(x)=\sin x+c,$$
代入后得所求方程的通解为

$$y=\frac{1}{x^2-1}(\sin x+c),$$

将初始条件 $y|_{x=0}=1$ 代入上式，得 $c=-1$，
则所求方程的特解为

$$y=\frac{1}{x^2-1}(\sin x-1)。$$

注：以上各例也可直接应用非齐次方程(7.8)的通解公式(7.13)求解。

7.4 几种可降阶的微分方程

把二阶及二阶以上的微分方程，称为**高阶微分方程**(higher order differential equation)。在本节我们将介绍几种特殊类型的高阶微分方程的解法。其主要方法是通过代换或两边积分，将它化为较低阶的方程来求解。下面介绍三种容易降阶的高阶微分方程的求解方法。

7.4.1 $y^{(n)}=f(x)$型的微分方程

微分方程
$$y^{(n)}=f(x) \tag{7.14}$$
的右端仅含有自变量 x，容易看出，只要两边积分，就得到一个 $n-1$ 阶的微分方程
$$y^{(n-1)}=\int f(x)\mathrm{d}x+c_1,$$
同理可得
$$y^{(n-2)}=\int\left[\int f(x)\mathrm{d}x+c_1\right]\mathrm{d}x+c_2。$$
依此法继续进行，连续积分 n 次，便得方程(7.14)的含有 n 个任意常数的通解(直接积分法)。

例1 求微分方程 $y'''=\mathrm{e}^{2x}-\cos x$ 的通解。

解 对所给方程连续积分三次，得
$$y''=\int(\mathrm{e}^{2x}-\cos x)\mathrm{d}x+c_1=\frac{1}{2}\mathrm{e}^{2x}-\sin x+c_1,$$
$$y'=\int\left(\frac{1}{2}\mathrm{e}^{2x}-\sin x+c_1\right)\mathrm{d}x+c_2=\frac{1}{4}\mathrm{e}^{2x}+\cos x+c_1x+c_2,$$
$$y=\int\left(\frac{1}{4}\mathrm{e}^{2x}+\cos x+c_1x+c_2\right)\mathrm{d}x+c_3=\frac{1}{8}\mathrm{e}^{2x}+\sin x+\frac{1}{2}c_1x^2+c_2x+c_3,$$
这就是所求的通解。

7.4.2 $y''=f(x,y')$型的微分方程

方程
$$y''=f(x,y') \tag{7.15}$$
的右端不显含有未知函数 y，可设 $y'=p(x)$，那么 $y''=\frac{\mathrm{d}p}{\mathrm{d}x}=p'$，而方程(7.15)就成为
$$p'=f(x,p),$$
这是一个关于变量 x,p 的一阶微分方程，求其通解为 $p=\varphi(x,c_1)$，

又因，$p=\frac{\mathrm{d}y}{\mathrm{d}x}$，因此又得到一个一阶微分方程
$$\frac{\mathrm{d}y}{\mathrm{d}x}=\varphi(x,c_1),$$
对它进行积分，便得到方程(7.15)的通解为 $y=\int\varphi(x,c_1)\mathrm{d}x+c_2$。

例 2 求微分方程 $y''-y'=x$ 的通解。

解 设 $y'=p$,则 $y''=\frac{dp}{dx}$代入原方程后有$\frac{dp}{dx}-p=x$,
这是一个一阶线性非齐次方程,由常数变易法可得其通解为

$$p=c_1e^x-x-1,$$

以$\frac{dy}{dx}$代替 p,得方程

$$\frac{dy}{dx}=c_1e^x-x-1,$$

积分,便得原方程的通解

$$y=c_1e^x-\frac{1}{2}x^2-x+c_2。$$

例 3 求微分方程 $y''=\frac{2y'x}{x^2+1}$满足初始条件 $y|_{x=0}=1, y'|_{x=0}=3$ 的特解。

解 所给方程是 $y''=f(x,y')$型的,设 $y'=p$,代入方程并分离变量后,有

$$\frac{dp}{p}=\frac{2x}{1+x^2}dx,$$

两边积分,得

$$\ln p=\ln(x^2+1)+\ln c_1,$$

即

$$p=y'=c_1(x^2+1),$$

由初始条件 $y'|_{x=0}=3$,得 $c_1=3$,所以 $y'=3(1+x^2)$,再积分,得

$$y=x^3+3x+c_2。$$

又由条件 $y|_{x=0}=1$,得 $c_2=1$,于是,所求方程的特解为

$$y=x^3+3x+1。$$

7.4.3 $y''=f(y,y')$型的微分方程

方程

$$y''=f(y,y') \tag{7.16}$$

的右端不显含有自变量 x,设 $y'=p(y)$,则有

$$y''=\frac{dp}{dx}=\frac{dp}{dy}\cdot\frac{dy}{dx}=p\frac{dp}{dy}。$$

这样,方程(7.16)就变为

$$p\frac{dp}{dy}=f(y,p),$$

这是一个关于变量 y,p 的一阶微分方程,设它的解为 $p=\varphi(y,c_1)$,则有

$$\int\frac{dy}{\varphi(y,c_1)}=x+c_2。$$

例 4 求微分方程 $yy''-(y')^2=0$ 的通解。

解 该方程不明显地含有自变量 x,设 $y'=p$,则 $y''=p\frac{dp}{dy}$,代入方程中,得

$$yp\frac{dp}{dy}-p^2=0$$

在 $y \neq 0, p \neq 0$ 时，约去 p 并分离变量，得

$$\frac{\mathrm{d}p}{p} = \frac{\mathrm{d}y}{y},$$

两端积分，得 $\qquad \ln p = \ln y + \ln c_1,$

即 $\qquad p = c_1 y \text{ 或 } y' = c_1 y,$

再分离变量并积分，便得到该方程的通解为

$$\ln y = c_1 x + \ln c_2 \text{ 或 } y = c_2 \mathrm{e}^{c_1 x}.$$

例 5 求微分方程 $y^3 y'' + 1 = 0$，满足初始条件 $y|_{x=1} = 1, y'|_{x=1} = 0$ 的特解。

解 令 $y' = p$，则 $y'' = p \dfrac{\mathrm{d}p}{\mathrm{d}y}$，代入方程，得 $p \dfrac{\mathrm{d}p}{\mathrm{d}y} = -y^{-3}$，

即 $\qquad 2p\mathrm{d}p = -2y^{-3}\mathrm{d}y,$

两边积分，得 $\qquad p^2 = y^{-2} + c_1,$

将 $y|_{x=1} = 1 \quad y'|_{x=1} = p|_{x=1} = 0$ 代入上式，得 $c_1 = -1$，所以

$$p = \pm \sqrt{y^{-2} - 1},$$

故 $\qquad \dfrac{y}{\sqrt{1-y^2}}\mathrm{d}y = \pm \mathrm{d}x,$

两边积分 $\qquad \sqrt{1-y^2} = \mp x + c_2,$

将 $y|_{x=1} = 1$ 代入式，得 $c_2 = \pm 1$，所以

$$\sqrt{1-y^2} = \mp(x-1),$$

两端平方得 $\qquad (x-1)^2 + y^2 = 1,$

所求的特解 $\qquad y = \sqrt{2x - x^2}.$

7.5 二阶常系数线性微分方程

定义 1 形如 $\qquad \dfrac{\mathrm{d}^2 y}{\mathrm{d}x^2} + p(x)\dfrac{\mathrm{d}y}{\mathrm{d}x} + q(x)y = f(x) \qquad (7.17)$

的方程称为**二阶线性微分方程**，其中 $p(x), q(x), f(x)$ 都是自变量 x 的函数。当方程的右端 $f(x) \equiv 0$ 时，方程称为齐次的；当 $f(x) \not\equiv 0$ 时，方程称为非齐次的。

7.5.1 线性微分方程解的结构

1. 二阶线性齐次方程解的结构

设二阶线性齐次方程为 $y'' + p(x)y' + q(x)y = 0$。 $\qquad (7.18)$

性质 1 如果函数 y_1 与 y_2 是方程(7.18)的两个解，则

$$y = c_1 y_1 + c_2 y_2 \qquad (7.19)$$

也是方程(7.18)式的解，其中 c_1, c_2 是任意常数。

线性齐次方程的这个特有的性质表明它的解符合**叠加原理**(principle of superposition)。

这个性质的成立，是由于将(7.19)式代入方程(7.18)中就可得知满足方程(7.18)，所以是方程(7.18)的解。

根据上述性质，从一个二阶线性齐次方程的两个解 y_1 和 y_2 出发，可以得到无数个新的解，那么 $y=c_1y_1+c_2y_2$ 是否就是方程的通解呢？回答是：不一定。下面讨论 $y_1(x), y_2(x)$ 的关系：

如果 $y_1(x)$ 和 $y_2(x)$ 满足 $\dfrac{y_1(x)}{y_2(x)}=k$ (k 为常数)，

即 $y_1(x)=ky_2(x)$，于是

$$\begin{aligned} y &= c_1y_1(x)+c_2y_2(x)=c_1ky_2(x)+c_2y_2(x) \\ &= (c_1k+c_2)y_2(x)=cy_2(x) \quad (c=c_1k+c_2), \end{aligned}$$

可见，它实际上只含一个任意常数，因而它不是方程的通解。

若 $y_1(x)$ 和 $y_2(x)$ 不满足 $\dfrac{y_1(x)}{y_2(x)}=k$，即一个解不是另一个解的常数倍，那么解 $y=c_1y_1(x)+c_2y_2(x)$ 含有两个独立的任意常数，它是方程的通解。

定义 2 满足关系式 $\dfrac{y_1(x)}{y_2(x)}=k$ 的两个解 $y_1(x)$ 和 $y_2(x)$ 称为**线性相关**(linear dependence)的解，否则称为**线性无关**(linear independence)的解，由此得到下面性质。

性质 2 若 $y_1(x)$ 和 $y_2(x)$ 是二阶线性齐次方程(7.18)的两个线性无关的解，则 $y=c_1y_1(x)+c_2y_2(x)$ 是方程(7.18)的通解，其中 c_1 和 c_2 是任意常数。

例如，方程 $y''+y=0$ 是二阶线性齐次方程。容易验证，$y_1=\cos x$ 与 $y_2=\sin x$ 是所给方程的两个解，且 $\dfrac{y_2}{y_1}=\tan x\neq$ 常数，即它们是线性无关的。因此，通解为

$$y=c_1\cos x+c_2\sin x.$$

2. 二阶线性非齐次微分方程解的结构

在第三节中我们已经看到，一阶线性非齐次微分方程的通解由两部分构成：一部分是对应的齐次方程的通解；另一部分是非齐次方程的一个特解。而二阶线性非齐次微分方程的通解也具有同样的结构。

性质 3 设 y^* 是二阶线性非齐次微分方程(7.17)的一个特解，Y 是与(7.17)对应的齐次方程(7.18)的通解，则

$$y=Y+y^* \tag{7.20}$$

是二阶线性非齐次微分方程(7.17)的通解。

这是由于将(7.20)代入(7.17)中，便知方程(7.17)得到满足，从而(7.20)是(7.17)的解。又由于 Y 是带有 2 个独立常数齐次方程的通解，故(7.20)是(7.17)的通解。

例如，方程 $y''+y=x^2$ 是二阶线性非齐次微分方程。已知 $Y=c_1\cos x+c_2\sin x$ 是对应的齐次方程 $y''+y=0$ 的通解；又容易验证 $y^*=x^2-2$ 是所给方程的一个特解。因此

$$y=c_1\cos x+c_2\sin x+x^2-2$$

是所给方程的通解。

7.5.2　二阶常系数线性齐次微分方程

定义 3　在二阶线性齐次微分方程(7.18)中，如果 y'，y 的系数均为常数即

$$y''+py'+qy=0, \tag{7.21}$$

其中 p,q 是常数，则称(7.21)为**二阶常系数线性齐次微分方程**。

我们知道，要找微分方程(7.21)的通解，可以先求出它的两个解 y_1，y_2，如果 $\frac{y_2}{y_1}\neq$ 常数，即 y_1 与 y_2 线性无关，则 $y=c_1y_1+c_2y_2$ 就是方程(7.21)的通解。

当 r 为常数时，指数函数 $y=e^{rx}$ 和它的各阶导数都只差一个常数因子。由于指数函数有这个特点，因此我们用 $y=e^{rx}$ 来尝试，看能否选取适当的常数 r，使 $y=e^{rx}$ 满足方程(7.21)。

将 $y=e^{rx}$ 求导，得到

$$y'=re^{rx},y''=r^2e^{rx}。$$

把 y,y' 和 y'' 代入方程(7.21)，得

$$r^2e^{rx}+pre^{rx}+qe^{rx}=0,$$

由于 $e^{rx}\neq0$，所以

$$r^2+pr+q=0。 \tag{7.22}$$

由此可见，只要 r 满足代数方程(7.22)，函数 $y=e^{rx}$ 就是微分方程(7.21)的解。我们把代数方程(7.22)称为微分方程(7.21)的**特征方程**(characteristic equation)。

特征方程(7.22)是一个二次代数方程，其中 r^2，r 的系数及常数项恰好依次是微分方程(7.21)中 y''，y' 和 y 的系数。

特征方程(7.22)的两个根 r_1，r_2 可以用公式

$$r_{1,2}=\frac{-p\pm\sqrt{p^2-4q}}{2}$$

求出，它们有三种不同的情形：

(i)当 $p^2-4q>0$ 时，r_1，r_2 是两个不相等的实根

$$r_1=\frac{-p+\sqrt{p^2-4q}}{2},r_2=\frac{-p-\sqrt{p^2-4q}}{2};$$

(ii)当 $p^2-4q=0$ 时，r_1，r_2 是两个相等的实根

$$r_1=r_2=-\frac{p}{2};$$

(iii)当 $p^2-4q<0$ 时，r_1，r_2 是一对共轭复根

$$r_1=\alpha+i\beta,r_2=\alpha-i\beta,$$

其中 $\alpha=-\frac{p}{2}$，$\beta=\frac{\sqrt{4q-p^2}}{2}$。

相应地，微分方程(7.21)的通解也就有三种不同的情形。现在分别讨论如下：

(i)特征方程有两个不相等的实根：$r_1 \neq r_2$。

由上面的讨论可知，$y_1 = e^{r_1 x}$，$y_2 = e^{r_2 x}$是微分方程(7.21)的两个解，并且

$$\frac{y_2}{y_1} = \frac{e^{r_2 x}}{e^{r_1 x}} = e^{(r_2 - r_1)x}$$

不是常数，因此微分方程(7.21)的通解为

$$y = c_1 e^{r_1 x} + c_2 e^{r_2 x}。$$

(ii)特征方程有两个相等实根：$r_1 = r_2$。

这时，我们只得到微分方程(7.21)的一个解

$$y_1 = e^{r_1 x}。$$

为了得出微分方程(7.21)的通解，我们还需求出另一个解 y_2，并且要求$\frac{y_2}{y_1}$不是常数。

设$\frac{y_2}{y_1} = u(x)$，即 $y_2 = e^{r_1 x} u(x)$，下面来求 $u(x)$。

将 y_2 求导，得

$$y'_2 = e^{r_1 x}(u' + r_1 u),$$

$$y''_2 = e^{r_1 x}(u'' + 2r_1 u' + r_1^2 u)。$$

将 y_2，y'_2 和 y''_2 代入微分方程(7.21)中，得

$$e^{r_1 x}[(u'' + 2r_1 u' + r_1^2 u) + p(u' + r_1 u) + qu] = 0,$$

约去 $e^{r_1 x}$，并以 u''，u'，u 为准合并同类项，得

$$u'' + (2r_1 + p)u' + (r_1^2 + pr_1 + q)u = 0。$$

由于 r_1 是特征方程(7.22)的二重根，因此，$r_1^2 + pr_1 + q = 0$ 且 $2r_1 + p = 0$，于是得 $u'' = 0$。因为我们只要得到一个不为常数的解，所以不妨选取 $u = x$，由此得到微分方程(7.21)的另一个解

$$y_2 = x e^{r_1 x}。$$

从而，微分方程(7.21)的通解为

$$y = c_1 e^{r_1 x} + c_2 x e^{r_1 x},$$

即

$$y = (c_1 + c_2 x) e^{r_1 x}。$$

(iii)特征方程有一对共轭复根：$r_1 = \alpha + i\beta$，$r_2 = \alpha - i\beta (\beta \neq 0)$。

这是，$y_1 = e^{(\alpha + i\beta)x}$，$y_2 = e^{(\alpha - i\beta)x}$是微分方程(7.21)的两个解，但它们是复函数形式。为了得出实函数形式，我们先利用欧拉公式 $e^{i\theta} = \cos\theta + i\sin\theta$ 把 y_1，y_2 改写成

$$y_1 = e^{(\alpha + i\beta)x} = e^{\alpha x} \cdot e^{i\beta x} = e^{\alpha x}(\cos\beta x + i\sin\beta x),$$

$$y_2 = e^{(\alpha - i\beta)x} = e^{\alpha x} \cdot e^{-i\beta x} = e^{\alpha x}(\cos\beta x - i\sin\beta x),$$

再消去 i，因此，取它们的和除以 2 和取它们的差除以 2i 就得到

$$\overline{y}_1=\frac{1}{2}(y_1+y_2)=e^{\alpha x}\cos\beta x,$$

$$\overline{y}_2=\frac{1}{2i}(y_1-y_2)=e^{\alpha x}\sin\beta x,$$

由叠加原理知$\overline{y}_1$，$\overline{y}_2$ 还是微分方程(7.21)的解，且$\dfrac{\overline{y}_1}{\overline{y}_2}=\dfrac{e^{\alpha x}\cos\beta x}{e^{\alpha x}\sin\beta x}=\cot\beta x$ 不是常数，所以微分方程(7.21)的通解为 $y=e^{\alpha x}(c_1\cos\beta x+c_2\sin\beta x)$。

综上所述，求二阶常系数齐次线性微分方程(7.21)的通解步骤如下：

第一步：写出微分方程(7.21)的特征方程(7.22)；

第二步：求出特征方程(7.22)的两个根 r_1,r_2；

第三步：根据特征方程(7.22)的两个根的不同情形，按照下表写出微分方程(7.21)的通解：

特征方程 $r^2+pr+q=0$ 的两个根 r_1,r_2	微分方程 $y''+py'+qy=0$ 的通解
两个不相等的实根 r_1,r_2	$y=c_1e^{r_1x}+c_2e^{r_2x}$
两个相等的实根 $r_1=r_2$	$y=(c_1+c_2x)e^{r_1x}$
一对共轭复根 $r_{1,2}=\alpha\pm i\beta$	$y=e^{\alpha x}(c_1\cos\beta x+c_2\sin\beta x)$

例 1　求微分方程 $y''-2y'-3y=0$ 的通解。

解　所给微分方程的特征方程为

$$r^2-2r-3=0,$$

其根 $r_1=-1,r_2=3$ 是两个不相等的实根，因此所求通解为

$$y=c_1e^{-x}+c_2e^{3x}。$$

例 2　求微分方程 $4y''-4y'+y=0$ 的通解。

解　所给方程的特征方程为

$$4r^2-4r+1=0,$$

其根 $r_1=r_2=\dfrac{1}{2}$为两个相等的实根，因此所求的通解为 $y=(c_1+c_2x)e^{\frac{1}{2}x}$。

例 3　求微分方程 $y''-2y'+5y=0$ 的通解。

解　所给方程的特征方程为

$$r^2-2r+5=0,$$

其根 $r_{1,2}=1\pm2i$ 为一对共轭复根，因此所求通解为

$$y=e^{x}(c_1\cos 2x+c_2\sin 2x)。$$

7.5.3　二阶常系数线性非齐次微分方程

二阶常系数线性非齐次微分方程的一般形式是

$$y''+py'+qy=f(x), \tag{7.23}$$

其中 p,q 是常数。

根据性质 3 二阶常系数线性非齐次微分方程的通解为对应的齐次方程(7.21)的通解加上非齐次方程(7.23)本身的一个特解。由于二阶常系数线性齐次微分方程的通解的求法已在前面得到解决,所以这里只需讨论求二阶非齐次常系数线性微分方程的一个特解 y^* 的方法。

下面只介绍当方程(7.23)中的 $f(x)$ 取两种常见形式时求特解 y^* 的方法。这种方法的特点是不用积分就可求出 y^* 来,它称为待定系数法。$f(x)$ 的两种形式是:

1. $f(x)=p_m(x)e^{\lambda x}$ 型(其中 $p_m(x)$ 是 x 的 m 次多项式,λ 是常数)

我们知道,方程(7.23)的特解 y^* 是使(7.23)成为恒等式的函数。怎样的函数能使(7.23)成为恒等式呢?因为(7.23)式右端 $f(x)$ 是多项式 $p_m(x)$ 与指数函数 $e^{\lambda x}$ 的乘积,而多项式与指数函数乘积的导数仍然是同一类型,因此,我们推测 $y^*=Q(x)e^{\lambda x}$(其中 $Q(x)$ 是某个多项式)可能是方程(7.23)的特解。把 $y^*,y^{*\prime},y^{*\prime\prime}$ 代入方程(7.23),然后考虑能否选取适当的多项式 $Q(x)$,使 $y^*=Q(x)e^{\lambda x}$ 满足方程(7.23)。为此,得

$$y^*=Q(x)e^{\lambda x},$$
$$y^{*\prime}=e^{\lambda x}[\lambda Q(x)+Q'(x)],$$
$$y^{*\prime\prime}=e^{\lambda x}[\lambda^2 Q(x)+2\lambda Q'(x)+Q''(x)],$$

代入方程(7.23)并取去 $e^{\lambda x}$,得

$$Q''(x)+(2\lambda+p)Q'(x)+(\lambda^2+p\lambda+q)Q(x)=p_m(x)。\tag{7.24}$$

(i)如果 λ 不是(7.21)式的特征方程 $r^2+pr+q=0$ 的根,即 $\lambda^2+p\lambda+q\neq0$,由于 $p_m(x)$ 是一个 m 次多项式,要使(7.24)的两端恒等,可令 $Q(x)$ 为另一个 m 次多项式 $Q_m(x)$:

$$Q_m(x)=b_0x^m+b_1x^{m-1}+\cdots+b_{m-1}x+b_m。$$

代入(7.24)式,比较等式两端 x 同次幂的系数,就得到含有 $b_0,b_1,\cdots b_m$ 作为未知数的 $m+1$ 个方程的联立方程组,从而可以定出这些 $b_i(i=0,1,\cdots,m)$,并得到所求的特解 $y^*=Q_m(x)e^{\lambda x}$。

(ii)如果 λ 是特征方程 $r^2+pr+q=0$ 的单根,即 $\lambda^2+p\lambda+q=0$,但 $2\lambda+p\neq0$,要使(7.24)的两端恒等,则 $Q'(x)$ 必须是 m 次多项式,此时可令 $Q(x)=xQ_m(x)$,并且可用同样的方法来确定 $Q_m(x)$ 的系数 $b_i(i=0,1,\cdots,m)$,并得到所求的特解 $y^*=xQ_m(x)e^{\lambda x}$。

(iii)如果 λ 是特征方程 $r^2+pr+q=0$ 的重根,即 $\lambda^2+p\lambda+q=0$,且 $2\lambda+p=0$,要使(7.24)的两端恒等,则 $Q''(x)$ 必须是 m 次多项式,此时可令 $Q(x)=x^2Q_m(x)$ 并用同样的方法来确定 $Q_m(x)$ 中的系数 $b_i(i=0,1,\cdots,m)$,并得到所求的特解 $y^*=x^2Q_m(x)e^{\lambda x}$。

综上所述,我们有如下结论:

如果 $f(x)=p_m(x)e^{\lambda x}$,则二阶常系数非齐次线性微分方程(7.24)具有形如

$$y^*=x^kQ_m(x)e^{\lambda x}\tag{7.25}$$

的特解,其中 $Q_m(x)$ 是与 $p_m(x)$ 同次(m 次)的多项式,而 k 按 λ 不是特征方程的根,是特征方程的单根或特征方程的重根依次取为 0,1 或 2。

例 4 求微分方程 $y''-2y'-3y=3x+1$ 的一个特解。

解 这是一个二阶常系数非齐次线性微分方程,且 $f(x)$是 $p_m(x)e^{\lambda x}$型(其中 $p_m(x)=3x+1,\lambda=0$)。

所给方程对应的齐次方程为

$$y''-2y'-3y=0,$$

它的特征方程为 $r^2-2r-3=0$。

由于这里 $\lambda=0$ 不是特征方程的根,所以应设特解为 $y^*=b_0x+b_1$,把它代入所给方程,得

$$-3b_0x-2b_0-3b_1=3x+1。$$

比较两端 x 同次幂的系数,得

$$\begin{cases}-3b_0=3\\-2b_0-3b_1=1\end{cases}$$

由此求得 $b_0=-1,b_1=\frac{1}{3}$。于是所求一个特解为

$$y^*=-x+\frac{1}{3}。$$

例 5 求微分方程 $y''-5y'+6y=xe^{2x}$的通解。

解 所给方程是二阶常系数非齐次线性微分方程,且 $f(x)$呈 $p_m(x)e^{\lambda x}$型(其中 $p_m(x)=x,\lambda=2$)。

方程所对应的齐次方程为

$$y''-5y'+6y=0,$$

它的特征方程为

$$r^2-5r+6=0,$$

有两个实根 $r_1=2,r_2=3$,于是齐次方程的通解为

$$Y=c_1e^{2x}+c_2e^{3x}。$$

由于 $\lambda=2$ 是特征方程的单根,所以应设

$$y^*=x(b_0x+b_1)e^{2x},$$

把它代入所给方程中,得 $-2b_0x+2b_0-b_1=x$。比较等式两端同次幂的系数,得

$$\begin{cases}-2b_0=1\\2b_0-b_1=0\end{cases},$$

解得 $b_0=-\frac{1}{2},b_1=-1$,因此求得的一个特解为

$$y^*=x\left(-\frac{1}{2}x-1\right)e^{2x},$$

从而所求的通解为

$$y=c_1e^{2x}+c_2e^{3x}-\frac{1}{2}(x^2+2x)e^{2x}。$$

2. $f(x)=e^{\lambda x}[p_l(x)\cos wx+p_n(x)\sin wx]$**型**

若 $f(x)=e^{\lambda x}[p_l(x)\cos wx+p_n(x)\sin wx]$,则二阶常系数线性非齐次方程(7.25)的特

解可设为

$$y^{*}=x^{k}e^{\lambda x}[R_{m}(x)\cos wx+Q_{m}(x)\sin wx], \tag{7.26}$$

其中 $R_m(x),Q_m(x)$ 是 m 次多项式，$m=\max\{l,n\}$，而 k 按 $\lambda+iw$（或 $\lambda-iw$）不是特征方程的根，或是特征方程的单根依次取 0 或 1。

例 6 求微分方程 $y''+9y=(24x-6)\cos 3x-2\sin 3x$ 的通解。

解 所给方程是二阶常系数线性非齐次微分方程，且 $f(x)$ 属于 $e^{\lambda x}[p_l(x)\cos wx+p_n(x)\sin wx]$ 型，(其中 $\lambda=0,\omega=3,p_l(x)=24x-6,p_n(x)=2$)。

方程所对应的齐次方程为

$$y''+9y=0,$$

它的特征方程为

$$r^2+9=0,$$

其两个根 $r_1=3i,r_2=-3i$，于是齐次方程的通解为

$$Y=c_1\cos 3x+c_2\sin 3x。$$

由于 $\lambda+iw=3i$ 是特征方程的单根，所以应设特解为

$$y^{*}=x[(ax+b)\cos 3x+(cx+d)\sin 3x],$$

求 y^{*} 的一阶及二阶导数后，代入所给方程中，得

$$(-12ax-6b+2c)\sin 3x+(12cx+6d+2a)\cos 3x=(24x-6)\cos 3x-2\sin 3x。$$

比较两端同类项系数，得

$$\begin{cases}-12a=0\\-6b+2c=-2\\12c=24\\6d+2a=-6\end{cases},$$

解得

$$a=0,b=1,c=2,d=-1,$$

所以特解为 $y^{*}=x\cos 3x+(2x^2-x)\sin 3x$。

所求方程的通解为 $y=c_1\cos 3x+c_2\sin 3x+x\cos 3x+(2x^2-x)\sin 3x$

$$=(c_1+x)\cos 3x+(c_2+2x^2-x)\sin 3x。$$

总结上面的两种情况，二阶常系数非齐次线性微分方程的解如下表：

非齐次项 $f(x)$	特解的形式
$f(x)=e^{\lambda x}p_m(x)$ 其中：$p_m(x)$ 是 m 次多项式， λ 是常数	(1)当 λ 不是特征方程的根时： $y^{*}=e^{\lambda x}Q_m(x)$ (2)当 λ 是特征方程的单根时： $y^{*}=xe^{\lambda x}Q_m(x)$ (3)当 λ 是特征方程的 2 重根时： $y^{*}=x^2e^{\lambda x}Q_m(x)$ $Q_m(x)$ 是 m 次多项式，系数待定

续表

非齐次项 $f(x)$	特解的形式
$f(x)=e^{\lambda x}[p_l(x)\cos wx+p_n(x)\sin wx]$ 其中：$p_l(x)$是 l 次多项式， $p_n(x)$是 n 次多项式， λ,w 是常数	(1)当 $\lambda\pm iw$ 不是特征方程的根时： $y^*=e^{\lambda x}[R_m(x)\cos wx+Q_m(x)\sin wx]$ (2)当 $\lambda\pm iw$ 是特征方程的根时： $y^*=xe^{\lambda x}[R_m(x)\cos wx+Q_m(x)\sin wx]$ $m=\max\{l,n\}$，$R_m(x)$，$Q_m(x)$是 m 次多项式，系数待定

7.6 二维线性常系数微分方程组

前面讨论的是由一个微分方程求解一个未知函数的情形。但是有时还会遇到由两个微分方程联立起来共同确定两个具有同一自变量的函数的情形。这两个联立的微分方程称为微分方程组。

如果微分方程组中的每一个微分方程都是常系数线性微分方程，则称这种方程组称为二维常系数线性微分方程组。

对于常系数线性微分方程组，可用下述方法求其解：

第一步：由方程组中消去一个未知函数及其导数，得到只含有一个未知函数的二阶常系数线性微分方程；

第二步：解此二阶微分方程，求出满足该方程的未知函数；

第三步：将已求得的函数代入原方程组，一般说来，不必经过积分就可以求出其余的未知函数。

例 求微分方程组

$$\begin{cases}\dfrac{dy}{dx}=3y-2z & (7.27)\\[2ex] \dfrac{dz}{dx}=2y-z & (7.28)\end{cases}$$

满足初始条件 $y|_{x=0}=1$，$z|_{x=0}=0$ 的特解。

解 这是含有两个未知函数 $y(x)$，$z(x)$的由两个一阶常系数线性方程组成的方程组。

设法消去未知函数 y，由(7.28)式得

$$y=\frac{1}{2}\left(\frac{dz}{dx}+z\right), \tag{7.29}$$

上式两端求导，有

$$\frac{dy}{dx}=\frac{1}{2}\left(\frac{d^2z}{dx^2}+\frac{dz}{dx}\right)。 \tag{7.30}$$

将(7.29)、(7.30)代入(7.27)中，化简得

$$\frac{d^2z}{dx^2}-2\frac{dz}{dx}+z=0。$$

这是一个二阶常系数线性微分方程，它的通解是

$$z=(c_1+c_2x)e^x。\tag{7.31}$$

把(7.31)代入(7.29)中，得

$$y=\frac{1}{2}(2c_1+c_2+2c_2x)e^x。\tag{7.32}$$

于是，所求方程的通解为

$$\begin{cases}y=\frac{1}{2}(2c_1+c_2+2c_2x)e^x\\z=(c_1+c_2x)e^x\end{cases}。$$

将初始条件 $y|_{x=0}=1,z|_{x=0}=0$ 代入上式中，得 $c_1=0,c_2=2$，所以，求得方程的特解为

$$\begin{cases}y=(1+2x)e^x\\z=2xe^x\end{cases}。$$

7.7 微分方程的应用

7.7.1 微分方程在医药学中的应用

随着计算机的普及和广泛应用，促进了生物科学的数学化，医药学也越来越普遍地利用数学方法来解决其发展中所遇到的问题，以揭示其中数量的规律性。这种表示医药学问题中各变量之间关系的数学方程称为**数学模型**(mathematical model)，其中以微分方程的应用最为广泛，在这里我们仅就微分方程在医药学数学模型中的应用作简单的介绍。

例 1 放射性碘^{131}I广泛用来研究甲状腺机能。^{131}I的瞬时放射速率与它当时所存在的量成正比，已知^{131}I原有质量为15mg，其半衰期 $T_{\frac{1}{2}}=8$ 天，问12天后还剩多少？

解 设 t 时刻^{131}I的质量为 $N(t)$。由其放射速率与它当时所存在的质量成正比，可列出微分方程

$$\frac{dN(t)}{dt}=-kN(t),$$

其中，$k>0$ 为比例系数(衰变常数)，初始条件为 $t=0$ 时，$N(t)=N(0)=15$mg，将列出的微分方程分离变量，得

$$\frac{dN(t)}{N(t)}=-kdt,$$

两边积分，得

$$\ln N(t)=-kt+\ln C,$$

$$N(t)=Ce^{-kt},$$

代入初始条件得
$$15=Ce^{0}=C,$$
于是衰变规律为
$$N(t)=15e^{-kt}。$$

因为^{131}I的半衰期 $T_{\frac{1}{2}}=8$ 天，即 $t=8$ 时，$N(8)=\dfrac{N(0)}{2}=7.5$，将它代入上式，得

$$7.5=15e^{-8k},$$

$$\frac{1}{2}=e^{-8k},$$

$$-8k=-\ln 2,$$

$$k=\frac{1}{8}\ln 2\approx 0.0866,$$

所以
$$N(t)=15e^{-\frac{1}{8}\ln 2t}\approx 15e^{-0.0866t}。$$
在12天后还剩
$$N(12)=15e^{-0.0866\times 12},$$
$$N(12)=5.306(\text{mg}),$$
即经过12天后^{131}I还剩5.306mg。

例2　已知霍乱弧菌的繁殖速率与霍乱弧菌的数量成正比。设开始时霍乱弧菌的数量为200个，其繁殖周期 $T_c=30\text{min}$，求4h后霍乱弧菌的数量。

解　设 t 时刻霍乱弧菌的数量为 $M(t)$，则 $\dfrac{\mathrm{d}M(t)}{\mathrm{d}t}$ 为霍乱弧菌的繁殖速率，由已知条件有

$$\frac{\mathrm{d}M(t)}{\mathrm{d}t}=kM(t)。$$

初始条件为 $t=0$ 时，$M(t)=M(0)=200$，将上面的方程分离变量，得

$$\frac{\mathrm{d}M(t)}{M(t)}=k\mathrm{d}t,$$

两边积分得

$$\ln M(t)=kt+\ln C,$$
$$M(t)=Ce^{kt},$$

将初始条件代入上式得

$$200=C\cdot e^{0}=C,$$

于是
$$M(t)=200e^{kt}。$$

因为题中还给出了繁殖周期 $T_c=30\text{min}$。这是细菌繁殖一个世代（细菌由一个繁殖成两个）所需要的时间，即 $t=T_c=30\text{min}=\dfrac{1}{2}\text{h}$，$M(t)=M(T_c)=2M(0)=400$ 个，把它代入上式可求出 k。

$$400=200e^{k\cdot\frac{1}{2}},$$

$$k=2\ln 2\approx 1.386,$$

则
$$M(t)=200e^{2\ln 2\cdot t}\approx 200e^{1.386t}。$$

那么，4 小时后霍乱弧菌的数量为

$$M(4)=200e^{2\ln 2\times 4}=200e^{8\ln 2}$$
$$=200\times 2^{8}=51200(\text{个})。$$

例 3 药物对生物膜的渗透。图 7-2 是药物对生物膜渗透的一个模型。假设生物膜内因不断补充可维持药物浓度为 8%，开始时膜外的药物浓度为 0%，其渗透速度正比于它们的浓度差。现测得 2 小时后，膜外浓度为 2%，求多少小时后膜外浓度可达 4%。

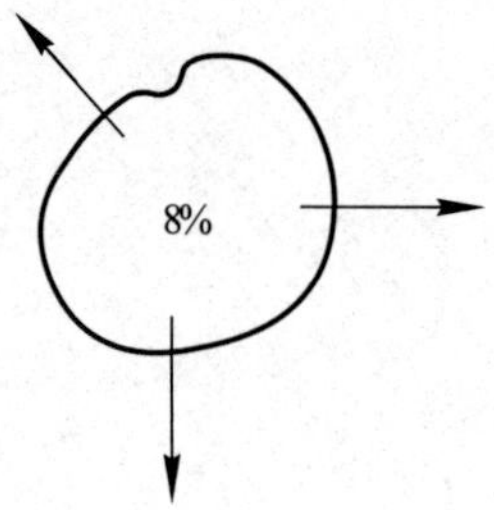

图 7-2

解 设 t 时刻膜外浓度为 $c(t)$，则由已知条件可列出如下微分方程

$$\frac{dc(t)}{dt}=k[8\%-c(t)],$$

其中 $k>0$ 为正比例常数(渗透速率常数)。初始条件为 $t=0$ 时 $c(0)=0\%$。

将方程分离变量，得

$$\frac{dc(t)}{8\%-c(t)}=k dt,$$

两边积分，得

$$\ln[8\%-c(t)]=-kt+\ln A,$$
$$c(t)=8\%-Ae^{-kt}\qquad (A\text{ 为任意常数}),$$

代入初始条件，得 $0=8\%-Ae^{0}, A=8\%$，

则
$$c(t)=8\%[1-e^{-kt}],$$

因为，已知 $t=2$ 时，$c(t)=c(2)=2\%$，把它代入上式，可定出 k 值。

$$2\%=8\%[1-e^{-2k}],$$

$$\frac{1}{4}=1-e^{-2k}, e^{-2k}=\frac{3}{4},$$

可解得
$$k=-\frac{1}{2}\ln\frac{3}{4}\approx 0.1438,$$

于是
$$c(t)\approx 8\%(1-e^{-0.1438t})。$$

设 $t=T$ 时，$c(t)$ 为 4%，代入上式，得

$$4\%=8\%(1-e^{-0.1438T}),$$

$$e^{-0.1438T}=\frac{1}{2},$$

$$T=4.82\text{h},$$

即经过 4.82 小时，膜外浓度可达 4%。

例4 在口服药片的疗效研究中，需要了解药片的溶解浓度，溶解浓度 C 是时间 t 的函数，记为 $C=C(t)$。由实验可知，微溶药(如阿司匹林)在时刻 t 的溶解速度与药片的表面积 A 及浓度差 $Cs-C$ 的乘积成正比(Cs 是药溶液的饱和浓度；把药片嵌在管内，仅一表面与溶液接触，A 是不变的常量)，求药片的溶解浓度。

解 根据题意可列出微分方程

$$\frac{dC}{dt}=DA(C_s-C)。$$

式中 D,A,C_s 均为常数。D 称为溶解常数。分离变量，得

$$\frac{dC}{C_s-C}=DA\mathrm{d}t,$$

两边积分，得

$$\ln(C_s-C)=-DAt+\ln B,$$

即

$$C_s-C=Be^{-DAt}(B\text{ 为任意常数}),$$

又因为开始时药片没有溶出，即初始条件为 $t=0$ 时，$C=0$，由此得 $B=C_s$，于是，药片的溶解浓度为

$$C=C_s-C_s\mathrm{e}^{-DAt}=C_s(1-\mathrm{e}^{-DAt})。$$

7.7.2 肿瘤生长的数学模型

在描述生物科学的某个问题中，我们把表示各变量间关系的数学方程称为数学模型。肿瘤生长的数学模型，就是从数量方面描述肿瘤生长的数学方程。

设 $v(t)$ 表示肿瘤在 t 时刻的大小(体积、重量、细胞数等)，由实际经验知道，肿瘤生长到时刻 t 时的增长速率与当时的肿瘤大小 $v(t)$ 成正比，比例系数为 k；但 k 不是常数，它随时间 t 的增大而减小，其减小速率与当时 k 的大小成正比，此比例系数 $a\geqslant 0$ 为常数。由此得如下模型：

$$\begin{cases}\dfrac{dv(t)}{dt}=kv & (7.33)\\ \dfrac{dk}{dt}=-ak & (7.34)\end{cases}。$$

我们分两种情况讨论上述模型的解：

(1) 若 $a=0$，这时 $\frac{dk}{dt}=0$，故 k 为常数，记为 A。设 $t=0$ 时，$v(0)=v_0$，则由(7.33)式有

$$v(t)=v_0\mathrm{e}^{At}。\tag{7.35}$$

在这种情况下，肿瘤完全呈指数生长，生长速率常数为 A。

(2) 若 $a>0$，这时由(7.34)式得

$$k=A\mathrm{e}^{-at},$$

其中 A 为 $t=0$ 时的 k 值，将上式代入方程(7.33)，有

$$\frac{dv(t)}{dt}=Av\mathrm{e}^{-at},$$

分离变量后积分,得

$$\ln v=-\frac{A}{a}\mathrm{e}^{-at}+\ln C,$$

其中 C 为任意常数。

设 $t=0$ 时 $v(0)=v_0$,于是有 $C=v_0\mathrm{e}^{\frac{A}{a}}$。

所以

$$v(t)=v_0\mathrm{e}^{\frac{A}{a}(1-\mathrm{e}^{-at})},\tag{7.36}$$

这就是描述肿瘤生长的数学关系式。它称为**高姆帕茨函数**(Gompertz function),其图形称为高姆帕茨曲线(图 7-3)。

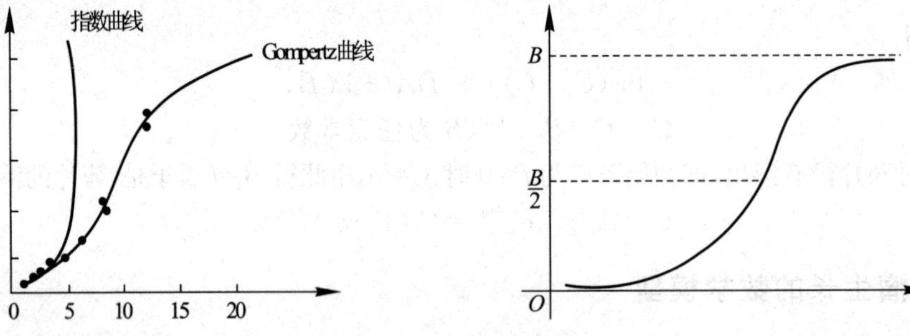

图 7-3

下面利用高姆帕茨函数来研究肿瘤生长的情况:

(1) 当 $at\to 0$ 时,由于 $\mathrm{e}^{-at}\approx 1-at$,于是(7.36)式成为

$$v=v_0\mathrm{e}^{At},\tag{7.37}$$

可见,当 a 为不等于 0 的有限值而且 t 值很小时,即肿瘤生长的初级阶段,肿瘤是呈指数生长的。

(2) 当 $t\to+\infty$ 时,$\mathrm{e}^{-at}\to 0$,(7.36)式得 v 的最大值

$$v_{max}=v_0\mathrm{e}^{\frac{A}{a}}。$$

这就是肿瘤生长的理论上限值。容易知道,$\frac{\mathrm{d}v}{\mathrm{d}t}>0$,故 $v(t)$ 单调增加,从而当 $t\to\infty$ 时,$v\to v_{\max}$。

由图 7-3 可以看出,用高姆帕茨函数描述肿瘤生长规律,与实际情况是吻合的。

习 题 七

1. 什么叫微分方程的阶?并指出下列微分方程的阶数:

(1) $y''-4y'+7y=2x$;　　(2) $\frac{\mathrm{d}x}{\mathrm{d}t}+tx^2=\cos t$;

(3) $\frac{\mathrm{d}^2y}{\mathrm{d}x^2}-\frac{\mathrm{d}y}{\mathrm{d}x}+y=0$;　　(4) $x(y')^2-y+3x=0$。

2. 解下列微分方程:

(1) $xy'-y\ln y=0$；

(2) $y-xy'=a(y^2+y')$；

(3) $\cos x\sin y\mathrm{d}x+\sin x\cos y\mathrm{d}y=0$；

(4) $(1-x^2)y\mathrm{d}y=x(y^2-1)\mathrm{d}x$；

(5) $x\mathrm{d}y=2y\mathrm{d}x, y|_{x=2}=1$；

(6) $xy\dfrac{\mathrm{d}y}{\mathrm{d}x}=1+y^2, y|_{x=2}=3$ 。

3. 求齐次微分方程的解：

(1) $xy'-y-\sqrt{y^2-x^2}=0$；

(2) $x\dfrac{\mathrm{d}y}{\mathrm{d}x}=y\ln\dfrac{y}{x}$；

(3) $y^2+x^2\dfrac{\mathrm{d}y}{\mathrm{d}x}=xy\dfrac{\mathrm{d}y}{\mathrm{d}x}, y|_{x=1}=1$；

(4) $y'=\dfrac{x}{y}+\dfrac{y}{x}, y|_{x=1}=2$ 。

4. 求下列一阶线性微分方程的解：

(1) $\dfrac{\mathrm{d}y}{\mathrm{d}x}+y=\mathrm{e}^{-x}$；

(2) $xy'+y=x^2+3x+2$；

(3) $y'+y\sin x=\mathrm{e}^{\cos x}$；

(4) $y'+y\tan x=\sin 2x$；

(5) $xy'-y'=\dfrac{x}{\ln x}$；

(6) $\dfrac{\mathrm{d}y}{\mathrm{d}x}-\dfrac{y}{x}=-1$；

(7) $y'+y\cos x=\sin x\cos x, y|_{x=0}=1$；

(8) $\dfrac{\mathrm{d}y}{\mathrm{d}x}+\dfrac{y}{x}=\mathrm{e}^x, y|_{x=1}=6$。

5. 求下列高阶微分方程的解：

(1) $y'''=x\mathrm{e}^x$；

(2) $y''=\dfrac{1}{1+x^2}$；

(3) $y''=y'+x$；

(4) $xy''+y'=0$；

(5) $yy''-y'^2=0$；

(6) $y''+y'^2=0, y|_{x=0}=0, y'|_{x=0}=1$。

6. 解下列二阶线性齐次微分方程：

(1) $y''+y'-2y=0$；

(2) $y''-4y'=0$；

(3) $y''+y=0$；

(4) $y''+4y'+4y=0$；

(5) $y''-3y'-4y=0, y|_{x=0}=0, y'|_{x=0}=-5$；

(6) $y''-8y'+16y=0, y|_{x=0}=2, y'|_{x=0}=5$。

7. 解下列微分方程：

(1) $y''-6y'+9y=2x^2-x+3$；

(2) $y''-7y'+6y=\sin x$；

(3) $y''+3y'+2y=\mathrm{e}^{-x}\cos x$。

8. 一曲线过点(2,1)，其在坐标轴间的切线段均被切点所平分，求此曲线方程。

9. 牛顿冷却定律指出，物体冷却速度与物体同外界的温度差成正比，如果外界温度保持在20℃，一物体在20min内从80℃冷却到60℃，求40min时物体的温度，经过多长时间物体温度降到40℃。

10. 由原子物理学知，镭的衰变有如下规律，镭的衰变速度与镭所存在的量成正比，比例系数为 k，若在 $t=0$ 时，镭的量为 M_0，求在衰变过程，镭的量随时间 t 的变化规律。

11. 一个细菌群体的增长率与细菌当时的数目成正比，比例系数为 k。

(1)若细菌数目经过8h，增长一倍，问经过24h增长多少倍？

(2)若在3h后有1000个，5h后有4000个，问开始有多少个？

第8章 无穷级数

无穷级数简称级数，它是研究函数的重要的工具，在抽象理论上、在应用学科中都处于重要的地位。原因是：一方面能够借助于级数来表示很多有用的非初等函数，另一方面又可将函数表示为级数，从而能够借助于级数研究这些函数，以及进行数值计算等。本章只简要地介绍常数项级数和函数项级数的基本知识。

8.1 常数项级数的基本概念和性质

8.1.1 无穷级数的概念

人们认识事物在数量方面的特性，往往有一个由近似到精确的过程，在这种认识过程中，往往会遇到由有限个数量相加到无穷个数量相加的问题，而这一问题，正是无穷级数要解决的问题。

那么何谓无穷级数呢？简单地说无穷级数就是无穷多个量按一定顺序加起来。

定义 1 若$\{u_n\}$为给定序列，则称和式

$$u_1+u_2+u_3+\cdots+u_n+\cdots$$

为**无穷级数**(infinite series)，简记为$\sum_{n=1}^{\infty} u_n$。序列的每一项，都称为级数的项，u_n 称为级数的**一般项**或**通项**(general term)。

当 u_n 全是常数时，级数称为数值(项)级数或**常数项级数**(series with constant terms)；当 u_n 全是某个变量的函数时，称为**函数项级数**(series with functional terms)。例如，

$$\sum_{n=1}^{\infty}\frac{1}{2^n}=\frac{1}{2}+\frac{1}{4}+\frac{1}{8}+\frac{1}{16}+\cdots$$

$$\sum_{n=1}^{\infty}\frac{(-1)^{n-1}}{n}=1-\frac{1}{2}+\frac{1}{3}-\frac{1}{4}+\frac{1}{5}-\frac{1}{6}+\cdots$$

为常数项级数；

$$\sum_{n=0}^{\infty}\frac{x^n}{n!}=1+x+\frac{x^2}{2!}+\frac{x^3}{3!}+\frac{x^4}{4!}+\cdots$$

$$\sum_{n=1}^{\infty}\sin nx=\sin x+\sin 2x+\sin 3x+\sin 4x+\cdots$$

为函数项级数。

乍一看，级数中只有加减运算，似乎很简单，其实，这种无限项和式有许多新的内涵。我们首先关心的是，这种无限项和式到底表示什么？又如何去实现？为此，我们给出：

定义 2 级数 $\sum\limits_{n=1}^{\infty}u_n$ 中，$s_n=\sum\limits_{k=1}^{n}u_k(n=1,2,3,\cdots)$，$s_n$ 称为级数的**部分和**(partial sum)或**前 n 项和**。若级数的部分和序列$\{s_n\}$有极限，即$\lim\limits_{n\to\infty}s_n=s$，则称级数 $\sum\limits_{n=1}^{\infty}u_n$ **收敛**(convergence)。s 称为级数的**收敛和**(convergence sum)，记为 $s=\sum\limits_{n=1}^{\infty}u_n$，$s-s_n$ 称为级数的**余项**(remainder term)，记为 R_n；即 $R_n=s-s_n=u_{n+1}+u_{n+2}+\cdots$；若上述极限不存在时，则称级数 $\sum\limits_{n=1}^{\infty}u_n$ **发散**(divergence)。

这就是说，一个收敛的级数确实表示一个数(和 s)，且余项 R_n 的极限($n\to\infty$)为零。而一个发散的级数纯粹是一个数学符号，也就谈不上余项。无穷级数的理论实质上是数列极限的一种表示形示。因此，有关极限的一些结果可以搬到相应的级数上来。

例 1 讨论几何级数 $\sum\limits_{n=1}^{\infty}aq^{n-1}(a\neq 0)$ 敛散性。

解 (1)当$|q|\neq 1$时，由于

$$s_n=a+aq+\cdots+aq^{n-1}=\frac{a(1-q^n)}{1-q}=\frac{a}{1-q}-\frac{q^n}{1-q}a,$$

显然，$\lim\limits_{n\to\infty}s_n=\begin{cases}\dfrac{a}{1-q} & |q|<1\text{ 时}\\ \infty & |q|>1\text{ 时}\end{cases}$；

(2)当 $q=1$ 时，$s_n=na$，$\lim\limits_{n\to\infty}s_n=\infty$；

(3)当 $q=-1$ 时，$s_n=\begin{cases}0 & n\text{ 为偶数时}\\ a & n\text{ 为奇数时}\end{cases}$。

显然，$\lim\limits_{n\to\infty}s_n$不存在。

总之，几何级数 $\sum\limits_{n=1}^{\infty}aq^{n-1}$ 在$|q|\geqslant 1$时发散；$|q|<1$时收敛，且收敛和为$\dfrac{a}{1-q}$。

顺便指出，作为几何级数的特例，级数 $\sum\limits_{n=1}^{\infty}(-1)^{n-1}=1-1+1-1+1-1+\cdots$ 的发散性是显然的。但初学者可能感到不解，似乎 $\sum\limits_{n=1}^{\infty}(-1)^{n-1}=(1-1)+(1-1)+(1-1)+\cdots=0$ 能

得出收敛的结论。这里错在加括号上。其实,在有限项的加法运算中习以为常的"结合律"、"交换律"都是不允许随意套用到无穷级数中来的。

例 2 讨论 $\sum_{n=1}^{\infty}\lg\left(1+\frac{1}{n}\right)$ 的收敛性。

解 因为 $u_n=\lg\left(1+\frac{1}{n}\right)=\lg\frac{n+1}{n}=\lg(n+1)-\lg n$,

所以 $s_n=\lg(n+1)-\lg 1=\lg(n+1)$,故 $\lim\limits_{n\to\infty}s_n=\infty$,

故 $\sum_{n=1}^{\infty}u_n=\infty$,即级数发散。

8.1.2 无穷级数的基本性质

下面列举的性质(除性质 4 外)都是浅显的,利用定义容易证得,有兴趣的读者可作为练习去证明一下。

性质 1 在一个级数 $\sum_{n=1}^{\infty}u_n$ 前面去掉或加上有限项之后得到的新级数为 $v_1+v_2+\cdots+v_k+\sum_{n=1}^{\infty}u_n$,则新级数与原级数敛散性相同。

$\sum_{n=1}^{\infty}u_n$ 前面去掉有限项时,可取 $v_1=-u_1,\cdots,v_k=-u_k$。

性质 2 若 $\sum_{n=1}^{\infty}u_n=s$,且 $\sum_{n=1}^{\infty}v_n=\sigma$,则 $\sum_{n=1}^{\infty}(u_n\pm v_n)=s\pm\sigma$。

性质 3 设 $\lambda\neq 0$ 是任意常数,则 $\sum_{n=1}^{\infty}u_n$ 和 $\sum_{n=1}^{\infty}\lambda u_n$ 敛散性相同。

性质 4 若 $\sum_{n=1}^{\infty}u_n$ 收敛,则在其各项间任意加括号(但不变更各项的原顺序)后,所得的新级数仍收敛;反之,在全正项级数时,加括号级数收敛时,原级数也收敛。

在例 1 后面的讨论中,我们看到,一个发散级数加适当括号后,可以变成收敛的。这里性质 4,进一步明确了:若带括号的级数发散时,去掉括号后的级数必然发散。

性质 5 **(收敛的必要条件)**若级数 $\sum_{n=1}^{\infty}u_n$ 收敛,则 $\lim\limits_{n\to\infty}u_n=0$。

这个性质很简单但很重要,它常常被当做判定级数发散的充分条件来使用,例如 $\sum_{n=1}^{\infty}\frac{n}{2n+1}$ 是发散的,因为 $\lim\limits_{n\to\infty}u_n=\lim\limits_{n\to\infty}\frac{n}{2n+1}=\frac{1}{2}\neq 0$;因为 $\lim\limits_{n\to\infty}(-1)^{n-1}$ 不存在,故 $\sum_{n=1}^{\infty}(-1)^{n-1}$ 也发散。

下面的例子说明,$\lim\limits_{n\to\infty}u_n=0$,只是 $\sum_{n=1}^{\infty}u_n$ 收敛的必要条件,决不能当做充分条件使用。

例 3 讨论调和级数 $\sum_{n=1}^{\infty}\frac{1}{n}=1+\frac{1}{2}+\frac{1}{3}+\frac{1}{4}+\cdots$ 的敛散性(该级数称为**调和级数**，因为从第二项起，它的每一项都是相邻两项的调和平均数)。

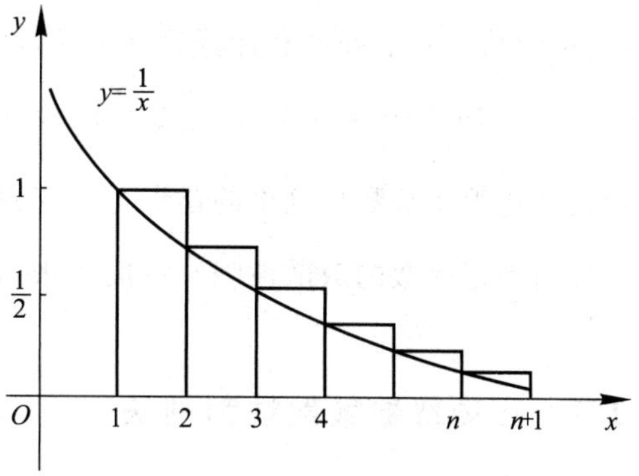

图 8-1

解 虽然 $\lim\limits_{n\to\infty}u_n=\lim\limits_{n\to\infty}\frac{1}{n}=0$，但是该级数是发散的(参考图 8-1)。由于

$$s_n=1+\frac{1}{2}+\frac{1}{3}+\cdots+\frac{1}{n}$$

表示图中区间$[1,n+1]$上方 n 块矩形面积之和，显然有 $s_n>\int_1^{n+1}\frac{1}{x}\mathrm{d}x=\ln(n+1)$，

故
$$\lim_{n\to\infty}s_n\geqslant\lim_{n\to\infty}\ln(n+1)=\infty,$$

即调和级数 $\sum_{n=1}^{\infty}\frac{1}{n}$ 是发散的。

调和级数的发散性还可以用下面的方法去证明，其中处理和式的技巧是常用的。

因为 $s_{2^k}=1+\frac{1}{2}+\frac{1}{3}+\cdots+\frac{1}{2^k}\left(以\frac{1}{2}的幂项为界限分组\right)$

$$=1+\left(\frac{1}{2}\right)+\left(\frac{1}{3}+\frac{1}{4}\right)+\left(\frac{1}{5}+\cdots+\frac{1}{8}\right)+\left(\frac{1}{9}+\cdots+\frac{1}{16}\right)+\left(\frac{1}{17}+\cdots+\frac{1}{32}\right)+\cdots+\underbrace{\left(\frac{1}{2^{k-1}+1}+\cdots+\frac{1}{2^k}\right)}_{\text{括号中共有 }2^{k-1}\text{ 项}}$$

$$>1+\left(\frac{1}{2}\right)+\left(\frac{1}{4}+\frac{1}{4}\right)+\left(\frac{1}{8}+\cdots+\frac{1}{8}\right)+\cdots+\underbrace{\left(\frac{1}{2^k}+\cdots+\frac{1}{2^k}\right)}_{\text{括号中共 }2^{k-1}\text{ 项}}$$

从而
$$\lim_{k\to\infty}s_{2^k}\geqslant\lim_{k\to\infty}\left(1+\frac{k}{2}\right)=\infty,$$

所以$\lim\limits_{n\to\infty}s_n$ 不存在，即$\sum_{n=1}^{\infty}\frac{1}{n}$ 发散。

8.2 常数项级数敛散性判别法

从第一节我们已看到，一个级数，其敛散性是首先应当关注的。如果不管级数的收敛与否，只单纯从形式上处理和计算就会出错，甚至会得出荒谬的结论。例如，令 $s=\sum_{n=0}^{\infty}2^n=1+2+4+8+16+\cdots=1+2(1+2+4+8+16+\cdots)=1+2s$。由此得到 $s=-1$。无数多个正数之和竟等于负数！这里的错误正是忽视了 $\sum_{n=0}^{\infty}2^n$ 发散这一事实。

如何判定级数的敛散性呢？一般说来，仅由定义判定是困难的，下面介绍一些简便实用的判别法。

8.2.1 正项级数敛散性判别法

定义 1 若 $u_n\geqslant 0(n=1,2,\cdots)$，则称级数 $\sum_{n=1}^{\infty}u_n$ 为**正项级数**(series of positive term)。

1. 收敛准则

定理 1 正项级数 $\sum_{n=1}^{\infty}u_n$ 收敛的充分必要条件是它的前 n 项和数列 $\{s_n\}$ 有(上)界。

正项级数明显的特点，是其部分和序列 $\{s_n\}$ 是单调递增的。由极限理论知道，"单调递增有界的序列必有极限"。于是，正项级数敛散性问题，归结为前 n 项和序列 $\{s_n\}$ 有界问题。下面介绍的两个判别法，都是基于这种思想。

2. 比较判别法

定理 2 $\sum_{n=1}^{\infty}u_n$ 和 $\sum_{n=1}^{\infty}v_n$ 均为正项级数，则

(1) 当 $\sum_{n=1}^{\infty}v_n$ 收敛，且 $u_n\leqslant v_n$ 时，$\sum_{n=1}^{\infty}u_n$ 必收敛；

(2) 当 $\sum_{n=1}^{\infty}v_n$ 发散，且 $v_n\leqslant u_n$ 时，$\sum_{n=1}^{\infty}u_n$ 必发散。

证明 (1) 设 $\sum_{n=1}^{\infty}u_n$，$\sum_{n=1}^{\infty}v_n$ 的前 n 项和分别为 s_n，δ_n。

因 $\sum_{n=1}^{\infty}v_n$ 收敛，所以 $\{\delta_n\}$ 有上界，令其为 M，即 $\delta_n\leqslant M(n=1,2,\cdots)$，

因 $s_n=u_1+u_2+\cdots+u_n\leqslant v_1+\cdots+v_n=\delta_n\leqslant M$，所以 $s_n\leqslant M$，即 $\{s_n\}$ 有上界，

故 $\sum_{n=1}^{\infty}u_n$ 收敛。

推论 设级数 $\sum_{n=1}^{\infty}u_n$，$\sum_{n=1}^{\infty}v_n$ 均为正项级数，且 $\lim\limits_{n\to\infty}\dfrac{u_n}{v_n}=l$，则

(1) 当 $l\in(0,+\infty)$，则级数 $\sum_{n=1}^{\infty}u_n$ 与 $\sum_{n=1}^{\infty}v_n$ 敛散性相同；

(2)当 $l=0$,若级数 $\sum_{n=1}^{\infty} v_n$ 收敛,则级数 $\sum_{n=1}^{\infty} u_n$ 收敛;

(3)当 $l=+\infty$,若级数 $\sum_{n=1}^{\infty} v_n$ 发散,则级数 $\sum_{n=1}^{\infty} u_n$ 发散。

例 1 判别 p -级数 $\sum_{n=1}^{\infty} \frac{1}{n^p}$ 的敛散性。

解 $p=1$ 时,p -级数就是调和级数,在 8.1 节例 3 中已证明它是发散的;$p<1$ 时,由于 $\frac{1}{n^p} > \frac{1}{n}$,应用比较判别法,可知 p -级数也是发散的;

$p>1$ 时,我们将"加了括号的 p -级数"

$$1+\left(\frac{1}{2^p}+\frac{1}{3^p}\right)+\left(\frac{1}{4^p}+\frac{1}{5^p}+\frac{1}{6^p}+\frac{1}{7^p}\right)+\left(\frac{1}{8^p}+\cdots+\frac{1}{15^p}\right)+\left(\frac{1}{16^p}+\cdots+\frac{1}{31^p}\right)+\cdots$$

与下列的级数相比较:

$$1+\underbrace{\left(\frac{1}{2^p}+\frac{1}{2^p}\right)}_{2\text{个}}+\underbrace{\left(\frac{1}{4^p}+\cdots+\frac{1}{4^p}\right)}_{4\text{个}}+\underbrace{\left(\frac{1}{8^p}+\cdots+\frac{1}{8^p}\right)}_{8\text{个}}+\underbrace{\left(\frac{1}{16^p}+\cdots+\frac{1}{16^p}\right)}_{16\text{个}}+\cdots$$

$$=1+\frac{1}{2^{p-1}}+\frac{1}{4^{p-1}}+\frac{1}{8^{p-1}}+\frac{1}{16^{p-1}}+\cdots$$

虽然,前面级数的各"括号项",均不超过后面级数的各"括号项",而后者是公比为 $\frac{1}{2^{p-1}}<1$的几何级数,是收敛的。由比较判别法知,加括号的 p -级数是收敛的。再由 8.1 节性质 4 知,$p>1$ 时,p -级数是收敛的。

综上,p -级数 $\sum_{n=1}^{\infty} \frac{1}{n^p}$,当 $p>1$ 时收敛;$p\leqslant 1$ 时发散。

p -级数和几何级数、调和级数一样,都是最基本级数。常常被当做标准,用来去判定其他级数的敛散性。

例 2 判别级数 $\sum_{n=1}^{\infty} \frac{1}{\sqrt{n(n+1)}}$ 的敛散性。

解 因为 $\frac{1}{\sqrt{n(n+1)}} > \frac{1}{\sqrt{(n+1)^2}} = \frac{1}{n+1}$,而 $\sum_{n=1}^{\infty} \frac{1}{n+1}$ 是发散的,

所以 $\sum_{n=1}^{\infty} \frac{1}{\sqrt{n(n+1)}}$ 发散。

例 3 判别级数 $\sum_{n=1}^{\infty} \frac{2+(-1)^n}{2^n}$ 的敛散性。

解 因为 $\frac{2+(-1)^n}{2^n} \leqslant \frac{3}{2^n}$,而 $\sum_{n=0}^{\infty} \frac{3}{2^n}$ 为收敛的几何级数,

所以 $\sum_{n=0}^{\infty}\frac{2+(-1)^n}{2^n}$ 收敛。

例 4 判别级数 $\sum_{n=1}^{\infty}\frac{1}{1+\alpha^n}$（$\alpha\geqslant 0$ 为常数）的敛散性。

解 由于当$0\leqslant\alpha<1$ 时，$\lim_{n\to\infty}\frac{1}{1+\alpha^n}=1\neq 0$，

$\alpha=1$ 时，$\lim_{n\to\infty}\frac{1}{1+\alpha^n}=\frac{1}{2}\neq 0$，

故 $0\leqslant\alpha\leqslant 1$ 时，给定级数发散。

当 $\alpha>1$ 时，$\frac{1}{1+\alpha^n}\leqslant\left(\frac{1}{\alpha}\right)^n$，$\sum_{n=1}^{\infty}\left(\frac{1}{\alpha}\right)^n$ 为收敛的几何级数。

由比较判别法知，当 $\alpha>1$ 时，$\sum_{n=1}^{\infty}\frac{1}{1+\alpha^n}$ 收敛。

例 5 判别级数 $\sum_{n=1}^{\infty}\frac{1}{n^2+n+2}$ 的敛散性。

解 $\lim_{n\to\infty}\frac{\frac{1}{n^2+n+2}}{\frac{1}{n^2}}=\lim_{n\to\infty}\frac{n^2}{n^2+n+2}=1$，因 $\sum_{n=1}^{\infty}\frac{1}{n^2}$ 收敛，故 $\sum_{n=1}^{\infty}\frac{1}{n^2+n+2}$ 收敛。

例 6 判别级数 $\sum_{n=1}^{\infty}\ln\left(1+\frac{2}{n}\right)$ 的敛散性。

解 $\lim_{n\to\infty}\frac{\ln\left(1+\frac{2}{n}\right)}{\frac{1}{n}}=\lim_{n\to\infty}\ln\left(1+\frac{2}{n}\right)^n=2$，因 $\sum_{n=1}^{\infty}\frac{1}{n}$ 发散，故 $\sum_{n=1}^{\infty}\ln\left(1+\frac{2}{n}\right)$ 发散 。

3. 比值判别法（达朗贝尔(D'Alembert)判别法）

正项级数的比较判别法，道理上简单明了。但判断一个级数的敛散性时，心须要找另一个适当的、已知敛散性的级数来与之比较。特别是当级数的通项中包含复杂运算时，很难找到合适的级数与之比较。所以在使用上，比较判别法又往往感到不便。下面的比值判别法是从级数自身考虑的，要相对好一些。

定理 3 设有正项级数 $\sum_{n=1}^{\infty}u_n$，且$\lim_{n\to\infty}\frac{u_{n+1}}{u_n}=\rho$，则

(1)当 $\rho<1$ 时，级数 $\sum_{n=1}^{\infty}u_n$ 收敛；

(2)当 $\rho>1$ 时，$\sum_{n=1}^{\infty}u_n$ 发散；

(3)当 $\rho=1$ 时，级数 $\sum_{n=1}^{\infty}u_n$ 敛散性不能判定。

证明　(1)$\rho<1$ 时，必存在 r，使 $\rho<r<1$。

由于 $\lim\limits_{n\to\infty}\dfrac{u_{n+1}}{u_n}=\rho$，当 n 充分大之后，便有对于正数 $\varepsilon=r-\rho$，存在正整数 N，当 $n>N$ 时，$\left|\dfrac{u_{n+1}}{u_n}-\rho\right|<\varepsilon$，即 $\dfrac{u_{n+1}}{u_n}<r$，从而

$$u_{n+1}<ru_n,$$
$$u_{n+2}<ru_{n+1}<r^2u_n,$$
$$u_{n+3}<ru_{n+2}<r^2u_{n+1}<r^2u_n,$$
$$\cdots\cdots$$

由于 $ru_n, r^2u_n, r^3u_n, \cdots$ 为公比 $r<1$ 的等比数列，从而，级数 $u_{n+1}+u_{n+2}+\cdots$ 是收敛的。

由第一节级数性质 1 知 $\sum\limits_{n\to\infty}^{\infty}u_n$ 收敛。

(2)$\rho>1$ 时，必存在正整数 N，当 $n>N$，有 $\dfrac{u_{n+1}}{u_n}>\rho>1$，即 $u_{n+1}>u_n$，故 $\lim\limits_{n\to\infty}u_n\neq 0$，从而级数 $\sum\limits_{n=1}^{\infty}u_n$ 发散。

(3)$\rho=1$ 时，级数敛散性显然难以确定。$p-$级数本身就是最好的说明。因为 $p-$级数 $\sum\limits_{n=1}^{\infty}\dfrac{1}{n^p}$ 中，不论 $p>0$ 取何定值，总有 $\lim\limits_{n\to\infty}\dfrac{u_{n+1}}{u_n}=\lim\limits_{n\to\infty}\left(\dfrac{n}{n+1}\right)^p=1$，即 $\rho=1$。而 $p-$级数，因 p 之不同，即可能收敛，又可能发散。

例 7　判别 $\sum\limits_{n=1}^{\infty}\dfrac{10^n}{n!}$ 的敛散性。

解　因 $\lim\limits_{n\to\infty}\dfrac{\dfrac{10^{n+1}}{(n+1)!}}{\dfrac{10^n}{n!}}=\lim\limits_{n\to\infty}\dfrac{10}{n+1}=0<1$，故给定级数收敛。

例 8　判别级数 $\sum\limits_{n=1}^{\infty}\dfrac{a^n n!}{n^n}(a>0, a\neq \mathrm{e})$ 的敛散性。

解　因为 $\dfrac{u_{n+1}}{u_n}=\dfrac{\dfrac{a^{n+1}\cdot(n+1)!}{(n+1)^{n+1}}}{\dfrac{a^n\cdot n!}{n^n}}=\dfrac{a}{\left(\dfrac{n+1}{n}\right)^n}$，所以 $\lim\limits_{n\to\infty}\dfrac{u_{n+1}}{u_n}=\dfrac{a}{\mathrm{e}}=\rho$。

由比值判别法知：当 $a<\mathrm{e}$ 时，给定级数收敛；$a>\mathrm{e}$ 时，级数发散。

例 9　判别级数 $\sum\limits_{n=1}^{\infty}\dfrac{1}{3n(3n-1)}$ 之敛散性。

解　因为 $\lim\limits_{n\to\infty}\dfrac{u_{n+1}}{u_n}=\lim\limits_{n\to\infty}\dfrac{\dfrac{1}{3(n+1)(3n+2)}}{\dfrac{1}{3n(3n-1)}}=\lim\limits_{n\to\infty}\dfrac{3n(3n-1)}{(3n+3)(3n+2)}=1$，

所以用比值判别法不能判别级数的敛散性，其实，给定级数是收敛的。由比较判别法易知 $\dfrac{1}{3n(3n-1)}<\dfrac{1}{9(n-1)^2}$，而 $\sum\limits_{n=2}^{\infty}\dfrac{1}{9(n-1)^2}=\dfrac{1}{9}\sum\limits_{n=2}^{\infty}\dfrac{1}{(n-1)^2}$ 是收敛的。

这个例子也说明了比值判别法的局限性。

8.2.2　任意项级数敛散性判别法

1. 交错级数与莱布尼茨(Leibniz)判别法

定义 2　形如 $\sum\limits_{n=1}^{\infty}(-1)^{n-1}u_n$ 或 $\sum\limits_{n=1}^{\infty}(-1)^n u_n$，$u_n>0(n=1,2,3,\cdots)$ 的级数，称为**交错级数**(alternating series)。

尽管它非正项级数，但正负项相间，排列有序，因而是最简单的任意项级数。这种级数，通过莱布尼茨判别法，可以很方便地判定其敛散性。下面给出莱布尼茨判别法，而略去了它的证明。

定理 4　(莱布尼茨判别法)设有交错级数

$$\sum_{n=1}^{\infty}(-1)^{n-1}u_n。$$

如果满足：(1) $u_n\geqslant u_{n+1}$（n 为自然数），

(2) $\lim\limits_{n\to\infty}u_n=0$，

则交错级数收敛，且其和 $s\leqslant u_1$，余项 R_n 的绝对值 $|R_n|\leqslant u_{n+1}$。

这个判别法的三个结论，完美地回答了“收敛性”、“和的估值”以及“误差估计”三个方面的问题。

例 10　用莱布尼茨判别法很容易判定，下列交错级数都是收敛的。

(1) $\sum\limits_{n=1}^{\infty}\dfrac{(-1)^{n-1}}{n}$；　(2) $\sum\limits_{n=1}^{\infty}(-1)^{n-1}\dfrac{1}{\sqrt{n}}$；　(3) $\sum\limits_{n=1}^{\infty}\dfrac{(-1)^{n-1}}{\ln(n+1)}$；

(4) $\sum\limits_{n=1}^{\infty}(-1)^{n-1}\dfrac{n}{3^{n-1}}$；　(5) $\sum\limits_{n=0}^{\infty}\dfrac{(-1)^n}{(2n+1)^2}$；　(6) $\sum\limits_{n=1}^{\infty}\dfrac{(-1)^{n-1}}{3\cdot 2^n}$。

而下列级数是发散的，因为对于这两个级数，显然 $\lim\limits_{n\to\infty}u_n\neq 0$。

(7) $\sum\limits_{n=1}^{\infty}(-1)^{n-1}\sqrt{\dfrac{n+1}{n}}$；　(8) $\sum\limits_{n=1}^{\infty}(-1)^n\dfrac{n}{\ln(1+n)}$。

2. 绝对收敛与条件收敛

定义 3　设级数 $\sum\limits_{n=1}^{\infty}u_n$，若 u_n 为任意实数，称此级数为**任意项级数**(series of arbitrary)。

为了研究一般的任意项级数(或称变号级数)的敛散性,我们引入绝对收敛与条件收敛的概念。

定义 4　设有任意项级数 $\sum\limits_{n=1}^{\infty} u_n$,将各项取绝对值后,得到另一级数 $\sum\limits_{n=1}^{\infty} |u_n|$,称其为级数 $\sum\limits_{n=1}^{\infty} u_n$ 的**绝对值级数**(absolute series)。

如果 $\sum\limits_{n=1}^{\infty} |u_n|$ 收敛,则称级数 $\sum\limits_{n=1}^{\infty} u_n$ 是**绝对收敛**(absolute convergence);如果 $\sum\limits_{n=1}^{\infty} |u_n|$ 发散,而 $\sum\limits_{n=1}^{\infty} u_n$ 收敛,则称级数 $\sum\limits_{n=1}^{\infty} u_n$ 为**条件收敛**(conditional convergence)。

关于级数的收敛与绝对收敛的关系,有如下重要的结论:

定理 5　若级数 $\sum\limits_{n=1}^{\infty} u_n$ 绝对收敛,则级数 $\sum\limits_{n=1}^{\infty} u_n$ 必收敛。

证明　我们由级数 $\sum\limits_{n=1}^{\infty} |u_n|$ 的收敛,来证明 $\sum\limits_{n=1}^{\infty} u_n$ 收敛。

令 $a_n=\frac{1}{2}(|u_n|+u_n)$,$b_n=\frac{1}{2}(|u_n|-u_n)$,则 $u_n=a_n-b_n$,$|u_n|=a_n+b_n$,且 $0\leqslant a_n\leqslant |u_n|$,$0\leqslant b_n\leqslant |u_n|$。因为 $\sum\limits_{n=1}^{\infty} |u_n|$ 收敛,由比较判别法得知,$\sum\limits_{n=1}^{\infty} a_n$,$\sum\limits_{n=1}^{\infty} b_n$ 均收敛,从而

$$\sum_{n=1}^{\infty} u_n = \sum_{n=1}^{\infty}(a_n-b_n) = \sum_{n=1}^{\infty} a_n - \sum_{n=1}^{\infty} b_n \text{ 收敛。}$$

在一般任意项级数判定收敛时,这个定理往往都是首先要考虑的。

例 11　判别级数 $\sum\limits_{n=1}^{\infty} \frac{\sin nx}{n^2}$ 和 $\sum\limits_{n=1}^{\infty} \frac{(-1)^n}{\pi^n}\sin\frac{\pi}{n}$ 的敛散性 。

解　$\left|\frac{\sin nx}{n^2}\right|\leqslant\frac{1}{n^2}$,而 $\sum\limits_{n=1}^{\infty} \frac{1}{n^2}$ 是收敛的 $p-$级数,

$\left|\frac{(-1)^n}{\pi^n}\sin\frac{\pi}{n}\right|\leqslant\left(\frac{1}{\pi}\right)^n$,而 $\sum\limits_{n=1}^{\infty}\left(\frac{1}{\pi}\right)^n$ 是收敛的几何级数 ,

故给定二级数收敛且为绝对收敛。

例 12　本节例 10,级数(4),(5),(6)容易证明是绝对收敛的;而级数(1),(2),(3)是条件收敛的。

8.3 幂 级 数

8.3.1　函数项级数的概念

定义 1　若给定一个定义在区间 I 上的函数序列

$$u_1(x), u_2(x), \cdots, u_n(x), \cdots$$

则由此函数序列构成的表达式

$$u_1(x)+u_2(x)+\cdots+u_n(x)+\cdots$$

称为定义在区间 I 上的函数项无穷级数，简称**函数项级数**(seris with function terms)，记为 $\sum_{n=1}^{\infty} u_n(x)$，即

$$\sum_{n=1}^{\infty} u_n(x) = u_1(x)+u_2(x)+\cdots+u_n(x)+\cdots。$$

例如，$\sum_{n=1}^{\infty} x^{n-1} = 1+x+\cdots+x^{n-1}+\cdots$ 与 $\sum_{n=0}^{\infty} b_n \sin nx = b_1 \sin x+\cdots+b_n \sin nx+\cdots$ 都是定义在$(-\infty,+\infty)$上的函数项级数。

对于每一个确定的值 $x_0 \in I$，函数项级数 $\sum_{n=1}^{\infty} u_n(x)$ 成为常数项级数 $\sum_{n=1}^{\infty} u_n(x_0)$。若级数 $\sum_{n=1}^{\infty} u_n(x_0)$ 收敛，称 x_0 点为级数 $\sum_{n=1}^{\infty} u_n(x)$ 的**收敛点**(point of convergence)；若 $\sum_{n=1}^{\infty} u_n(x_0)$ 发散，称 x_0 点为级数 $\sum_{n=1}^{\infty} u_n(x)$ 的**发散点**(point of divergence)；函数项级数 $\sum_{n=1}^{\infty} u_n(x)$ 的所有收敛点的全体称为它的**收敛域**(domain of convergence)；所有发散点的全体称为它的**发散域**(domain of divergence)。讨论函数项级数的敛散性，主要就是求它的收敛域，函数项级数的收敛域一般很复杂。但有一类常见的函数项级数——幂级数，它的收敛域很简单，另外，幂级数无论是在理论上，还是在实际应用中都是很重要的一类函数项级数，本节重点讨论幂级数。

对应于收敛域内的任意 x，函数项级数成为一收敛的常数级数，因而有一确定的和 s，故函数项级数在其收敛域上的和是 x 的函数 $s(x)$，称 $s(x)$ 为**和函数**(sum function)，其定义域为级数的收敛域，并写成

$$s(x) = u_1(x)+u_2(x)+\cdots+u_n(x)+\cdots = \sum_{n=1}^{\infty} u_n(x)。$$

8.3.2 幂级数的收敛区间与收敛域

定义 2 函数项级数

$$\sum_{n=0}^{\infty} a_n(x-x_0)^n = a_0+a_1(x-x_0)+\cdots+a_n(x-x_0)^n+\cdots$$

其中 x_0 为某一确定的数，$a_0, a_1, \cdots, a_n, \cdots$为常数，则此级数称为**幂级数**(power series)，a_n 称为 n 次项的**系数**(coefficient)。

做代换 $x=x-x_0$，上面幂级数又可写成 $\sum_{n=0}^{\infty} a_n x^n = a_0+a_1x+\cdots+a_nx^n+\cdots$ 的形式。为

简单起见，而又不失一般性，常讨论形如 $\sum_{n=1}^{\infty} a_n x^n$ 的幂级数。

研究发现，幂级数 $\sum_{n=0}^{\infty} a_n x^n$ 的收敛域，除区间端点外，必是一个对称区间 $(-R,R)$（称为**收敛区间**（convergence interval）的形式，其中 $0 \leqslant R \leqslant +\infty$ 称为**收敛半径**（convergence radius）。并且，任意 $x_0 \in (-R,R)$ 时，$\sum_{n=1}^{\infty} a_n x_0^n$ 绝对收敛。于是，求幂级数收敛域，首先归结为求收敛半径的问题。

定理1　设有幂级数 $\sum_{n=0}^{\infty} a_n x^n$，且 $\lim_{n\to\infty}\left|\frac{a_{n+1}}{a_n}\right| = \rho$，则

（1）当 $0<\rho<+\infty$ 时，$R=\frac{1}{\rho}$；

（2）当 $\rho=0$ 时，$R=+\infty$；

（3）当 $\rho=+\infty$ 时，$R=0$ 此时，级数仅在 $x=0$ 处收敛。

证明　考虑正项级数 $\sum_{n=0}^{\infty} |a_n x^n|$，则

$$\lim_{n\to\infty}\left|\frac{u_{n+1}}{u_n}\right| = \lim_{n\to\infty}\left|\frac{a_{n+1}x^{n+1}}{a_n x^n}\right| = \lim_{n\to\infty}\left|\frac{a_{n+1}}{a_n}\right| |x| \overset{\text{def}}{=\!=} \rho |x|。$$

由比值判别法，当 $\rho|x|<1$，即 $|x|<\frac{1}{\rho}$ 时，$\sum_{n=1}^{\infty} |a_n x^n|$ 收敛；

当 $\rho|x|>1$，即 $|x|>\frac{1}{\rho}$，该级数发散；

当 $\rho|x|=1$，即 $|x|=\pm\frac{1}{\rho}$ 时，级数敛散性不能判定。

综上所述，级数的收敛半径恰为 $\frac{1}{\rho}$，即，$R=\frac{1}{\rho}$。

例1　求下列级数的收敛域。

（1）$\sum_{n=1}^{\infty} n^n x^n$；　（2）$\sum_{n=0}^{\infty} x^n$；　（3）$\sum_{n=0}^{\infty} \frac{x^n}{n!}$；　（4）$\sum_{n=1}^{\infty} \frac{x^n}{n5^n}$。

解　（1）因为 $\rho=\lim_{n\to\infty}\frac{(n+1)^{n+1}}{n^n}=\lim_{n\to\infty}\left(\frac{n+1}{n}\right)^n(n+1)=\infty$，所以收敛半径 $R=0$，即收敛域为一个点 $\{0\}$。

（2）因为 $\rho=\lim_{n\to\infty}\left|\frac{a_{n+1}}{a_n}\right|=1$，所以 $R=1$，收敛区间为 $(-1,1)$，当 $x=\pm1$ 时，$\sum_{n=1}^{\infty} x^n$ 显然均发散，故收敛域也为 $(-1,1)$。

（3）因为 $\rho=\lim_{n\to\infty}\frac{n!}{(n+1)!}=\lim_{n\to\infty}\frac{1}{n+1}=0$，所以 $R=+\infty$，

即 $\sum_{n=0}^{\infty}\frac{x^n}{n!}$ 的收敛区间，亦即收敛域为$(-\infty,+\infty)$。

(4)因为 $\rho=\lim_{n\to\infty}\left|\frac{\frac{1}{(n+1)5^{n+1}}}{\frac{1}{n\cdot 5^n}}\right|=\frac{1}{5}$，所以 $R=5$，即收敛区间为$(-5,5)$。

又当 $x=5$ 时，由 $\sum_{n=1}^{\infty}\frac{x^n}{n\cdot 5^n}$ 得到 $\sum_{n=1}^{\infty}\frac{1}{n}$ 是发散的调和级数；当 $x=-5$ 时，由 $\sum_{n=1}^{\infty}\frac{x^n}{n5^n}$ 得到 $\sum_{n=1}^{\infty}\frac{(-1)^n}{n}$ 是收敛的交错级数。

故该幂级数的收敛域为$[-5,5)$。

例 2 求下列幂级数的收敛域。

(1) $\sum_{n=1}^{\infty}\frac{2n-1}{2^n}x^{2n-2}$； (2) $\sum_{n=1}^{\infty}\frac{(2x+1)^n}{n}$； (3) $\sum_{n=0}^{\infty}\frac{(-1)^n}{2n+1}x^{2n+1}$。

解 (1) $\sum_{n=1}^{\infty}\frac{2n-1}{2^n}x^{2n-2}$ 是缺项(缺奇次项)级数，求收敛域，应从定理 1 的证明方法中寻求思路——比值判别法。

令$\lim_{n\to\infty}\left|\frac{\frac{2n+1}{2^{n+1}}x^{2n}}{\frac{2n-1}{2^n}x^{2n-2}}\right|=\frac{1}{2}|x|^2<1$，得$-\sqrt{2}<x<\sqrt{2}$，即 $(-\sqrt{2},\sqrt{2})$为收敛区间。

当 $x=\sqrt{2}$时，$\sum_{n=1}^{\infty}\frac{2n-1}{2^n}x^{2n-2}=\sum_{n=1}^{\infty}\frac{2n-1}{2^n}2^{n-1}=\sum_{n=1}^{\infty}\left(n-\frac{1}{2}\right)$。

因$\lim_{n\to\infty}\left(n-\frac{1}{2}\right)=\infty$，所以，此级数是发散的。

$x=-\sqrt{2}$，同样易知此级数也发散。总之，级数(1)之收敛域为$(-\sqrt{2},\sqrt{2})$。

像(1)这样的缺项级数，采用换元法：令 $x^2=u$，将其化成普通幂级数，再用定理 1 的办法求收敛域，自然也是可以的。

(2)级数 $\sum_{n=1}^{\infty}\frac{(2x+1)^n}{n}$ 中，令 $2x+1=u$，于是级数(2)化成 $\sum_{n=1}^{\infty}\frac{u^n}{n}$，$\lim_{n\to\infty}\frac{\frac{1}{n+1}}{\frac{1}{n}}=1$，得 $R=1$，故 $\sum_{n=1}^{\infty}\frac{u^n}{n}$ 收敛区间是$(-1,1)$。

当 $u=1$ 时，得到发散的调和级数；当 $u=-1$ 时，得到收敛的交错级数，故 $\sum_{n=1}^{\infty}\frac{u^n}{n}$ 的收敛

域为[$-1,1$)。从而原级数 $\sum_{n=1}^{\infty}\frac{(2x+1)^n}{n}$ 的收敛域是:$-1\leqslant 2x+1<1$,即[$-1,0$)。

(3)$\lim_{n\to\infty}\left|\frac{\frac{(-1)^{n+1}x^{2n+3}}{2n+3}}{\frac{(-1)^n x^{2n+1}}{2n+1}}\right|=|x^2|$。

当$|x^2|<1$,即$|x|<1$时,级数收敛;$|x^2|>1$,即$|x|>1$时级数发散。所以,收敛区间为($-1,1$)。

当 $x=1$ 时,级数 $\sum_{n=0}^{\infty}(-1)^n\frac{1}{2n+1}$,是收敛的交错级数;

当 $x=-1$ 时,级数 $\sum_{n=0}^{\infty}(-1)^n\frac{1}{2n+1}(-1)^{2n+1}=\sum_{n=0}^{\infty}(-1)^{n+1}\frac{1}{2n+1}$ 同样收敛。

故幂级数(3)的收敛域为 [$-1,1$]。读者后面将会知道,这个幂级数的和函数正是熟知的 arctan x。

8.3.3 幂级数的运算性质

前面讨论了幂级数的收敛域。这就是说,如果 $\sum_{n=0}^{\infty}a_nx^n$ 的收敛区间是($-R,R$),则和函数 $s(x)=\sum_{n=0}^{\infty}a_nx^n$ 在($-R,R$)上有定义。幂级数及其和函数的许多性质,对于幂级数的研究极为重要。为此,我们列举一些,由于某些性质的证明涉及较多的知识,故在此不予证明。

性质 1 设有 $\sum_{n=0}^{\infty}a_nx^n=s_1(x),x\in(-R_1,R_1)$ 和 $\sum_{n=0}^{\infty}b_nx^n,=s_2(x),x\in(-R_2,R_2)$,则有 $\sum_{n=0}^{\infty}(a_n\pm b_n)x^n=s_1(x)\pm s_2(x),x\in(-R,R)$,其中 $R=\min\{R_1,R_2\}$。

性质 2 若 $\sum_{n=0}^{\infty}a_nx^n=s(x),x\in(-R,R)$,则 $s(x)$ 在($-R,R$)上连续。

性质 3 若 $\sum_{n=0}^{\infty}a_nx^n=s(x),x\in(-R,R)$,则 $s(x)$ 在($-R,R$)上任意一点 x 具有导数,且 $s'(x)=(\sum_{n=0}^{\infty}a_nx^n)'=\sum_{n=0}^{\infty}(a_nx^n)'=\sum_{n=1}^{\infty}na_nx^{n-1},x\in(-R,R)$。

性质 4 若 $\sum_{n=0}^{\infty}a_nx^n=s(x),x\in(-R,R)$,则 $s(x)$ 在($-R,R$)上任一区间上可积,且

$$\int_0^x s(x)\mathrm{d}x=\int_0^x\sum_{n=0}^{\infty}a_nx^n\mathrm{d}x=\sum_{n=0}^{\infty}\int_0^x a_nx^n\mathrm{d}x=\sum_{n=0}^{\infty}\frac{a_n}{n+1}x^{n+1},x\in(-R,R)$$

性质 3 和性质 4,通常简单地说成:幂级数在收敛区间内可以“逐项可微”和“逐项可积”。

下面,仅举一例作为上述性质的综合练习。

例 3 求幂级数 $\sum_{n=1}^{\infty} nx^{n-1} = 1+2x+3x^2+\cdots+nx^{n-1}+\cdots$ 的收敛域、和函数,并求 $\sum_{n=1}^{\infty} \frac{n}{2^{n-1}}$ 之值。

解 因为 $\lim_{n\to\infty}\left|\frac{n+1}{n}\right|=1=\rho$,所以 $R=1$,即收敛区间为$(-1,1)$

当 $x=\pm 1$ 时,得 $\sum_{n=1}^{\infty} n$ 和 $\sum_{n=1}^{\infty}(-1)^{n-1}n$,显然都是发散的,故收敛域为$(-1,1)$

即 $s(x)=\sum_{n=1}^{\infty} nx^{n-1}, x\in(-1,1)$。

欲求级数 $\sum_{n=1}^{\infty} nx^{n-1}$ 和函数,从 $\sum_{n=1}^{\infty} x^n = \frac{x}{1-x}, x\in(-1,1)$,这一几何级数入手,因为$(\sum_{n=1}^{\infty} x^n)' = \sum_{n=1}^{\infty} nx^{n-1}$,即是所给定的级数。所以,反过来只需将 $s(x)=\sum_{n=1}^{\infty} nx^{n-1}$ 逐项积分,可得到几何级数。

$$\int_0^x s(x)\mathrm{d}x = \sum_{n=1}^{\infty}\int_0^x nx^{n-1}\mathrm{d}x = \sum_{n=1}^{\infty} x^n = x+x^2+x^3+x^4+\cdots = \frac{x}{1-x} \quad x\in(-1,1),$$

$$s(x) = \frac{\mathrm{d}}{\mathrm{d}x}\int_0^x s(x)\mathrm{d}x = \left(\frac{x}{1-x}\right)' = \frac{1}{(1-x)^2} \quad x\in(-1,1),$$

$$s\left(\frac{1}{2}\right) = \sum_{n=1}^{\infty}\frac{n}{2^{n-1}} = \frac{1}{(1-x)^2}\bigg|_{x=\frac{1}{2}} = 4。$$

8.3.4 函数展开为幂级数

前面我们研究了幂级数的和函数及其运算性质。一个无穷多项和形式的幂级数,在其收敛区间上能化成一个具有良好的分析性质的(和)函数是令人兴奋的。现在要讨论这个问题的反面:把一个给定的函数展成一个幂级数(这里"展成"是个专门术语,强调化成的幂级数要以给定函数为和函数)。问题包括:一个函数具备什么条件,才能展成幂级数呢?若能展开,展成的幂级数是否唯一呢?将函数展成幂级数采用什么方法呢?等等。这就是本节要讨论的问题。

初学者或许感到奇怪,将一个函数展成无限项的幂级数,岂非舍简求繁,纯数学游戏!其实并非如此,这样做,逻辑上是对一个问题的两个方面的自然思考,实践上是解决大量科技问题的迫切需要。比如,有关两个重要的无理数 π 和 e 的计算,许多高精度近似值的计算,都离不开级数。另外,非初等函数的研究也离不开级数。

定义 3 若函数 $f(x)$在 x_0 点某邻域内存在任意阶导数,则称 $\sum_{n=0}^{\infty}\frac{f^{(n)}(x_0)}{n!}(x-x_0)^n$ 为$f(x)$在 $x=x_0$ 点的**泰勒级数**(Taylor series);级数 $\sum_{n=0}^{\infty}\frac{f^{(n)}(0)}{n!}x^n$ 称为 $f(x)$ 的**马克劳林级数**(Maclaurin series) 或 $f(x)$ 在 $x=0$ 处的泰勒级数。又称级数的前 $n+1$ 项之和 $s_n(x)=\sum\limits_{k=0}^{n}\dfrac{f^{(k)}(x_0)}{k!}(x-x_0)^k$ 为 $f(x)$ 的 n 阶**泰勒多项式**(Taylor polynomial)，而余下的部分 $\sum\limits_{k=n+1}^{\infty}\dfrac{f^{(k)}(x_0)}{k!}(x-x_0)^k=\dfrac{f^{(n+1)}(\xi)}{(n+1)!}(x-x_0)^{n+1}=R_n(x)$ 称为**(拉格朗日型) 余项**。其中 ξ 在 x_0,x 之间。

显然，泰勒级数就是一种幂级数。但 $f(x)$ 的泰勒级数是否就是 $f(x)$ 展成的幂级数呢？答案却是否定的。研究发现，某些函数的泰勒级数，在函数定义域内并非处处收敛，甚至不再收敛于函数本身。而有些函数的泰勒级数就是它展成的幂级数。关于两者的确定联系，有下述定理。

定理 2　若函数 $f(x)$ 在 $x=x_0$ 及其附近任意次可导，并且泰勒级数余项趋于零，即 $\lim\limits_{n\to\infty}R_n(x)=0$ 对于定义域内任一 x 均成立，则 $f(x)$ 的泰勒级数必收敛于 $f(x)$ 自身。

由定义 3，该定理易证(略)。

定理 3　若函数 $f(x)$ 可展成幂级数 $f(x)=\sum\limits_{n=0}^{\infty}a_n(x-x_0)^n$，则有 $a_n=\dfrac{f^{(n)}(x_0)}{n!}(n=0,1,2,\cdots)$ (学习者自证)。

上述两个定理清楚地告诉我们：只要函数任意次可导，并且泰勒余项趋于零(两条件缺一不可)，则函数必可展成幂级数。而且，这个幂级数就是函数的泰勒级数。或者说，在这种意义下，函数的幂级数展成是唯一的。

这两个定理，还告诉了我们，求函数幂级数展开式的方法和步骤：

第一步：求高阶导数 $f^{(n)}(x_0)$，得到 $a_n=\dfrac{f^{(n)}(x_0)}{n!}$；

第二步：证明　$\lim\limits_{n\to\infty}R_n(x)=0$；

第三步：写出展式 $f(x)=\sum\limits_{n=0}^{\infty}\dfrac{f^{(n)}(x_0)}{n!}(x-x_0)^n$；

按照上述方法步骤，将函数展成幂级数，通常叫“直接展开法”，直接展开法显然是比较困难的，一方面，只有少数函数[如 $e^x,\sin x,\cos x,\ln(1+x)$ 等]的高阶导数有些规律；另一方面，证明余项趋于零也没有统一的方法。

例 4　求 e^x 在 $x=0$ 处幂级数展开式，并写出 e 的级数表达式。

解　因为　(1) $f^{(n)}(x)=e^x$　故 $f^{(n)}(0)=1$，所以 $a_n=\dfrac{1}{n!}$。

(2)拉格朗日型余项 $R_n(x)=\dfrac{e^{\xi}}{(n+1)!}x^{n+1}$　(ξ 介于 0 和 x 之间)，

因为 $|R_n(x)|\leqslant\dfrac{e^{|x|}\,|x|^{n+1}}{(n+1)!}$　所以　$\lim\limits_{n\to\infty}R_n(x)=0$　(x 为任意数)。

(3)所求展开式为　$e^x=\sum\limits_{n=0}^{\infty}\dfrac{x^n}{n!},x\in(-\infty,\infty)$，

当 $x=1$ 时，得到 e 的级数表达式（与 e 的极限式相对照）为

$$e=\sum_{n=0}^{\infty}\frac{1}{n!}=1+1+\frac{1}{2!}+\frac{1}{3!}+\frac{1}{4!}+\frac{1}{5!}+\cdots。$$

像例 4 那样，注意到 $y=\sin x$ 的高阶导数 $y^{(n)}=\sin\left(x+\frac{n\pi}{2}\right)$，$f(x)=(1+x)^{\alpha}$（$\alpha$ 为非自然数）的高阶导数 $f^{(n)}(x)=\alpha(\alpha-1)(\alpha-2)\cdots(\alpha-n+1)(1+x)^{\alpha-n}$，可以得到它们的幂级数展开式：

$$\sin x=\sum_{n=0}^{\infty}\frac{(-1)^n}{(2n+1)!}x^{2n+1}=x-\frac{x^3}{3!}+\frac{x^5}{5!}-\frac{x^7}{7!}+\cdots \quad x\in(-\infty,+\infty),$$

$$(1+x)^{\alpha}=\sum_{n=0}^{\infty}\frac{\alpha(\alpha-1)\cdots(\alpha-n+1)}{n!}x^n=1+\alpha x+\frac{\alpha(\alpha-1)}{2!}x^2+\cdots \quad x\in(-1,1)。$$

鉴于直接展开法的困难，通常采用间接展开方法将函数展成幂级数。它以直接展开法得到的公式为依据，再运用幂级数的运算性质（尤其是逐项可微，逐项可积性质）来得到所需要的展开式。本节例 3 中，大家已看到这种做法。

例 5 求函数 $\cos x$ 在 $x=0$，$\sin x$ 在 $x=\frac{\pi}{4}$ 处的幂级数展开式。

解 (1) $\sin x=\sum_{n=0}^{\infty}\frac{(-1)^n}{(2n+1)!}x^{2n+1}$，$x\in(-\infty,+\infty)$，将其逐项求导可得

$$\cos x=\sum_{n=0}^{\infty}\frac{(-1)^n}{(2n)!}x^{2n}=1-\frac{x^2}{2!}+\frac{x^4}{4!}-\frac{x^6}{6!}+\cdots \quad x\in(-\infty,+\infty),$$

$$(2)\sin x=\sin\left[\left(x-\frac{\pi}{4}\right)+\frac{\pi}{4}\right]=\frac{1}{\sqrt{2}}\left[\sin\left(x-\frac{\pi}{4}\right)+\cos\left(x-\frac{\pi}{4}\right)\right]。$$

将 (1) 中 $\sin x$，$\cos x$ 的展开式代入整理后可得：

$$\sin x=\frac{1}{\sqrt{2}}\left[1+\left(x-\frac{\pi}{4}\right)-\frac{1}{2!}\left(x-\frac{\pi}{4}\right)^2-\frac{1}{3!}\left(x-\frac{\pi}{4}\right)^3+\frac{1}{4!}\left(x-\frac{\pi}{4}\right)^4+\cdots\right] \quad x\in(-\infty,+\infty)。$$

例 6 求下列函数关于 x 的幂级数展开式。

(1) $\ln(1+x)$；　(2) $\frac{1}{1+x^2}$；　(3) $\arctan x$，并写出 π 的级数表达式。

解 (1) 直接法已得出 $(1+x)^{\alpha}$ 的展式，当 $\alpha=-1$ 时，即有

$$\frac{1}{1+x}=1-x+x^2-x^3+x^4-x^5+\cdots=\sum_{n=1}^{\infty}(-1)^{n-1}x^{n-1} \quad x\in(-1,1)。$$

（注意：$\frac{1}{1+x}$ 可以看作首项为 1，公比 $-x$ 的几何级数和）对上式逐项积分，得到

$$\ln(1+x)=\int_0^x\frac{dx}{1+x}=\sum_{n=1}^{\infty}\frac{(-1)^{n-1}}{n}x^n \quad x\in(-1,1]$$

$$=x-\frac{x^2}{2}+\frac{x^3}{3}-\frac{x^4}{4}+\cdots。$$

(2)将$\frac{1}{1+x^2}$看作公比为$(-x^2)$的几何级数和时,立刻得出

$$\frac{1}{1+x^2}=1-x^2+x^4-x^6+x^8-\cdots=\sum_{n=0}^{\infty}(-1)^n x^{2n} \qquad x\in(-1,1)。$$

(3)对$\frac{1}{1+x^2}$的展成逐项积分,即得

$$\arctan x=\sum_{n=0}^{\infty}\frac{(-1)^n}{2n+1}x^{2n+1}=x-\frac{x^3}{3}+\frac{x^5}{5}-\frac{x^7}{7}+\frac{x^9}{9}-\cdots \quad x\in[-1,1],$$

由于 $\frac{\pi}{4}=\arctan 1=\sum_{n=0}^{\infty}\frac{(-1)^n}{2n+1}$,故可得出 π 的级数表达式:

$$\pi=4\sum_{n=0}^{\infty}\frac{(-1)^n}{2n+1}。$$

例 7 将 $f(x)=\frac{3}{(1-x)(1+2x)}$,在 $x=0$ 处展成泰勒级数。

解

$$f(x)=\frac{1}{1-x}+\frac{2}{1+2x},$$

$$\frac{1}{1-x}=1+x+x^2+x^3+x^4+\cdots \qquad x\in(-1,1),$$

$$\frac{2}{1+2x}=2\,\frac{1}{1+(2x)}=2[1-2x+(2x)^2-(2x)^3+(2x)^4-\cdots] \; x\in\left(-\frac{1}{2},\frac{1}{2}\right),$$

二式相加即得

$$\frac{3}{(1-x)(1+2x)}=\sum_{n=0}^{\infty}[1+(-1)^n 2^{n+1}]x^n \qquad x\in\left(-\frac{1}{2},\frac{1}{2}\right)。$$

由此,可以看出,间接展开法需要知道一些函数的幂级数展开式。因此,要将一些基本初等函数的幂级数展开式,作为已知的,在求其他相关函数的幂级数展开式时,可直接作为公式用之。因此,需要熟练、准确地掌握它。为便于查找,汇总如下:

$$e^x=1+x+\frac{x^2}{2!}+\cdots+\frac{x^n}{n!}+\cdots=\sum_{n=0}^{\infty}\frac{x^n}{n!} \qquad x\in(-\infty,+\infty),$$

$$\sin x=x-\frac{x^3}{3!}+\frac{x^5}{5!}-\frac{x^7}{7!}+\cdots=\sum_{n=0}^{\infty}\frac{(-1)^n}{(2n+1)!}x^{2n+1} \qquad x\in(-\infty,+\infty),$$

$$\cos x=1-\frac{x^2}{2!}+\frac{x^4}{4!}-\frac{x^6}{6!}+\cdots=\sum_{n=0}^{\infty}\frac{(-1)^n}{(2n)!}x^{2n} \qquad x\in(-\infty,+\infty),$$

$$\ln(1+x)=x-\frac{x^2}{2}+\cdots+(-1)^n\frac{x^{n+1}}{n+1}+\cdots=\sum_{n=0}^{\infty}\frac{(-1)^n x^{n+1}}{n+1} \qquad x\in(-1,1],$$

$$(1+x)^{\alpha}=1+\alpha x+\frac{\alpha(\alpha+1)}{2!}x^2+\cdots=\sum_{n=0}^{\infty}\frac{\alpha(\alpha-1)\cdots(\alpha-n+1)}{n!}x^n \qquad x\in(-1,1)。$$

上面公式中$(1+x)^{\alpha}$的展开式，由于α的不同，在端点$x=\pm1$时，可能收敛，可能发散，α取具体值时再定。另外，常用的还用两个幂级数展开式：

$$\frac{1}{1+x}=1-x+x^{2}-\cdots+(-1)^{n}x^{n}+\cdots=\sum_{n=0}^{\infty}(-1)^{n}x^{n} \qquad x\in(-1,1),$$

$$\frac{1}{1-x}=1+x+x^{2}+\cdots+x^{n}+\cdots=\sum_{n=0}^{\infty}x^{n} \qquad x\in(-1,1)。$$

8.4 傅里叶级数

函数项级数中，理论上重要，应用上广泛的，除幂级数外，还有傅里叶(Fourier)级数，简称傅氏级数。

8.4.1 三角级数与三角函数系的正交性

现实生活和科技领域内有大量事物的运动变化带有周期性，三角级数是研究周期现象的有力工具。大家在物理学中已经知道，任何复杂周期振动都可以看作是大量简谐振动的迭加，而简谐振动是用一个正弦(或余弦)函数表示的。数学理论上也已证明，一个周期函数，只要满足一定的条件，都可以表成许多正余弦函数之和，总之，要研究形如

$$\frac{a_0}{2}+\sum_{n=1}^{\infty}(a_n\cos n\omega t+b_n\sin n\omega t)$$

的级数，其中$a_0,a_1,\cdots,a_n,\cdots,b_1,b_2,\cdots b_n,\cdots,\omega=\frac{2\pi}{T}$($T$为周期)，均为常数。这种级数称为**三角级数**(trigonometric series)。

对三角级数可做这样的物理解释：整个级数表示一个宏观上波动变化的电流，$\frac{a_0}{2}$是其中的直流成分，$a_1\cos\omega t+b_1\sin\omega t$是其中的一次谐波(基波)，$a_n\cos n\omega t+b_n\sin n\omega t$为高次谐波。在科技领域中将一个信号(比如心电、脑电等生物信号)做谐波分析是有重要价值的。

三角级数是正弦函数、余弦函数构造的，理论上研究，涉及三角函数系的正交性。数学上定义，区间$[a,b]$上有定义的一个函数序列：$\varphi_1(x),\varphi_2(x),\varphi_3(x),\cdots,\varphi_n(x),\cdots$，如果满足下列条件：

$$\int_a^b\varphi_m(x)\varphi_n(x)\mathrm{d}x=\begin{cases}0 & (m\neq n)\\ 非0常数 & (m=n)\end{cases},$$

则称函数系在$[a,b]$上**正交函数系**(orthogonally)。

容易证明，三角函数系$1,\cos\omega t,\sin\omega t,\cos 2\omega t,\sin 2\omega t,\cdots,\cos n\omega t,\sin n\omega t,\cdots$是$\left[-\frac{T}{2},\frac{T}{2}\right]$上的正交函数系。

下面不妨验证几个(其中 $\omega=\frac{2\pi}{T}$)。

$$\int_{-\frac{T}{2}}^{\frac{T}{2}}\cos n\omega t\ \mathrm{d}t=\frac{1}{n\omega}\sin n\omega t\Big|_{-T/2}^{T/2}=\frac{1}{n\omega}[\sin n\pi-\sin(-n\pi)]=0\ ;$$

同理　$\int_{-\frac{T}{2}}^{\frac{T}{2}}\sin n\omega t\ \mathrm{d}t=0$；

$$\int_{-\frac{T}{2}}^{\frac{T}{2}}\cos m\omega t\cos n\omega t\ \mathrm{d}t\xlongequal{m\neq n}\int_{-\frac{T}{2}}^{\frac{T}{2}}\frac{1}{2}[\cos(m+n)\omega t+\cos(m-n)\omega t]\mathrm{d}t;$$

$$=\frac{1}{2}\left[\frac{1}{(m+n)\omega}\sin(m+n)\omega t+\frac{1}{(m-n)\omega}\sin(m-n)\omega t\right]_{-\frac{T}{2}}^{\frac{T}{2}}=0。$$

同理　$\int_{-\frac{T}{2}}^{\frac{T}{2}}\sin m\omega t\sin n\omega t\ \mathrm{d}t\xlongequal{m\neq n}0$；

$$\int_{-\frac{T}{2}}^{\frac{T}{2}}[\sin m\omega t\cos n\omega t\ \mathrm{d}t]=\frac{1}{2}\int_{-\frac{T}{2}}^{\frac{T}{2}}[\sin(m+n)\omega t+\sin(m-n)\omega t]\mathrm{d}t=0。$$

而 $\int_{-\frac{T}{2}}^{\frac{T}{2}}\sin^2 m\omega t\ \mathrm{d}t=\int_{-\frac{T}{2}}^{\frac{T}{2}}\cos^2 m\omega t\mathrm{d}t=\frac{1}{2}\int_{-\frac{T}{2}}^{\frac{T}{2}}(1+\cos 2m\omega t)\mathrm{d}t=\frac{T}{2}$。

三角函数系的正交性,为后面的计算带来极大方便。如同在直角坐标系里,把一个向量写成正交分解式(向量的坐标表示)能方便运算一样。

8.4.2　傅里叶级数及收敛定理

一般说来,一个三角级数 $\frac{a_0}{2}+\sum_{n=1}^{\infty}(a_n\cos n\omega t+b_n\sin n\omega t)$ 未必是收敛的,如果该三角级数在 $\left[-\frac{T}{2},\frac{T}{2}\right]$ 上确实收敛于函数 $f(t)$,且 $f(t)$ 在 $\left[-\frac{T}{2},\frac{T}{2}\right]$ 上可积,那么,三角级数中的系数 a_n,b_n 等将是由 $f(t)$ 唯一决定的。

事实上,只须对下式

$$f(t)=\frac{a_0}{2}+\sum_{n=1}^{\infty}(a_n\cos n\omega t+b_n\sin n\omega t)$$

两边积分、两边乘以 $\cos n\omega t$ 后积分、两边乘以 $\sin n\omega t$ 后积分,就可依次得到(三角函数系的正交性,使上述积分变得十分简单):

$$(*)\quad\begin{cases}a_0=\frac{2}{T}\int_{-\frac{T}{2}}^{\frac{T}{2}}f(t)\mathrm{d}t\\ a_n=\frac{2}{T}\int_{-\frac{T}{2}}^{\frac{T}{2}}f(t)\cos n\omega t\ \mathrm{d}t & (n=1,2,\cdots)\\ b_n=\frac{2}{T}\int_{-\frac{T}{2}}^{\frac{T}{2}}f(t)\sin n\omega t\ \mathrm{d}t & (n=1,2,\cdots)\end{cases}$$

像由（*）式这样计算出的系数 a_n,b_n，称为 $f(t)$的傅里叶系数。公式（*）由于其重要性被称为欧拉-傅里叶公式。

定义 设 $f(t)$在$\left[-\frac{T}{2},\frac{T}{2}\right]$上可积。

令 $$a_n=\frac{2}{T}\int_{-\frac{T}{2}}^{\frac{T}{2}}f(t)\cos n\omega t\ \mathrm{d}t \quad (n=0,1,2,\cdots),$$

$$b_n=\frac{2}{T}\int_{-\frac{T}{2}}^{\frac{T}{2}}f(t)\sin n\omega t\ \mathrm{d}t \quad (n=1,2,\cdots),$$

并以此做出三角级数：

$$\frac{a_0}{2}+\sum_{n=1}^{\infty}(a_n\cos n\omega t+b_n\sin n\omega t)\ 。$$

此级数称为 $f(t)$导出的**傅里叶级数**(Fourier series)，记为

$$f(t)\sim\frac{a_0}{2}+\sum_{n=1}^{\infty}(a_n\cos n\omega t+b_n\sin n\omega t)。$$

要提醒学习者注意，一个函数导出的傅氏级数，还不能称作它的傅氏级数展开式。正像幂级数展开式那样，只有导出的级数在$\left[-\frac{T}{2},\frac{T}{2}\right]$上收敛，并且以 $f(t)$为和函数时，才算它的傅氏级数展开式。那时"～"才能换成"＝"。下面的狄里克雷(Dirichlet)定理，确切地给出了傅氏级数收敛的条件，或者说是函数可展成傅氏级数的条件。

定理 **（狄里克雷收敛定理）**设周期为 T 的函数 $f(t)$在$\left[-\frac{T}{2},\frac{T}{2}\right]$上连续，或只有有限多个第一类间断点，并且分段单调，则由 $f(t)$导出的傅氏级数在$\left[-\frac{T}{2},\frac{T}{2}\right]$上收敛。并且，当 t 为 $f(t)$的连续点时，级数收敛于 $f(t)$；当 t 为 $f(t)$的间断点时，级数收敛于$\frac{1}{2}[f(t-0)+f(t+0)]$；在端点 $t=-\frac{T}{2}$或 $t=\frac{T}{2}$处，级数收敛于$\frac{1}{2}\left[f\left(-\frac{T}{2}+0\right)+f\left(\frac{T}{2}-0\right)\right]$。

该定理证明较难，故此省略。我们的重点是通过练习，掌握将函数展成傅氏级数的基本方法。

例 1 将周期为 T，振幅为 1 的矩形波（见图 8-2）展成傅氏级数。

解 所给矩形波函数在一个周期内的表达式是

$$f(t)=\begin{cases}-1 & 当\frac{-T}{2}\leqslant t<0 时\\ 1 & 当 0\leqslant t<\frac{T}{2}时\end{cases}。$$

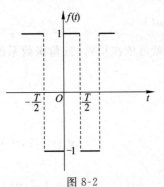

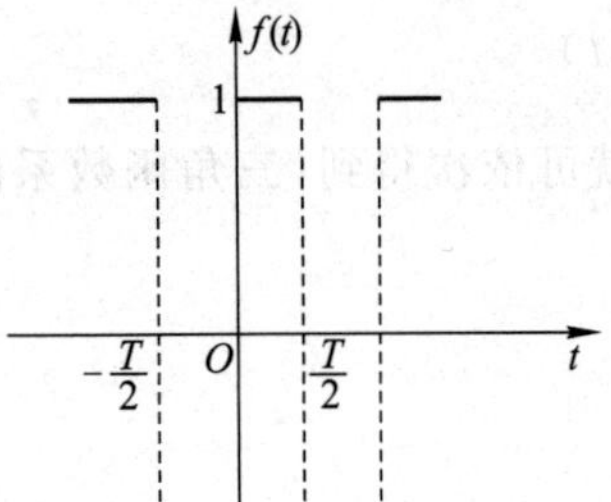

图 8-2

由欧拉-傅里叶公式,可求得傅里叶系数为

$$a_0=\frac{2}{T}\int_{-\frac{T}{2}}^{\frac{T}{2}}f(t)\mathrm{d}t=\frac{2}{T}\left[\int_{-\frac{T}{2}}^{0}(-1)\mathrm{d}t+\int_{0}^{\frac{T}{2}}\mathrm{d}t\right]=0;$$

$$a_n=\frac{2}{T}\int_{-\frac{T}{2}}^{\frac{T}{2}}f(t)\cos n\omega t\ \mathrm{d}t=\frac{2}{T}\left[\int_{-\frac{T}{2}}^{0}(-\cos n\omega t)\mathrm{d}t+\int_{0}^{\frac{T}{2}}\cos n\omega t\,\mathrm{d}t\right]=0;$$

$$b_n=\frac{2}{T}\int_{-\frac{T}{2}}^{\frac{T}{2}}f(t)\sin n\omega t\ \mathrm{d}t=\frac{2}{T}\left[\int_{-\frac{T}{2}}^{0}(-\sin n\omega t)\mathrm{d}t+\int_{0}^{\frac{T}{2}}\sin n\omega t\ \mathrm{d}t\right]$$

$$=\frac{2}{n\pi}(1-\cos n\pi)=\begin{cases}\dfrac{4}{n\pi} & \text{当 } n \text{ 为奇数时}\\ 0 & \text{当 } n \text{ 为偶数时}\end{cases}。$$

于是,$f(t)$ 导出傅氏级数为 $f(t)\sim\dfrac{4}{\pi}\displaystyle\sum_{n=1}^{\infty}\frac{1}{2n-1}\sin(2n-1)\omega t$ 。

由于 $f(t)$满足狄里克雷收敛定理条件,从而

$$\frac{4}{\pi}\sum_{n=1}^{\infty}\frac{\sin(2n-1)\omega t}{2n-1}=\begin{cases}f(t) & \text{当}-\dfrac{T}{2}<t<\dfrac{T}{2}(t\neq 0)\\ 0 & \text{当 } t=k\dfrac{T}{2}(k\text{ 为整数})\end{cases}。$$

例 2　试将图 8-3 中的函数 $f(t)=t^2$ 展成傅里叶级数。

解　$f(t)$是以 2π 为周期的连续函数,它在$[-\pi,\pi]$上的表达式为 $f(t)=t^2$,$t\in[-\pi,\pi]$。

由于 $f(t)$满足狄里克雷收敛定理条件,故它导出傅氏级数就是它的傅里叶级数展开式。由于周期 $T=2\pi,\omega=\dfrac{2\pi}{T}=1$,从而由欧拉-傅里叶公式,求 $f(t)$的傅里叶系数更显简单。

$$a_0=\frac{1}{\pi}\int_{-\pi}^{\pi}t^2\mathrm{d}t=\frac{2}{3}\pi^2,$$

$$a_n=\frac{1}{\pi}\int_{-\pi}^{\pi}t^2\cos nt\ \mathrm{d}t \xlongequal{\text{分部积分}} \frac{(-1)^n 4}{n^2}\quad(n=1,2,3,\cdots),$$

$b_n=\dfrac{1}{\pi}\displaystyle\int_{-\pi}^{\pi}t^2\sin nt\ \mathrm{d}t=0$(奇函数在对称区间上积分)。

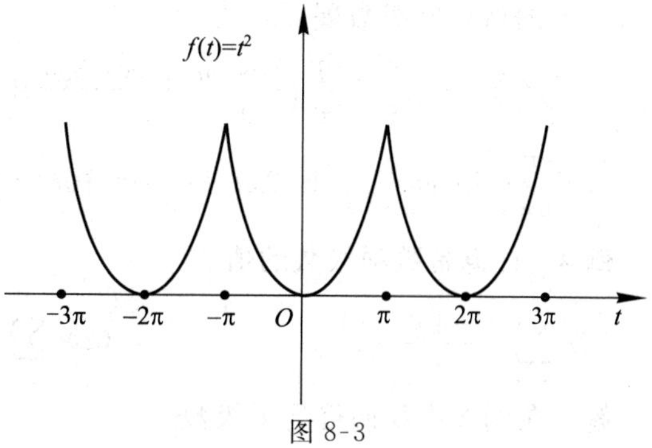

图 8-3

所以

$$f(t)=t^2=\frac{\pi^2}{3}+4\sum_{n=1}^{\infty}\frac{(-1)^n\cos nt}{n^2}\qquad t\in[-\pi,\pi]。$$

例 3　$f(t)$是以 T 为周期的函数,它在一个周期上的表达式是

$$f(t)=\begin{cases} t & \text{当} -\dfrac{T}{2}<t\leqslant 0 \\ 0 & \text{当 } 0\leqslant t\leqslant \dfrac{T}{2} \end{cases}$$

如图 8-4 所示，求 $f(t)$ 的傅里叶级数展开式。

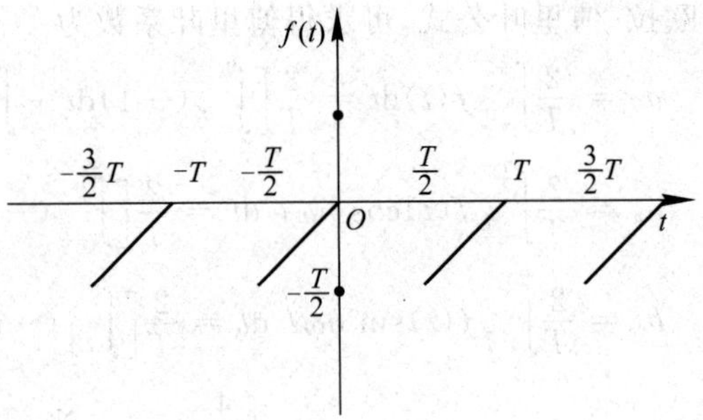

图 8-4

解　$f(t)$ 满足狄里克雷收敛定理的条件，所以 $f(t)$ 导出的傅里叶级数就是其展开式。

先求 $f(t)$ 傅里叶系数：

$$a_0=\frac{2}{T}\int_{-\frac{T}{2}}^{\frac{T}{2}}f(t)\,\mathrm{d}t=\frac{2}{T}\int_{-\frac{T}{2}}^{0}t\,\mathrm{d}t=-\frac{T}{4},$$

$$a_n=\frac{2}{T}\int_{-\frac{T}{2}}^{\frac{T}{2}}f(t)\cos n\omega t\,\mathrm{d}t=\frac{2}{T}\int_{-\frac{T}{2}}^{0}t\cos n\omega t\,\mathrm{d}t$$

$$=\frac{2}{T}\left[\frac{t\sin n\omega t}{n\omega}+\frac{1}{(n\omega)^2}\cos n\omega t\right]_{-\frac{T}{2}}^{0}=\frac{2}{n^2\omega^2T}(1-\cos n\pi)$$

$$=\begin{cases}\dfrac{T}{n^2\pi^2} & \text{当 } n=1,3,5,\cdots \text{ 时} \\ 0 & \text{当 } n=2,4,6,\cdots \text{ 时}\end{cases},$$

$$b_n=\frac{2}{T}\int_{-\frac{T}{2}}^{\frac{T}{2}}f(t)\sin n\omega t\,\mathrm{d}t=\frac{2}{T}\int_{-\frac{T}{2}}^{0}t\sin n\omega t\,\mathrm{d}t$$

$$=-\frac{1}{n\omega}\cos n\pi=\frac{(-1)^{n+1}}{n\omega}=\frac{T}{2n\pi}(-1)^{n+1}\text{。}$$

得到 $f(t)$ 的傅里叶级数展开式为

$$f(t)=-\frac{T}{8}+\frac{T}{\pi^2}\left(\frac{\cos\omega t}{1^2}+\frac{\cos 3\omega t}{3^2}+\frac{\cos 5\omega t}{5^2}+\cdots\right)+$$
$$\frac{T}{2\pi}\left(\sin\omega t-\frac{1}{2}\sin 2\omega t+\frac{1}{3}\sin 3\omega t-\frac{1}{4}\sin 4\omega t+\cdots\right)\qquad t\in\left(-\frac{T}{2},\frac{T}{2}\right)\text{。}$$

例 4　计算常数项级数的值。

(1) $\displaystyle\sum_{n=1}^{\infty}\frac{(-1)^{n+1}}{n^2}$；　　(2) $\displaystyle\sum_{n=0}^{\infty}\frac{1}{(2n+1)^2}$。

解　在例 2 中我们得到了级数

$$f(t)=t^2=\frac{\pi^2}{3}+4\sum_{n=1}^{\infty}\frac{(-1)^n\cos nt}{n^2}\qquad t\in[-\pi,\pi]\text{。}$$

(1)令 $t=0$，可得 $0=\dfrac{\pi^2}{3}+4\displaystyle\sum_{n=1}^{\infty}\frac{(-1)^n}{n^2}$　即　$\displaystyle\sum_{n=1}^{\infty}\frac{(-1)^{n+1}}{n^2}=\frac{\pi^2}{12}$。

(2)同理,在例 3 中的级数

$$f(t)=-\frac{T}{8}+\frac{T}{\pi^2}\left(\frac{\cos\omega t}{1^2}+\frac{\cos 3\omega t}{3^2}+\frac{\cos 5\omega t}{5^2}+\cdots\right)+$$
$$\frac{T}{2\pi}\left(\sin\omega t-\frac{1}{2}\sin 2\omega t+\frac{1}{3}\sin 3\omega t-\frac{1}{4}\sin 4\omega t+\cdots\right)\quad t\in\left(-\frac{T}{2},\frac{T}{2}\right)$$

中,令 $t=0$,立刻得到

$$0=-\frac{T}{8}+\frac{T}{\pi^2}\left(\frac{1}{1^2}+\frac{1}{3^2}+\frac{1}{5^2}+\frac{1}{7^2}+\cdots\right),$$

即
$$\sum_{n=0}^{\infty}\frac{1}{(2n+1)^2}=\frac{\pi^2}{8}。$$

这个例子告诉我们,用傅里叶级数计算常数项级数之和也不失为一种重要的方法。

8.4.3　将函数展成正弦级数或余弦级数

迄今为止,我们总是严格按照迪里赫莱收敛定理的条件,在已知函数在$\left[-\frac{T}{2},\frac{T}{2}\right]$上的表达式的前提下,把这个周期为 T 的函数展成傅里叶级数,我们看到,由于有了欧拉-傅里叶公式,所以主要的工作只是计算一些不太复杂的积分。尤其刚刚看到的例 1 和例 2,由于给定函数在$\left[-\frac{T}{2},\frac{T}{2}\right]$上是奇函数和偶函数,计算傅里叶系数的积分,将得到简化,最终的展开式变成了只含一种三角函数的正弦级数或余弦级数。这一特点,对后面的学习是十分有益的。

现在考虑一个定义在$[0,L]$上的非周期函数如何展成傅里叶级数的问题。应当说,周期函数是少数的。对于定义于$[a,b]$的函数 $g(x)$,只需通过代换(令 $x-a=t$)就可以化作$[0,L]$上定义的 $f(t)$,所以这个问题有广泛的意义。为了做到既满足迪里赫莱收敛定理的条件,又使展成的级数尽可能简单。通常采用下面的处理办法:

(1)改造补充 $f(t)$的定义,构造$[-L,L]$上一个奇函数(或偶函数)$\overline{f}(t)$,使得在$[0,L]$上$\overline{f}(t)=f(t)$;

(2)$\overline{f}$ 周期地延拓到数轴上;

(3)对延拓后的函数展成傅里叶级数;

(4)将上述级数限定在区间$[0,L]$时,就得 $f(t)$的展式。

例 5　试将$[0,\pi]$上的函数 $f(t)=t$ 展成正弦级数和余弦级数。

解　(1)为得正弦级数,将 $f(t)$做奇函数延拓(见图 8-5):

$$\overline{f}(t)=\begin{cases}t & 当\ 0<t\leqslant\pi\\ t & 当\ -\pi\leqslant t\leqslant 0\end{cases}。$$

延拓后的函数满足收敛定理条件,故可展成傅里叶级数:

$$a_n=\frac{1}{\pi}\int_{-\pi}^{\pi}\overline{f}(t)\cos nt\ \mathrm{d}t=\frac{1}{\pi}\int_{-\pi}^{\pi}t\cos nt\ \mathrm{d}t=0,$$

$$b_n=\frac{2}{\pi}\int_0^{\pi}t\sin nt\,\mathrm{d}t=-\frac{2}{\pi}\left(\frac{\pi}{n}\cos n\pi\right)=\frac{2}{n}(-1)^{n+1},$$

得到所求正弦级数为

$$f(t)=t=2\sum_{n=1}^{\infty}\frac{(-1)^{n+1}}{n}\sin nt\qquad t\in(0,\pi)。$$

(2)为得余弦级数，将 $f(t)$ 做偶函数延拓(见图 8-6)：

$$\overline{f}(t)=\begin{cases}-t & 当-\pi\leqslant t\leqslant 0\\ t & 当 0<t\leqslant\pi\end{cases}。$$

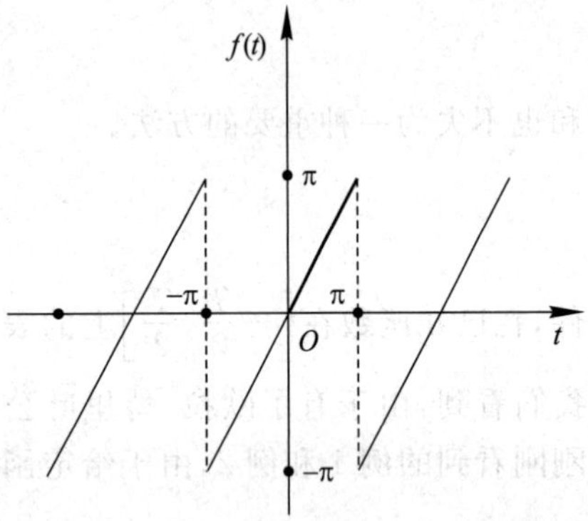

图 8-5

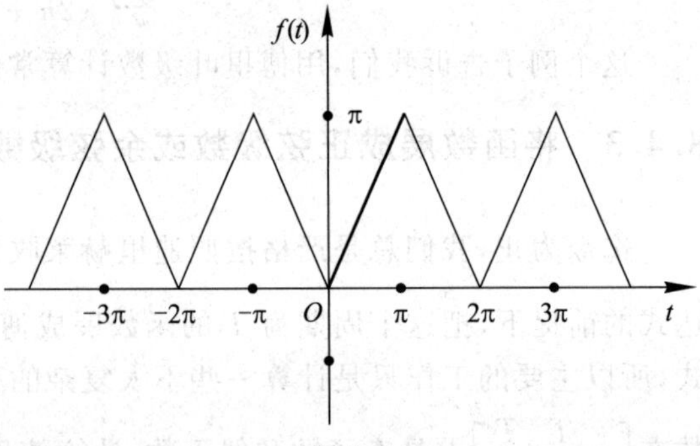

图 8-6

延拓后的函数满足收敛定理条件，即可展成傅里叶级数：

$$a_0=\frac{1}{\pi}\int_{-\pi}^{\pi}f(t)\mathrm{d}t=\frac{1}{\pi}\left[\int_{-\pi}^{0}(-t)\mathrm{d}t+\int_0^{\pi}t\mathrm{d}t\right]=\pi,$$

$$a_n=\frac{1}{\pi}\left[\int_{-\pi}^{0}(-t\cos nt)\mathrm{d}t+\int_0^{\pi}t\cos nt\,\mathrm{d}t\right]=\frac{2}{\pi}\int_0^{\pi}t\cos nt\,\mathrm{d}t$$

$$=\frac{2}{n^2\pi}[(-1)^n-1]=\begin{cases}\dfrac{-4}{n^2\pi} & 当 n=1,3,5,\cdots\\ 0 & 当 n=2,4,6,\cdots\end{cases}$$

$$b_n=0\qquad 当 n=1,2,3,\cdots。$$

故所求级数为

$$f(t)=t=\frac{\pi}{2}-\frac{4}{\pi}\left(\cos t+\frac{1}{3^2}\cos 3t+\frac{1}{5^2}\cos 5t+\frac{1}{7^2}\cos 7t+\cdots\right)\qquad t\in[0,\pi]。$$

习 题 八

1. 用定义判定下列级数的敛散性：

(1) $\sum\limits_{n=1}^{\infty}(\sqrt{n+1}-\sqrt{n})$；　　(2) $\sum\limits_{n=1}^{\infty}\dfrac{1}{(2n-1)(2n+1)}$；

(3) $\sum_{n=1}^{\infty}\left(\frac{1}{2}+\frac{1}{2^n}\right)$；　　(4) $\sum_{n=1}^{\infty}\frac{1}{\sqrt{n}}$。

2. 判定下列级数敛散性：

(1) $\sum_{n=1}^{\infty}\frac{n}{2n-1}$；　　(2) $\sum_{n=1}^{\infty}\frac{1}{[3+(-1)^n]^n}$；

(3) $\sum_{n=1}^{\infty}\frac{1+n}{1+n^2}$；　　(4) $\sum_{n=1}^{\infty}2^n\sin\frac{x}{3^n}\quad(0<x<3\pi)$；

(5) $\sum_{n=1}^{\infty}\frac{3^n}{n\cdot 2^n}$；　　(6) $\sum_{n=1}^{\infty}n\left(\frac{3}{4}\right)^n$；

(7) $\sum_{n=1}^{\infty}\frac{n^4}{n!}$；　　(8) $\sum_{n=1}^{\infty}\frac{1}{na+b}\quad(a>0,b>0)$。

3. 判断下列级数是否收敛，若收敛是绝对收敛还是条件收敛：

(1) $\sum_{n=1}^{\infty}(-1)^n\frac{\ln(n+1)}{n}$；　　(2) $\sum_{n=1}^{\infty}(-1)^{n-1}\frac{1}{2n-1}$；　　(3) $\sum_{n=1}^{\infty}\frac{(-1)^{n-1}}{n^p}$；

(4) $\sum_{n=1}^{\infty}(-1)^{n+1}\frac{2^{n^2}}{n!}$；　　(5) $\sum_{n=1}^{\infty}\frac{(-1)^{n-1}}{n^2}\cos\frac{n\pi}{4}$；　　(6) $\sum_{n=1}^{\infty}\frac{x^n}{n}$。

4. 求下列幂级数的收敛区间或收敛域：

(1) $\sum_{n=1}^{\infty}\frac{x^n}{n\cdot 3^n}$；　　(2) $1-x+\frac{x^2}{2^2}-\frac{x^3}{3^2}+\frac{x^4}{4^2}-\frac{x^5}{5^2}+\cdots$；

(3) $\sum_{n=1}^{\infty}(-1)^n\frac{x^{2n}}{2^n}$；　　(4) $\sum_{n=1}^{\infty}\frac{(x+3)^n}{n^2}$。

5. 将下列函数展成幂级数：

(1) $\sin^2 x$　在 $x=0$；　　(2) $\ln\frac{1+x}{1-x}$　在 $x=0$；

(3) $\frac{1}{6-x}$　在 $x=2$。

6. 设 $f(t)$ 以 2π 为周期且

$$f(t)=\begin{cases}0 & -\pi\leqslant t<0\\ A & 0\leqslant t<\pi\end{cases}$$

试将其展成傅里叶级数，并给出展开式成立的区间。

7. 将 $f(t)=\frac{t-\pi}{2}\quad(0\leqslant t\leqslant\pi)$，展成正弦级数。

8. 将 $f(t)=2t+3\quad(0\leqslant t\leqslant\pi)$，展成余弦级数。

第 9 章

线 性 代 数

线性代数主要是研究变量间的线性关系的一个数学分支。线性代数是学习统计分析、试验设计、系统分析、线性规划、模糊数学等课程不可缺少的工具。本章主要介绍行列式、矩阵和线性方程组的基本知识。

9.1 行 列 式

9.1.1 行列式的概念

1. 引言

在中学代数中，为了解二元、三元线性方程组，我们引进了二阶、三阶行列式，其定义及展开式如下：

$$\begin{vmatrix} a_{11} & a_{12} \\ a_{21} & a_{22} \end{vmatrix} = a_{11}a_{22} - a_{12}a_{21},$$

$$\begin{vmatrix} a_{11} & a_{12} & a_{13} \\ a_{21} & a_{22} & a_{23} \\ a_{31} & a_{32} & a_{33} \end{vmatrix} = a_{11}a_{22}a_{33} + a_{12}a_{23}a_{31} + a_{13}a_{21}a_{32} - a_{13}a_{22}a_{31} - a_{12}a_{21}a_{33} - a_{11}a_{23}a_{32},$$

其中 a_{ij} 表示第 i 行第 j 列位置上的一个元素。为了把这个结果推广到 n 元线性方程组的情形：

$$\begin{cases} a_{11}x_1 + a_{12}x_2 + \cdots + a_{1n}x_n = b_1 \\ a_{21}x_1 + a_{22}x_2 + \cdots + a_{2n}x_n = b_2 \\ \cdots\cdots \\ a_{n1}x_1 + a_{n2}x_2 + \cdots + a_{nn}x_n = b_n \end{cases},$$

就需要把行列式推广到 n 阶。为此，先介绍排列和逆序数等知识，然后引出 n 阶行列式的概念。

2. 排列及其逆序数

定义 1 由 n 个自然数 $1,2,\cdots,n$ 组成的一个有序数组 $p_1p_2\cdots p_n$ 称为一个 n **级排列**

(permutation of class)。

例如,4312 是一个 4 级排列,31254 是一个 5 级排列。由排列组合的知识易知:n 级排列的总数目是 $n(n-1)(n-2)\cdots\cdot 2\cdot 1=n!$。

显然 $12\cdots n$ 也是一个 n 级排列,这个排列具有自然顺序,是按由小到大的顺序排起来的,而其他的排列都或多或少地破坏了自然顺序。

定义 2 在任一排列 $p_1\cdots p_i\cdots p_j\cdots p_n$ 中,如果数 $p_i>p_j$,则称这两个数构成一个**逆序**(inverted sequence)。一个排列中所有逆序的总数称为这个排列的**逆序数**(number of inverted sequence),记为 $\tau(p_1\cdots p_n)$ 或 t。

例如,排列 2431 中,2 和 1,4 和 3 构成逆序。

为计算排列 $p_1\cdots p_i\cdots p_j\cdots p_n$ 的逆序数,可考虑数 $p_i(i=1,2,\cdots,n)$,若比 p_i 大且排在 p_i 前面的数有 t_i 个,就说数 p_i 的逆序数为 t_i。全体数的逆序数的总和 $t=t_1+\cdots+t_n=\sum_{i=1}^{n}t_i$,就是这个排列的逆序数。例如 2431 的逆序数为 4,12345 的逆序数为 0,而 45321 的序数为 9。

定义 3 逆序数为偶数的排列称为**偶排列**(even permutation);逆序数为奇数的排列称为**奇排列**(odd permutation)。

例如,2431 和 12345 是偶排列;而排列 45321 是奇排列。

3. n 阶行列式

在给出 n 阶行列式的定义之前,先来研究三阶行列式的结构

$$\begin{vmatrix} a_{11} & a_{12} & a_{13} \\ a_{21} & a_{22} & a_{23} \\ a_{31} & a_{32} & a_{33} \end{vmatrix}=a_{11}a_{22}a_{33}+a_{12}a_{23}a_{31}+a_{13}a_{21}a_{32}-a_{11}a_{23}a_{32}-a_{12}a_{21}a_{33}-a_{13}a_{22}a_{31}。\tag{9.1}$$

从三阶行列式的定义中可以看出,它是一些乘积的代数和,而每一项乘积都是由行列式中位于不同的行和不同的列的元素构成的,并且展开式恰恰就是由所有这种可能的乘积组成。因此(9.1)式右端的任意项除正负号外,项的一般形式可以写成 $a_{1j_1}a_{2j_2}a_{3j_3}$。这里第一个下标(称为行标)排成标准排列 123,而第二个下标(称为列标)排成 $j_1j_2j_3$,它是 1,2,3 三个数的某个排列。这样的排列共有 6 种,故对应(9.1)式右端共含 6 项。

带正号的三项列标排列是 123,231,312;

带负号的三项列标准列是 132,213,321。

经计算可知,前三个排列都是偶排列,而后三个排列都是奇排列。因此各项所带的正负号可以表示成 $(-1)^t$,其中 t 为列标排列的逆序数。

综合上述分析,三阶行列式可以写成

$$\begin{vmatrix} a_{11} & a_{12} & a_{13} \\ a_{21} & a_{22} & a_{23} \\ a_{31} & a_{32} & a_{33} \end{vmatrix}=\sum(-1)^t a_{1j_1}a_{2j_2}a_{3j_3},$$

其中 t 为排列 $j_1j_2j_3$ 的逆序数，$\sum$ 表示对 1,2,3 三个数的所有排列 $j_1j_2j_3$ 取和。

仿此，我们来定义 n 阶行列式。

定义 4 设有 n^2 个数 $a_{ij}(i,j=1,2,\cdots,n)$，将其排成 n 行 n 列的表，记为

$$\begin{vmatrix} a_{11} & a_{12} & \cdots & a_{1n} \\ a_{21} & a_{22} & \cdots & a_{2n} \\ \vdots & \vdots & & \vdots \\ a_{n1} & a_{n2} & \cdots & a_{nn} \end{vmatrix},$$

称为 n **阶行列式**(n-order determinant)。其含义是：它表示所有可能的取自行列式的不同行不同列的 n 个元素的乘积的代数和，共 $n!$ 项，其一般项为 $a_{1j_1}a_{2j_2}\cdots a_{nj_n}$，当 $j_1\cdots j_n$ 是偶排列时，这项取正号；当 $j_1\cdots j_n$ 是奇排列时，这项取负号，即

$$\begin{vmatrix} a_{11} & a_{12} & \cdots & a_{1n} \\ a_{21} & a_{22} & \cdots & a_{2n} \\ \vdots & \vdots & & \vdots \\ a_{n1} & a_{n2} & \cdots & a_{nn} \end{vmatrix}=\sum(-1)^t a_{1j_1}a_{2j_2}\cdots a_{nj_n}, \tag{9.2}$$

这里 t 是排列 $j_1j_2\cdots j_n$ 的逆序数，$\sum$ 表示对所有排列 $(j_1j_2\cdots j_n)$ 取和。

例 1 计算行列式。

$$\begin{vmatrix} 0 & 0 & 0 & 2 \\ 0 & 0 & 4 & 0 \\ 0 & 6 & 0 & 0 \\ 8 & 0 & 0 & 0 \end{vmatrix}$$

解 这是一个四阶行列式，展开式中项的一般形式是 $a_{1_{j1}}a_{2_{j2}}a_{3_{j3}}a_{4_{j4}}$。显然，如果 $j_1\neq 4$，那么 $a_{1j_1}=0$，从而该项为 0，所以只须考虑 $j_1=4$ 的那些项；同理可知，还需考虑 $j_2=3,j_3=2,j_4=1$ 的这些列指标的项。即行列式中不为 0 的项只有 $a_{14}a_{23}a_{32}a_{41}$ 这一项，而此项列标排列的逆序数为 $t=\tau(4321)=6$，故带正号。所以

$$原式=(-1)^{\tau(4321)}a_{14}a_{23}a_{32}a_{41}=2\times4\times6\times8=384$$

例 2 计算上三角形行列式。

$$\begin{vmatrix} a_{11} & a_{12} & \cdots & a_{1n} \\ 0 & a_{22} & \cdots & a_{2n} \\ \vdots & \vdots & & \vdots \\ 0 & 0 & \cdots & a_{nn} \end{vmatrix}$$

解 上三角形行列式主对角线左下端全为零。考虑项的一般形式 $a_{1j_1}a_{2j_2}\cdots a_{nj_n}$。由于在行列式中第 n 行的元素除去 a_{nn} 外全为 0，因而只能取 $j_n=n$。在第 $n-1$ 行中，除去 $a_{n-1,n-1}$ $a_{n-1,n}$ 外，其余的项全为零，而第 n 列已取，所以只有 $j_{n-1}=n-1$。这样逐步上推可知，展开式中除 $a_{11}a_{22}\cdots a_{nn}$ 这一项外，其余的项全为零。而这一项的列指标所成的排列是一个偶排

列，所以带正号。于是，原式 $=a_{11}a_{22}\cdots a_{nn}$

9.1.2 行列式的性质

性质1 行列式与它的转置行列式相等。

所谓一个行列式 D 的**转置行列式**(transposed determinant)是将行列式的行换成相应的列而得到的行列式，记为 D'，即

$$D=\begin{vmatrix} a_{11} & a_{12} & \cdots & a_{1n} \\ a_{21} & a_{22} & \cdots & a_{2n} \\ \vdots & \vdots & & \vdots \\ a_{n1} & a_{n2} & \cdots & a_{nn} \end{vmatrix}。$$

D 的转置行列式为

$$D'=\begin{vmatrix} a_{11} & a_{21} & \cdots & a_{n1} \\ a_{12} & a_{22} & \cdots & a_{n2} \\ \vdots & \vdots & & \vdots \\ a_{1n} & a_{2n} & \cdots & a_{nn} \end{vmatrix}。$$

性质2 互换行列式的两行或两列，行列式只改变符号。

性质3 如果行列式有两行或两列对应元素相同，则行列式为零。

事实上，将行列式 D 中相同的两行或两列对换，行列式本身并未改变，但其值由性质2，有 $D=-D$，由此可知 $D=0$。

性质4 行列式的某一行(列)中所有的元素都乘以同一个数 k，等于用 k 乘此行列式，即

$$\begin{vmatrix} a_{11} & a_{12} & \cdots & a_{1n} \\ \vdots & \vdots & & \vdots \\ ka_{i1} & ka_{i2} & \cdots & ka_{in} \\ \vdots & \vdots & & \vdots \\ a_{n1} & a_{n2} & \cdots & a_{nn} \end{vmatrix}=k\begin{vmatrix} a_{11} & a_{12} & \cdots & a_{1n} \\ \vdots & \vdots & & \vdots \\ a_{i1} & a_{i2} & \cdots & a_{in} \\ \vdots & \vdots & & \vdots \\ a_{n1} & a_{n2} & \cdots & a_{nn} \end{vmatrix}。\tag{9.3}$$

推论1 若行列式中有一行(列)元素全是零，则行列式等于零。

推论2 行列式中某一行(列)的所有元素的公因子可以提到行列式符号的外面。

性质5 若行列式中有两行(列)元素对应成比例，则行列式等于零。

事实上，若设行列式 D 的第 i 行(列)的各之元素是第 j 行(列)对应元素的 k 倍，由性质4的推论2，可将 k 提到行列式符号的前面，这时行列式第 i,j 两行(列)已经相同，再由性质3可知行列式 $D=0$。

性质6 若行列式的某行(列)的各元素是两项之和，则这个行列式可拆成两个行列式的和。即

$$\begin{vmatrix} a_{11} & a_{12} & \cdots & a_{1n} \\ \vdots & \vdots & & \vdots \\ a_{i1}+b_{i1} & a_{i2}+b_{i2} & \cdots & a_{in}+b_{in} \\ \vdots & \vdots & & \vdots \\ a_{n1} & a_{n2} & \cdots & a_{nn} \end{vmatrix} = \begin{vmatrix} a_{11} & a_{12} & \cdots & a_{1n} \\ \vdots & \vdots & & \vdots \\ a_{i1} & a_{i2} & \cdots & a_{in} \\ \vdots & \vdots & & \vdots \\ a_{n1} & a_{n2} & \cdots & a_{nn} \end{vmatrix} + \begin{vmatrix} a_{11} & a_{12} & \cdots & a_{1n} \\ \vdots & \vdots & & \vdots \\ b_{i1} & b_{i2} & \cdots & b_{in} \\ \vdots & \vdots & & \vdots \\ a_{n1} & a_{n2} & \cdots & a_{nn} \end{vmatrix}。 \tag{9.4}$$

性质 7 将行列式的某一行(列)乘上一个常数后加到另一行(列)上去,行列式的值不变。

事实上,不妨将行列式第 j 行的 k 倍加到第 i 行,由性质 6 和性质 5 有

$$\begin{vmatrix} a_{11} & a_{12} & \cdots & a_{1n} \\ \vdots & \vdots & & \vdots \\ a_{i1}+ka_{j1} & a_{i2}+ka_{j2} & \cdots & a_{in}+ka_{jn} \\ \vdots & \vdots & & \vdots \\ a_{j1} & a_{j2} & \cdots & a_{jn} \\ \vdots & \vdots & & \vdots \\ a_{n1} & a_{n2} & \cdots & a_{nn} \end{vmatrix} = \begin{vmatrix} a_{11} & a_{12} & \cdots & a_{1n} \\ \vdots & \vdots & & \vdots \\ a_{i1} & a_{i2} & \cdots & a_{in} \\ \vdots & \vdots & & \vdots \\ a_{j1} & a_{j2} & \cdots & a_{jn} \\ \vdots & \vdots & & \vdots \\ a_{n1} & a_{n2} & \cdots & a_{nn} \end{vmatrix} + \begin{vmatrix} a_{11} & a_{12} & \cdots & a_{1n} \\ \vdots & \vdots & & \vdots \\ ka_{j1} & ka_{j2} & \cdots & ka_{jn} \\ \vdots & \vdots & & \vdots \\ a_{j1} & a_{j2} & \cdots & a_{jn} \\ \vdots & \vdots & & \vdots \\ a_{n1} & a_{n2} & \cdots & a_{nn} \end{vmatrix}$$

$$= \begin{vmatrix} a_{11} & a_{12} & \cdots & a_{1n} \\ \vdots & \vdots & & \vdots \\ a_{i1} & a_{i2} & \cdots & a_{in} \\ \vdots & \vdots & & \vdots \\ a_{j1} & a_{j2} & \cdots & a_{jn} \\ \vdots & \vdots & & \vdots \\ a_{n1} & a_{n2} & \cdots & a_{nn} \end{vmatrix}。 \tag{9.5}$$

上述行列式的性质在行列式的计算中有着重要的作用,希望读者熟悉并会运用这些性质。

9.1.3 行列式的计算

前面直接根据行列式的定义计算行列式的值,现在利用行列式的性质可简化行列式便于计算。

例 3 计算

$$D=\begin{vmatrix} 1 & 0 & 1 & 0 \\ 0 & 1 & 1 & 1 \\ 1 & 0 & 0 & 1 \\ 2 & 0 & 2 & 2 \end{vmatrix}。$$

解

$$D \xlongequal[r_4-2r_1]{r_3-r_1} \begin{vmatrix} 1 & 0 & 1 & 0 \\ 0 & 1 & 1 & 1 \\ 0 & 0 & -1 & 1 \\ 0 & 0 & 0 & 2 \end{vmatrix} = -2,$$

其中 r_3-r_1 表示第 3 行减去第 1 行，r_4-2r_1 表示第 4 行减去第 1 行的 2 倍，以下类同。

例 4　计算

$$D = \begin{vmatrix} 3 & 1 & 1 & 1 \\ 1 & 3 & 1 & 1 \\ 1 & 1 & 3 & 1 \\ 1 & 1 & 1 & 3 \end{vmatrix}。$$

解　这个行列式的特点是各列 4 个数之和都是 6，今把第 2，3，4 行同时加到第 1 行，提出公因子 6，然后各行减去第一行，可将原行列式化成上三角形行列式。

$$D \xlongequal{r_1+r_2+r_3+r_4} \begin{vmatrix} 6 & 6 & 6 & 6 \\ 1 & 3 & 1 & 1 \\ 1 & 1 & 3 & 1 \\ 1 & 1 & 1 & 3 \end{vmatrix} \xlongequal{r_1 \times \frac{1}{6}} 6 \begin{vmatrix} 1 & 1 & 1 & 1 \\ 1 & 3 & 1 & 1 \\ 1 & 1 & 3 & 1 \\ 1 & 1 & 1 & 3 \end{vmatrix} \xlongequal[r_4-r_1]{\substack{r_2-r_1 \\ r_3-r_1}} 6 \begin{vmatrix} 1 & 1 & 1 & 1 \\ 0 & 2 & 0 & 0 \\ 0 & 0 & 2 & 0 \\ 0 & 0 & 0 & 2 \end{vmatrix} = 48。$$

从行列式定义亦知，低阶行列式的计算比高阶行列式的计算要简单。现在讨论利用降阶法来计算行列式的值，即将一个高阶行列式进行展开，转化成为一些阶数较低的行列式来计算。为此，先引进余子式和代数余子式的概念。

定义 5　在 n 阶行列式中，把元素 a_{ij} 所在的第 i 行和第 j 列划去后，所余下的 $n-1$ 阶行列式称为元素 a_{ij} 的**余子式**(complement minor)，记为 M_{ij}。而将 M_{ij} 乘上 $(-1)^{i+j}$ 称为 a_{ij} 的**代数余子式**(algebraic complement minor)，记为 A_{ij}，即

$$A_{ij} = (-1)^{i+j} M_{ij}。$$

例如，四阶行列式

$$D = \begin{vmatrix} a_{11} & a_{12} & a_{13} & a_{14} \\ a_{21} & a_{22} & a_{23} & a_{24} \\ a_{31} & a_{32} & a_{33} & a_{34} \\ a_{41} & a_{42} & a_{43} & a_{44} \end{vmatrix}$$

中元素 a_{43} 的余子式和代数余子式分别为

$$M_{43} = \begin{vmatrix} a_{11} & a_{12} & a_{14} \\ a_{21} & a_{22} & a_{24} \\ a_{31} & a_{32} & a_{34} \end{vmatrix}, A_{43} = (-1)^{4+3} M_{43} = -M_{43}。$$

引理　一个 n 阶行列式，如果其中第 i 行所有元素除 a_{ij} 外都为零，那么这行列式等于 a_{ij}

与它的代数余子式的乘积，即

$$D=a_{ij}A_{ij}。\tag{9.6}$$

例 5 计算行列式的值。

$$D=\begin{vmatrix}0&0&0&1\\0&0&2&0\\0&3&0&-1\\4&0&-1&0\end{vmatrix}$$

解 由引理有(反复应用引理)

$$D=1\times(-1)^{1+4}\begin{vmatrix}0&0&2\\0&3&0\\4&0&-1\end{vmatrix}=-1\times2\times(-1)^{1+3}\begin{vmatrix}0&3\\4&0\end{vmatrix}=24。$$

一般地，利用引理可得，上(下)三角形行列式的值等于对角线上诸元素的乘积。

定理 1 行列式等于它的任一行(列)的各元素与其对应的代数余子式乘积之和，即

$$D=a_{i1}A_{i1}+a_{i2}A_{i2}+\cdots+a_{in}A_{in}\qquad(i=1,2,\cdots,n)\tag{9.7}$$

或

$$D=a_{1j}A_{1j}+a_{2j}A_{2j}\cdots+a_{nj}A_{nj}\qquad(j=1,2,\cdots,n)。\tag{9.8}$$

这个定理称为行列式按行(列)展开法则。利用这一法则可以计算出任意阶行列式的值。但在计算数字行列式时，直接应用展开式(9.7)或(9.8)并不一定简化，因为把一个 n 阶行列式的计算变成 n 个 $n-1$ 阶行列式的计算，并不减少计算量，但当行列式中包含许多零元素时，利用定理 1 可以简化计算。

例 6 计算

$$D=\begin{vmatrix}a&0&0&b\\0&a&b&0\\0&c&d&0\\c&0&0&d\end{vmatrix}。$$

解 按第一行展开，然后反复用定理 1，可得

$$D=a\times(-1)^{1+1}\begin{vmatrix}a&b&0\\c&d&0\\0&0&d\end{vmatrix}+b\times(-1)^{1+4}\begin{vmatrix}0&a&b\\0&c&d\\c&0&0\end{vmatrix}$$

$$=ad\begin{vmatrix}a&b\\c&d\end{vmatrix}-bc\begin{vmatrix}a&b\\c&d\end{vmatrix}=ad(ad-bc)-bc(ad-bc)$$

$$=(ad-bc)^2。$$

由定理 1，还可得下述重要推论：

推论 行列式任一行(列)的元素与另一行(列)对应元素的代数余子式乘积之和等于

零，即

$$a_{i1}A_{j1}+a_{i2}A_{j2}+\cdots+a_{in}A_{jn}=0 \qquad (i\neq j), \tag{9.9}$$

或

$$a_{1i}A_{1j}+a_{2i}A_{2j}+\cdots+a_{ni}A_{nj}=0 \qquad (i\neq j)。 \tag{9.10}$$

证明　我们仅证明(9.9)式。不妨设 $i<j$，考虑下面两个行列式

$$D=\begin{vmatrix} a_{11} & a_{12} & \cdots & a_{1n} \\ \vdots & \vdots & & \vdots \\ a_{i1} & a_{i2} & \cdots & a_{in} \\ \vdots & \vdots & & \vdots \\ a_{j1} & a_{j2} & \cdots & a_{jn} \\ \vdots & \vdots & & \vdots \\ a_{n1} & a_{n2} & \cdots & a_{nn} \end{vmatrix}, D_1=\begin{vmatrix} a_{11} & a_{12} & \cdots & a_{1n} \\ \vdots & \vdots & & \vdots \\ a_{i1} & a_{i2} & \cdots & a_{in} \\ \vdots & \vdots & & \vdots \\ a_{i1} & a_{i2} & \cdots & a_{in} \\ \vdots & \vdots & & \vdots \\ a_{n1} & a_{n2} & \cdots & a_{nn} \end{vmatrix} \begin{matrix} \\ \\ \leftarrow \text{第 } i \text{ 行} \\ \\ \leftarrow \text{第 } j \text{ 行} \\ \\ \\ \end{matrix}$$

将行列式 D 中的第 i 行元素与第 j 行的对应元素的代数余子式作乘积之和得

$$a_{i1}A_{j1}+a_{i2}A_{j2}+\cdots+a_{in}A_{jn},$$

再将行列式 D_1 按 j 行展开得

$$D_1=a_{i1}A_{j1}+a_{i2}A_{j2}+\cdots+a_{in}A_{jn},$$

由于 D 与 D_1 的第 j 行的各元素的代数余子式相同，又 D_1 的第 i 行与第 j 行对应元素相等故 $D_1=0$，从而得

$$a_{i1}A_{j1}+a_{i2}A_{j2}+\cdots+a_{in}A_{jn}=0 \qquad (i\neq j)。$$

9.1.4　克莱姆法则

含有 n 个未知数 $x_1,x_2,\cdots,x_n$ 的 n 个线性方程组

$$\begin{cases} a_{11}x_1+a_{12}x_2+\cdots+a_{1n}x_n=b_1 \\ a_{21}x_1+a_{22}x_2+\cdots+a_{2n}x_n=b_2 \\ \cdots\cdots \\ a_{n1}x_1+a_{n2}x_2+\cdots+a_{nn}x_n=b_n \end{cases}, \tag{9.11}$$

它的系数组成的行列式称为该方程组的**系数行列式**(system determinant)，记为

$$D=\begin{vmatrix} a_{11} & a_{12} & \cdots & a_{1n} \\ a_{21} & a_{22} & \cdots & a_{2n} \\ \vdots & \vdots & & \vdots \\ a_{n1} & a_{n2} & \cdots & a_{nn} \end{vmatrix},$$

与二、三元线性方程组相类似，方程组(9.11)的解可以用 n 阶行列式来表示，这就是著名的克莱姆(Cramer)法则。

定理 2　如果线性方程组(9.11)的系数列行式 $D\neq 0$，则方程组(9.11)有唯一解：

$$x_1=\frac{D_1}{D},x_2=\frac{D_2}{D},\cdots,x_n=\frac{D_n}{D},\tag{9.12}$$

其中 $D_i(i=1,2,\cdots,n)$ 是把 D 的第 i 列元素依次换成常数项 $b_1,b_2,\cdots,b_n$ 而得到的 n 阶行列式(证明从略)。

例 7 解线性方程组。

$$\begin{cases}2x_1+x_2-5x_3+x_4=8\\x_1-3x_2-6x_4=9\\2x_2-x_3+2x_4=-5\\x_1+4x_2-7x_3+6x_4=0\end{cases}$$

解

$$D=\begin{vmatrix}2&1&-5&1\\1&-3&0&-6\\0&2&-1&2\\1&4&-7&6\end{vmatrix}\xlongequal[r_4-r_2]{r_1-2r_2}\begin{vmatrix}0&7&-5&13\\1&-3&0&-6\\0&2&-1&2\\0&7&-7&12\end{vmatrix}$$

$$=-\begin{vmatrix}7&-5&13\\2&-1&2\\7&-7&12\end{vmatrix}\xlongequal[c_3+2c_2]{c_1+2c_2}\begin{vmatrix}-3&-5&3\\0&-1&0\\-7&-7&-2\end{vmatrix}=\begin{vmatrix}-3&3\\-7&-2\end{vmatrix}=27。$$

同理可求得

$$D_1=\begin{vmatrix}8&1&-5&1\\9&-3&0&-6\\-5&2&-1&2\\0&4&-7&6\end{vmatrix}=81,\quad D_2=\begin{vmatrix}2&8&-5&1\\1&9&0&-6\\0&-5&-1&2\\1&0&-7&6\end{vmatrix}=-108,$$

$$D_3=\begin{vmatrix}2&1&8&1\\1&-3&9&-6\\0&2&-5&2\\1&4&0&6\end{vmatrix}=-27\quad D_4=\begin{vmatrix}2&1&-5&8\\1&-3&0&9\\0&2&-1&-5\\1&4&-7&0\end{vmatrix}=27。$$

根据克莱姆法则,可得所求方程组的解为

$$x_1=\frac{D_1}{D}=3,x_2=\frac{D_2}{D}=-4,x_3=\frac{D_3}{D}=-1,x_4=\frac{D_4}{D}=1。$$

由此可知,利用克莱姆法则计算一个线性方程组的解并不容易。克莱姆法则主要说明:只要方程组(9.11)的系数行列式 $D\neq0$,则方程组(9.11)存在唯一解。将在本章第四节中介绍简单的解线性方程组的方法。

9.2　矩阵及其运算

9.2.1　线性变换与矩阵

在许多问题中，常会遇到一些变量要用另外一些变量线性地表示，即变量替换。设变量 $y_1, y_2, \cdots, y_m$ 能用变量 $x_1, x_2, \cdots, x_n$ 线性地表示，即

$$\begin{cases} y_1 = a_{11}x_1 + a_{12}x_2 + \cdots a_{1n}x_n \\ y_2 = a_{21}x_1 + a_{22}x_2 + \cdots a_{2n}x_n \\ \cdots\cdots \\ y_m = a_{m1}x_1 + a_{m2}x_2 + \cdots + a_{mn}x_n \end{cases}, \tag{9.13}$$

其中 a_{ij} 为常数（$i=1,2,\cdots,m, j=1,2,\cdots,n$）。这种从变量 $x_1, x_2, \cdots, x_n$ 到变量 $y_1, y_2, \cdots, y_n$ 的变换称为**线性变换**(linear transformation)。

不难看出，线性变换(9.13)本质上是由系数 a_{ij} 决定的，我们可以用系数 a_{ij} 构成的一张数表

$$\begin{pmatrix} a_{11} & a_{12} & \cdots & a_{1n} \\ a_{21} & a_{22} & \cdots & a_{2n} \\ \vdots & \vdots & & \vdots \\ a_{m1} & a_{m2} & \cdots & a_{mn} \end{pmatrix}$$

作为线性变换(9.13)的代表。例如，数表

$$\begin{pmatrix} 1 & 0 & 0 \\ 0 & 1 & 0 \\ 0 & 0 & 1 \end{pmatrix}$$

可表示线性变换

$$\begin{cases} y_1 = x_1 \\ y_2 = x_2, \\ y_3 = x_3 \end{cases}$$

这样此变换可看作是三维空间的一个恒等变换。类似地，线性方程组

$$\begin{cases} a_{11}x_1 + a_{12}x_2 + \cdots + a_{1n}x_n = b_1 \\ a_{21}x_1 + a_{22}x_2 + \cdots + a_{2n}x_n = b_2 \\ \cdots\cdots \\ a_{m1}x_1 + a_{m2}x_2 + \cdots + a_{mn}x_n = b_m \end{cases} \tag{9.14}$$

的系数也可以排成一个数表，这种数表在数学上称作矩阵。这样，就将线性变换和线性方程组的研究转化成对其相应的矩阵的研究。

定义 1 由 $m\times n$ 个数 $a_{ij}(i=1,2,\cdots,m,j=1,2,\cdots,n)$ 排成 m 行和 n 列的数表

$$\boldsymbol{A}=\begin{pmatrix} a_{11} & a_{12} & \cdots & a_{1n} \\ a_{21} & a_{22} & \cdots & a_{2n} \\ \vdots & \vdots & & \vdots \\ a_{m1} & a_{m2} & \cdots & a_{mn} \end{pmatrix} \tag{9.15}$$

称为 m 行 n 列矩阵，简称 $m\times n$ **矩阵**(matrix)。这 $m\times n$ 个数称为矩阵 $\boldsymbol{A}$ 的**元素**(element)，a_{ij} 称为矩阵 $\boldsymbol{A}$ 的第 i 行第 j 列元素。有时矩阵 $\boldsymbol{A}$ 也简记为 $\boldsymbol{A}=(a_{ij})_{m\times n}$ 或 $\boldsymbol{A}=(a_{ij})$。

当 $m=n$ 时，$\boldsymbol{A}$ 称为 n 阶方阵。

只有一行的矩阵($m=1$)

$$\boldsymbol{A}=(a_1 \quad a_2 \quad \cdots \quad a_n)$$

称为**行矩阵**(row matrix)；只有一列的矩阵($n=1$)

$$\boldsymbol{B}=\begin{pmatrix} b_1 \\ b_2 \\ \vdots \\ b_m \end{pmatrix}$$

称为**列矩阵**(column matrix)。

元素全部都是零的矩阵称为**零矩阵**(zero matrix)，用 $\boldsymbol{O}$ 表示。

如果矩阵 $\boldsymbol{A}=(a_{ij})$ 与 $\boldsymbol{B}=(b_{ij})$ 都是 $m\times n$ 矩阵，并且它们的对应元素相等，即

$$a_{ij}=b_{ij}(i=1,2,\cdots,m,j=1,2,\cdots,n),$$

则称矩阵 $\boldsymbol{A}$ 与矩阵 $\boldsymbol{B}$ 相等(equal)。记为 $\boldsymbol{A}=\boldsymbol{B}$

例 1 线性变换

$$\begin{cases} y_1=\lambda_1 x_1 \\ y_2=\lambda_2 x_2 \\ \cdots\cdots \\ y_n=\lambda_n x_n \end{cases}$$

对应的 n 阶方阵为

$$\boldsymbol{A}=\begin{pmatrix} \lambda_1 & 0 & \cdots & 0 \\ 0 & \lambda_2 & \cdots & 0 \\ \vdots & \vdots & & \vdots \\ 0 & 0 & \cdots & \lambda_n \end{pmatrix},$$

这个方阵的特点是:不在主对角线上的元素都是零，这种方阵称为**对角方阵**(diagonal square matrix)。

特别地，当 $\lambda_1=\lambda_2=\cdots=\lambda_n=1$ 时，对应的 n 阶方阵为

$$E=\begin{pmatrix}1 & 0 & \cdots & 0\\0 & 1 & \cdots & 0\\\vdots & \vdots & & \vdots\\0 & 0 & \cdots & 1\end{pmatrix},$$

此时方阵称为 n 阶**单位矩阵**(unit matrix)。

由于线性变换和线性方程组与矩阵之间存在着一一对应的关系,因此可以利用矩阵来研究线性变换和线性方程组。

9.2.2　矩阵的运算

1. 矩阵的加法

定义 2　设有两个 $m\times n$ 矩阵 $\boldsymbol{A}=(a_{ij})$,$\boldsymbol{B}=(b_{ij})$,那么矩阵 $\boldsymbol{A}$ 与 $\boldsymbol{B}$ 的和记为 $\boldsymbol{A}+\boldsymbol{B}$,规定为

$$\boldsymbol{A}+\boldsymbol{B}=\begin{pmatrix}a_{11}+b_{11} & a_{12}+b_{12} & \cdots & a_{1n}+b_{1n}\\a_{21}+b_{21} & a_{22}+b_{22} & \cdots & a_{2n}+b_{2n}\\\vdots & \vdots & & \vdots\\a_{m1}+b_{m1} & a_{m2}+b_{m2} & \cdots & a_{mn}+b_{mn}\end{pmatrix}。\tag{9.16}$$

注意:只有当两个矩阵的行数相同且列数也相同时,这两个矩阵才能进行加法运算。

矩阵加法满足下列运算规律(设 $\boldsymbol{A},\boldsymbol{B},\boldsymbol{C}$ 都是 $m\times n$ 矩阵):

(1)　$\boldsymbol{A}+\boldsymbol{B}=\boldsymbol{B}+\boldsymbol{A}$;

(2)　$(\boldsymbol{A}+\boldsymbol{B})+\boldsymbol{C}=\boldsymbol{A}+(\boldsymbol{B}+\boldsymbol{C})$。

2. 数与矩阵相乘

定义 3　数 λ 与矩阵 $\boldsymbol{A}$ 的乘积记为 $\lambda\boldsymbol{A}$ 或 $\boldsymbol{A}\lambda$,规定为

$$\lambda\boldsymbol{A}=\boldsymbol{A}\lambda=\begin{pmatrix}\lambda a_{11} & \lambda a_{12} & \cdots & \lambda a_{1n}\\\lambda a_{21} & \lambda a_{22} & \cdots & \lambda a_{2n}\\\vdots & \vdots & & \vdots\\\lambda a_{m1} & \lambda a_{m2} & \cdots & \lambda a_{mn}\end{pmatrix}。\tag{9.17}$$

数乘矩阵满足下列运算规律(设 $\boldsymbol{A},\boldsymbol{B}$ 为 $m\times n$ 矩阵,λ,μ 为数):

(1)　$(\lambda\mu)\boldsymbol{A}=\lambda(\mu\boldsymbol{A})$;

(2)　$(\lambda+\mu)\boldsymbol{A}=\lambda\boldsymbol{A}+\mu\boldsymbol{A}$;

(3)　$\lambda(\boldsymbol{A}+\boldsymbol{B})=\lambda\boldsymbol{A}+\lambda\boldsymbol{B}$。

注意:矩阵与行列式的区别。前者是按一定规律排列的一个表,而后者为一个确定的数。数乘矩阵等于用这个数乘矩阵中的每一个元素,而数乘行列式等于用这个数去乘行列式的某一行或某一列。

当 $\lambda=-1$ 时,$\lambda\boldsymbol{A}=-\boldsymbol{A}$,于是可定义两个矩阵的差:

$$\boldsymbol{A}-\boldsymbol{B}=\boldsymbol{A}+(-\boldsymbol{B})=[a_{ij}-b_{ij}]_{m\times n}。$$

3. 矩阵与矩阵相乘

我们由线性变换引入矩阵的乘法。设有两个线性变换：

$$\begin{cases} y_1 = a_{11}x_1 + a_{12}x_2 + a_{13}x_3 \\ y_2 = a_{21}x_1 + a_{22}x_2 + a_{23}x_3 \end{cases} \tag{9.18}$$

和

$$\begin{cases} x_1 = b_{11}z_1 + b_{12}z_2 \\ x_2 = b_{21}z_1 + b_{22}z_2 \\ x_3 = b_{31}z_1 + b_{32}z_2 \end{cases}。 \tag{9.19}$$

如果要求由变量 z_1, z_2 到 y_1, y_2 的线性变换，只需将(9.19)式代入(9.18)式即可：

$$\begin{cases} y_1 = (a_{11}b_{11} + a_{12}b_{21} + a_{13}b_{31})z_1 + (a_{11}b_{12} + a_{12}b_{22} + a_{13}b_{32})z_2 \\ y_2 = (a_{21}b_{11} + a_{22}b_{21} + a_{23}b_{31})z_1 + (a_{21}b_{12} + a_{22}b_{22} + a_{23}b_{32})z_2 \end{cases} \tag{9.20}$$

这里线性变换(9.20)是先做线性变换(9.19)，再做线性变换(9.18)的结果。我们把线性变换(9.20)称为线性变换(9.18)与(9.19)的乘积。由于线性变换可用矩阵表示，自然地把(9.20)式所对应的矩阵定义为变换(9.18)与(9.19)所对应的矩阵的乘积。即

$$\begin{pmatrix} a_{11} & a_{12} & a_{13} \\ a_{21} & a_{22} & a_{23} \end{pmatrix} \begin{pmatrix} b_{11} & b_{12} \\ b_{21} & b_{22} \\ b_{31} & b_{32} \end{pmatrix} = \begin{pmatrix} a_{11}b_{11} + a_{12}b_{21} + a_{13}b_{31} & a_{11}b_{12} + a_{12}b_{22} + a_{13}b_{32} \\ a_{21}b_{11} + a_{22}b_{21} + a_{23}b_{31} & a_{21}b_{12} + a_{22}b_{22} + a_{23}b_{32} \end{pmatrix}。$$

一般地，我们有

定义 4 设 $\boldsymbol{A} = [a_{ij}]$ 是一个 $m \times s$ 矩阵，$\boldsymbol{B} = [b_{ij}]$ 是一个 $s \times n$ 矩阵，则规定矩阵 $\boldsymbol{A}$ 与矩阵 $\boldsymbol{B}$ 的乘积是一个 $m \times n$ 矩阵 $\boldsymbol{C} = (c_{ij})$，其中

$$\begin{aligned} c_{ij} &= a_{i1}b_{1j} + a_{i2}b_{2j} + \cdots + a_{is}b_{sj} \\ &= \sum_{k=1}^{s} a_{ik}b_{kj} \ (i = 1,2,\cdots,m, j = 1,2,\cdots,n), \end{aligned} \tag{9.21}$$

并将此乘积记为

$$\boldsymbol{C} = \boldsymbol{AB}。$$

矩阵相乘应注意以下三点：

(1)两矩阵可乘的条件：只有当第一个矩阵的列数等于第二个矩阵的行数时，两个矩阵才能相乘；

(2)两矩阵相乘后的形式：两个矩阵乘积仍是一个矩阵，它的行数与第一个矩阵的行数相同，而列数与第二个矩阵的列数相同；

(3)两矩阵相乘的结果：乘积矩阵 $\boldsymbol{C}$ 中第 i 行第 j 列上的元素 c_{ij}，等于第一个矩阵的第 i 行与第二个矩阵第 j 列的对应元素乘积之和。

例 2 设

$$\boldsymbol{A} = \begin{pmatrix} 1 & 0 & 1 \\ 2 & -2 & 0 \end{pmatrix}, \boldsymbol{B} = \begin{pmatrix} 2 & 0 \\ 1 & 2 \\ -2 & 1 \end{pmatrix}，求 \boldsymbol{AB}。$$

解　$\boldsymbol{A}$ 的列数为 3，$\boldsymbol{B}$ 的行数为 3，故可以相乘，乘积为

$$\boldsymbol{AB}=\begin{pmatrix}1 & 0 & 1\\ 2 & -2 & 0\end{pmatrix}\begin{pmatrix}2 & 0\\ 1 & 2\\ -2 & 1\end{pmatrix}=\begin{pmatrix}2+0-2 & 0+0+1\\ 4-2-0 & 0-4+0\end{pmatrix}=\begin{pmatrix}0 & 1\\ 2 & -4\end{pmatrix}。$$

例 3　设 $\boldsymbol{A}=\begin{pmatrix}1 & 1\\ -1 & -1\end{pmatrix}$，$\boldsymbol{B}=\begin{pmatrix}1 & -1\\ -1 & 1\end{pmatrix}$，求 $\boldsymbol{AB}$ 及 $\boldsymbol{BA}$。

解　$\boldsymbol{AB}=\begin{pmatrix}1 & 1\\ -1 & -1\end{pmatrix}\begin{pmatrix}1 & -1\\ -1 & 1\end{pmatrix}=\begin{pmatrix}0 & 0\\ 0 & 0\end{pmatrix}$，

$\boldsymbol{BA}=\begin{pmatrix}1 & -1\\ -1 & 1\end{pmatrix}\begin{pmatrix}1 & 1\\ -1 & -1\end{pmatrix}=\begin{pmatrix}2 & 2\\ -2 & -2\end{pmatrix}$。

由例 3 可见，矩阵乘法不满足交换律，即一般 $\boldsymbol{AB}\neq\boldsymbol{BA}$。此外，两个非零矩阵之积可以是零矩阵，这些是与数的乘法不相同的。但矩阵乘法仍满足下列运算规律（假设运算都是可行的）：

(1) $(\boldsymbol{AB})\boldsymbol{C}=\boldsymbol{A}(\boldsymbol{BC})$；

(2) $\boldsymbol{A}(\boldsymbol{B}+\boldsymbol{C})=\boldsymbol{AB}+\boldsymbol{AC}$；$(\boldsymbol{B}+\boldsymbol{C})\boldsymbol{A}=\boldsymbol{BA}+\boldsymbol{CA}$；

(3) $\lambda(\boldsymbol{AB})=(\lambda\boldsymbol{A})\boldsymbol{B}=\boldsymbol{A}(\lambda\boldsymbol{B})$　　（λ 为常数）；

(4) $\boldsymbol{EA}=\boldsymbol{AE}=\boldsymbol{A}$　　　（$\boldsymbol{E}$ 为单位矩阵）。

4. 矩阵的转置

定义 5　把矩阵 $\boldsymbol{A}$ 的行换成同序数的列得到一个新的矩阵，称为 $\boldsymbol{A}$ 的**转置矩阵**（transposed matrix），记为 $\boldsymbol{A}'$ 或 $\boldsymbol{A}^{\mathrm{T}}$。

例如，矩阵 $\boldsymbol{A}=\begin{pmatrix}1 & 0 & 1\\ 2 & 1 & 0\end{pmatrix}$，则 $\boldsymbol{A}'=\begin{pmatrix}1 & 2\\ 0 & 1\\ 1 & 0\end{pmatrix}$。

矩阵 $\boldsymbol{A}$ 的转置就是将矩阵 $\boldsymbol{A}$ 的行列互换。$m\times n$ 矩阵的转置矩阵为 $n\times m$ 矩阵。求已知矩阵的转置矩阵也是矩阵的一种运算。矩阵的转置有以下性质：

(1) $(\boldsymbol{A}')'=\boldsymbol{A}$；　　　　(2) $(\boldsymbol{A}+\boldsymbol{B})'=\boldsymbol{A}'+\boldsymbol{B}'$；

(3) $(\lambda\boldsymbol{A})'=\lambda\boldsymbol{A}'$（$\lambda$ 为数）；　　(4) $(\boldsymbol{AB})'=\boldsymbol{B}'\boldsymbol{A}'$。

例 4　已知 $\boldsymbol{A}=\begin{pmatrix}1 & 0 & -1\\ 1 & 2 & 0\end{pmatrix}$，$\boldsymbol{B}=\begin{pmatrix}1 & 1 & 1\\ 2 & 0 & 1\\ 0 & 1 & 2\end{pmatrix}$，求 $(\boldsymbol{AB})'$。

解法 1　因为 $\boldsymbol{AB}=\begin{pmatrix}1 & 0 & -1\\ 1 & 2 & 0\end{pmatrix}\begin{pmatrix}1 & 1 & 1\\ 2 & 0 & 1\\ 0 & 1 & 2\end{pmatrix}=\begin{pmatrix}1 & 0 & -1\\ 5 & 1 & 3\end{pmatrix}$，

所以

$$(\boldsymbol{AB})'=\begin{pmatrix}1 & 5\\ 0 & 1\\ -1 & 3\end{pmatrix}。$$

解法 2　利用性质 4，有

$$(\boldsymbol{AB})'=\boldsymbol{B}'\boldsymbol{A}'=\begin{pmatrix}1&2&0\\1&0&1\\1&1&2\end{pmatrix}\begin{pmatrix}1&1\\0&2\\-1&0\end{pmatrix}=\begin{pmatrix}1&5\\0&1\\-1&3\end{pmatrix}。$$

例 5　设 $\boldsymbol{A}=\begin{pmatrix}2&4\\1&-1\\3&1\end{pmatrix}$，$\boldsymbol{B}=\begin{pmatrix}2&3&1\\2&1&0\end{pmatrix}$，验证 $(\boldsymbol{AB})'=\boldsymbol{B}'\boldsymbol{A}'$。

解　因为 $\boldsymbol{AB}=\begin{pmatrix}2&4\\1&-1\\3&1\end{pmatrix}\begin{pmatrix}2&3&1\\2&1&0\end{pmatrix}=\begin{pmatrix}12&10&2\\0&2&1\\8&10&2\end{pmatrix}$，

所以　$(\boldsymbol{AB})'=\begin{pmatrix}12&0&8\\10&2&10\\2&1&3\end{pmatrix}$。

又 $\boldsymbol{A}'=\begin{pmatrix}2&1&3\\4&-1&1\end{pmatrix}$，$\boldsymbol{B}'=\begin{pmatrix}2&2\\3&1\\1&0\end{pmatrix}$，$\boldsymbol{B}'\boldsymbol{A}'=\begin{pmatrix}2&2\\3&1\\1&0\end{pmatrix}\begin{pmatrix}2&1&3\\4&-1&1\end{pmatrix}=\begin{pmatrix}12&0&8\\10&2&10\\2&1&3\end{pmatrix}$，

从而验证了 $(\boldsymbol{AB})'=\boldsymbol{B}'\boldsymbol{A}'$。

设 A 为 n 阶方阵，如果满足 $\boldsymbol{A}'=\boldsymbol{A}$，即

$$a_{ij}=a_{ji}\qquad(i,j=1,2,\cdots,n),$$

则称 $\boldsymbol{A}$ 为**对称方阵**(symmetrical square matrix)。对称方阵的特点是，它的元素以主对角线为对称轴对应相等。例如下列的矩阵为对称方阵

$$\boldsymbol{A}=\begin{pmatrix}a&b&c\\b&a&d\\c&d&a\end{pmatrix}。$$

5. 方阵的行列式

定义 6　由 n 阶方阵 $\boldsymbol{A}$ 的元素所构成的行列式(各元素的位置不变)，称为方阵 $\boldsymbol{A}$ 的行列式，记为 $|\boldsymbol{A}|$。

设 $\boldsymbol{A}$，$\boldsymbol{B}$ 为 n 阶方阵，λ 为数，则由 A 确定的 $|A|$ 满足下列运算规律：

(1) $|\boldsymbol{A}'|=|\boldsymbol{A}|$；

(2) $|\lambda\boldsymbol{A}|=\lambda^n|\boldsymbol{A}|$；

(3) $|\boldsymbol{AB}|=|\boldsymbol{A}||\boldsymbol{B}|$。

由(3)知，对于 n 阶方阵 $\boldsymbol{A}$ 和 $\boldsymbol{B}$，一般来说 $\boldsymbol{AB}\neq\boldsymbol{BA}$，但总有 $|\boldsymbol{AB}|=|\boldsymbol{BA}|$。

例 6 设

$$A=\begin{pmatrix}1 & -2\\ 2 & 1\end{pmatrix},B=\begin{pmatrix}2 & -1\\ -1 & 2\end{pmatrix},求|AB|。$$

解

$$|AB|=|A||B|=\begin{vmatrix}1 & -2\\ 2 & 1\end{vmatrix}\begin{vmatrix}2 & -1\\ -1 & 2\end{vmatrix}=15。$$

9.2.3 逆阵

定义 7 设 $\boldsymbol{A}$ 是 n 阶矩阵,$\boldsymbol{E}$ 是 n 阶单位矩阵,如果存在 n 阶矩阵 B,使得

$$\boldsymbol{BA}=\boldsymbol{AB}=\boldsymbol{E}, \tag{9.22}$$

则称 $\boldsymbol{A}$ 是**可逆的**(invertible),并且把矩阵 $\boldsymbol{B}$ 称为矩阵 $\boldsymbol{A}$ 的**逆阵**(inverse matrix),记为 $\boldsymbol{A}^{-1}$,即 $\boldsymbol{A}^{-1}=\boldsymbol{B}$。

根据定义,若 $\boldsymbol{B}$ 是 $\boldsymbol{A}$ 的逆阵,则 $\boldsymbol{A}$ 也为 $\boldsymbol{B}$ 的逆阵,且它们是同阶方阵。

关于逆阵,我们有如下定理:

定理 1 如果矩阵 $\boldsymbol{A}$ 是可逆的,则 $\boldsymbol{A}$ 的逆阵是唯一的。

证 设 $\boldsymbol{B},\boldsymbol{C}$ 均为 $\boldsymbol{A}$ 的逆阵,则有

$$\boldsymbol{AB}=\boldsymbol{BA}=\boldsymbol{E},\boldsymbol{AC}=\boldsymbol{CA}=\boldsymbol{E},$$

于是 $\boldsymbol{B}=\boldsymbol{BE}=\boldsymbol{B}(\boldsymbol{AC})=(\boldsymbol{BA})\boldsymbol{C}=\boldsymbol{EC}=\boldsymbol{C}$。

定理 2 若方阵 $\boldsymbol{A}$ 可逆,则 $|\boldsymbol{A}|\neq 0$。

证 因为 $\boldsymbol{A}$ 是可逆矩阵,则有 $\boldsymbol{B}$,使 $\boldsymbol{AB}=\boldsymbol{E}$,即 $|\boldsymbol{A}|\cdot|\boldsymbol{B}|=1$ 则 $|\boldsymbol{A}|\neq 0$。

定理 3 若 $|\boldsymbol{A}|\neq 0$,则方阵 $\boldsymbol{A}$ 可逆,且

$$\boldsymbol{A}^{-1}=\frac{1}{|\boldsymbol{A}|}\boldsymbol{A}^{*}, \tag{9.23}$$

其中 $\boldsymbol{A}^{*}$ 称为方阵 $\boldsymbol{A}$ 的**伴随矩阵**(abjoint matrix),它是 $|\boldsymbol{A}|$ 的各个元素的代数余子式所构成的如下方阵:

$$\boldsymbol{A}^{*}=\begin{pmatrix}A_{11} & A_{21} & \cdots & A_{n1}\\ A_{12} & A_{22} & \cdots & A_{n2}\\ \vdots & \vdots & & \vdots\\ A_{1n} & A_{2n} & \cdots & A_{nn}\end{pmatrix} \tag{9.24}$$

证 因为 $|\boldsymbol{A}|\neq 0$,令 $\boldsymbol{B}=\frac{1}{|\boldsymbol{A}|}\boldsymbol{A}^{*}$ 我们有

$$\boldsymbol{BA}=\frac{\boldsymbol{A}^{*}}{|\boldsymbol{A}|}\boldsymbol{A}=\frac{1}{|\boldsymbol{A}|}\begin{pmatrix}A_{11} & A_{21} & \cdots & A_{n1}\\ A_{12} & A_{22} & \cdots & A_{n2}\\ \vdots & \vdots & & \vdots\\ A_{1n} & A_{2n} & \cdots & A_{nn}\end{pmatrix}\begin{pmatrix}a_{11} & a_{12} & \cdots & a_{1n}\\ a_{21} & a_{22} & \cdots & a_{2n}\\ \vdots & \vdots & & \vdots\\ a_{n1} & a_{n2} & \cdots & a_{nn}\end{pmatrix}$$

$$=\frac{1}{|\boldsymbol{A}|}\begin{pmatrix}|\boldsymbol{A}| & 0 & \cdots & 0\\ 0 & |\boldsymbol{A}| & \cdots & 0\\ \vdots & \vdots & & \vdots\\ 0 & 0 & \cdots & |\boldsymbol{A}|\end{pmatrix}=\boldsymbol{E}。$$

同理有 $\boldsymbol{AB}=\boldsymbol{A}\frac{\boldsymbol{A}^*}{|\boldsymbol{A}|}=\boldsymbol{E}$,所以按照逆阵的定义知 $\boldsymbol{B}=\frac{1}{|\boldsymbol{A}|}\boldsymbol{A}^*$ 是 $\boldsymbol{A}$ 的逆阵,即有

$$\boldsymbol{A}^{-1}=\frac{1}{|\boldsymbol{A}|}\boldsymbol{A}^*。$$

注意:(1)伴随矩阵 $\boldsymbol{A}^*$ 与 $\boldsymbol{A}$ 的行与列的角标正好相反。对应关系为 $a_{ij}\leftrightarrow A_{ji}(i,j=1,2,\cdots,n)$。

(2)定理 3 也给出了具体求逆阵的方法。

例 7 求方阵 $\boldsymbol{A}=\begin{pmatrix}1 & 2 & 3\\ 2 & 2 & 1\\ 3 & 4 & 3\end{pmatrix}$ 的逆阵。

解 因 $|\boldsymbol{A}|=2\neq 0$,故 $\boldsymbol{A}^{-1}$ 存在,经计算有

$A_{11}=2$ $A_{21}=6$ $A_{31}=-4$ $A_{12}=-3$ $A_{22}=-6$,

$A_{32}=5$ $A_{13}=2$ $A_{23}=2$ $A_{33}=-2$

所以

$$\boldsymbol{A}^*=\begin{pmatrix}2 & 6 & -4\\ -3 & -6 & 5\\ 2 & 2 & -2\end{pmatrix}。$$

由定理 3,所求逆阵为

$$\boldsymbol{A}^{-1}=\frac{1}{|\boldsymbol{A}|}\boldsymbol{A}^*=\begin{pmatrix}1 & 3 & -2\\ -\frac{3}{2} & -3 & \frac{5}{2}\\ 1 & 1 & -1\end{pmatrix}。$$

当 $|\boldsymbol{A}|=0$ 时,称 $\boldsymbol{A}$ 为**奇异矩阵**(singular matrix),否则称为**非奇异矩阵**(nonsingular matrix)。由定理 2 和定理 3 知,$\boldsymbol{A}$ 是可逆方阵的充分必要条件是 $|\boldsymbol{A}|\neq 0$,即可逆矩阵就是非奇异矩阵。

逆阵运算满足下列规律:

(1)若 $\boldsymbol{A}$ 可逆,则 $\boldsymbol{A}^{-1}$ 也可逆,且 $(\boldsymbol{A}^{-1})^{-1}=\boldsymbol{A}$;

(2)若 $\boldsymbol{A}$ 可逆, 数 $\lambda\neq 0$,则 $\lambda\boldsymbol{A}$ 可逆,且

$$(\lambda\boldsymbol{A})^{-1}=\frac{1}{\lambda}\boldsymbol{A}^{-1};$$

(3)若 $\boldsymbol{A},\boldsymbol{B}$ 为同阶可逆方阵,则 $\boldsymbol{AB}$ 也可逆,且 $(\boldsymbol{AB})^{-1}=\boldsymbol{B}^{-1}\boldsymbol{A}^{-1}$;

(4)若 $\boldsymbol{A}$ 可逆,则 $\boldsymbol{A}'$ 也可逆,且 $(\boldsymbol{A}')^{-1}=(\boldsymbol{A}^{-1})'$。

例 8 解矩阵方程

$$\begin{pmatrix}3 & -1\\5 & -2\end{pmatrix}\boldsymbol{X}\begin{pmatrix}5 & 6\\7 & 8\end{pmatrix}=\begin{pmatrix}14 & 16\\9 & 10\end{pmatrix}。$$

解 设 $\boldsymbol{A}=\begin{pmatrix}3 & -1\\5 & -2\end{pmatrix}$，$\boldsymbol{B}=\begin{pmatrix}5 & 6\\7 & 8\end{pmatrix}$，$\boldsymbol{C}=\begin{pmatrix}14 & 16\\9 & 10\end{pmatrix}$，则原式变为 $\boldsymbol{AXB}=\boldsymbol{C}$。

因 $|\boldsymbol{A}|=-1\neq 0$，$|\boldsymbol{B}|=-2\neq 0$ 故 $\boldsymbol{A}$，$\boldsymbol{B}$ 均可逆。并可求出

$$\boldsymbol{A}^{-1}=\begin{pmatrix}2 & -1\\5 & -3\end{pmatrix},\qquad \boldsymbol{B}^{-1}=\begin{pmatrix}-4 & 3\\ \dfrac{7}{2} & -\dfrac{5}{2}\end{pmatrix}。$$

以 $\boldsymbol{A}^{-1}$，$\boldsymbol{B}^{-1}$ 分别左乘和右乘方程 $\boldsymbol{AXB}=\boldsymbol{C}$ 的两边则有

$$\boldsymbol{A}^{-1}\boldsymbol{AXBB}^{-1}=\boldsymbol{A}^{-1}\boldsymbol{CB}^{-1},$$

$$\boldsymbol{X}=\boldsymbol{A}^{-1}\boldsymbol{CB}^{-1}=\begin{pmatrix}2 & -1\\5 & -3\end{pmatrix}\begin{pmatrix}14 & 16\\9 & 10\end{pmatrix}\begin{pmatrix}-4 & 3\\ \dfrac{7}{2} & -\dfrac{5}{2}\end{pmatrix}=\begin{pmatrix}1 & 2\\3 & 4\end{pmatrix}。$$

9.3 向量组的线性相关性与矩阵的秩

9.3.1 n 维向量

为了进一步研究矩阵及解线性方程组，引入 n 维向量的概念。它可以看成平面和空间中几何向量的推广。

定义 1 n 个有顺序的数 $a_1,a_2,\cdots,a_n$ 所组成的数组

$$\boldsymbol{\alpha}=(a_1,a_2,\cdots,a_n)$$

称为 **n 维向量**（n-dimensional vector）。其中 $a_i(i=1,2,\cdots,n)$ 称为向量 $\boldsymbol{\alpha}$ 的第 i 个**分量**（component）。向量一般用 $\boldsymbol{\alpha}$，$\boldsymbol{\beta}$ 等表示。

有了向量的概念以后，任一矩阵 $\boldsymbol{A}_{m\times n}$ 的每一行都可看作一个 n 维向量，称为 $\boldsymbol{A}$ 的**行向量**（row vector），同样，矩阵 $\boldsymbol{A}_{m\times n}$ 的每一列也都可看作一个 m 维向量，称为 $\boldsymbol{A}$ 的**列向量**（column vector）。

例如：矩阵 $\boldsymbol{A}_{m\times n}$ 的第 i 个行向量和第 j 个列向量分别为

$$\boldsymbol{\alpha}_i=(a_{i1},a_{i2},\cdots,a_{in})；\boldsymbol{\beta}_j=\begin{pmatrix}a_{1j}\\a_{2j}\\ \vdots\\a_{mj}\end{pmatrix}。$$

设 $\boldsymbol{\alpha}=(a_1,a_2,\cdots,a_n)$ 和 $\boldsymbol{\beta}=(b_1,b_2,\cdots,b_n)$ 是两个 n 维向量，我们定义：

(1)向量相等:两个向量相等是指所有分量对应相等,即 $a_i=b_i(i=1,2,\cdots,n)$,则 $\boldsymbol{\alpha}=\boldsymbol{\beta}$。

(2)向量加减法:两个向量相加减是指对应分量相加等,即

$$\boldsymbol{\alpha}\pm\boldsymbol{\beta}=(a_1\pm b_1,a_2\pm b_2,\cdots,a_n\pm b_n)。$$

(3)数与向量的乘积:一个数 k 乘以向量就是用该数去乘向量的各个分量,即

$$k\boldsymbol{\alpha}=(ka_1,ka_2,\cdots,ka_n)。$$

当 $k=0$ 时,得到一个分量全为零的向量,称为**零向量**(zero vector),记为

$$\mathbf{0}=(0,0,\cdots,0);$$

当 $k=-1$ 时,得到向量 $(-a_1,-a_2,\cdots,-a_n)$ 称为向量 $\boldsymbol{\alpha}$ 的**负向量**(reciprocal vector)记为

$$-\boldsymbol{\alpha}=(-a_1,-a_2,\cdots,-a_n)。$$

向量运算满足下列规律:

(1) $\boldsymbol{\alpha}\pm\mathbf{0}=\boldsymbol{\alpha}$; (2) $\boldsymbol{\alpha}+\boldsymbol{\beta}=\boldsymbol{\beta}+\boldsymbol{\alpha}$;

(3) $(\boldsymbol{\alpha}+\boldsymbol{\beta})+\boldsymbol{\gamma}=\boldsymbol{\alpha}+(\boldsymbol{\beta}+\boldsymbol{\gamma})$; (4) $k(\boldsymbol{\alpha}+\boldsymbol{\beta})=k\boldsymbol{\alpha}+k\boldsymbol{\beta}$。

9.3.2 向量的线性相关性

两个向量最简单的关系是成比例。比如,向量 $\boldsymbol{\alpha}=(1,2,3)$ 和 $\boldsymbol{\beta}=(3,6,9)$ 就是成比例的,即 $\boldsymbol{\beta}=3\boldsymbol{\alpha}$。

定义 2 设 $\boldsymbol{\alpha}$ 及 $\boldsymbol{\alpha}_1,\boldsymbol{\alpha}_2,\cdots,\boldsymbol{\alpha}_m$ 是一组 n 维向量,如果存在一组常数 $k_1,k_2,\cdots,k_m$,使得

$$\boldsymbol{\alpha}=k_1\boldsymbol{\alpha}_1+k_2\boldsymbol{\alpha}_2+\cdots+k_m\boldsymbol{\alpha}_m, \tag{9.25}$$

则称向量 $\boldsymbol{\alpha}$ 是向量组 $\boldsymbol{\alpha}_1,\boldsymbol{\alpha}_2,\cdots,\boldsymbol{\alpha}_m$ 的**线性组合**(linear combination),或说向量 $\boldsymbol{\alpha}$ 可由向量组 $\boldsymbol{\alpha}_1,\boldsymbol{\alpha}_2,\cdots,\boldsymbol{\alpha}_m$ **线性表示**(linear expression)。

定义 3 对给定的 n 维向量组 $\boldsymbol{\alpha}_1,\boldsymbol{\alpha}_2,\cdots,\boldsymbol{\alpha}_m$,如果存在一组不全为零的数 $k_1,k_2,\cdots,k_m$ 使得

$$k_1\boldsymbol{\alpha}_1+k_2\boldsymbol{\alpha}_2+\cdots+k_m\boldsymbol{\alpha}_m=0, \tag{9.26}$$

则称向量组 $\boldsymbol{\alpha}_1,\boldsymbol{\alpha}_2,\cdots,\boldsymbol{\alpha}_m$ **线性相关**(linear dependence)。否则称它们线性无关(linear independence),即

若(9.26)式仅当 $k_1=k_2=\cdots=k_m=0$ 时才成立,则 $\boldsymbol{\alpha}_1,\boldsymbol{\alpha}_2,\cdots,\boldsymbol{\alpha}_m$ 线性无关。

例 1 讨论下述向量组的线性相关性:

(1) $\boldsymbol{\alpha}_1=(1,2,-1),\boldsymbol{\alpha}_2=(2,-3,1),\boldsymbol{\alpha}_3=(4,1,-1)$;

(2) $\boldsymbol{\alpha}_1=(1,2,-1),\boldsymbol{\alpha}_2=(2,-3,1)$。

解 (1)因为 $2\boldsymbol{\alpha}_1+1\boldsymbol{\alpha}_2+(-1)\boldsymbol{\alpha}_3=0$,故由定义 3 知,$\boldsymbol{\alpha}_1,\boldsymbol{\alpha}_2,\boldsymbol{\alpha}_3$ 线性相关。

(2)设有 k_1,k_2 两个数,使 $k_1\boldsymbol{\alpha}_1+k_2\boldsymbol{\alpha}_2=0$,即 $k_1(1,2,-1)+k_2(2,-3,1)=(0,0,0)$,按向量的运算法则有 $(k_1+2k_2,2k_1-3k_2,-k_1+k_2)=(0,0,0)$,

从而有
$$\begin{cases}k_1+2k_2=0\\2k_1-3k_2=0,\\-k_1+k_2=0\end{cases}$$
于是必有 $k_1=k_2=0$，故由定义 3 知 $\boldsymbol{\alpha}_1,\boldsymbol{\alpha}_2$ 线性无关。

定理 1 向量组 $\boldsymbol{\alpha}_1,\boldsymbol{\alpha}_2,\cdots,\boldsymbol{\alpha}_m(m\geqslant 2)$ 线性相关的充分必要条件是，其中至少有一个向量可由其余的 $m-1$ 个向量线性表示。

证 充分性：设向量组 $\boldsymbol{\alpha}_1,\boldsymbol{\alpha}_2,\cdots,\boldsymbol{\alpha}_m$ 中有一个向量（不妨设为 $\boldsymbol{\alpha}_m$）可由其余向量线性表示，即有 $\boldsymbol{\alpha}_m=\lambda_1\boldsymbol{\alpha}_1+\lambda_2\boldsymbol{\alpha}_2+\cdots+\lambda_{m-1}\boldsymbol{\alpha}_{m-1}$，故有 $\lambda\boldsymbol{\alpha}_1+\lambda_2\boldsymbol{\alpha}_2+\cdots+\lambda_{m-1}\boldsymbol{\alpha}_{m-1}-\boldsymbol{\alpha}_m=0$，因 $\lambda_1,\lambda_2,\cdots,\lambda_{m-1},-1$ 是不全为 0 的数组，所以由定义 3 知 $\boldsymbol{\alpha}_1,\boldsymbol{\alpha}_2,\cdots,\boldsymbol{\alpha}_m$ 线性相关。

必要性：设 $\boldsymbol{\alpha}_1,\boldsymbol{\alpha}_2,\cdots,\boldsymbol{\alpha}_m$ 线性相关，即有一组不全为零的数 $k_1,k_2,\cdots,k_m$，使得
$$k_1\boldsymbol{\alpha}_1+k_2\boldsymbol{\alpha}_2+\cdots+k_m\boldsymbol{\alpha}_m=0,$$
因 $k_1,k_2,\cdots,k_m$ 至少有一个不为零，不妨设 $k_1\neq 0$ 则有
$$\boldsymbol{\alpha}_1=\left(-\frac{k_2}{k_1}\right)\boldsymbol{\alpha}_2+\left(-\frac{k_3}{k_1}\right)\boldsymbol{\alpha}_3+\cdots+\left(-\frac{k_m}{k_1}\right)\boldsymbol{\alpha}_m,$$
即 $\boldsymbol{\alpha}_1$ 能由其余向量线性表示。证毕。

定理 2 若 $\boldsymbol{\alpha}_1,\boldsymbol{\alpha}_2,\cdots,\boldsymbol{\alpha}_r$ 线性相关，则 $\boldsymbol{\alpha}_1,\boldsymbol{\alpha}_2,\cdots,\boldsymbol{\alpha}_r,\boldsymbol{\alpha}_{r+1},\cdots,\boldsymbol{\alpha}_m$ 也线性相关。

证 因 $\boldsymbol{\alpha}_1,\boldsymbol{\alpha}_2,\cdots,\boldsymbol{\alpha}_r$ 线性相关，故有 $k_1,k_2,\cdots,k_r$ 不全为零，使得
$$k_1\boldsymbol{\alpha}_1+k_2\boldsymbol{\alpha}_2+\cdots+k_r\boldsymbol{\alpha}_r=0,$$
从而有
$$k_1\boldsymbol{\alpha}_1+\cdots+k_r\boldsymbol{\alpha}_r+0\boldsymbol{\alpha}_{r+1}+\cdots+0\boldsymbol{\alpha}_m=0。$$
因 $k_1,\cdots,k_r,0,\cdots,0$ 这 m 个数不全为零，故知 $\boldsymbol{\alpha}_1,\boldsymbol{\alpha}_2,\cdots,\boldsymbol{\alpha}_m$ 线性相关。

推论 1 若向量组中含有零向量，则此向量组线性相关。

推论 2 若向量组 $\boldsymbol{\alpha}_1,\boldsymbol{\alpha}_2,\cdots,\boldsymbol{\alpha}_r,\cdots,\boldsymbol{\alpha}_m$ 线性无关，则 $\boldsymbol{\alpha}_1,\boldsymbol{\alpha}_2,\cdots,\boldsymbol{\alpha}_r$ 也线性无关。

由定理 2 知，若一组向量线性相关，则添加有限个向量后，构成的向量组仍线性相关；由推论 2 知，若一组向量线性无关，则去掉有限个向量后，构成的向量组仍线性无关。

定理 3 设 $\boldsymbol{\alpha}_1,\boldsymbol{\alpha}_2,\cdots,\boldsymbol{\alpha}_m$ 是 m 个 n 维向量，如果 $m>n$，则这 m 个向量一定线性相关

对线性方程组(9.14)，任一个方程的系数就是一个 n 维向量，其中 $\boldsymbol{\alpha}_i=(a_{i1},a_{i2},\cdots,a_{in})$ $(i=1,2,\cdots m)$ 表示第 i 个方程。可见线性方程组与向量组之间有着一一对应关系。因此，我们可以用向量组来研究线性方程组的问题。由上述定理可知，方程组(9.14)中有多余方程的充分必要条件是相对应的向量组 $\boldsymbol{\alpha}_1,\boldsymbol{\alpha}_2,\cdots,\boldsymbol{\alpha}_m$ 线性相关。若方程组未知变量的个数少于方程的个数，则相对应的向量组必线性相关。方程组(9.14)的具体解法将在第四节讨论。

例 2 若 $\boldsymbol{\alpha}_1,\boldsymbol{\alpha}_2,\cdots,\boldsymbol{\alpha}_m$ 线性无关，而 $\boldsymbol{\alpha}_1,\boldsymbol{\alpha}_2,\cdots,\boldsymbol{\alpha}_m,\boldsymbol{\beta}$ 线性相关，则 $\boldsymbol{\beta}$ 能由 $\boldsymbol{\alpha}_1,\boldsymbol{\alpha}_2,\cdots,\boldsymbol{\alpha}_m$ 线性表示。

证 因 $\boldsymbol{\alpha}_1,\boldsymbol{\alpha}_2,\cdots,\boldsymbol{\alpha}_m,\boldsymbol{\beta}$ 线性相关，故有 $k_1,k_2,\cdots,k_{m+1}$ 不全为 0，使

$$k_1\boldsymbol{\alpha}_1+k_2\boldsymbol{\alpha}_2+\cdots+k_m\boldsymbol{\alpha}_m+k_{m+1}\boldsymbol{\beta}=0。$$

要证明 $\boldsymbol{\beta}$ 能由 $\boldsymbol{\alpha}_1,\boldsymbol{\alpha}_2,\cdots,\boldsymbol{\alpha}_m$ 线性表示，只须证明 $k_{m+1}\neq0$。用反证法，假设 $k_{m+1}=0$，则 $k_1,\cdots,k_m$ 不全为 0，且有 $k_1\boldsymbol{\alpha}_1+k_2\boldsymbol{\alpha}_2+\cdots+k_m\boldsymbol{\alpha}_m=0$ 这与 $\boldsymbol{\alpha}_1,\boldsymbol{\alpha}_2,\cdots,\boldsymbol{\alpha}_m$ 线性无关矛盾，故 $k_{m+1}\neq0$

9.3.3 向量组的秩

定义 4 对同维向量组 $\boldsymbol{\alpha}_1,\boldsymbol{\alpha}_2,\cdots,\boldsymbol{\alpha}_n$ 及向量组 $\boldsymbol{\beta}_1,\boldsymbol{\beta}_2,\cdots,\boldsymbol{\beta}_m$，如果每个向量 $\boldsymbol{\alpha}_i$ 都可由 $\boldsymbol{\beta}_1,\boldsymbol{\beta}_2,\cdots,\boldsymbol{\beta}_m$ 线性表示，且每个向量 $\boldsymbol{\beta}_j$ 也都可由 $\boldsymbol{\alpha}_1,\boldsymbol{\alpha}_2,\cdots,\boldsymbol{\alpha}_n$ 线性表示，则称两个向量组是等价的(equivalence)。

定义 5 对向量组 $\boldsymbol{\alpha}_1,\boldsymbol{\alpha}_2,\cdots,\boldsymbol{\alpha}_n$，若在此向量组中选取 r 个向量 $\boldsymbol{\alpha}_1,\boldsymbol{\alpha}_2,\cdots,\boldsymbol{\alpha}_r$ 满足：

(1) $\boldsymbol{\alpha}_1,\boldsymbol{\alpha}_2,\cdots,\boldsymbol{\alpha}_r$ 线性无关，

(2)任一 $\boldsymbol{\alpha}_i(i=1,2,\cdots,n)$ 都可由 $\boldsymbol{\alpha}_1,\boldsymbol{\alpha}_2,\cdots,\boldsymbol{\alpha}_r$ 线性表示，

则称向量组 $\boldsymbol{\alpha}_1,\boldsymbol{\alpha}_2,\cdots,\boldsymbol{\alpha}_r$ 为向量组 $\boldsymbol{\alpha}_1,\boldsymbol{\alpha}_2,\cdots,\boldsymbol{\alpha}_n$ 的一个最大线性无关组。并将最大线性无关组所含向量的个数 r 称为这个向量组的**秩**(rank of vectors)。

定理 4 向量组 $\boldsymbol{\alpha}_1,\boldsymbol{\alpha}_2,\cdots,\boldsymbol{\alpha}_r$ 线性无关的充分必要条件是，这个向量组的秩等于它所含向量的个数 n。

例 3 求向量组 $\boldsymbol{\alpha}_1=(1,2,-1),\boldsymbol{\alpha}_2=(2,-3,1),\boldsymbol{\alpha}_3=(4,1-1)$ 的一个最大线性无关组。

解 由例 1 可知，$\boldsymbol{\alpha}_1,\boldsymbol{\alpha}_2,\boldsymbol{\alpha}_3$ 线性相关，而 $\boldsymbol{\alpha}_1,\boldsymbol{\alpha}_2$ 线性无关，故由定义 5 可知，$\boldsymbol{\alpha}_1,\boldsymbol{\alpha}_2$ 就是 $\boldsymbol{\alpha}_1,\boldsymbol{\alpha}_2,\boldsymbol{\alpha}_3$，的一个最大线性无关组。并可知向量组 $\boldsymbol{\alpha}_1,\boldsymbol{\alpha}_2,\boldsymbol{\alpha}_3$ 的秩为 2。

一个向量组的最大线性无关组一般不是唯一的。上例中的 $\boldsymbol{\alpha}_1,\boldsymbol{\alpha}_3$ 也是所给向量组的一个最大线性无关组。而向量组的秩是唯一确定的数。由定理 4 可知，若向量组 $\boldsymbol{\alpha}_1,\boldsymbol{\alpha}_2,\cdots;\boldsymbol{\alpha}_n$ 的秩 $r<n$，则向量组 $\boldsymbol{\alpha}_1,\boldsymbol{\alpha}_2,\cdots,\boldsymbol{\alpha}_n$ 线性相关。

9.3.4 矩阵的秩

为了利用矩阵来判定向量组的线性相关性，我们引进矩阵的秩(rank of matrix)的概念。

定义 6 若矩阵 $\boldsymbol{A}_{m\times n}$ 的 n 个列向量(或 m 个行向量)所构成的向量组的秩为 r，则称 r 为矩阵 $\boldsymbol{A}_{m\times n}$ 的**秩**(rank)。记为 $R(\boldsymbol{A})=r$。

由此定义可知，寻求矩阵秩的问题转化成求向量组的秩的问题，反之亦然。

定义 7 在矩阵 $\boldsymbol{A}_{m\times n}$ 中，任取 k 行 k 列($k\leqslant\min\{m,n\}$)，位于这些行列交叉点处的元素构成一个 k 阶行列式，称为矩阵 $\boldsymbol{A}$ 的 k **阶子式**(k-order subdeterminant)。

矩阵的秩是矩阵的一个重要概念。关于矩阵的秩，我们有

定理 5 设矩阵 $\boldsymbol{A}$ 中有一个 r 阶子式 $\boldsymbol{D}\neq0$，且所有含有 $\boldsymbol{D}$ 的 $r+1$ 阶子式(如果存在的话)都等于零，则 $\boldsymbol{A}$ 的秩 $R(\boldsymbol{A})=r$。

该定理给出了一种计算矩阵秩的方法，从而可用来计算有限个向量构成的向量组的秩，进而可以判 断该向量组的线性相关性。

例 4　求矩阵 $\boldsymbol{A}=\begin{pmatrix}1&3&1&4\\2&12&-2&12\\2&-3&8&2\end{pmatrix}$ 的秩。

解　$\boldsymbol{A}$ 的二阶子式 $D=\begin{vmatrix}1&3\\2&12\end{vmatrix}=6\neq0$，

而包含有 D 的三阶子式有两个，且都等于零，即

$$\begin{vmatrix}1&3&1\\2&12&-2\\2&-3&8\end{vmatrix}=0,\begin{vmatrix}1&3&4\\2&12&12\\2&-3&2\end{vmatrix}=0,$$

所以 $R(\boldsymbol{A})=2$。

同样可知，矩阵 $\boldsymbol{A}$ 的三个行向量是线性相关的，且秩也为 2。并知前两个行向量构成一个极大线性无关组。

在求矩阵的秩时，需要计算许多子式，而子式的阶数较高时是极不方便的。下面介绍一种有效的求秩方法。

9.3.5　矩阵的初等变换

矩阵的初等变换是矩阵的一种基本运算，有着广泛的应用。

定义 8　下面三种变换称为矩阵的**初等行(列)变换**[elementary row(column) transformation]:

(1)对调两行(列)，

(2)用数 $k\neq0$ 乘某一行(列)，

(3)把某行(列)的 k 倍加到另一行(列)，

初等行变换与初等列变换统称为**初等变换**(elementary transformation)。

将对调 i,j 两行，记为 $r_i\leftrightarrow r_j$；对调 i,j 两列，记为 $c_i\leftrightarrow c_j$。

第 i 行(列)乘 k，记为 $kr_i(kc_i)$。

第 j 行(列)的 k 倍加到第 i 行(列)上，记为 $r_i+kr_j(c_i+kc_j)$。

定义 9　如果矩阵 $\boldsymbol{A}$ 经过有限次初等变换变成矩阵 $\boldsymbol{B}$，则称矩阵 $\boldsymbol{A}$ 与 $\boldsymbol{B}$ 等价，记为 $\boldsymbol{A}\sim\boldsymbol{B}$。

定理 6　(1)若矩阵 $\boldsymbol{A}$ 经过有限次初等行变换变成矩阵 $\boldsymbol{B}$，则 $\boldsymbol{A}$ 的行向量组与 $\boldsymbol{B}$ 的行向量组等价；

(2)若 $\boldsymbol{A}\sim\boldsymbol{B}$ 则 $\boldsymbol{R}(\boldsymbol{A})=\boldsymbol{R}(\boldsymbol{B})$。

该定理说明矩阵经初等变换之后其秩不变。因此，我们可用初等变换把矩阵变成“阶梯形”矩阵，其中非零行的个数就是矩阵的秩。

例 5 利用初等变换，求例 4 中矩阵 $\boldsymbol{A}$ 的秩。

解 $$\boldsymbol{A}=\begin{pmatrix}1&3&1&4\\2&12&-2&12\\2&-3&8&2\end{pmatrix}\xrightarrow[r_3-2r_1]{r_2-2r_1}\begin{pmatrix}1&3&1&4\\0&6&-4&4\\0&-9&6&-6\end{pmatrix}\xrightarrow{r_3+\frac{3}{2}r_2}\begin{pmatrix}1&3&1&4\\0&6&-4&4\\0&0&0&0\end{pmatrix},$$

故知 $R(\boldsymbol{A})=2$。

下面我们不加证明地介绍利用矩阵的初等变换求逆矩阵的方法。

定理 7 对于可逆方阵 $\boldsymbol{A}$（即 $|\boldsymbol{A}|\neq0$），总可以通过一系列初等变换把 $\boldsymbol{A}$ 化为单位矩阵 $\boldsymbol{E}$。同时这些初等变换可以把单位矩阵 $\boldsymbol{E}$ 化成 $\boldsymbol{A}^{-1}$。

据此，可以得到利用矩阵的初等行变换求逆矩阵的方法。实际做法是，在矩阵 $\boldsymbol{A}$ 的右侧放置一个与 A 同阶的单位矩阵 $\boldsymbol{E}$，构成一个 $n\times 2n$ 的矩阵 $[\boldsymbol{A}\vdots\boldsymbol{E}]$，对此矩阵施以初等行变换，当将它的左半部 $\boldsymbol{A}$ 化为单位矩阵后，右半部的单位矩阵 $\boldsymbol{E}$ 便化成了 $\boldsymbol{A}^{-1}$。即

$$[\boldsymbol{A}\vdots\boldsymbol{E}]\xrightarrow{\text{一系列初等行变换}}[\boldsymbol{E}\vdots\boldsymbol{A}^{-1}]。$$

用此方法可以求任意阶方阵的逆矩阵。

例 6 求矩阵 $\boldsymbol{A}=\begin{pmatrix}1&0&1\\2&1&0\\-3&2&-5\end{pmatrix}$ 的逆矩阵。

解 做 3×6 矩阵 $[\boldsymbol{A}\vdots\boldsymbol{E}]$，并施以初等行变换

$$[\boldsymbol{A}\vdots\boldsymbol{E}]=\left(\begin{array}{ccc|ccc}1&0&1&1&0&0\\2&1&0&0&1&0\\-3&2&-5&0&0&1\end{array}\right)\xrightarrow[r_3+3r_1]{r_2-2r_1}\left(\begin{array}{cccccc}1&0&1&1&0&0\\0&1&-2&-2&1&0\\0&2&-2&3&0&1\end{array}\right)$$

$$\xrightarrow{r_3-2r_2}\left(\begin{array}{ccc|ccc}1&0&1&1&0&0\\0&1&-2&-2&1&0\\0&0&2&7&-2&1\end{array}\right)\xrightarrow[r_1-\frac{1}{2}r_2]{r_2+r_3}\left(\begin{array}{ccc|ccc}1&0&0&\frac{5}{2}&1&-\frac{1}{2}\\0&1&0&5&-1&1\\0&0&2&7&-2&1\end{array}\right)$$

$$\xrightarrow{\frac{1}{2r_3}}\left(\begin{array}{ccc|ccc}1&0&0&-\frac{5}{2}&1&\frac{1}{2}\\0&1&0&5&-1&1\\0&0&1&\frac{7}{2}&-1&\frac{1}{2}\end{array}\right)=[\boldsymbol{E}\vdots\boldsymbol{A}^{-1}]。$$

于是

$$\boldsymbol{A}^{-1}=\begin{pmatrix}-\frac{5}{2}&1&-\frac{1}{2}\\5&-1&1\\\frac{7}{2}&-1&\frac{1}{2}\end{pmatrix}。$$

9.4 线性方程组

本节将讨论线性方程组在什么条件下有解和求解的方法。

9.4.1 线性方程组解的判定

线性方程组

$$\begin{cases} a_{11}x_1+a_{12}x_2+\cdots+a_{1n}x_n=b_1 \\ a_{21}x_1+a_{22}x_2+\cdots+a_{2n}x_n=b_2 \\ \cdots\cdots \\ a_{m1}x_1+a_{m2}x_2+\cdots+a_{mn}x_n=b_m \end{cases} \tag{9.27}$$

的矩阵形式为 $\boldsymbol{AX}=\boldsymbol{b}$，
其中

$$\boldsymbol{A}=\begin{pmatrix} a_{11} & a_{12} & \cdots & a_{1n} \\ a_{21} & a_{22} & \cdots & a_{2n} \\ \vdots & \vdots & & \vdots \\ a_{m1} & a_{m2} & \cdots & a_{mn} \end{pmatrix},\boldsymbol{X}=\begin{pmatrix} x_1 \\ x_2 \\ \vdots \\ x_n \end{pmatrix},\boldsymbol{b}=\begin{pmatrix} b_1 \\ b_2 \\ \vdots \\ b_m \end{pmatrix}。$$

方程组(9.27)按向量形式可定成

$$x_1\boldsymbol{\alpha}_1+x_2\boldsymbol{\alpha}_2+\cdots+x_n\boldsymbol{\alpha}_n=\boldsymbol{b}, \tag{9.28}$$

其中

$$\boldsymbol{\alpha}_j=\begin{pmatrix} a_{1j} \\ a_{2j} \\ \vdots \\ a_{mj} \end{pmatrix}(j=1,2,\cdots,n),\boldsymbol{b}=\begin{pmatrix} b_1 \\ b_2 \\ \vdots \\ b_m \end{pmatrix}。$$

矩阵 $\boldsymbol{A}$ 称为方程组(9.27)的**系数矩阵**(matrix of coefficients)，将方程组(9.27)的常数项 $\boldsymbol{b}$ 添加在系数矩阵 $\boldsymbol{A}$ 的最右边构成的 $m\times(n+1)$ 矩阵 $\boldsymbol{B}$：

$$\boldsymbol{B}=(\boldsymbol{A}\vdots\boldsymbol{b})=\begin{pmatrix} a_{11} & a_{12} & \cdots & a_{1n} & b_1 \\ a_{21} & a_{22} & \cdots & a_{2n} & b_2 \\ \vdots & \vdots & & \vdots & \vdots \\ a_{m1} & a_{m2} & \cdots & a_{mn} & b_m \end{pmatrix} \tag{9.29}$$

称为方程组(9.27)的**增广矩阵**(augmented matrix)。

定理 1 方程组(9.27)有解的充分必要条件是系数矩阵 $\boldsymbol{A}$ 的秩与增广矩阵 $\boldsymbol{B}$ 的秩相等即 $R(\boldsymbol{A})=R(\boldsymbol{B})$。

证 若线性方程组(9.27)有解,即存在一组数 $k_1,k_2,\cdots,k_n$ 满足该方程组,则由方程组的向量形式(9.28)有

$$k_1\boldsymbol{\alpha}_1+k_2\boldsymbol{\alpha}_2+\cdots+k_n\boldsymbol{\alpha}_n=\boldsymbol{b},$$

即向量 $\boldsymbol{b}$ 是向量组 $\boldsymbol{\alpha}_1,\boldsymbol{\alpha}_2,\cdots,\boldsymbol{\alpha}_n$ 的线性组合,因而向量组 $\boldsymbol{b},\boldsymbol{\alpha}_1,\boldsymbol{\alpha}_2,\cdots,\boldsymbol{\alpha}_n$ 与向量组 $\boldsymbol{\alpha}_1,\boldsymbol{\alpha}_2,\cdots,\boldsymbol{\alpha}_n$ 可相互线性表示,即二向量组等价,故二向量组的秩相同。又向量组的秩与对应的矩阵的秩相等,所以矩阵 $\boldsymbol{A}$ 与 $\boldsymbol{B}$ 的秩相同,即 $R(\boldsymbol{A})=R(\boldsymbol{B})$,反之亦然。

当线性方程组(9.27)常数项 $b_1,b_2,\cdots,b_m$ 不全为零时,方程组(9.27)称为**非齐次线性方程组**(system of nonhomogeneous linear equations);而当常数项 $b_1,b_2,\cdots,b_m$ 全为零时,方程组(9.27)称为**齐次线性方程组**(system of homogeneous linear equations)。

齐次线性方程组

$$\begin{cases}a_{11}x_1+a_{12}x_2+\cdots+a_{1n}x_n=0\\ a_{21}x_1+a_{22}x_2+\cdots+a_{2n}x_n=0\\ \cdots\cdots\\ a_{m1}x_1+a_{m2}x_2+\cdots+a_{mn}x_n=0\end{cases} \tag{9.30}$$

的矩阵形式为

$$\boldsymbol{AX}=\boldsymbol{0}, \tag{9.31}$$

按向量形式写成

$$x_1\boldsymbol{\alpha}_1+x_2\boldsymbol{\alpha}_2+\cdots+x_n\boldsymbol{\alpha}_n=\boldsymbol{0}。 \tag{9.32}$$

定理 2 齐次线性方程组(9.31)一定有零解,并有:

(1)若 $R(\boldsymbol{A})=n$,则方程组(9.30)只有零解;

(2)方程组(9.30)有非零解的充要条件是 $R(\boldsymbol{A})<n$。

证 方程组(9.30)有零解是显然的。

由方程组的向量形式(9.32)可知,如果方程组(9.30)只有零解,则向量组 $\boldsymbol{\alpha}_1,\boldsymbol{\alpha}_2,\cdots,\boldsymbol{\alpha}_n$ 线性无关,那么 $R(\boldsymbol{A})=n$。

如果方程组(9.30)有非零解,则向量组 $\boldsymbol{\alpha}_1,\boldsymbol{\alpha}_2,\cdots,\boldsymbol{\alpha}_n$ 线性相关,那么 $R(\boldsymbol{A})<n$。反之亦然。

由此定理可对齐次线性方程组(9.30)得出下面结论:

(1)如果 $m<n$,显然 $R(\boldsymbol{A})\leqslant m<n$,则方程组(9.30)一定有非零解;

(2)如果 $m=n$,则方程组(9.30)有非零解的充分必要条件是 $R(\boldsymbol{A})<n$,即 $|\boldsymbol{A}|=0$;而若 $R(\boldsymbol{A})=n$,即 $|\boldsymbol{A}|\neq 0$,则方程组(9.30)只有零解。

上述结论说明,齐次线性方程组(9.30),若方程的个数多于变量的个数式方程组(9.30)中含有多余方程,则方程组(9.30)一定有非零解。

例 1 讨论下列方程组解的存在性。

(1)$\begin{cases}x_1-2x_2+3x_3-x_4=1\\3x_1-x_2+5x_3-x_4=2\\2x_1+x_2+2x_3-2x_4=3\end{cases}$；　(2)$\begin{cases}x_1-2x_2+3x_3=0\\3x_1-x_2+5x_3=0\\2x_1+x_2+2x_3=0\end{cases}$。

解　(1)利用初等变换求增广矩阵的秩，同时在其增广矩阵 $\boldsymbol{B}$ 中可得系数矩阵 $\boldsymbol{A}$ 的秩

$$\boldsymbol{B}=\begin{pmatrix}1&-2&3&-1&1\\3&-1&5&-3&2\\2&1&2&-2&3\end{pmatrix}\xrightarrow[r_3-2r_2]{r_2-3r_1}\begin{pmatrix}1&-2&3&-1&1\\0&5&-4&0&-1\\0&5&-4&0&1\end{pmatrix}$$

$$\xrightarrow{r_3-r_2}\begin{pmatrix}1&-2&3&-1&1\\0&5&-4&0&-1\\0&0&0&0&2\end{pmatrix},$$

可见 $R(\boldsymbol{A})=2$，$R(\boldsymbol{B})=3$，故原方程组无解。

(2)此齐次线性方程组的系数矩阵，恰由方程组(1)的系数矩阵的前三列构成。易知 $R(\boldsymbol{A})=2$，故知方程组(2)有非零解。

9.4.2　线性方程组的解法

若方程组(9.27)有解，则可考虑如何求解。

我们知道，本章第一节介绍的克莱姆法则只能解很少一部分线性方程组。现对一般的线性方程组(9.27)进行讨论。

设 $\boldsymbol{\beta}_1,\boldsymbol{\beta}_2,\cdots,\boldsymbol{\beta}_m$ 为方程组(9.27)的增广矩阵 $\boldsymbol{B}$ 的 m 个行向量，设 $R(\boldsymbol{A})=R(\boldsymbol{B})=\boldsymbol{r}$，且不妨假定 $\boldsymbol{B}$ 在左上角 r 阶行列式不为零。则可知 $\boldsymbol{\beta}_1,\boldsymbol{\beta}_2,\cdots,\boldsymbol{\beta}_r$ 线性无关，且 $\boldsymbol{\beta}_{r+1},\boldsymbol{\beta}_{r+2},\cdots,\boldsymbol{\beta}_m$，皆为 $\boldsymbol{\beta}_1,\boldsymbol{\beta}_2,\cdots,\boldsymbol{\beta}_r$ 的线性组合。也就是说，方程组(9.27)的后 $m-r$ 个方程可由 r 个方程组合而得，是多余的。即保留方程组

$$\begin{cases}a_{11}x_1+\cdots+a_{1r}x_r+a_{1,r+1}x_{r+1}+\cdots+a_{1n}x_n=b_1\\\cdots\cdots\\a_{r1}x_1+\cdots+a_{rr}x_r+a_{r,r+1}x_{r+1}+\cdots+a_{rn}x_n=b_r\end{cases}\tag{9.33}$$

与原方程组(9.27)同解。

将方程组(9.33)改写成

$$\begin{cases}a_{11}x_1+\cdots+a_{1r}x_r=b_1-a_{1,r+1}x_{r+1}\cdots-a_{1n}x_n\\\cdots\cdots\\a_{r1}x_1+\cdots+a_{rr}x_r=b_r-a_{r,r+1}x_{r+1}\cdots-a_{rn}x_n\end{cases},\tag{9.34}$$

因方程组(9.34)的系数行列式为：

$$\boldsymbol{D}=\begin{pmatrix}a_{11}&\cdots&a_{1r}\\\vdots&&\vdots\\a_{r1}&\cdots&a_{rr}\end{pmatrix},$$

故由克莱姆法则,可求出 $x_1,x_2,\cdots,x_r$ 的唯一解。

$$\begin{cases} x_1=c_1+c_{11}x_{r+1}+\cdots+c_{1,n-r}x_n \\ \cdots\cdots \\ x_r=c_r+c_{r1}x_{r+1}+\cdots+c_{r,n-r}x_n \end{cases} \tag{9.35}$$

这里 $x_{r+1},\cdots,x_n$ 看成任何固定的值。因而方程组(9.27)的**通解**(全部解)(general solution)可以写成:

$$\begin{cases} x_1=c_1+c_{11}t_1+\cdots+c_{1,n-r}t_{n-r} \\ \cdots\cdots \\ x_r=c_r+c_{r1}t_1+\cdots+c_{r,n-r}t_{n-r} \\ x_{r+1}=t_1 \\ \cdots\cdots \\ x_n=t_{n-r} \end{cases} \tag{9.36}$$

这里 $t_1,t_2,\cdots,t_{n-r}$ 是 $n-r$ 个独立的参变数。若给定 $t_1,t_2,\cdots,t_{n-r}$ 一组值便可以得到原方程组的一个**特解**(particular solution)。

对于方程组(9.27)的通解(9.36)可以写成向量形式。其方法是将 t_1 的系数构成列向量,缺项用零代替。使列向量分量的个数与方程组所含的变量个数相同。常数项也构成一个列向量,缺项补零。利用此方法,线性方程组(9.27)的全部解(9.36)的向量形式为

$$\begin{pmatrix} x_1 \\ \vdots \\ x_r \\ x_{r+1} \\ \vdots \\ x_n \end{pmatrix}=\begin{pmatrix} c_1 \\ \vdots \\ c_r \\ 0 \\ \vdots \\ 0 \end{pmatrix}+\begin{pmatrix} c_{11} \\ \vdots \\ c_{r1} \\ 1 \\ \vdots \\ 0 \end{pmatrix}t_1+\cdots+\begin{pmatrix} c_{1,n-r} \\ \vdots \\ c_{r,n-r} \\ 0 \\ \vdots \\ 1 \end{pmatrix}t_{n-r} \tag{9.37}$$

例 2 解方程组 $\begin{cases} x_1-x_2+x_3-x_4=1 \\ x_1+x_2-x_3-x_4=0 \\ x_1+2_{x_2}-2_{x_3}-x_4=-\dfrac{1}{2} \end{cases}$。

解 易知 $R(\boldsymbol{A})=R(\boldsymbol{B})=2$,故方程组有解。又因秩小于未知数的个数,故方程组有无穷多组解。

注意到方程组中前两个方程 x_1 和 x_2 的系数构成的二阶子式不等于零。于是原方程组与下列方程组同解:

$$\begin{cases} x_1-x_2=1-x_3+x_4 \\ x_1+x_2=x_3+x_4 \end{cases},$$

从而解出$\begin{cases} x_1=\dfrac{1}{2}+x_4 \\ x_2=-\dfrac{1}{2}+x_3 \end{cases}$。

将 x_3,x_4 看作任意实数 t_1,t_2,则所求方程组的通解为

$$\begin{cases} x_1=\dfrac{1}{2}+t_2 \\ x_2=-\dfrac{1}{2}+t_1 \\ x_3=t_1 \\ x_4=t_2 \end{cases},$$

写成向量形式为

$$\begin{pmatrix} x_1 \\ x_2 \\ x_3 \\ x_4 \end{pmatrix}=\begin{pmatrix} \dfrac{1}{2} \\ -\dfrac{1}{2} \\ 0 \\ 0 \end{pmatrix}+\begin{pmatrix} 0 \\ 1 \\ 1 \\ 0 \end{pmatrix}t_1+\begin{pmatrix} 1 \\ 0 \\ 0 \\ 1 \end{pmatrix}t_2,$$

其中 t_1,t_2 为任意实数。

9.4.3　用矩阵的初等行变换解线性方程组

因矩阵的初等行变换不改变矩阵的秩。而两个线性方程组同解则相应的两个增广矩阵等价。故方程组(9.27)的增广矩阵 $\boldsymbol{B}$ 的求秩问题,也就是寻找与方程组(9.27)同解的保留方程问题。因而,若对增广矩阵 $\boldsymbol{B}$ 实行初等行变换,将其化为适当的形式,则可求得原方程组的解。即可以在与 $\boldsymbol{B}$ 等价的矩阵中方便地得到所求的解,下面举例说明其方法。

例 3　解线性方程组。

$$\begin{cases} x_1+2x_2+2x_3+x_4=0 \\ 2x_1+x_2-2x_3-2x_4=0 \\ x_1-x_2-4x_3-3x_4=0 \end{cases}$$

解　对系数矩阵进行初等行变换

$$\boldsymbol{A}=\begin{pmatrix} 1 & 2 & 2 & 1 \\ 2 & 1 & -2 & -2 \\ 1 & -1 & -4 & -3 \end{pmatrix}\xrightarrow[r_3-r_1]{r_2-2r_1}\begin{pmatrix} 1 & 2 & 2 & 1 \\ 0 & -3 & -6 & -4 \\ 0 & -3 & -6 & -4 \end{pmatrix}$$

$$\xrightarrow{r_3-r_2}\begin{pmatrix}1 & 2 & 2 & 1\\0 & -3 & -6 & -4\\0 & 0 & 0 & 0\end{pmatrix}\xrightarrow{-\frac{1}{3}r_2}\begin{pmatrix}1 & 2 & 2 & 1\\0 & 1 & 2 & \frac{4}{3}\\0 & 0 & 0 & 0\end{pmatrix}。$$

由此可以看出，$R(\boldsymbol{A})=2$，且可知方程组有非零解。对 $\boldsymbol{A}$ 继续进行初等行变换有

$$\boldsymbol{A}\longrightarrow\begin{pmatrix}1 & 2 & 2 & 1\\0 & 1 & 2 & \frac{4}{3}\\0 & 0 & 0 & 0\end{pmatrix}\xrightarrow{r_1-2r_2}\begin{pmatrix}1 & 0 & -2 & -\frac{5}{3}\\0 & 1 & 2 & \frac{4}{3}\\0 & 0 & 0 & 0\end{pmatrix}。$$

由与 $\boldsymbol{A}$ 等价的最后矩阵形式，可直接写出

$$\begin{cases}x_1=2x_3+\frac{5}{3}x_4\\x_2=-2x_3-\frac{4}{3}x_4\end{cases}。$$

若取 $x_3=t_1,x_4=t_2$，则可得原方程组的通解：

$$\begin{cases}x_1=2t_1+\frac{5}{3}t_2\\x_2=-2t_1-\frac{4}{3}t_2\\x_3=t_1\\x_4=t_2\end{cases}$$

其中 t_1,t_2 为任意实数。上式的向量形式为

$$\begin{pmatrix}x_1\\x_2\\x_3\\x_4\end{pmatrix}=\begin{pmatrix}2\\-2\\1\\0\end{pmatrix}t_1+\begin{pmatrix}\frac{5}{3}\\-\frac{4}{3}\\0\\1\end{pmatrix}t_2。$$

例 4 解线性方程组。

$$\begin{cases}x_1+x_2+2x_3+3x_4=1\\x_1+2x_2+3x_3-x_4=-4\\3x_1-x_2-x_3-2x_4=-4\\2x_1+3x_2-x_3-x_4=-6\end{cases}$$

解 对其增广矩阵 $\boldsymbol{B}$ 进行初等行变换：

$$\boldsymbol{B}=\begin{pmatrix}1&1&2&3&1\\1&2&3&-1&-4\\3&-1&-1&-2&-4\\2&3&-1&-1&-6\end{pmatrix}\xrightarrow[r_4-2r_1]{\substack{r_2-r_1\\r_3-3r_1}}\begin{pmatrix}1&1&2&3&1\\0&1&1&-4&-5\\0&-4&-7&-11&-7\\0&1&-5&-7&-8\end{pmatrix}$$

$$\xrightarrow{\substack{r_3+4r_2\\r_4-r_2}}\begin{pmatrix}1&1&2&3&1\\0&1&1&-4&-5\\0&0&-3&-27&-27\\0&0&-6&-3&-3\end{pmatrix}\xrightarrow{r_4-2r_3}\begin{pmatrix}1&1&2&3&1\\0&1&1&-4&-5\\0&0&-3&-27&-27\\0&0&0&51&51\end{pmatrix}$$

$$\xrightarrow{\substack{\left(-\frac{1}{3}\right)r_3\\\frac{1}{51}\cdot r_4}}\begin{pmatrix}1&1&2&3&1\\0&1&1&-4&-5\\0&0&1&9&9\\0&0&0&1&1\end{pmatrix}\xrightarrow[r_3-9r_4]{\substack{r_1-3r_4\\r_2+4r_4}}\begin{pmatrix}1&1&2&0&-2\\0&1&1&0-&1\\0&0&1&0&0\\0&0&0&1&1\end{pmatrix}$$

$$\xrightarrow{\substack{r_1-2r_3\\r_2-r_3}}\begin{pmatrix}1&1&0&0&-2\\0&1&0&0&-1\\0&0&1&0&0\\0&0&0&1&1\end{pmatrix}\xrightarrow{r_1-r_2}\begin{pmatrix}1&0&0&0&-1\\0&1&0&0&-1\\0&0&1&0&0\\0&0&0&1&1\end{pmatrix}。$$

所以方程组只有一个解,即

$$\begin{cases}x_1=-1\\x_2=-1\\x_3=0\\x_4=1\end{cases}\text{或}\begin{pmatrix}x_1\\x_2\\x_3\\x_4\end{pmatrix}=\begin{pmatrix}-1\\-1\\0\\1\end{pmatrix}。$$

由上述讨论可知,矩阵的初等变换在矩阵的研究和解线性方程组中起着非常重要的作用。并由上述例题可知,若线性方程组(9.27)的 $R(\boldsymbol{A})=R(\boldsymbol{B})$,则其解一定存在,并且当 $R(\boldsymbol{A})=n$时有唯一的解;当 $R(\boldsymbol{A})<n$ 时有无穷多组解。

9.5　矩阵的特征值与特征向量

注意:矩阵的特征值与特征向量是线性代数中重要的概念。

定义 1　设矩阵 $\boldsymbol{A}$ 是 n 阶方阵,如果数 λ 和 n 维非零向量 $\boldsymbol{x}$ 使下式成立

$$\boldsymbol{Ax}=\lambda\boldsymbol{x} \tag{9.38}$$

则称数 λ 为方阵 $\boldsymbol{A}$ 的**特征值**(characteristic value),非零列向量 $\boldsymbol{x}$ 称为矩阵 $\boldsymbol{A}$ 的对应于特征值 λ 的**特征向量**(characteristic vector)。

式(9.38)可写成如下形式

$$(\boldsymbol{A}-\lambda\boldsymbol{E})\boldsymbol{x}=0。\tag{9.39}$$

(9.38)是一个 n 个未知数 n 个方程的齐次线性方程组。由线性方程组的理论可知，齐次线性方程组(9.39)有非零解的充分必要条件，是其系数行列式等于零。

$$|\boldsymbol{A}-\lambda\boldsymbol{E}|=\begin{vmatrix} a_{11}-\lambda & a_{12} & \cdots & a_{1n} \\ a_{21} & a_{22}-\lambda & \cdots & a_{2n} \\ \vdots & \vdots & & \vdots \\ a_{n1} & a_{n2} & \cdots & a_{nn}-\lambda \end{vmatrix}=0 \tag{9.40}$$

定义 2 设 **A** 为 n 阶方阵，λ 为它的特征值，由 $|\boldsymbol{A}-\lambda\boldsymbol{E}|=0$ 给出的以 λ 为未知数的一元 n 次方程，称为矩阵 **A** 的**特征方程**(characteristic equation)。其中 $|\boldsymbol{A}-\lambda\boldsymbol{E}|$ 是 λ 的 n 次多项式，称为矩阵 **A** 的**特征多项式**(characteristic polynomial)。

显然，矩阵 **A** 的特征值就是特征方程的根，称为**特征根**(characteristic root)。

设 $\lambda=\lambda_i$ 是矩阵 **A** 的一个特征根，代入特征方程(9.40)，便有 $|\boldsymbol{A}-\lambda_i\boldsymbol{E}|=0$，于是齐次线性方程组(9.39)必有非零解。即由方程组

$$\begin{cases} (a_{11}-\lambda)x_1+a_{12}x_2+\cdots+a_{1n}x_n=0 \\ a_{21}x_1+(a_{22}-\lambda)x_2+\cdots+a_{2n}x_n=0 \\ \cdots\cdots \\ a_{n1}x_1+a_{n2}x_2+\cdots+(a_{nn}-\lambda)x_n=0 \end{cases} \tag{9.41}$$

可以求出一组对应于 $\lambda=\lambda_i$ 的非零解，记为 $\boldsymbol{x}=\boldsymbol{p}_i$，其中 $\boldsymbol{p}_i=(p_{i1},p_{i2},\cdots p_{in})'$。此时 $\boldsymbol{p}_i$ 即为矩阵 **A** 的对应于特征值 λ_i 的特征向量。

对于矩阵 **A** 的每一个特征值，都可通过上述方法，求出对应的一组方程组的非零解，得到一个特征向量。

若特征方程有 n 个根，那么我们就可以求出对应方程组的 n 组解，即得到 n 个特征向量。

例 1 求矩阵 **A** 的特征值。

$$\boldsymbol{A}=\begin{pmatrix} -1 & -1 & 0 \\ -4 & 3 & 0 \\ 1 & 0 & 2 \end{pmatrix}$$

解 矩阵 **A** 的特征方程为 $|\boldsymbol{A}-\lambda\boldsymbol{E}|=0$，

即
$$\begin{vmatrix} -1-\lambda & -1 & 0 \\ -4 & 3-\lambda & 0 \\ 1 & 0 & 2-\lambda \end{vmatrix}=0,$$

展开后，得 $(2-\lambda)(\lambda-1)^2=0$，故矩阵 **A** 的特征值为 $\lambda_1=2,\lambda_2=\lambda_3=1$。

例 2 求矩阵 **A** 的特征值与特征向量。

$$\boldsymbol{A}=\begin{pmatrix} 3 & -1 \\ -1 & 3 \end{pmatrix}$$

解　矩阵 $\boldsymbol{A}$ 的特征方程为

$$|\boldsymbol{A}-\lambda\boldsymbol{E}|=\begin{vmatrix}3-\lambda & -1\\ -1 & 3-\lambda\end{vmatrix}=(3-\lambda)^2-1=(4-\lambda)(2-\lambda)=0,$$

所以矩阵 $\boldsymbol{A}$ 的特征值为 $\lambda_1=2,\lambda_2=4$。

当 $\lambda_1=2$ 时，解方程组 $(\boldsymbol{A}-2\boldsymbol{E})\boldsymbol{X}=0$，

$$(\boldsymbol{A}-2\boldsymbol{E})=\begin{pmatrix}3-2 & -1\\ -1 & 3-2\end{pmatrix}=\begin{pmatrix}1 & -1\\ -1 & 1\end{pmatrix}\xrightarrow{r_2+r_1}\begin{pmatrix}1 & -1\\ 0 & 0\end{pmatrix}。$$

由此可解得 $x_1=x_2$，所以对应的特征向量，即方程组 $(\boldsymbol{A}-2\boldsymbol{E})x=0$ 的非零解，可取为

$$\boldsymbol{p}_1=\begin{pmatrix}1\\ 1\end{pmatrix}。$$

当 $\lambda_2=4$ 时，解方程组 $(\boldsymbol{A}-4\boldsymbol{E})\boldsymbol{X}=0$。

由 $\boldsymbol{A}-4\boldsymbol{E}=\begin{pmatrix}3-4 & -1\\ -1 & 3-4\end{pmatrix}=\begin{pmatrix}-1 & -1\\ -1 & -1\end{pmatrix}\xrightarrow{r_2-r_1}\begin{pmatrix}-1 & -1\\ 0 & 0\end{pmatrix}\xrightarrow{r_1\times(-1)}\begin{pmatrix}1 & 1\\ 0 & 0\end{pmatrix}$，

由此可解得 $x_1=-x_2$，所以对应的特征向量

$$\boldsymbol{p}_2=\begin{pmatrix}-1\\ 1\end{pmatrix}。$$

9.6　线性代数在医学中的应用

本节通过几个实例来说明线性代数在医药学中具有广泛的应用。

例 1　设有第一组 3 人患有某种传染病，现查询第二组 6 人是否与 3 个感染者有过接触并规定：若第二组的第 j 人与第一组的第 i 人接触过，则记为 $a_{ij}=1$，没有接触过则记 $a_{ij}=0$。查询结果可用下面的 3×6 矩阵 $\boldsymbol{A}$ 来表示：

$$\boldsymbol{A}=(a_{ij})_{3\times 6}=\begin{pmatrix}0 & 0 & 1 & 0 & 1 & 0\\ 1 & 0 & 0 & 1 & 0 & 0\\ 0 & 0 & 1 & 1 & 0 & 1\end{pmatrix}。$$

然后，查询第三组 7 人是否与第二组 6 人发生过接触，并作出上述相同的规定，结果得到一个 6×7 矩阵 $\boldsymbol{B}$：

$$\boldsymbol{B}=(b_{ij})_{6\times 7}=\begin{pmatrix}0 & 0 & 1 & 0 & 0 & 1 & 0\\ 0 & 0 & 1 & 1 & 0 & 0 & 0\\ 1 & 0 & 0 & 0 & 0 & 1 & 1\\ 0 & 0 & 1 & 1 & 0 & 0 & 0\\ 0 & 1 & 0 & 1 & 0 & 0 & 0\\ 1 & 0 & 0 & 0 & 0 & 1 & 0\end{pmatrix}。$$

矩阵 $\boldsymbol{A}$ 和 $\boldsymbol{B}$ 分别描述了第一、二组之间及第二、三组之间直接接触的情况(或称为第一级接触)。在实际工作中,还需了解第三组 7 人与第一组 3 个感染者之间的间接接触情况(或称为第二级接触)。这可用矩阵 $\boldsymbol{A},\boldsymbol{B}$ 的乘积 $\boldsymbol{C}$ 来描述:

$$\boldsymbol{C}=(c_{ij})_{3\times 7}=\boldsymbol{AB}=\begin{pmatrix}1&1&0&1&0&1&1\\0&0&2&1&0&1&0\\2&0&1&1&0&2&1\end{pmatrix}。$$

其中 $c_{ij}=\sum_{k=1}^{6}a_{ik}b_{kj}$ 表示第三组的第 j 个人与第一组第 i 个感染者之间的第二级接触的次数。比如,$c_{23}=2$ 就表示第三组中第三个人与第二个感染者有 2 次第二级接触。显然,只有第三组中第五人没有任何间接接触。

例 2 研究一个种群,设该种群带有两种等位基因 a_1 和 a_2,它们的频率分别为 p 和 $q(p+q=1)$。那么这两个等位基因能表达成 2×1 矩阵 $\mathbf{A}$,它们的频率能表达成 2×1 矩阵 $\boldsymbol{F}$,即

$$\mathbf{A}=\begin{pmatrix}a_1\\a_2\end{pmatrix},\boldsymbol{F}=\begin{pmatrix}p\\q\end{pmatrix}。$$

让这个种群随机交配,我们得到四种基因型:$a_1a_1,a_1a_2,a_2a_1,a_2a_2$。为简单起见,假设每一对中的第一个字母表示雌亲体,第二个字母表示雄亲体。则上述的四种基因型可由矩阵 $\mathbf{A}$ 和 $\mathbf{A}'$ 的乘积得到:

$$\mathbf{AA}'=\begin{pmatrix}a_1\\a_2\end{pmatrix}(a_1\quad a_2)=\begin{pmatrix}a_1a_1&a_1a_2\\a_2a_1&a_2a_2\end{pmatrix}。$$

同样,可由 a_1 和 a_2 二种等位基因的频率矩阵 $\boldsymbol{F}$ 和 $\boldsymbol{F}'$ 的乘积,得到四种基因型的频数为:

$$\boldsymbol{F}\cdot\boldsymbol{F}'=\begin{pmatrix}p\\q\end{pmatrix}(pq)=\begin{pmatrix}p^2&pq\\pq&q^2\end{pmatrix}。$$

如果 a_1a_2 和 a_2a_1 没有区别,那么基因型的矩阵为 $\boldsymbol{G}=(a_1a_1,a_1a_2,a_2a_2)'$,相应的频率矩阵为

$$\boldsymbol{D}=(p^2,2pq,q^2)'。$$

习 题 九

1. 求下列排列的逆序数:

(1)4132; (2)25431; (3)$n(n-1)\cdots 3\cdot 2\cdot 1$。

2. 计算下面行列式:

(1) $\begin{vmatrix}0&2&0&0\\0&0&2&0\\0&0&0&2\\2&0&0&0\end{vmatrix}$; (2) $\begin{vmatrix}1&2&3&4\\5&6&7&0\\8&9&0&0\\10&0&0&0\end{vmatrix}$;

(3) $\begin{vmatrix} 7 & 3 & 3 & 3 \\ 3 & 7 & 3 & 3 \\ 3 & 3 & 7 & 3 \\ 3 & 3 & 3 & 7 \end{vmatrix}$；　　(4) $\begin{vmatrix} 1 & 1 & 1 & 1 \\ 1 & 2 & 3 & 4 \\ 1 & 3 & 6 & 10 \\ 1 & 4 & 10 & 20 \end{vmatrix}$。

3. 用行列式的性质证明：

(1) $\begin{vmatrix} -ab & ac & ae \\ bd & -cd & ed \\ bf & cf & -ef \end{vmatrix} = 4abcdef$；　　(2) $\begin{vmatrix} a^2 & ab & b^2 \\ 2a & a+b & 2b \\ 1 & 1 & 1 \end{vmatrix} = (a-b)^3$。

4. 用克莱姆法则解下列方程组：

(1) $\begin{cases} x_1+2x_2+x_3=0 \\ 2x_1-x_2+x_3=1 \\ x_1-x_2+2x_3=3 \end{cases}$；　　(2) $\begin{cases} x_1+x_2+x_3=5 \\ 2x_1+x_2-x_3+x_4=1 \\ x_1+2x_2-x_3+x_4=2 \\ x_2+2x_3+3x_4=3 \end{cases}$。

5.

设 $\boldsymbol{A}=\begin{pmatrix} 1 & -1 & 1 \\ -1 & 1 & 1 \\ 1 & 1 & -1 \end{pmatrix}$，$\boldsymbol{B}=\begin{pmatrix} 1 & 0 & 1 \\ 2 & -3 & 2 \\ 0 & 1 & -1 \end{pmatrix}$，

求：(1)$\boldsymbol{B}-2\boldsymbol{A}$； (2)$\boldsymbol{B}'\boldsymbol{A}$； (3)$\boldsymbol{AB}-\boldsymbol{BA}$； (4)$\boldsymbol{BAB}'$。

6. 计算下列矩阵的乘积：

(1) $\begin{pmatrix} 4 & 3 & 1 \\ 1 & -2 & 3 \\ 5 & 7 & 0 \end{pmatrix}\begin{pmatrix} 0 \\ 2 \\ 1 \end{pmatrix}$；　　(2) $(1\quad 4\quad 7)\begin{pmatrix} 7 \\ -4 \\ 1 \end{pmatrix}$；

(3) $\begin{pmatrix} 2 & 1 & 4 & 0 \\ 1 & -1 & 3 & 4 \end{pmatrix}\begin{pmatrix} 1 & 3 & 1 \\ 0 & -1 & 2 \\ 1 & -3 & 1 \\ 4 & 0 & -2 \end{pmatrix}$；　　(4) $\begin{pmatrix} 1 \\ 0 \\ 2 \\ -1 \end{pmatrix}(3\quad -2\quad 1\quad 0)$；

(5) $(x_1\quad x_2\quad x_3)\begin{pmatrix} a_{11} & a_{12} & a_{13} \\ a_{21} & a_{22} & a_{23} \\ a_{31} & a_{32} & a_{33} \end{pmatrix}\begin{pmatrix} x_1 \\ x_2 \\ x_3 \end{pmatrix}$（其中 $a_{ij}=a_{ji}$）。

7. 设 $\boldsymbol{A}=\begin{pmatrix} 1 & 2 \\ 1 & 3 \end{pmatrix}$，$\boldsymbol{B}=\begin{pmatrix} 1 & 0 \\ 1 & 2 \end{pmatrix}$，验证下列等式是否成立：

(1)$\boldsymbol{AB}=\boldsymbol{BA}$； (2)$(\boldsymbol{A}+\boldsymbol{B})^2=\boldsymbol{A}^2+2\boldsymbol{AB}+\boldsymbol{B}^2$。

8. 设 $\boldsymbol{A}=\begin{pmatrix} 1 & 0 \\ \lambda & 1 \end{pmatrix}$，求 $\boldsymbol{A}^2,\boldsymbol{A}^3,\boldsymbol{A}^4$。

9. 已知线性变换

$$\begin{cases} x_1=2y_1+y_2 \\ x_2=-2y_1+3y_2+2y_3 \\ x_3=y_1+y_2+5y_3 \end{cases} \quad 与 \quad \begin{cases} y_1=-3z_1+z_2 \\ y_2=2z_2+z_3 \\ y_3=-z_2+3z_3 \end{cases},$$

利用矩阵乘法,求出用 z_1,z_2,z_3 表示 x_1,x_2,x_3 的线性变换。

10. 求下列各矩阵的逆矩阵:

(1) $\begin{pmatrix} 1 & 0 & 0 \\ 0 & 1 & 2 \\ 0 & 2 & 5 \end{pmatrix}$; (2) $\begin{pmatrix} \cos\theta & -\sin\theta \\ \sin\theta & \cos\theta \end{pmatrix}$;

(3) $\begin{pmatrix} 1 & 2 & -1 \\ 3 & 4 & -2 \\ 5 & 4 & 1 \end{pmatrix}$; (4) $\begin{pmatrix} 1 & 0 & 0 & 0 \\ 1 & 2 & 0 & 0 \\ 2 & 1 & 3 & 0 \\ 1 & 2 & 1 & 4 \end{pmatrix}$。

11. 设 $\boldsymbol{A}$ 为 n 阶对称矩阵,试证:

(1)若 $\boldsymbol{A}^{-1}$ 存在,则 $\boldsymbol{A}^{-1}$ 也是对称矩阵;

(2)若 $\boldsymbol{M}$ 是 n 阶方阵,$\boldsymbol{M}'\boldsymbol{A}\boldsymbol{M}$ 也是对称矩阵。

12. 解下列矩阵方程:

(1) $\begin{pmatrix} 2 & 5 \\ 1 & 3 \end{pmatrix}\boldsymbol{X}=\begin{pmatrix} 4 & -6 \\ 2 & 6 \end{pmatrix}$; (2) $\boldsymbol{X}\begin{pmatrix} 2 & 1 & -1 \\ 2 & 1 & 0 \\ 1 & -1 & 1 \end{pmatrix}=\begin{pmatrix} 1 & -1 & 3 \\ 4 & 3 & 2 \end{pmatrix}$;

13. 利用逆矩阵解下列线性方程组:

(1) $\begin{cases} x_1+2x_2+3x_3=1 \\ 2x_1+2_2+5x_3=2 \\ 3_1+5x_2+x_3=3 \end{cases}$; (2) $\begin{cases} x_1-x_2-x_3=2 \\ 2x_1-x_2-3x_3=1 \\ 3x_1+2x_2-5x_3=0 \end{cases}$。

14. 求下列线性变换的逆变换:

$$\begin{cases} x_1=2y_1+2y_2+y_3 \\ x_2=3y_1+y_2+5y_3 \\ x_3=3y_1+2y_2+3y_3 \end{cases}。$$

15. 设向量 $\boldsymbol{\alpha}_1=(1,-1,0)$,$\boldsymbol{\alpha}_2=(0,1,-1)$,$\boldsymbol{\alpha}_3=(2,0,1)$,求:

(1) $\boldsymbol{\alpha}_1-\boldsymbol{\alpha}_2$; (2) $4\boldsymbol{\alpha}_1+\boldsymbol{\alpha}_2-2\boldsymbol{\alpha}_3$。

16. 讨论 n 维向量组

$$\boldsymbol{\varepsilon}_1=(1,0,\cdots,0)$$
$$\boldsymbol{\varepsilon}_2=(0,1,\cdots,0)$$
$$\cdots\cdots$$

$$\boldsymbol{\varepsilon}_n=(0,0,\cdots,1)$$

的线性相关性。

17. 设向量组 $\boldsymbol{\alpha}_1,\boldsymbol{\alpha}_2,\boldsymbol{\alpha}_3$ 线性无关，$\boldsymbol{\beta}_1=\boldsymbol{\alpha}_1+\boldsymbol{\alpha}_2,\boldsymbol{\beta}_2=\boldsymbol{\alpha}_2+\boldsymbol{\alpha}_3,\boldsymbol{\beta}_3=\boldsymbol{\alpha}_3+\boldsymbol{\alpha}_1$，试证 $\boldsymbol{\beta}_1,\boldsymbol{\beta}_2,\boldsymbol{\beta}_3$ 也线性无关。

18. 设向量组 $\boldsymbol{\alpha}_1,\boldsymbol{\alpha}_2,\cdots,\boldsymbol{\alpha}_m$ 线性无关，证明：若向量 $\boldsymbol{\alpha}$ 能由 $\boldsymbol{\alpha}_1,\boldsymbol{\alpha}_2,\cdots,\boldsymbol{\alpha}_m$ 线性表示，则表示式是唯一的。

19. 判断下列向量组是否线性相关，并求一个最大无关组。

(1)$\boldsymbol{\alpha}_1=(1,1,1),\boldsymbol{\alpha}_2=(0,2,5),\boldsymbol{\alpha}_3=(1,3,6)$；

(2)$\boldsymbol{\alpha}_1=(1,1,0),\boldsymbol{\alpha}_2=(0,2,0),\boldsymbol{\alpha}_3=(0,0,3)$。

20. 求第19题中向量组的秩。

21. 求下列矩阵的秩：

(1)$\begin{pmatrix}1&2&1&0\\0&4&-4&-2\\1&0&3&1\end{pmatrix}$；　(2)$\begin{pmatrix}1&2&3\\5&1&3\\3&2&3\end{pmatrix}$；　(3)$\begin{pmatrix}1&0&-1&0\\0&1&0&1\\1&1&1&1\\0&2&4&2\end{pmatrix}$。

22. 用初等变换求下列方阵的逆阵：

(1)$\begin{pmatrix}3&2&1\\3&1&5\\3&2&3\end{pmatrix}$；　(2)$\begin{pmatrix}3&-2&0&-1\\0&2&2&1\\1&-2&-3&-2\\0&1&2&1\end{pmatrix}$；

(3)$\begin{pmatrix}1&2&3\\2&2&1\\3&4&3\end{pmatrix}$；　(4)$\begin{pmatrix}1&2&0\\2&5&1\\-1&0&5\end{pmatrix}$。

23. 试讨论 $\boldsymbol{A},\boldsymbol{B}$ 两矩阵是否等价：

(1)$\boldsymbol{A}=\begin{pmatrix}2&2&1\\1&2&3\\3&4&3\end{pmatrix},\boldsymbol{B}=\begin{pmatrix}0&-2&0\\1&0&0\\0&0&-1\end{pmatrix}$；

(2)$\boldsymbol{A}=\begin{pmatrix}1&4&1&0\\2&1&-1&-3\\1&0&-3&-1\\1&-3&-2&-3\end{pmatrix},\boldsymbol{B}=\begin{pmatrix}1&0&0&0\\0&1&0&0\\0&0&1&0\\0&0&0&1\end{pmatrix}$。

24. 讨论下列线性方程组解的存在性：

(1) $\begin{cases} x_1+x_2+2x_3-x_4=0 \\ 2x_1+x_2+x_3-x_4=0 \\ 2x_1-x_2-x_3+x_4=0 \\ 2x_1+2x_3=0 \end{cases}$ (2) $\begin{cases} 4x_1+2x_2-x_3=0 \\ 3x_1-x_2+2x_3=10 \\ 11x_1+3x_2=8 \end{cases}$

25. λ 取何值时，非齐次线性方程组

$$\begin{cases} \lambda x_1+x_2+x_3=1 \\ x_1+\lambda x_2+x_3=\lambda \\ x_1+x_2+\lambda x_3=\lambda^2 \end{cases}$$

(1)有唯一解；(2)无解；(3)有无穷多个解。

26. 解下列线性方程组：

(1) $\begin{cases} x_1-x_2+x_3=0 \\ 3x_1-2x_2+4x_3=0 \\ 3x_1-x_2+5x_3=0 \end{cases}$ (2) $\begin{cases} x_1+2x_2+x_3-x_4=0 \\ 3x_1+6x_2-x_3-3x_4=0 \\ 5x_1+10x_2+x_3-5x_4=0 \end{cases}$

(3) $\begin{cases} 3x_1+4x_2-5x_3+7x_4=0 \\ 2x_1-3x_2+3x_3-2x_4=0 \\ 4x_1+11x_2-13x_3+16x_4=0 \\ 7x_1-2x_2+x_3+3x_4=0 \end{cases}$ (4) $\begin{cases} x_1-2x_2+x_3=1 \\ -2x_1+x_2+x_3=-2 \\ x_1+x_2-2x_3=1 \end{cases}$

(5) $\begin{cases} 2x_1+3x_2+x_3=4 \\ x_1-2x_2+4x_3=-5 \\ 3x_1+8x_2-2x_3=13 \\ 4x_1-x_2+9x_3=-6 \end{cases}$ (6) $\begin{cases} x_1-2x_2-3x_3-2x_4=-1 \\ x_2+2x_3+x_4=6 \\ 3x_1-2x_2-x_4=7 \\ 2x_2+2x_3+x_4=5 \end{cases}$

27. 求下列矩阵的特征值：

(1) $\begin{pmatrix} 1 & 2 & 3 \\ 2 & 1 & 3 \\ 3 & 3 & 6 \end{pmatrix}$； (2) $\begin{pmatrix} 3 & 1 & 0 \\ -4 & -1 & 0 \\ 4 & 8 & -2 \end{pmatrix}$。

28. 求下列矩阵的特征值和特征向量：

(1) $\begin{pmatrix} 1 & -1 \\ 2 & 4 \end{pmatrix}$； (2) $\begin{pmatrix} 2 & 3 \\ 1 & 0 \end{pmatrix}$。

第 10 章

概　率　论

概率论(probability theory)是研究随机现象(偶然现象)规律性的一个数学分支。所谓随机现象(random phenomenon),是指在一定的条件下,可能出现也可能不出现的现象。例如,掷一枚硬币,其结果可能是正面朝上,也可能是反面朝上;妇女怀孕后,可能分娩男孩,也可能分娩女孩;临床上试验一种治疗肺结核的新药时,观察结果可能是治愈、有效或无效。这些现象都具有偶然性,也就是随机性。概率论的任务就是从这些看似错综复杂的随机现象中揭示出其潜在的必然性即数量规律性。概率论在工业、农业、军事、天文、气象、地质、经济及医药卫生等各个领域都有着广泛的应用。本章将介绍概率论的基本知识及在医药学和生物学中的一些应用。

10.1　随机事件及其概率

10.1.1　随机事件

1. 随机试验

随机试验(random trial)是指在研究随机现象时所进行的观察、试验或实验,它必须具有三个特性:(1)试验可以在相同的条件下重复进行;(2)每次试验的可能结果不止一个,但所有可能发生的试验结果是事先知道的;(3)每次试验之前,不能确定哪个结果会发生。例如,掷一枚硬币,观察正、反面出现的情况;对病人的血液、尿液、脑脊液等进行化验;对同年龄不同人的身高进行测量;记录电话交换台一分钟内接到和呼叫次数等,都是随机试验(简称为试验)。

2. 随机事件的概念

简单地说,在随机试验中,可能发生也可能不发生的事件,称为**随机事件**(random event),简称为事件。一般用字母 $A,B,C,\cdots$ 来表示。

显然在一随机试验下,每一个可能发生的试验结果都是随机事件,通常称这类随机事件为**基本事件**(**或样本点**),常用 $e_1,e_2,e_3,\cdots$ 表示。称所有基本事件的全体(即由所有基本事件构成的集合)为**基本空间**(或**样本空间**),用U表示。任何一个随机事件都可看作是由一个或多个基本事件构成的集合。称在每次试验中都必然发生的事件为**必然事件**,必然事件是由所有基本事件构成的集合,也就是基本空间U。称在每次试验中都必然不发生的事件为**不可能事件**,用$\varnothing$表示,显然,$\varnothing$中不含有任何基本事件。

例1 用显微镜观察病人的血尿,若化验结果可能为－、＋、＋＋、＋＋＋,用e_1,e_2,e_3,e_4分别表示这四个试验结果,则e_1,e_2,e_3,e_4均为该试验下的基本事件,基本空间$U=\{e_1,e_2,e_3,e_4\}$。若A=“病人显阴性”,B=“病人显阳性”,则A与B均为随机事件,且$A=\{e_1\}$,$B=\{e_2,e_3,e_4\}$。

例2 一个盒子里装有标号分别为1,2,…,10的完全相同的十个球,从该盒中任取一球,观察球上的标号。显然,该试验下的基本事件有10个,即e_i=“取得球上的标号为i”($i=1,2,\cdots,10$),基本空间$U=\{e_1,e_2,\cdots,e_{10}\}$。考虑下列事件:

A=“球的标号为6”$=\{e_6\}$,

B=“球的标号为奇数”$=\{e_1,e_3,e_5,e_7,e_9\}$,

C=“球的标号$\leqslant 6$”$=\{e_1,e_2,e_3,e_4,e_5,e_6\}$,

D=“球的标号>10”$=\varnothing$,

E=“球的标号>0”$=U$。

实际上,必然事件U和不可能事件$\varnothing$并不具有随机性,但为了讨论问题方便,将它们作为随机事件的两个极端情形来统一处理。

3. 事件间的关系及运算

由于随机事件是由基本事件构成的集合,所以事件间的关系及运算自然按照集合论中集合间的关系和运算来处理。

设试验下的基本空间为U,而$A,B,A_k(k=1,2,\cdots)$为随机事件(都是U的子集)。

(1)**事件的包含与相等** 若事件A发生,必然导致事件B发生,则称事件B**包含**事件A,记为$B\supset A$或$A\subset B$。从集合的角度看,A为B的子集,所以又称事件A为事件B的**子事件**(图10-1)。

例3 对肝癌患者进行根治手术,设B=“患者至少存活5年”,A=“患者存活了10年”,则事件$A\subset B$。

显然对任何事件A,必有$U\supset A\supset\varnothing$。

若$A\subset B$且$B\subset A$,则称事件A与B**相等**,记为$A=B$。

(2)**事件的和与积(并与交)** “事件A与事件B中至少有一个发生”所构成的事件称为事件A与事件B的**和**(或**并**),记为$A\cup B$。这相当于两个集合的并,故和事件$A\cup B=\{e|e\in A$或$e\in B\}$(图10-2)。

“事件A与事件B同时发生”所构成的事件称为事件A与事件B的**积**(或**交**),记为$A\cap B$或AB。这相当于两个集合的交,故积事件$A\cap B=AB=\{e|e\in A$且$e\in B\}$(图10-3)。

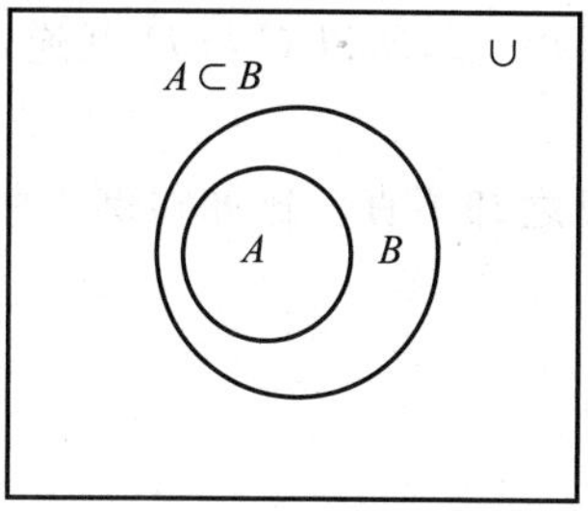

图 10-1

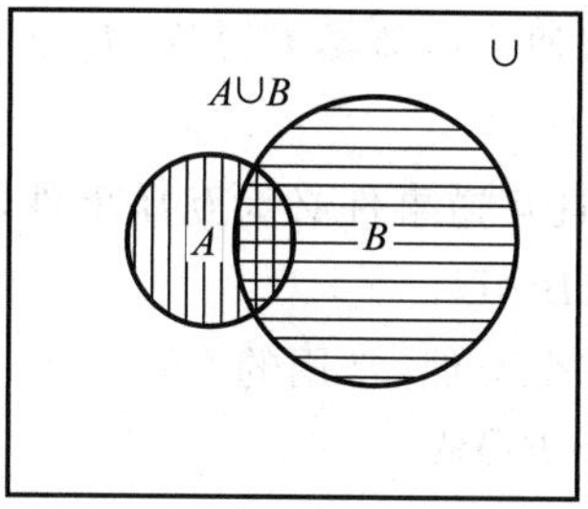

图 10-2

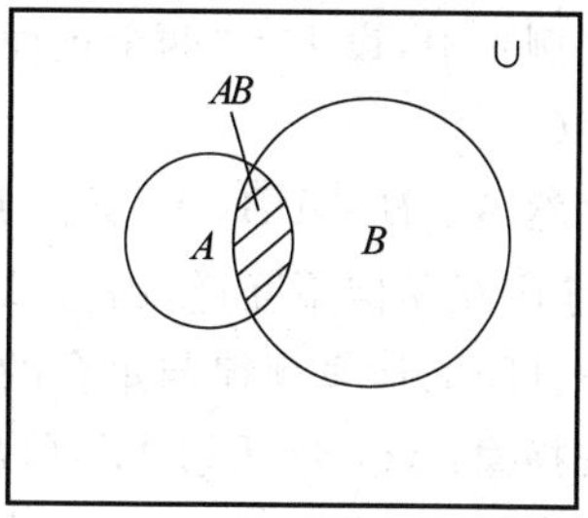

图 10-3

例 4　掷二枚硬币，A=“恰好一个正面朝上”，B=“恰好两个正面朝上”，C=“至少一个面朝上”。则 $A\cup B=C$，$A\cap C=A$，$AB=\varnothing$。

显然对任何事件 A，有 $A\cup U=U$，$A\cup\varnothing=A$，$A\cap U=A$，$A\cap\varnothing=\varnothing$。

事件的和与积均可推广到多个事件的场合。例如，n 个事件 $A_1,A_2,\cdots,A_n$ 的和事件记为 $A_1\cup A_2\cup\cdots\cup A_n=\bigcup\limits_{i=1}^{n}A_i$=“事件 $A_1,A_2,\cdots,A_n$ 中至少有一个发生”；n 个事件的积事件记为 $A_1\cap A_2\cap\cdots\cap A_n=\bigcap\limits_{i=1}^{n}A_i$=“事件 $A_1,A_2,\cdots,A_n$ 同时发生”。

(3)**事件的差**　“事件 A 发生而事件 B 不发生”所构成的事件称为事件 A 与事件 B 的**差事件**，记为 $A-B$。这相当于两个集合的差，故差事件 $A-B=\{e\mid e\in A \text{ 且 } e\notin B\}$（图 10-4）。

在例 4 中，事件 B 可看作是事件 C 与事件 A 的差事件，即 $C-A=B$。

(4)**互斥(或互不相容)**事件　若事件 A 与事件 B 不能同时发生，即 $AB=\varnothing$，则称事件 A 与事件 B **互斥(或互不相容)**。从集合角度看 A 与 B 中无相同的基本事件(图 10－5)。此时可将 A 与 B 的和事件 $A\cup B$ 记为 $A+B$。

在例 4 中，因 $AB=\varnothing$，所以事件 A 与 B 互斥，$C=A+B$。

若一组事件 $A_1,A_2,\cdots,A_n$ 中任意两个都互斥，则称这组事件**两两互斥**，且这组事件的和事件可记为 $A_1+A_2+\cdots+A_n=\sum\limits_{i=1}^{n}A_i$。显然基本事件都是两两互斥的。

(5)**互逆(或对立)**事件　若每次试验中事件 A 与 B 满足：$A\cup B=U$ 且 $AB=\varnothing$ 则称事件 A 与事件 B **互逆(或对立)**，并称 B 为 A 的**逆事件**，记为 $\overline{A}$。显然 $\overline{A}=B=U-A$(图 10－6)。

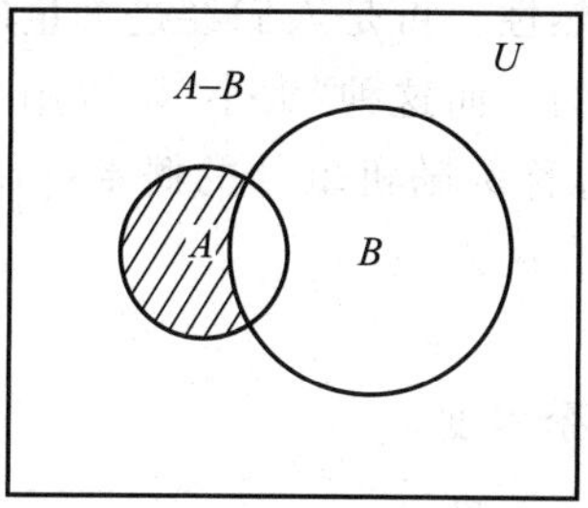

图 10-4

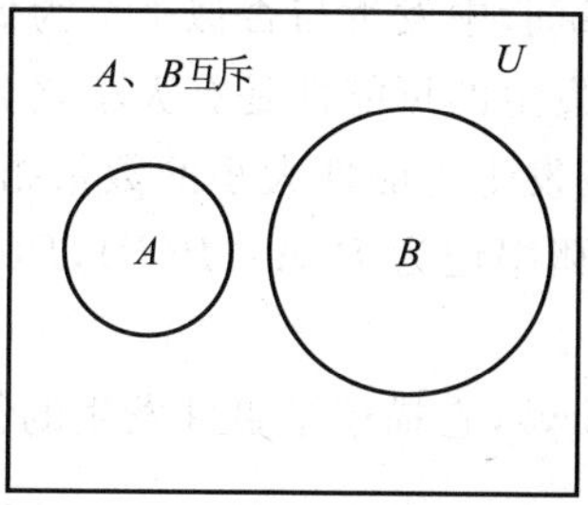

图 10-5

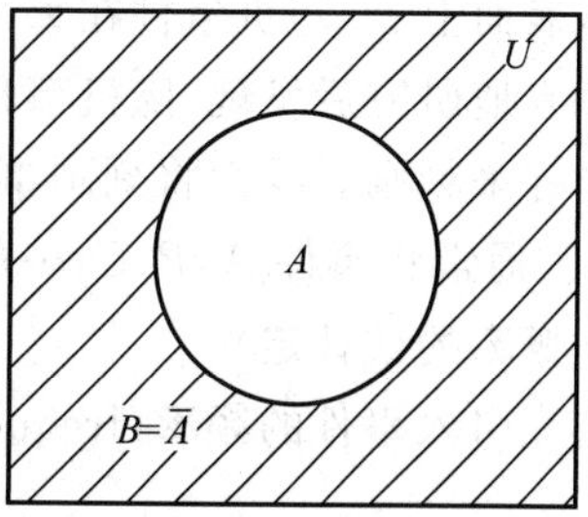

图 10-6

在例 4 中,设 D="两个正面都朝下",显然 $C\cup D=U$ 且 $CD=\varnothing$,所以 C 与 D 互逆,$\overline{C}=D,\overline{D}=C$。

显然 $A-B=A\overline{B},\overline{\overline{A}}=A$。并且互逆事件必为互斥事件,反之却不真。比如在例 4 中,事件 A 与 B 互斥但不互逆,因为 $A\cup B\neq U$。

事件间的运算规律与集合的完全类似,常用的有:

交换律:$A\cup B=B\cup A;A\cap B=B\cap A$

结合律:$A\cup(B\cup C)=(A\cup B)\cup C$

$A\cap(B\cap C)=(A\cap B)\cap C$

分配律:$A\cup(B\cap C)=(A\cup B)\cap(A\cup C)$

$A\cap(B\cup C)=(A\cap B)\cup(A\cap C)$

德·摩根律:$\overline{A\cup B}=\overline{A}\cap\overline{B};\overline{A\cap B}=\overline{A}\cup\overline{B}$

例 5 设 A,B,C 为三个事件,则

(1)A 发生而 B 与 C 都不发生可表示为:$A\overline{B}\,\overline{C}$ 或 $A-B-C$;

(2)A,B,C 三个事件恰好有一个发生可表示为:$A\overline{B}\,\overline{C}+\overline{A}B\overline{C}+\overline{A}\,\overline{B}C$;

(3)三个事件都不发生可表示为:$\overline{A}\,\overline{B}\,\overline{C}$ 或$\overline{A\cup B\cup C}$;

(4)三个事件中至少发生一个可表示为:$A\cup B\cup C$ 或 $A\overline{B}\,\overline{C}+\overline{A}B\overline{C}+\overline{A}\,\overline{B}C+AB\overline{C}+A\overline{B}C+\overline{A}BC+ABC$。

例 6 设三个人做肝功能试验,A="至少有一人不正常",B="三人都正常",C="三人中恰有一人不正常"。试问哪些是对立事件?哪些是互斥事件?$B\cup C,A\cap C,A-C$ 各表示何实际意义?

解 A 与 B 是对立事件,B 与 C 是互斥事件,

$B\cup C$="三人中至多有一人不正常",

由于 $C\subset A$,则 $A\cap C=C$,

$A-C$="三人中至少有两人不正常"。

10.1.2 事件的概率

从表面上看,随机事件在每次试验中发生与否似乎全为偶然性。可是人们经过大量的试验并深入地研究后发现,随机事件发生的可能性是有大小之分的。而这种"大小"可以用一个数量指标来刻画。我们将刻画事件发生可能性大小的数量指标称为随机事件的**概率**(probability)。通常将事件 $A,B,C,\cdots$的概率记为 $P(A),P(B),P(C),\cdots$。

1. 概率的统计定义

首先引入事件的**频率**(frequency),它描述了事件发生的频繁程度。

定义 1 设在 n 次重复试验中,事件 A 发生了 m 次,则称比值$\dfrac{m}{n}$为这 n 次试验中事件 A

发生的**频率**，记为 $W(A)$ 或 $F(A)$，即

$$W(A)=\frac{m}{n}=\frac{\text{事件 }A\text{ 发生的次数}}{\text{试验的次数}} \tag{10.1}$$

在医药工作中所说的发病率、死亡率、治愈率等都是频率，常用百分数表示。

显然任何事件 A 的频率都不是一个固定的数，因为在 n 次试验中，A 发生的次数 m 不是一个固定的数，它可以随机地取 $0,1,2,\cdots,n$ 中的任何一个值。但是 A 的频率总是介于 0 与 1 之间的一个数，即 $0\leqslant W(A)\leqslant 1$，且 $W(U)=1$，$W(\varnothing)=0$。经验表明，当试验重复多次时，事件 A 的频率具有一定的**稳定性**。就是说，当试验次数 n 充分大时，事件 A 的频率常在一个确定的数值附近摆动。

例 7 在掷硬币的试验中，将一枚硬币抛掷 5 次、50 次、500 次，各做 10 遍。得到数据如表 10-1 所示(其中 n 表示抛掷的次数，m 表示正面朝上的次数，W 表示正面朝上的频率)。

表 10-1

实验序号	$n=5$		$n=50$		$n=500$	
	m	W	m	W	m	W
1	2	0.4	22	0.44	251	0.502
2	3	0.6	25	0.50	249	0.498
3	1	0.2	21	0.42	256	0.512
4	5	1.0	25	0.50	253	0.506
5	1	0.2	24	0.48	251	0.502
6	2	0.4	21	0.42	246	0.492
7	4	0.8	18	0.36	244	0.488
8	2	0.4	24	0.48	258	0.516
9	3	0.6	27	0.54	262	0.524
10	3	0.6	31	0.62	247	0.494

这种试验历史上有几位数学家都做过，其数据如表 10-2 所示。

表 10-2

实验者	n	m	W
Demorgan	2048	1061	0.5181
Buffon	4040	2048	0.5069
Pearson	12000	6019	0.5016
Pearson	24000	12012	0.5005

从上述数据可以看出：频率具有随机波动性，即对于同样的 n，所得到的 W 不尽相同。掷硬币次数 n 较小时，频率随机波动的幅度较大，是不稳定的。但随着 n 的增大，频率呈现出明显的稳定性。即当 n 逐渐增大时，W 总是在 0.5 附近摆动，而逐渐稳定于 0.5。

例 8 测定中、老年人的血脂含量，以观察高脂血症的发病情况，其测定数据如表 10-3 所示。

表 10-3

测定人数(n)	高脂血症人数(m)	高脂血症发生率(频率)$\frac{m}{n}$
5	0	0.000
10	2	0.200
50	6	0.120
170	19	0.110
800	59	0.074
900	78	0.086
1300	106	0.081
2000	176	0.088

由表中数据可见，高脂血症的发生人数具有偶然性，但随着测定人数的增多，高脂血症的发生率(频率)在 0.08 附近波动，且逐渐趋于稳定。

这种“频率的稳定性”就是通常所说的统计规律性，它揭示了隐藏在随机现象中的数量规律性。所以我们用这个频率的稳定值来表示事件发生的概率是合适的。

定义 2 如果随着试验次数 n 的增大，事件 A 发生的频率 $W(A)$ 在区间 $[0,1]$ 上的某个数值 p 附近摆动，则定义事件 A 的概率为

$$P(A)=p,$$

此定义称为**概率的统计定义**(statistical definition)。

根据概率的统计定义，人们可以把由大量重复试验所得到的事件的频率作为其概率的近似值，即当试验次数 n 很大时，$P(A)\approx W(A)$。这在很多的情况下就足以满足实际需要了。

2. 概率的古典定义

概率的统计定义是一个经验直观的概念，它实际是肯定了概率的存在，并给出了一种通过做大量的重复试验来估计概率的方法。但对于某些事件，无须做多次试验，可利用事件本身的特征进行分析来计算出该事件的概率。这类随机试验必须具有下列特征：

(1)试验的基本结果(即基本事件)只有有限个，不妨记为 $e_1,e_2,\cdots,e_n$，即基本空间 $U=\{e_1,e_2,\cdots,e_n\}$为有限集。

(2)试验中每个基本事件发生的可能性相同，即 $P(e_1)=P(e_2)=\cdots=P(e_n)$。

具有上述特征的试验称为**等可能概型**。它在概率论发展初期曾是主要的研究对象，所以通常又称为**古典概型**。

例如，在前面例 2 中所举的取球试验，该试验下的基本事件只有 10 个，即 e_i=“取得球上的标号为 i”($i=1,2,\cdots,10$)，由于球的大小、形状完全相同，所以每个球被取到的可能性相同，因此这是个古典概型试验。另外，像掷硬币，抽检产品的质量等试验，也都是古典概型。下面就给出一个适用于古典概型的概率定义。

定义 3 在古典概型下，设基本空间 $U=\{e_1,e_2,\cdots,e_n\}$(即基本事件的总数为 n)，事件 A 由其中的 $m(1\leqslant m\leqslant n)$个基本事件所构成(即只有 m 个基本事件有利于 A 发生)，则事件 A

的概率定义为

$$P(A)=\frac{m}{n}=\frac{A\text{中包含的基本事件数}}{\text{基本事件的总数}} \tag{10.2}$$

这个定义只适用于古典概型，故称为**概率的古典定义**(classical definition)。

例 9 瓶中装10片药，其中有4片已失效，今从瓶中任取4片，求其中有2片失效的概率。

解 设 A="从瓶中任取4片，有2片失效"

从瓶中任取4片药，每一种取法为一个基本事件，所以基本事件的总数 $n=C_{10}^4=210$。

A 中包含的基本事件数 $m=C_4^2\cdot C_6^2=90$，由定义3知

$$P(A)=\frac{m}{n}=\frac{C_4^2\cdot C_6^2}{C_{10}^4}=\frac{90}{210}=\frac{3}{7}。$$

例 10 把10本书任意地排在书架上，求其中指定的3本书排在一起的概率。

解 设 A="指定的3本书排在一起"

把10本书任意地排在书架上，每一种排法为一个基本事件，所以基本事件的总数 $n=10!$。

A 中包含的基本事件数 $m=8!\cdot 3!$。故

$$P(A)=\frac{m}{n}=\frac{8!\cdot 3!}{10!}=0.067。$$

由上述例题可见，古典概率计算的要点是正确地求出基本事件的总数 n 及事件 A 中所包含的基本事件数 m。在这些计算中，经常要用到一些排列与组合的知识。

3. 概率的性质

不论是由概率的统计定义还是古典定义，都容易推知概率的下列性质：

性质 1 对任意事件 A，有 $0\leqslant P(A)\leqslant 1$；

性质 2 $P(U)=1, P(\varnothing)=0$；

性质 3 若 A 与 B 互斥，则

$$P(A+B)=P(A)+P(B)。 \tag{10.3}$$

一般地，若 $A_1, A_2, \cdots, A_n$ 两两互斥，则

$$P(A_1+A_2+\cdots+A_n)=P(A_1)+P(A_2)+\cdots+P(A_n), \tag{10.4}$$

这条性质称为概率的**可加性**，相应的公式称为**概率的加法公式**。

以上三条性质，均可由概率的定义直接推出(具体证明略)。

性质 4 对任意事件 A，有

$$P(\overline{A})=1-P(A)。 \tag{10.5}$$

证 因 $A\cup\overline{A}=U$ 且 A 与 $\overline{A}$ 互斥，由性质2及公式(10.3)，有

$$1=P(U)=P(A\cup\overline{A})=P(A)+P(\overline{A}),$$

所以 $P(\overline{A})=1-P(A)$。

性质 5 若 $A\subset B$，则

$$P(B-A)=P(B)-P(A)。 \tag{10.6}$$

证 由$A\subset B$知，$B=A\cup(B-A)$(参见图10-1)，且$A(B-A)=\varnothing$，再由公式(10.3)，得$P(B)=P(A)+P(B-A)$，于是$P(B-A)=P(B)-P(A)$。

性质6 对于任意两事件A,B有

$$P(A\cup B)=P(A)+P(B)-P(AB)。\tag{10.7}$$

证 因$A\cup B=A\cup(B-AB)$(参见图10-2)，且$A(B-AB)=\varnothing$，$AB\subset B$，故由公式(10.3)及(10.6)得 $P(A\cup B)=P(A)+P(B-AB)=P(A)+P(B)-P(AB)$。

公式(10.7)称为概率的**一般加法公式**，容易将它推广到多个事件的情况，例如，设A,B,C为任意三个事件，则

$$P(A\cup B\cup C)=P(A)+P(B)+P(C)-P(AB)-P(AC)-P(BC)+P(ABC)。\tag{10.8}$$

例11 有批针剂共50支，其中有5支不合格，现从这批针剂中任取3支，采用两种不同的抽样方式：

(1)每次抽取一支，检验后不放回，然后在剩下的针剂中再抽取下一支(无放回抽样)；

(2)每次抽取一支，检验后放回，然后再抽取下一支(有放回抽样)；

求其中有不合格品的概率。

解 设A="抽取的3支针剂中有不合格品"

(1)无放回抽样，可用下面两种方法求解。

方法一：设A_i="抽取的3支针剂中有i支不合格品"$(i=1,2,3)$，显然$A=A_1\cup A_2\cup A_3$，且A_1,A_2,A_3两两互斥。于是由公式(10.4)，得

$$P(A)=P(A_1)+P(A_2)+P(A_3)=\frac{C_5^1C_{45}^2}{C_{50}^3}+\frac{C_5^2C_{45}^1}{C_{50}^3}+\frac{C_5^3}{C_{50}^3}$$

$$=0.2525+0.023+0.0005=0.2760;$$

方法二：因$\overline{A}$="抽取的3支针剂都是合格品"，且$P(\overline{A})=\frac{C_{45}^3}{C_{50}^3}=\frac{1490}{19600}=0.7240$，由公式(10.5)，得$P(A)=1-P(\overline{A})=1-0.7240=0.2760$。

(2)有放回抽样，因每次抽取的针剂检验后都放回，所以每次都是从50支针剂中抽取一支，这样基本事件的总数$n=50^3$。而$\overline{A}$中包含的基本事件数$m=45^3$，因此

$$P(\overline{A})=\frac{m}{n}=\frac{45^3}{50^3}=0.7290,$$

故
$$P(A)=1-P(\overline{A})=1-0.7290=0.2710。$$

由此可见，同一事件的概率，在有放回抽样和无放回抽样的情况下是不尽相同的，但在数量较大的对象中进行抽样，则相差不大。

例12 将分别标有1,2,3,4,5的五支试管，按任意次序放到试管架上排成一排，试求下列事件的概率：(1)A="1号试管出现在旁边"；(2)B="1号及5号试管出现在旁边"；(3)C="1号及5号试管至少有一支出现在旁边"；(4)D="1号及5号试管都不出现在旁边"。

解 基本事件的总数为5!

(1)由于1号试管可能出现在左边也可能出现在右边,余下的4支可以任意排放,所以A中包含的基本事件数为$2\times4!$,于是

$$P(A)=\frac{2\times4!}{5!}=\frac{2}{5};$$

(2)包含两种情况:令$B_1=$"1号试管在左,5号试管在右";$B_2=$"1号试管在右,5号试管在左",显然$B_1\cdot B_2=\varnothing$,$B=B_1+B_2$,由公式(10.3),有

$$P(B)=P(B_1)+P(B_2)=\frac{3!}{5!}+\frac{3!}{5!}=\frac{1}{10};$$

(3)设$C_1=$"1号试管出现在旁边",$C_2=$"5号试管出现在旁边",则$C=C_1\cup C_2$显然$P(C_1)=P(C_2)=P(A)=\frac{2}{5}$,$P(C_1C_2)=P(B)=\frac{1}{10}$,由公式(10.7),有

$$P(C)=P(C_1\cup C_2)=P(C_1)+P(C_2)-P(C_1C_2)=\frac{2}{5}+\frac{2}{5}-\frac{1}{10}=\frac{7}{10};$$

(4)因为$D=\overline{C}$,所以

$$P(D)=P(\overline{C})=1-P(C)=1-\frac{7}{10}=\frac{3}{10}。$$

10.2 概率的常用公式

10.2.1 条件概率与概率的乘法公式

条件概率(conditional probability)是概率论中的一个重要而实用的概念。其所考虑的是事件A已发生的条件下,事件B发生的概率,记为$P(B|A)$。先看一个简单的例子。

例1 检查某工厂的100名工人的血压和肝功能,结果有95人血压正常,94人肝功能正常,92人两项检查都正常。

设$A=$"血压正常",$B=$"肝功能正常",则$P(A)=\frac{95}{100}$,$P(B)\frac{94}{100}$,$P(AB)=\frac{92}{100}$。

若已知某人血压正常,在此条件下做肝功能检查,则此人肝功能正常的概率就是在事件A已发生的条件下,事件B发生的条件概率$P(B|A)$。此时基本事件的总数为95,B中包含的基本事件数为92,于是

$$P(B|A)=\frac{92}{95}=\frac{\frac{92}{100}}{\frac{95}{100}}=\frac{P(AB)}{P(A)}。$$

显然，$P(B|A)\neq P(B)$，说明作为条件的事件 A 的发生，对于事件 B 的发生是有影响的。而上述关系式可作为条件概率的定义。

定义 1 设 A,B 是两个事件，且 $P(A)>0$，称

$$P(B|A)=\frac{P(AB)}{P(A)} \tag{10.9}$$

为在事件 A 发生的条件下事件 B 发生的**条件概率**。

例 2 设某种动物由出生算起活 20 岁以上的概率为 0.8，活 25 岁以上的概率为 0.4。如果现在有一个 20 岁的这种动物，问它能活到 25 岁以上的概率是多少？

解 设 A＝“能活 20 岁以上”，B＝“能活 25 岁以上”，按题意 $P(A)=0.8$，由于 $B\subset A$，所以 $AB=B$，因此 $P(AB)=P(B)=0.4$。由定义 1，所求事件的概率为

$$P(B|A)=\frac{P(AB)}{P(A)}=\frac{0.4}{0.8}=\frac{1}{2}。$$

由条件概率的定义可知，对于任意两个事件 A,B，若 $P(A),P(B)\neq 0$，则有

$$P(AB)=P(A)P(B|A)=P(B)P(A|B), \tag{10.10}$$

此式称为概率的**乘法公式**。说明两事件积事件的概率等于其中一事件的概率与另一事件在前一事件发生下的条件概率的乘积。

乘法公式容易推广到多个积事件的情况。例如，设 A,B,C 为三个事件，且 $P(AB)>0$，则

$$P(ABC)=P(A)P(B|A)P(C|AB)。 \tag{10.11}$$

例 3 一批注射器共 100 只，次品率为 10%，每次从其中任取一只，取出的不再放回去，求第三次才取得合格品的概率。

解 按题意，即第一次取出的注射器是次品(设为事件 A)，第二次取出的注射器也是次品(设为事件 B)，第三次取出的注射器是合格品(设为事件 C)。

易知 $P(A)=\frac{10}{100}$，$P(B|A)=\frac{9}{99}$，$P(C|AB)=\frac{90}{98}$，由公式(10.11)得所求的概率为

$$P(ABC)=P(A)P(B|A)P(C|AB)=\frac{10}{100}\cdot\frac{9}{99}\cdot\frac{90}{98}\approx 0.0084。$$

10.2.2 事件的独立性

在一般情况下，$P(B)\neq P(B|A)$，说明事件 A 对事件 B 发生的概率是有影响的。但有时候这种影响并不存在。例如，从一批有一定次品率的产品中，有放回的接连抽取两件产品进行检查。考虑事件 A＝“第一次取到正品”，B＝“第二次取到正品”，由于是有放回的抽取，所以第二次取到正品的概率，并不因为第一次是否取到正品而有所改变，即 $P(B|A)=P(B)$。于是，$P(AB)=P(A)P(B|A)=P(A)P(B)$。这时我们称事件 A 与 B 是相互独立的。

定义 2 设 A,B 是两个随机事件，如果

$$P(AB)=P(A)P(B), \tag{10.12}$$

则称事件 A 与事件 B **互相独立**。

显然，若 $P(A),P(B)>0$，则事件 A 与事件 B 相互独立，当且仅当 $P(B|A)=P(B)$，或 $P(A|B)=P(A)$。说明两事件相互独立，则其中任一事件发生与否都不会影响到另一事件发生的概率，此为独立性的直观解释。

在实际应用中，事件的独立性通常不是根据定义，而是根据事件的实际意义及相互关系来判断的。比如，在射击比赛中，甲击中靶心与乙击中靶心，可认为是相互独立的两个事件。相仿地，在一种新药的临床试验中，病人甲有效与病人乙有效，也可认为是相互独立的两个事件。

例 4 若某人群中患结核病的概率是 0.003，患沙眼的概率是 0.04，现从中抽查一人，问此人同时患有结核和沙眼的概率是多少？

解 设 A="患结核病"，B="患沙眼"

根据实际问题分析，结核病与沙眼二者间无任何依赖关系，所以事件 A 与 B 相互独立，于是所求概率为

$$P(AB)=P(A)P(B)=0.003\times0.04=0.00012。$$

定理 1 如果四对事件 $A,B;\overline{A},B;A,\overline{B};\overline{A},\overline{B}$ 中有一对相互独立，则其余三对也相互独立。

证 仅证由 A,B 独立，推得 $A,\overline{B}$ 独立。

因为 A 与 B 相互独立，所以 $P(AB)=P(A)P(B)$，于是

$$\begin{aligned}P(A\overline{B})&=P(A-B)=P(A-AB)=P(A)-P(AB)=P(A)-P(A)P(B)\\&=P(A)[1-P(B)]=P(A)P(\overline{B}),\end{aligned}$$

故 A 与 $\overline{B}$ 相互独立。

事件的独立性可以推广到有限多个事件。

定义 3 设 $A_1,A_2,\cdots,A_n$ 是 n 个事件，如果对于其中的任意 $k(1<k\leqslant n)$ 个事件 $A_{i1},A_{i2},\cdots,A_{ik}$ 都有

$$P(A_{i1}A_{i2}\cdots A_{ik})=P(A_{i1})P(A_{i2})\cdots P(A_{ik}),$$

则称 $A_1,A_2,\cdots,A_n$ 为相互独立的事件。

显然，当 $A_1,A_2,\cdots,A_n$ 相互独立时，有

$$P(A_1A_2\cdots A_n)=P(A_1)P(A_2)\cdots P(A_n)。\tag{10.13}$$

例 5 假如某城市居民的血清中含有肝炎病毒的概率是 0.004，若混合 100 人的血清，求此血清中含有肝炎病毒的概率。

解 设 A_i="第 i 个人的血清中含有肝炎病毒"$(i=1,2,\cdots,100)$，B="混合血清中含有肝炎病毒"，显然 $A_1,A_2,\cdots,A_{100}$ 相互独立，且 $B=A_1\cup A_2\cup\cdots\cup A_{100}$，$P(A_i)=0.004(i=1,2,\cdots,100)$，于是

$$\begin{aligned}P(B)&=P(A_1\cup A_2\cup\cdots\cup A_{100})=1-P(\overline{A_1\cup A_2\cup\cdots\cup A_{100}})=1-P(\overline{A}_1\overline{A}_2\cdots\overline{A}_{100})\\&=1-P(\overline{A}_1)P(\overline{A}_2)\cdots P(\overline{A}_{100})=1-(1-004)^{100}\approx0.33,\end{aligned}$$

由此归纳，若 $A_1,A_2,\cdots,A_n$ 相互独立，则

$$P(A_1 \cup A_2 \cup \cdots \cup A_n)=1-P(\overline{A}_1)P(\overline{A}_2)\cdots P(\overline{A}_n)。$$

例 6 有一新药，据说能治疗病毒性感冒。现对 400 名此病患者进行调查，资料如表 10-4，试判断此药是否确有效？

表 10-4

病人状态	服药(A)	未服药($\overline{A}$)	合 计
痊愈(B)	130	190	320
未愈($\overline{B}$)	30	50	80
合计	160	240	400

解 我们可从分析服药(A)与痊愈(B)这两个事件是否独立着手。如果相互独立，则痊愈与否和服药无关，说明没有疗效。因试验例数 400 已足够大，故可用频率近似地估计概率：

$$P(B)=\frac{320}{400}=0.8,P(B|A)=\frac{130}{160}=0.813。$$

由于 $P(B|A)$ 与 $P(B)$ 几乎相等，故可认为事件 A 和 B 相互独立，说明此药没有疗效。从 $P(B|\overline{A})=\frac{190}{240}=0.8$ 可以看出，未服药痊愈的可能性也是 0.8。

10.2.3 全概率公式与逆概率公式

定理 2 若事件组 $A_1,A_2,\cdots,A_n$ 两两互斥，且 $P(A_i)>0(i=1,2,\cdots,n)$，而事件 $B\subset A_1+A_2+\cdots+A_n$，则事件 B 的概率

$$P(B)=\sum_{i=1}^{n}P(A_i)P(B|A_i)。\tag{10.14}$$

证 因为事件组 $A_1,A_2,\cdots,A_n$ 互斥，所以事件组 $BA_1,BA_2,\cdots,BA_n$ 也互斥。又因为 $B\subset A_1+A_2+\cdots+A_n$。所以 $B=B(A_1+A_2+\cdots+A_n)=BA_1+BA_2+\cdots+BA_n$，于是，利用概率的加法和乘法公式，得

$$\begin{aligned}P(B)&=P(BA_1)+P(BA_2)+\cdots+P(BA_n)\\&=P(A_1)P(B|A_1)+P(A_2)P(B|A_2)+\cdots+P(A_n)P(B|A_n)\\&=\sum_{i=1}^{n}P(A_i)P(B|A_i)。\end{aligned}$$

式(10.14)称为**全概率公式**(total probability formula)。其中互斥的事件组 $A_1,A_2,\cdots,A_n$ 称为关于事件 B 的假设，它通常为基本空间 U 的一个划分，即 $A_1+A_2+\cdots+A_n=U$。

在实际问题中，某些复杂事件 B 的概率不易直接求出，但往往容易找到关于 B 的一组假设 $A_1,A_2,\cdots,A_n$。若 $P(A_i)$ 和 $P(B|A_i)$ 为已知或容易计算时，就可以利用公式(10.14)计算 $P(B)$。因此，全概率公式常用于计算复杂事件的概率。

例 7 设某地区居民中，肥胖者占 10%，瘦小者占 8%，中等体型者占 82%。又知该地区肥胖者、瘦小者和中等体型患高血压的概率分别为 0.20，0.05 和 0.10，求该地区居民患高血

压的概率。

解 设 A_1,A_2,A_3 分别表示"体型为肥胖者、瘦小者、中等体型者"，B="患高血压"

显然 A_1,A_2,A_3 互斥，且 $B\subset A_1+A_2+A_3=U$，由题意知：

$$P(A_1)=0.1, P(A_2)=0.08, P(A_3)=0.82,$$

$P(B|A_1)=0.20, P(B|A_2)=0.05, P(B|A_3)=0.10$，由全概率公式，得

$$\begin{aligned}P(B)&=P(A_1)P(B|A_1)+P(A_2)P(B|A_2)+P(A_3)P(B|A_3)\\&=0.1\times0.20+0.08\times0.05+0.82\times0.10=0.106。\end{aligned}$$

若问该地区居民中一个高血压患者属于肥胖、瘦小、中等体型的概率 $P(A_1|B)$，$P(A_2|B)$，$P(A_3|B)$各为多少？这一问题可由下面的逆概率公式求出。

定理3 若事件组 $A_1,A_2,\cdots,A_n$ 及事件 B 满足定理2中的条件，且 $P(B)>0$，则在事件 B 已发生的条件下事件 A_i 的条件概率

$$P(A_i|B)=\frac{P(A_i)P(B\mid A_i)}{\sum_{i=1}^{n}P(A_i)P(B\mid A_i)}\ (i=1,2,\cdots,n)。\tag{10.15}$$

证 因为诸 A_i 与 B 满足全概率公式的条件，且 $P(B)>0$，所以

$$P(A_i|B)=\frac{P(A_iB)}{P(B)}=\frac{P(A_i)P(B\mid A_i)}{\sum_{i=1}^{n}P(A_i)P(B\mid A_i)}\ (i=1,2,\cdots,n)。$$

式(10.15)称为**逆概率公式**，又称为**贝叶斯**(Bayes)**公式**。这是一个在理论和应用上都很重要的公式，在医学中已被广泛地应用于疾病的计量诊断及临床决策分析。

前面在例7后提出的问题，可由逆概率公式求得

$$P(A_1|B)=\frac{P(A_1)P(B|A_1)}{P(B)}=\frac{0.1\times0.20}{0.106}=0.19,$$

$$P(A_2|B)=\frac{P(A_2)P(B|A_2)}{P(B)}=\frac{0.08\times0.05}{0.106}=0.04,$$

$$P(A_3|B)=\frac{P(A_3)P(B|A_3)}{P(B)}=\frac{0.82\times0.10}{0.106}=0.77。$$

由此可知，患高血压的中等体型者最多。

例8 临床上常用甲胎蛋白免疫检测(AFP)法对肝癌进行普查和诊断，根据以往的临床记录，AFP法的真阳性率(即患肝癌者，AFP检验为阳性的概率)为0.94；假阳性率(即无肝癌者，AFP检验为阳性的概率)为0.04，若某地区的肝癌发病率为0.0004，今该地区一人AFP检验为阳性，问该人患肝癌的可能性有多大？

解 设 A="患有肝癌"，B="AFP检验为阳性"，则 $P(A)=0.0004$，$P(\overline{A})=0.9996$，真阳性率 $P(B|A)=0.94$，假阳性率 $P(B|\overline{A})=0.04$，显然 $B\subset A+\overline{A}$，由逆概率公式得所求概率为

$$P(A|B)=\frac{P(A)P(B|A)}{P(A)P(B|A)+P(\overline{A})P(B|\overline{A})}$$

$$=\frac{0.0004\times0.94}{0.0004\times0.94+0.9996\times0.04}=0.00093。$$

由此可见，虽然 AFP 法的真阳性率高达 94%，但是一次 AFP 检验是阳性的人确实患有肝癌的可能性很小，仅有 9.3‱。这意味着，单凭一次 AFP 检验为阳性，还不能做出此人患有肝癌的诊断。在此情况下，医生应提出做进一步的观察和检验，以便获得更多的信息。比如，可仍用 AFP 法做独立的复查，若受验者仍为阳性，可再应用逆概率公式推测出该人患肝癌的可能性。具体做法是：

设 B_1＝"第一次检验为阳性"，B_2＝"第二次检验为阳性"。B_1，B_2 是相互独立的，由逆概率公式得

$$P(A|B_1B_2)=\frac{P(A)P(B_1B_2|A)}{P(A)P(B_1B_2|A)+P(\overline{A})P(B_1B_2|\overline{A})}$$

$$=\frac{P(A)P(B_1|A)P(B_2|A)}{P(A)P(B_1|A)P(B_2|A)+P(\overline{A})P(B_1|\overline{A})P(B_2|\overline{A})}$$

$$=\frac{0.0004\times0.94^2}{0.0004\times0.94^2+0.9996\times0.04^2}=0.181。$$

可见两次检验均为阳性者，患肝癌的可能性仍不大。若再做第三次 AFP 独立复查，其结果仍为阳性，则应用逆概率公式按上述方法可推出，此人患有肝癌的概率为

$$P(A|B_1B_2B_3)=\frac{0.0004\times0.94^3}{0.0004\times0.94^3+0.9996\times0.04^3}=0.839。$$

这个概率的值就比较大了。根据此概率，若一人经三次独立的 AFP 检验其结果均为阳性，则医生就有理由怀疑此人患有肝癌，应给予及时的治疗。

例 9 根据遗传学的规律，在各种不同血型的配合下，所生子女的血型为 O 型的概率如表 10-5 所示。

表 10-5

父母血型	O 型子女血型	父母血型	O 型子女血型
O/O	1.0000	B/A	0.0625
A/O	0.2500	AB/A	0.0000
B/O	0.2500	B/B	0.0625
AB/O	0.0000	AB/B	0.0000
A/A	0.0625	AB/AB	0.0000

今有这样一个人，他出生所在地区人群的四种血型的比率分别是 O 型，36%；A 型，28%；B 型，28%；AB 型，8%。又设他本人的血型为 O 型，他母亲的血型为 B 型，他父亲已去世，试问他父亲的血型为 O 型，A 型，B 型和 AB 型的哪种可能性最大？

解 设 D_i 分别表示"他父亲的血型为 O 型，A 型，B 型和 AB 型"$(i=1,2,3,4)$，E＝"他母亲的血型为 B 型，他本人的血型为 O 型"。则 $P(D_1)=0.36$，$P(D_2)=P(D_3)=0.28$，$P(D_4)=$

$0.08, P(E|D_1)=0.25, P(E|D_2)=P(E|D_3)=0.0625, P(E|D_4)=0$，由逆概率公式得

$$P(D_1|E)=\frac{P(D_1)P(E\mid D_1)}{\sum_{i=1}^{4}P(D_i)P(E\mid D_i)}$$

$$=\frac{0.36\times 0.25}{0.36\times 0.25+0.28\times 0.0625+0.28\times 0.0625+0.08\times 0}=0.72,$$

$$P(D_2|E)=P(D_3|E)=\frac{0.28\times 0.0625}{0.125}=0.14,$$

$$P(D_4|E)=\frac{0.08\times 0}{0.125}=0。$$

由此可见，他父亲的血型为 O 型的可能性最大，不可能为 AB 型。

10.2.4 二项概率公式

若试验只有两个可能结果：A 及 $\overline{A}$，记 $P(A)=p, P(\overline{A})=1-p=q$，这种试验称为**伯努利**(Bernoulli)**试验**。如果将这种试验重复进行 n 次，且各次试验的结果互不影响(是独立的)，即每次试验中事件 A 发生的概率 $P(A)$ 保持不变。则称这类试验为 n **重伯努利试验**，又称为 n 次重复独立试验。

在 n 重伯努利试验中，常需要计算事件 A 恰好发生了 $k(0\leqslant k\leqslant n)$ 次的概率，记为 $P_n(k)$。

例 10 设某射手射击，击中目标的概率为 0.9。求他射击 4 次，恰好击中 3 次的概率是多少？

解 设 A=“击中目标”，则 $\overline{A}$=“未击中目标”。

已知 $P(A)=0.9, P(\overline{A})=1-0.9=0.1$。

显然每射击一次都相当于做了一次伯努利试验，射击 4 次就相当于做了 4 重伯努利试验。所求的是在 4 重伯努利试验中，事件 A 恰好发生 3 次的概率 $P_4(3)$。

而射击 4 次，击中 3 次共有 $C_4^3=4$ 种不同的方式，即 $AAA\overline{A}, AA\overline{A}A, A\overline{A}AA, \overline{A}AAA$。按独立事件的乘法公式(10.13)，有

$$P(AAA\overline{A})=P(A)P(A)P(A)P(\overline{A})=0.9^3\cdot 0.1^{4-3},$$

又 $P(AA\overline{A}A)=P(A\overline{A}AA)=P(\overline{A}AAA)=P(AAA\overline{A})$。

由于这 4 种方式是互斥的，利用概率的加法公式(10.4)，得

$$P_4(3)=P(AAA\overline{A})+P(AA\overline{A}A)+P(A\overline{A}AA)+P(\overline{A}AAA)$$
$$=4\times 0.9^3\times 0.1^{4-3}=C_4^3\cdot 0.9^3\cdot 0.1^{4-3}\approx 0.29。$$

上式容易推广到一般情况，在 n 重伯努利试验中，已知 $P(A)=p, P(\overline{A})=1-p=q$。则事件 A 恰好发生 k 次共有 C_n^k 种不同的方式，而每一种方式发生的概率均为 $p^k\cdot q^{n-k}$，于是在 n 重伯努利试验中，事件 A 发生了 k 次的概率为

$$P_n(k)=C_n^k p^k q^{n-k}\quad (k=0,1,2,\cdots,n)\tag{10.16}$$

称上式为**二项概率公式**(binomial probablility formular)。这是因为

$$\sum_{k=0}^{n} P_n(k)=\sum_{k=0}^{n} C_n^k p^k q^{n-k}=(p+q)^n=1^n=1。$$

$P_n(k)$恰为二项式$(p+q)^n$的展开式中的第k项。

例 11 在一定条件下,已知某病治疗有效率为60%,试求在10个病人中有8人治疗有效和有8人及以上治疗有效的概率各为多少?

解 此题可看作是10重伯努利试验,即$n=10$。

设A="治疗有效",则$P(A)=p=0.6$,$P(\overline{A})=q=1-0.6=0.4$,

利用二项概率公式,10人中有8人治疗有效的概率为

$$P_{10}(8)=C_{10}^{8}0.6^8\cdot 0.4^2\approx 0.1209,$$

10人中有8人以上治疗有效的概率为

$$\begin{aligned}P_{10}(8)+P_{10}(9)+P_{10}(10)&=C_{10}^{8}0.6^8\cdot 0.4^2+C_{10}^{9}\cdot 0.6^9\cdot 0.4^1+C_{10}^{10}0.6^{10}\cdot 0.4^0\\&\approx 0.1209+0.0403+0.0061=0.1673。\end{aligned}$$

例 12 在100L经消毒的自来水中,取出1L水进行检验,结果在这1L水中检出2个大肠杆菌。问我们能否相信在这100L的自来水中仅含有10个大肠杆菌?

解 假设这100L经消毒的自来水中仅含有10个大肠杆菌。对于每个大肠杆菌来说,只有两种结果:落入或不落入被取出的这1L水中,且每个杆菌落入与否是相互独立的。所以对10个大肠杆菌的观察可看作是10重伯努利试验,即$n=10$。设A="大肠杆菌落入取出的1L水中",则$P(A)=p=0.01$,$P(\overline{A})=q=0.99$。于是,从这1L水中检出2个大肠杆菌的概率为

$$P_{10}(2)=C_{10}^{2}0.01^2\cdot 0.99^8\approx 0.0042,$$

此事件发生的概率很小,通常称为**小概率事件**。人们在长期实践中总结出来一条原理:**概率很小的事件在一次试验中实际上几乎是不可能发生的**(概率论上称为小概率的实际不可能性原理)。现在,从1L水中检出2个大肠杆菌这一小概率事件,经一次试验竟然发生了,因此有理由怀疑假设的正确性,即100L经消毒的自来水中仅含有10个大肠杆菌不可信,实际上比这要多。

10.3 随机变量及其概率分布

10.3.1 随机变量的概念

许多随机试验的结果都表现为数量。例如,在药物的急性毒性试验中,给10只小鼠注射一定剂量的某药,小鼠可能死亡0只,1只,2只,…,10只,即试验结果可以用0,1,2,…,10来表示,若用X表示小鼠死亡的只数,则X是一个变量,它的所有可能取值是0,1,2,…,10,且X所取的每一个值都随试验结果而定。另外,在测量某一年龄人群的身高、体重、血压、心率

等试验中也都有类似的情形。但也有些随机试验的结果不是直接用数量表示的。例如，临床化验结果“阳性”或“阴性”；急性阑尾炎患者腹部压痛的程度分为“无”、“轻”、“中”及“重”等，对于这些非数量的结果可将其数量化，比如，用“0”表示“阴性”，用“1”表示“阳性”；用“0”，“1”，“2”，“3”分别表示阑尾炎患者腹部的四种压痛。这实际上相当于引入了两个变量：

$$X=\begin{cases}0 & \text{阴性}\\ 1 & \text{阳性}\end{cases}\qquad Y=\begin{cases}0 & \text{无压痛}\\ 1 & \text{轻度压痛}\\ 2 & \text{中度压痛}\\ 3 & \text{重度压痛}\end{cases}$$

从而将定性的描述转化为定量的描述。

从上可见，任何一个随机试验，其结果都可以用一个变量来刻画。变量的取值随试验结果而定，由于试验的结果是随机的，所以变量的取值具有随机性。这种变量称为**随机变量**(random variables)，常用字母 X,Y 等来表示。显然每一个可能出现的试验结果(即基本事件)都对应着随机变量的一个确定的取值，所以尽管随机变量的取值具有随机性，但它的取值范围是预先知道的，且取某一可能值的概率 $P(X=x_k)$ 也是确定的。

如果随机变量 X 的取值仅有有限个或可数无穷多个，则称 X 为**离散型**(discrete)随机变量；如果随机变量 X 的取值充满某个区间或整个数轴，则称 X 为**连续型**(continuous)随机变量。例如，任意从一批尿标本中抽取 50 个，其中酮体为“+ +”的标本数及化验室在 1h 内接到的化验单的次数等都是离散型随机变量，而人的身高、体重、血压及药品的失效时间等都是连续型随机变量。

10.3.2 离散型随机变量及其分布

要掌握一个离散型随机变量的变化规律，不仅要知道它所有可能取的值，而且还需要知道它取各个值的概率。

定义 1 设离散型随机变量 X 的所有可能取值为 $x_1,x_2,\cdots,x_k,\cdots$，取各可能值的概率为

$$P(X=x_k)=p_k \quad (k=1,2,\cdots), \tag{10.17}$$

其中 $0\leqslant p_k\leqslant 1(k=1,2,\cdots)$，且 $\sum\limits_{k=1}^{\infty} p_k=1$，称(10.17)式为离散型随机变量 X 的**概率分布**(probability distribution)或**概率函数**。通常用如下表格表示

X	x_1	x_2	$\cdots$	x_k	$\cdots$
P	p_1	p_2	$\cdots$	p_k	$\cdots$

此表格称为离散型随机变量 X 的**分布列**，它完整地描述了离散型随机变量 X 的概率分布情况。

例 1 从一批次品率为 p 的试剂中，有放回地逐瓶抽取进行检验，直到抽得次品为止。试

求所抽的次数 X 的概率分布。

解 X 的所有可能取值为 $1,2,3,\cdots$

$(X=1)$即第一次就取得次品，所以 $P(X=1)=p$；

$(X=2)$即第一次取得正品、第二次取得次品，所以 $P(X=2)=(1-p)p$；

……

$(X=k)$即第 $1,2,\cdots,k-1$ 次都取得正品，第 k 次取得次品，所以

$$P(X=k)=(1-p)^{k-1}p(k=1,2,\cdots)。$$

于是，X 的分布列为

X	1	2	…	k	…
P	p	$(1-p)p$	…	$(1-p)^{k-1}p$	…

下面介绍几种常见的离散型随机变量的概率分布(简称分布)。

1. (0−1)分布

设随机变量 X 只可能取 0 与 1 两个值，其分布列为

X	0	1
P	$1-p$	p

则称 X 服从参数为 p 的(0−1)**分布**(**或两点分布**)。伯努利试验都服从(0−1)分布。

2. 二项分布

设随机变量 X 的可能取值为 $0,1,2,\cdots,n$，且 X 取各可能值的概率

$$P(X=k)=C_n^k p^k(1-p)^{n-k} \quad (k=0,1,2,\cdots,n) \tag{10.18}$$

其中 $0\leqslant p\leqslant 1$，则称 X 服从参数为 n,p 的**二项分布**(binomial distribution)，记为 $X\sim B(n,p)$。

当 $n=1$ 时，二项分布就是(0−1)分布。在 n 重伯努利试验中，如果事件 A 在每次试验中发生的概率都是 p，则事件 A 发生 k 次的概率为 $P_n(k)=C_n^k p^k(1-p)^{n-k}$。由此可见，事件 A 发生的次数 X 是一个服从二项分布的随机变量。

例 2 据报道，有 10% 的人对某药有肠道反应，为考核该药疗效，现任选 5 人服用此药，试求：(1)有肠道反应的人数 X 的概率分布；(2)不多于两人有肠道反应的概率；(3)有人有反应的概率。

解 (1)任选 5 人考查，即 $n=5$，服药的人有反应(事件 A)的概率 $p=0.1$。相当于 5 重伯努利试验，所以反应人数 $X\sim B(5,0.1)$，其概率分布

$$P(X=k)=C_5^k 0.1^k 0.9^{5-k} \qquad (k=0,1,2,3,4,5)$$

其分布列为

X	0	1	2	3	4	5
P	0.59049	0.32805	0.07290	0.00810	0.00045	0.00001

(2)不多于两人有肠道反应,即$(X\leqslant 2)$,由分布列容易求出

$$P(X\leqslant 2)=P(X=0)+P(X=1)+P(X=2)$$
$$=0.59049+0.32805+0.07290=0.99144。$$

(3)有人有反应,即$(X\geqslant 1)$,

$P(X\geqslant 1)=1-P(X<1)=1-P(X=0)=1-0.59049=0.40951$。

3. 泊松分布

设随机变量 X 的可能取值为 $0,1,2,\cdots$,且 X 取各可能值的概率

$$P(X=k)=\frac{\lambda^k}{k!}e^{-\lambda}\qquad(k=0,1,2,\cdots),\tag{10.19}$$

其中 $\lambda>0$,则称 X 服从参数为 λ 的**泊松分布**(Poisson's distribution),记为 $X\sim P(\lambda)$。

泊松分布在生物学、医学、工业及公共事业的排队问题中都有着广泛的应用。例如,稀有元素的含量;非传染性低发病在规定人群内的发病例数;在显微镜下涂片每格内细胞、微生物、细菌等的计数;放射性物质在一段时间内落在某区域内的质点数;工业铸件的疵点数及电话交换台在单位时间内的电话呼叫次数等,基本上都服从泊松分布。泊松分布的另一个重要作用是作为二项分布的近似计算。

泊松定理 设随机变量 $X_n\sim B(n,p_n)(n=1,2,\cdots,)$,即

$$P(X_n=k)=C_n^k p_n^k(1-p_n)^{n-k}\qquad(k=0,1,2,\cdots,n),$$

其中 p_n 是与 n 有关的概率,且当 n 充分大时,有 $np_n=\lambda$(一个正常数),则有

$$\lim_{n\to\infty}P(X_n=k)=\frac{\lambda^k}{k!}e^{-\lambda}。$$

(证明略)。

显然,定理的条件 $np_n=\lambda$ 意味着当 n 很大时 p_n 必定很小。因此,泊松定理表明,当 n 很大,p 很小而 np 大小适中时(一般认为 $0.1<np<50$ 都可),有如下的近似公式

$$C_n^k p^k(1-p)^{n-k}\approx\frac{\lambda^k}{k!}e^{-\lambda}\quad(k=0,1,2,\cdots,n),\tag{10.20}$$

其中 $\lambda=np$。

例 3 在 500mL 微生物溶液中,含某种微生物的浓度是 0.3 只/mL。今从中抽取 1mL 溶液,问其中含有多于 2 只微生物的概率是多少?

解 按题意,500mL 溶液中共有某种微生物 $500\times 0.3=150$ 只。对每只微生物来说,它落在被抽出的那 1mL 溶液中的概率都是$\frac{1}{500}=0.002$,这就相当于进行 $p=0.002$ 的 150 重伯努利试验。因此,被抽出的那 1mL 溶液中所含微生物的只数 $X\sim B(150,0.002)$,所求概率为

$$P(X>2)=\sum_{k=3}^{150}P(X=k)=\sum_{k=3}^{150}C_{150}^k 0.002^k 0.998^{150-k}。$$

显然计算相当麻烦,由于满足 n 大,p 小的条件,故可利用泊松分布近似计算。$\lambda=np=$

$150\times 0.002=0.3$，即 X 近似服从 $P(0.3)$。

于是
$$P(X>2)=1-P(X\leqslant 2)=1-P(X=0)-P(X=1)-P(X=2)$$
$$\approx 1-\frac{0.3^0}{0!}e^{-0.3}-\frac{0.3^1}{1!}e^{-0.3}-\frac{0.3^2}{2!}e^{-0.3}$$
$$=1-0.74082-0.22224-0.03334=0.0036。$$

这个概率很小，即在抽出的 1mL 溶液中有多于 2 只微生物的事件属于小概率事件。如果居然发生了，就有必要怀疑该溶液的微生物浓度不只是 0.3 只/mL，实际上要比它大。

10.3.3 随机变量的分布函数

由于连续型随机变量的取值不能一一地列举出来，所以不能像离散型随机变量那样用分布列去描述其概率分布，通常以它的取值落在某个区间的概率 $P(x_1<X\leqslant x_2)$ 来加以描述。但由于
$$P(x_1<X\leqslant x_2)=P(X\leqslant x_2)-P(X\leqslant x_1),$$
所以我们只需知道 $P(X\leqslant x_2)$ 和 $P(X\leqslant x_1)$ 即可。下面引入随机变量的分布函数的概念。

定义 2 设 X 是一个随机变量，x 是任意实数，函数
$$F(x)=P(X\leqslant x)$$
称为 X 的**分布函数**(distribution function)。

对于任意实数 $x_1<x_2$ 有
$$P(x_1<X\leqslant x_2)=P(X\leqslant x_2)-P(X\leqslant x_1)=F(x_2)-F(x_1) \tag{10.21}$$
因此，只要知道了 X 的分布函数，就知道了 X 取值于任一区间 $(x_1,x_2]$ 上的概率。从此意义上说，分布函数完整地描述了随机变量的分布规律。

分布函数是一个普通的函数，通过它能用微积分的方法来研究随机变量。如果将 X 看成是数轴上的随机点的坐标，那么分布函数 $F(x)$ 在 x 处的函数值就表示 X 落在区间 $(-\infty,x]$ 上的概率，即 $F(x)=P(-\infty<X\leqslant x)$

不难理解，分布函数 $F(x)$ 具有下列性质：

(1) $0\leqslant F(x)\leqslant 1 \quad (-\infty<x<+\infty)$；

(2) $F(x)$ 是 x 的递增函数；

(3) $\lim\limits_{x\to-\infty}F(x)=0$，$\lim\limits_{x\to+\infty}F(x)=1$。

虽然分布函数 $F(x)$ 是描述随机变量 X 落在区间 $(-\infty,x]$ 的概率，但是，对于离散型随机变量 X 也适用，设 X 的分布列为

X	x_1	x_2	…	x_k	…
P	p_1	p_2	…	p_k	…

利用概率的加法公式(10.4)，X 的分布函数为

$$F(x)=P(X\leqslant x)=\sum_{x_i\leqslant x}P(X=x_i)=\sum_{x_i\leqslant x}p_i。$$

这里的和式是对于所有满足 $x_i\leqslant x$ 的下标 i 进行的。

例 4 设离散型随机变量 X 的分布列为

X	0	1	2
P	$\frac{1}{4}$	$\frac{1}{4}$	$\frac{2}{4}$

求 X 的分布函数,并求 $P\left(X\leqslant\frac{1}{2}\right)$及 $P\left(\frac{1}{2}<X\leqslant\frac{3}{2}\right)$。

解 X 的可能取值为 0,1,2

当 $x<0$ 时,易知$(X\leqslant x)$是不可能事件,故 $F(x)=0$;

当 $0\leqslant x<1$ 时,$F(x)=P(X\leqslant x)=P(X=0)=\frac{1}{4}$;

当 $1\leqslant x<2$ 时,$F(x)=P(X\leqslant x)=P(X=0)+P(X=1)=\frac{1}{4}+\frac{1}{4}=\frac{1}{2}$;

当 $2\leqslant x$ 时,$F(x)=P(X\leqslant x)=P(X=0)+P(X=1)+P(X=2)=\frac{1}{4}+\frac{1}{4}+\frac{1}{2}=1$。

故 X 的分布函数为

$$F(x)=\begin{cases}0 & 当\ x<0\\ \frac{1}{4} & 当\ 0\leqslant x<1\\ \frac{1}{2} & 当\ 1\leqslant x<2\\ 1 & 当\ 2\leqslant x\end{cases}$$

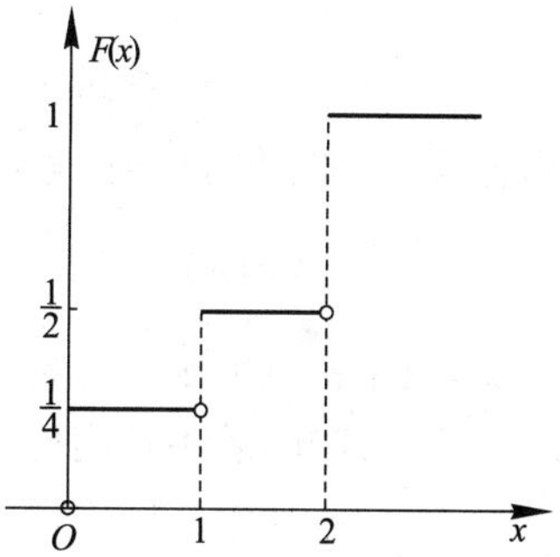

图 10-7

可见 $F(x)$是一个分段函数,它的图形是一条右连续的阶梯曲线(图 10-7)。通过分布函数可以方便地得到所求的概率。

10.3.4 连续型随机变量及其分布

定义 3 若随机变量 X 的分布函数 $F(x)$恰好是某个非负可积函数 $f(x)$在$(-\infty,x]$上的积分(x 为任意实数),即

$$F(x)=P(X\leqslant x)=\int_{-\infty}^{x}f(t)\mathrm{d}t\ , \tag{10.22}$$

则称 X 为**连续型随机变量**,称 $f(x)$为 X 的**概率密度函数**(probability density function),简称概率密度(或密度)。

连续型随机变量的分布函数 $F(x)$是其概率密度 $f(x)$的积分上限函数,故为连续函数。

由定义不难看出，其概率密度 $f(x)$ 具有下列性质：

(1) $f(x)\geqslant 0 \quad (-\infty<x<+\infty)$；

(2) $\int_{-\infty}^{+\infty} f(x)\mathrm{d}x = P(-\infty < X < +\infty) = P(U) = 1$；

(3) $P(x_1<X\leqslant x_2)=F(x_2)-F(x_1)=\int_{x_1}^{x_2} f(x)\mathrm{d}x$；

(4)若 $f(x)$ 在点 x 处连续，则有 $F'(x)=f(x)$。

由性质(2)知，介于密度曲线 $y=f(x)$ 与 x 轴之间的面积等于1(图 10-8)。由性质(3)知，X 落在区间 $(x_1,x_2]$ 上的概率 $P(x_1<X\leqslant x_2)$ 等于密度曲线 $y=f(x)$ 在区间 $(x_1,x_2]$ 上与 x 轴所围成的曲边梯形的面积(图 10-9)。

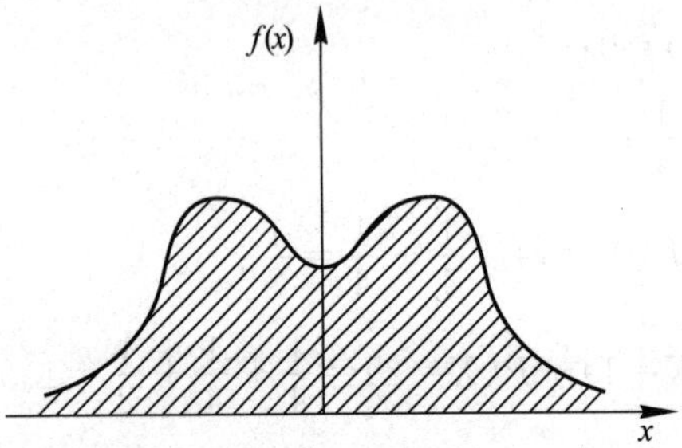

图 10-8

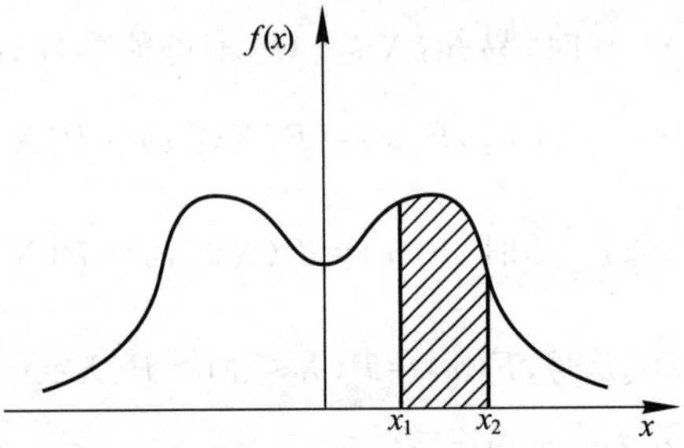

图 10-9

由性质(4)知，在 $f(x)$ 的连续点 x 处有

$$f(x)=F'(x)=\lim_{\Delta x\to 0}\frac{F(x+\Delta x)-F(x)}{\Delta x}=\lim_{\Delta x\to 0}\frac{P(x<X\leqslant x+\Delta x)}{\Delta x}。$$

可见，概率密度的定义与物理学中的线密度的定义相类似，因此称 $f(x)$ 为概率密度。

由上式知，若不计高阶无穷小，有

$$P(x<X\leqslant x+\Delta x)\approx f(x)\Delta x,$$

这表示连续型随机变量 X 落在小区间 $(x,x+\Delta x]$ 上的概率近似地等于 $f(x)\Delta x$，所以 $f(x)\Delta x$ 的作用与离散型随机变量中的 p_i 相类似。

特别是，连续型随机变量 X 取任一指定实数值 a 的概率均为0，即 $P(X=a)=0$。这是因为，对任意的 $\Delta x>0$ 有

$$0\leqslant P(X=a)\leqslant P(a<X\leqslant a+\Delta x)=F(a+\Delta x)-F(a),$$

在上述不等式中，令 $\Delta x\to 0$，并注意到 X 的分布函数 $F(x)$ 是连续的，即得

$$P(X=a)=0。$$

据此，对于连续型随机变量有

$$P(a<X\leqslant b)=P(a\leqslant X\leqslant b)=P(a<X<b)。$$

下面介绍几种常见的连续型随机变量的分布。

1. 均匀分布

设连续型随机变量 X 的概率密度为

$$f(x)=\begin{cases}\dfrac{1}{b-a} & a<x<b\\ 0 & 其他\end{cases}, \tag{10.23}$$

则称 X 在区间 (a,b) 上服从**均匀分布**(uniform distribution)。

由此可求出 X 的分布函数,具体做法是:

当 $x<a$ 时,由于 $f(x)=0$,故 $F(x)=0$,

当 $a\leqslant x<b$ 时,$F(x)=\int_{-\infty}^{x}f(t)\mathrm{d}t=\int_{-\infty}^{a}0\mathrm{d}t+\int_{a}^{x}\dfrac{1}{b-a}\mathrm{d}t=\dfrac{x-a}{b-a}$;

当 $b\leqslant x$ 时,$F(x)=\int_{-\infty}^{x}f(t)\mathrm{d}t=\int_{-\infty}^{a}0\mathrm{d}t+\int_{a}^{b}\dfrac{1}{b-a}\mathrm{d}t+\int_{b}^{x}0\mathrm{d}t=1$。

所以 X 的分布函数为(图 10-10)

$$F(x)=\begin{cases}0 & 当\ x<a\\ \dfrac{x-a}{b-a} & 当\ a\leqslant x<b\\ 1 & 当\ b\leqslant x\end{cases}。$$

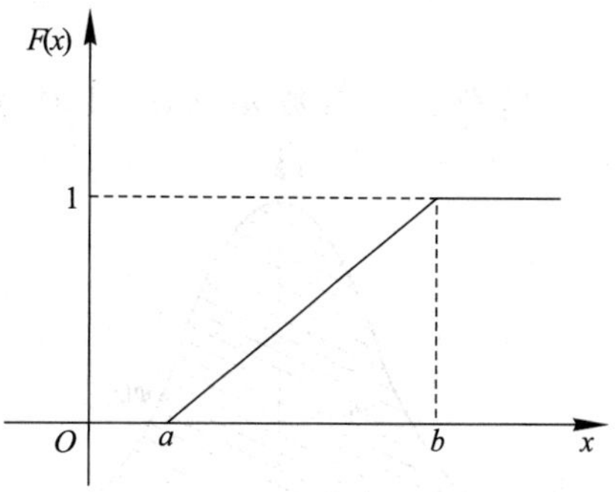

图 10-10

而对于任一长度为 l 的子区间 $(c,d)\subset(a,b)$ 有

$$P(c<X<d)=\int_{c}^{d}\frac{1}{b-a}dx=\frac{d-c}{b-a}=\frac{l}{b-a},$$

这说明在区间 (a,b) 上服从均匀分布的随机变量 X,取值于 (a,b) 中任一子区间的概率只依赖于子区间的长度而与子区间的位置无关。

2. 正态分布

设连续型随机变量 X 的概率密度为

$$f(x)=\frac{1}{\sqrt{2\pi}\sigma}\mathrm{e}^{-\frac{(x-\mu)^2}{2\sigma^2}}\quad(-\infty<x<+\infty), \tag{10.24}$$

其中 $\mu,\sigma(\sigma>0)$ 为常数,则称 X 服从参数为 μ,σ 的**正态分布**(normal distribution),或**高斯**(Gauss)分布,记为 $X\sim N(\mu,\sigma^2)$。

正态分布的概率密度 $f(x)$ 的图形呈钟形,关于直线 $x=\mu$ 对称。当 $x=\mu$ 时曲线处于最高点(即 $f(\mu)$ 为最大值),在 $x=\mu\pm\sigma$ 处有拐点,并以 x 轴为渐近线(图 10-11)。另外,由于最大值 $f(\mu)=\dfrac{1}{\sqrt{2\pi}\sigma}$,且密度曲线下方面积要保持为 1,所以当 σ 较大时,图形比较低而平坦,当 σ 较小时,图形比较高而陡峭,这时 X 落在 μ 附近的概率就较大(图 10-12)。

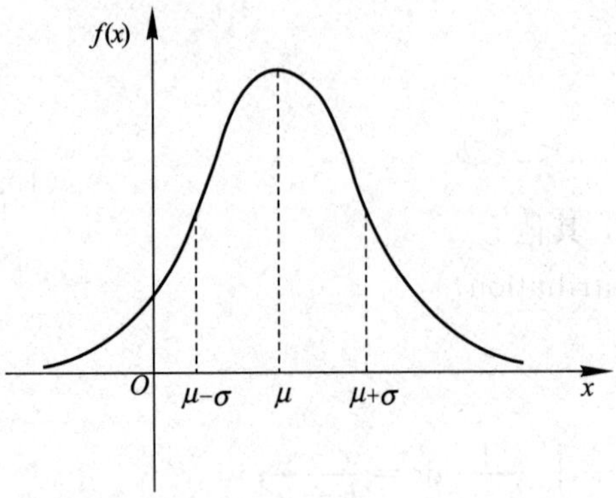

图 10-11

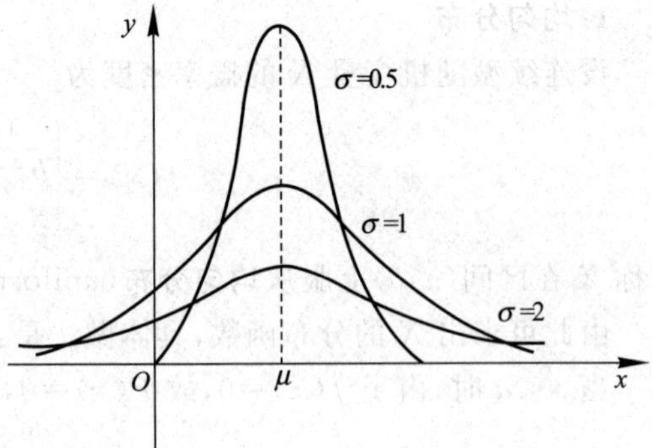

图 10-12

由(10.24)式知，X 的分布函数为

$$F(x)=\frac{1}{\sqrt{2\pi}\sigma}\int_{-\infty}^{x}\mathrm{e}^{-\frac{(t-\mu)^2}{2\sigma^2}}\mathrm{d}t\ 。\tag{10.25}$$

特别是，当参数 $\mu=0,\sigma=1$ 时，称 X 服从**标准正态分布**，记为 $X\sim N(0,1)$。概率密度为

$$\varphi(x)=\frac{1}{\sqrt{2\pi}}\mathrm{e}^{-\frac{x^2}{2}}\quad(-\infty<x<+\infty),\tag{10.26}$$

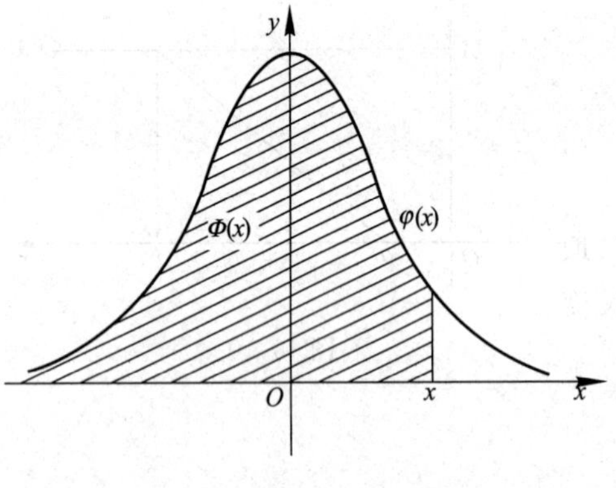

图 10-13

其图形关于 y 轴对称(参见图 10-13)。分布函数为

$$\Phi(x)=\frac{1}{\sqrt{2\pi}}\int_{-\infty}^{x}\mathrm{e}^{-\frac{t^2}{2}}\mathrm{d}t\ ,\tag{10.27}$$

其几何意义为概率密度 $\varphi(x)$ 与 x 轴在区间 $(-\infty,x]$上所围成的平面图形的面积(图 10-13)

由于 $\Phi(+\infty)=\int_{-\infty}^{+\infty}\varphi(x)\mathrm{d}x=1$，

所以 $\Phi(0)=0.5$，且对于任意的 x，有

$$\Phi(-x)=1-\Phi(x)。\tag{10.28}$$

于是，若 $X\sim N(0,1)$，则对任意实数 $x_1<x_2$，有

$$P(x_1<x\leqslant x_2)=\int_{x_1}^{x_2}\frac{1}{\sqrt{2\pi}}\mathrm{e}^{-\frac{x^2}{2}}\mathrm{d}x=\Phi(x_2)-\Phi(x_1)。\tag{10.29}$$

而一般的正态分布可通过变量代换化为标准正态分布。设 $X\sim N(\mu,\sigma^2)$，对任意实数 $x_1<x_2$，有

$$P(x_1<X<x_2)=\int_{x_1}^{x_2}\frac{1}{\sqrt{2\pi}\sigma}\mathrm{e}^{-\frac{(x-\mu)^2}{2\sigma^2}}\mathrm{d}x\ \xlongequal[\mathrm{d}x=\sigma\mathrm{d}t]{\text{令 } t=(x-\mu)/\sigma}\int_{\frac{x_1-\mu}{\sigma}}^{\frac{x_2-\mu}{\sigma}}\frac{1}{\sqrt{2\pi}\sigma}\mathrm{e}^{-\frac{t^2}{2}}\sigma\mathrm{d}t$$

$$=\int_{\frac{x_1-\mu}{\sigma}}^{\frac{x_2-\mu}{\sigma}}\frac{1}{\sqrt{2\pi}}\mathrm{e}^{-\frac{t^2}{2}}\mathrm{d}t=\Phi\left(\frac{x_2-\mu}{\sigma}\right)-\Phi\left(\frac{x_1-\mu}{\sigma}\right)。\tag{10.30}$$

对于$\Phi(x)$，人们已通过积分的近似计算，编制了标准正态分布函数表，简称正态分布表（见附录 B）。利用此表及公式(10.28)(10.30)即可计算服从正态分布的随机变量 X 取值于某个区间的概率 $P(x_1<X<x_2)$。

例 5 设 $X\sim N(0,1)$，求：(1)$P(1<X<1.5)$；(2)$P(X<-1.24)$；(3)$P(|X|<1.54)$。

解 (1)$P(1<X<1.5)=\Phi(1.5)-\Phi(1)=0.93319-0.8413=0.09189$；

(2)$P(X<-1.24)=\Phi(-1.24)=1-\Phi(1.24)=1-0.8925=0.1075$；

(3)
$$\begin{aligned}P(|X|<1.54)&=P(-1.54<X<1.54)=\Phi(1.54)-\Phi(-1.54)\\&=\Phi(1.54)-[1-\Phi(1.54)]=2\Phi(1.54)-1\\&=2\times0.9382-1=0.8764。\end{aligned}$$

例 6 某打片机打出的药片，标准片重 μ 为 0.5g，σ 为 0.03g。求生产的一批药片中，重量介于 0.47～0.53g 之间的概率。

解 设 X 为打片机打出的药片重量，则 $X\sim N(0.5,0.03^2)$，于是

$$\begin{aligned}P(0.47<X<0.53)&=\Phi\left(\frac{0.53-0.5}{0.03}\right)-\Phi\left(\frac{0.47-0.5}{0.03}\right)=\Phi(1)-\Phi(-1)\\&=2\Phi(1)-1=2\times0.84134-1=0.68268。\end{aligned}$$

例 7 设 $X\sim N(\mu,\sigma^2)$，试求 $P(|X-\mu|<2\sigma)$。

解
$$\begin{aligned}P(|X-\mu|<2\sigma)&=P(\mu-2\sigma<X<\mu+2\sigma)=\Phi\left(\frac{\mu+2\sigma-\mu}{\sigma}\right)-\Phi\left(\frac{\mu-2\sigma-\mu}{\sigma}\right)\\&=\Phi(2)-\Phi(-2)=2\Phi(2)-1=2\times0.97725-1=0.9545。\end{aligned}$$

说明服从正态分布 $N(\mu,\sigma^2)$的随机变量 X 之值落在$(\mu-2\sigma,\mu+2\sigma)$之间的概率在 95%以上，或可以说 X 之值基本上落在$(\mu-2\sigma,\mu+2\sigma)$之间，同理可求出 $P(|x-\mu|<3\sigma)=0.9974$，说明 X 几乎不在$(\mu-3\sigma,\mu+3\sigma)$之外取值。

正态分布应用很广，在医药学中所遇到的随机变量大多数都服从或近似服从正态分布。比如，许多医药指标，正常人体的一些生理指标，如身高、体重、血红细胞数等都服从正态分布。有些随机变量本身虽不服从正态分布（如致死量），但经过某种数学变换（如取对数、开平方等）后，则服从正态分布。所以正态分布在概率统计的理论与应用中占有特别重要的地位。

10.4 随机变量的数字特征

分布函数、分布列或概率密度虽然能完整地描述随机变量的分布规律，但在实际问题中，它们不易确定。而我们通常也不必知道很全面的分布规律，只要知道随机变量的某些数字特征就够了。比如在调查某地区 6～7 岁儿童的身高时，我们关心的是平均身高以及每次测量值对于平均身高的偏离程度。所谓随机变量的数字特征，就是刻画随机变量分布的某些特征

(如平均身高,与平均身高的偏离程度)的数量指标。常用的有数学期望(expectation)和方差(variance)。

10.4.1 数学期望及其性质

1. 数学期望的概念

数学期望又称为均值,它刻画了随机变量平均取值的大小。

在实际问题中,为了描述一组事物的大致情况,我们经常使用平均值这个概念。例如,有10只小鼠的体重(g)为:18,18,20,21,21,22,22,24,24,24。则10只小鼠的平均体重为

$$\frac{1}{10}(18+18+20+21+21+22+22+24+24+24)$$

$$=18\times\frac{2}{10}+20\times\frac{1}{10}+21\times\frac{2}{10}+22\times\frac{2}{10}+24\times\frac{3}{10}=21.4(\mathrm{g})。$$

由上式可见,10只小鼠的体重共取5个值,即18,20,21,22,24。上面所求出的10只小鼠的平均体重,并不是这5个值的简单平均,而是将它们依次乘以体重为这5个值的小鼠只数与小鼠的总只数的比值$\frac{2}{10},\frac{1}{10},\frac{2}{10},\frac{2}{10},\frac{3}{10}$之后的和$\left(这称为加权平均,其中\frac{2}{10}是18的权分数,\frac{1}{10}是20的权分数\cdots\right)$。若做这样的试验,从这10只小鼠中任意抽取1只,称其体重X。则X是一个离散型随机变量,其分布列为

X	18	20	21	22	24
P	$\frac{2}{10}$	$\frac{1}{10}$	$\frac{2}{10}$	$\frac{2}{10}$	$\frac{3}{10}$

显然X的平均取值即为上面所求的10只小鼠的平均体重,不难看出,它等于随机变量X的所有可能取值与其取各可能值的概率对应乘积之和。一般地,对离散型随机变量有如下定义。

定义1 设离散型随机变量X的分布列为

X	x_1	x_2	$\cdots$	x_i	$\cdots$
P	p_1	p_2	$\cdots$	p_i	$\cdots$

若级数$\sum_{i=1}^{\infty}x_ip_i$绝对收敛(即和$\sum_{i=1}^{\infty}|x_i|p_i$存在),则称级数的和为$X$的**数学期望**或**均值**,记为$E(X)$,即

$$E(X)=\sum_{i=1}^{\infty}x_ip_i。\tag{10.31}$$

对于概率密度为$f(x)$的连续型随机变量X,注意到$f(x)\mathrm{d}x$的作用与离散型随机变量中的p_i相类似,故有如下定义。

定义 2 设连续型随机变量 X 的概率密度为 $f(x)$，若积分 $\int_{-\infty}^{+\infty} xf(x)\mathrm{d}x$ 绝对收敛，则称积分值为 X 的**数学期望**或**均值**，仍记为 $E(X)$，即

$$E(X)=\int_{-\infty}^{+\infty} xf(x)\mathrm{d}x。\tag{10.32}$$

2. 几种常见分布的数学期望

(1)(0－1)分布

设 X 的分布列为

X	0	1
P	$1-p$	p

则
$$E(X)=0\cdot(1-p)+1\cdot p=p,$$
说明服从参数为 p 的(0－1)分布的数学期望等于随机变量取值为 1 的概率。

(2)二项分布

设 $X\sim B(n,p)$，则 $E(X)=np$。因为

$$E(X)=\sum_{k=0}^{n}kP(X=k)=\sum_{k=0}^{n}k\mathrm{C}_n^k p^k(1-p)^{n-k}=\sum_{k=0}^{n}\frac{kn!}{k!(n-k)!}p^k(1-p)^{n-k}$$
$$=\sum_{k=1}^{n}\frac{np(n-1)!}{(k-1)![(n-1)-(k-1)]!}p^{k-1}(1-p)^{[(n-1)-(k-1)]}$$
$$\xlongequal{令\, l=k-1} np\sum_{l=0}^{n-1}\frac{(n-1)!}{l![(n-1)-l]!}p^l(1-p)^{[(n-1)-l]}$$
$$=np[p+(1-p)]^{n-1}=np。$$

说明服从参数为 n,p 的二项分布的数学期望为该两个参数的乘积。

(3)泊松分布

设 $X\sim P(\lambda)$，则 $E(X)=\lambda$。因为

$$E(X)=\sum_{k=0}^{\infty}kP(X=k)=\sum_{k=0}^{\infty}k\frac{\lambda^k}{k!}\mathrm{e}^{-\lambda}=\lambda\mathrm{e}^{-\lambda}\sum_{k=1}^{\infty}\frac{\lambda^{k-1}}{(k-1)!}=\lambda\mathrm{e}^{-\lambda}\cdot\mathrm{e}^{\lambda}=\lambda。$$

说明泊松分布中的参数 λ 就是其数学期望。[计算中应用了公式 $\mathrm{e}^x=\sum_{n=0}^{\infty}\frac{x^n}{n!}(-\infty<x<+\infty)$]。

(4)均匀分布

设 X 在区间 $[a,b]$ 上服从均匀分布，则 $E(X)=\frac{a+b}{2}$。因为

$$E(X)=\int_{-\infty}^{+\infty}xf(x)\mathrm{d}x=\int_a^b\frac{x}{b-a}\mathrm{d}x=\frac{1}{b-a}\,\frac{1}{2}x^2\Big|_a^b$$
$$=\frac{1}{b-a}\frac{b^2-a^2}{2}=\frac{a+b}{2},$$

它恰为区间[a,b]的中点，这与$E(X)$的意义相符。

(5)正态分布

设$X\sim N(\mu,\sigma^2)$，则$E(X)=\mu$。因为

$$E(X)=\int_{-\infty}^{+\infty}xf(x)\mathrm{d}x=\int_{-\infty}^{+\infty}\frac{x}{\sqrt{2\pi}\sigma}\mathrm{e}^{-\frac{(x-\mu)^2}{2\sigma^2}}\mathrm{d}x$$

$$=\frac{1}{\sqrt{2\pi}}\int_{-\infty}^{+\infty}\frac{x-\mu}{\sigma}\mathrm{e}^{-\frac{1}{2}\cdot\frac{(x-\mu)^2}{\sigma^2}}\mathrm{d}x+\mu\int_{-\infty}^{+\infty}\frac{1}{\sqrt{2\pi}\sigma}\mathrm{e}^{-\frac{(x-\mu)^2}{2\sigma^2}}\mathrm{d}x$$

$$=\sigma\cdot 0+\mu\cdot 1=0+\mu=\mu。$$

说明正态公布中的参数μ恰为其数学期望。

3. 数学期望的性质

(1)$E(C)=C$　　(C为常数)；即常数的数学期望等于它自身。

(2)$E(kX)=kE(X)$(其中k为常数)；即常数因子可以从数学期望符号中提出来。

(3)设X_1,X_2是任意两个随机变量，则$E(X_1\pm X_2)=E(X_1)\pm E(X_2)$；此性质可推广到任意有限个随机变量的代数和，如

$$E(X_1\pm X_2\pm\cdots\pm X_n)=E(X_1)\pm E(X_2)\pm\cdots\pm E(X_n)。$$

(4)设X_1,X_2是两个相互独立的随机变量(即X_1与X_2的取值互不影响)，则

$$E(X_1\cdot X_2)=E(X_1)\cdot E(X_2)。$$

以上性质证明略。

例1　(合理验血问题)假设某市流行某种传染病，患者约占10%，为了开展防治工作，要对全城居民验血，现有两种方案：(a)逐个化验；(b)将4个人并为一组，血液混合化验。若呈阴性，则4个人只需化验一次；若呈阳性，则再对这4个人的血液分别进行化验，这样，4个人总共要化验5次。试问这两种方案哪一种好？

解　设城市的居民为n人，因患者占10%，所以每个人的血呈阳性的概率为0.1，呈阴性的概率为0.9，若采用方案(a)需化验n次，下面着重看看采用方案(b)的化验次数。

设X为采用方案(b)所进行的总化验次数。将4个人并为一组共有$\frac{n}{4}$组(因n很大，不妨设n能被4整除)。用X_i表示第i组所进行的化验次数$\left(i=1,2,\cdots,\frac{n}{4}\right)$，显然$X=X_1+X_2+\cdots+X_{n/4}$，且每个$X_i$的取值为1,5

$(X_i=1)$意味着4个人的血液均呈阴性，只需化验1次，故

$$P(X_i=1)=0.9^4=0.6561；$$

$(X_i=5)$意味着4个人的血液中至少有一人呈阳性，需要对4个人重新逐个化验，共化验5次，故

$$P(X_i=5)=1-(0.9)^4=0.3439；$$

于是X_i的分布列为

X_i	1	5
P	0.6561	0.3439

$\left(i=1,2,\cdots,\frac{n}{4}\right)$。

每组化验次数 X_i 的数学期望为

$$E(X_i)=1\times 0.6561+5\times 0.3439=2.3756 \quad \left(i=1,2,\cdots,\frac{n}{4}\right)。$$

利用性质 3 中求出采用方案(b)所进行的总的化验次数 X 的数学期望为

$$\begin{aligned}E(X)&=E(X_1+X_2+\cdots+X_{n/4})=E(X_1)+E(X_2)+\cdots+E(X_{n/4})\\&=2.3756\times\frac{n}{4}=0.5939n<n。\end{aligned}$$

由此可见,方案(b)优于方案(a),平均可减少 40%的工作量。

随机变量 X 的函数 $Y=g(X)$ 也是一个随机变量,其数学期望有如下定义。

定义 3 设 Y 是随机变量 X 的函数,即 $Y=g(X)$。当 X 是概率分布为 $P(X=x_i)=p_i(i=1,2,\cdots)$ 的离散型随机变量时,Y 也是离散型随机变量。若级数 $\sum\limits_{i=1}^{\infty}g(x_i)p_i$ 绝对收敛,则称此级数的和为 $Y=g(X)$ 的数学期望。即

$$E(Y)=E[g(X)]=\sum_{i=1}^{\infty}g(x_i)p_i。\tag{10.33}$$

当 X 是概率密度为 $f(x)$ 的连续型随机变量时,Y 也是连续型随机变量,若积分 $\int_{-\infty}^{+\infty}g(x)f(x)\mathrm{d}x$ 绝对收敛,则称此积分值为 $Y=g(X)$ 的数学期望,即

$$E(Y)=E[g(X)]=\int_{-\infty}^{+\infty}g(x)f(x)\mathrm{d}x。\tag{10.34}$$

例 2 设 $X\sim P(\lambda)$,求 $Y=X^2$ 的数学期望 $E(X^2)$。

解 由定义 3 的(10.33)式

$$\begin{aligned}E(Y)&=E(X^2)=\sum_{k=0}^{\infty}k^2\cdot\frac{\lambda^k}{k!}\mathrm{e}^{-\lambda}\\&=\sum_{k=1}^{\infty}k\cdot\frac{\lambda^k}{(k-1)!}\mathrm{e}^{-\lambda}\xlongequal{令 l=k-1}\lambda\sum_{l=0}^{\infty}(l+1)\frac{\lambda^l}{l!}\mathrm{e}^{-\lambda}\\&=\lambda\left[E(X)+\mathrm{e}^{-\lambda}\sum_{l=0}^{\infty}\frac{\lambda^l}{l!}\right]=\lambda(\lambda+1)=\lambda^2+\lambda。\end{aligned}$$

10.4.2 方差及其性质

1. 方差的概念

在实际问题中,除了考虑随机变量 X 的均值 $E(X)$外,还要研究其取值与均值的偏离程度。比如,衡量两个学习小组考试成绩时,不仅要看各组的平均成绩,而且还应当看各组考试

成绩的波动程度。假定甲、乙两组各有 5 名学生，某门课程的考试成绩如下：

甲组	乙组
40,80,70,100,60	70,70,80,70,60

平均成绩都是 70 分，但各组成绩与平均成绩的偏离程度却不一样。从这点上看，乙组比甲组好。

虽然用 $E|X-E(X)|$ 能够度量 X 与其均值 $E(X)$ 的偏离程度。但由于绝对值的计算在数学上不易处理，所以通常用 $E[X-E(X)]^2$ 来描述。将这一数字特征称为随机变量的方差。

定义 4 对于随机变量 X，如果 $E[X-E(X)]^2$ 存在，称此值为 X 的**方差**，记为 $D(X)$，即

$$D(X)=E[X-E(X)]^2, \tag{10.35}$$

而称 $\sqrt{D(X)}$ 为 X 的**标准差**。

显然 $D(X)\geqslant 0$，当 X 的取值密集在 $E(X)$ 附近时，$D(X)$ 较小，反之 $D(X)$ 较大。

若 X 是概率分布为 $P(X=x_k)=p_k(k=1,2,\cdots)$ 的离散型随机变量，利用(10.33)式，则有

$$D(X)=\sum_{k=1}^{\infty}[x_k-E(X)]^2\cdot p_k。 \tag{10.36}$$

若 X 是概率密度函数为 $f(x)$ 的连续型随机变量，利用(10.34)式，则有

$$D(X)=\int_{-\infty}^{+\infty}[x-E(X)]^2 f(x)\mathrm{d}x。 \tag{10.37}$$

对于 $D(X)$ 的计算，更常采用的是下面的公式：

$$D(X)=E(X)^2-[E(X)]^2。 \tag{10.38}$$

这是因为

$$\begin{aligned}D(X)&=E[X-E(X)]^2=E\{X^2-2XE(X)+[E(X)]^2\}\\&=E(X)^2-2E(X)E(X)+[E(X)]^2=E(X)^2-[E(X)]^2。\end{aligned}$$

2. 几种常见分布的方差

(1)(0—1)分布

设 X 服从参数为 p 的(0—1)分布，则 $D(X)=p(1-p)$。

因为 $E(X)=p$，由公式(10.33)得 $E(X^2)=0^2\cdot(1-p)+1^2\cdot p=p$，再由公式(10.37)得 $D(X)=E(X^2)-[E(X)]^2=p-p^2=p(1-p)$。说明(0—1)分布的方差恰为 X 取 0 与取 1 的概率的乘积。

(2)二项分布

设 $X\sim B(n,p)$，则 $D(X)=np(1-p)$，

因为 $E(X)=np$，

$$E(X^2)=\sum_{k=0}^{n}k^2\mathrm{C}_n^k p^k(1-p)^{n-k}=\sum_{k=0}^{n}k^2\frac{n!}{k!(n-k)!}p^k(1-p)^{n-k}$$

$$= \sum_{k=0}^{n}[k(k-1)+k]\frac{n!}{k!(n-k)!}p^k(1-p)^{n-k}$$

$$= \sum_{k=0}^{n}k(k-1)\frac{n!}{k!(n-k)!}p^k(1-p)^{n-k} + \sum_{k=0}^{n}k\frac{n!}{k!(n-k)!}p^k(1-p)^{n-k}$$

$$= \sum_{k=2}^{n}\frac{n(n-1)(n-2)!}{(k-2)!(n-k)!}p^2\cdot p^{k-2}(1-p)^{n-k}+E(X)$$

$$= n(n-1)p^2\sum_{k=2}^{n}\frac{(n-2)!}{(k-2)![(n-2)-(k-2)]!}p^{k-2}(1-p)^{(n-2)-(k-2)}+E(X)$$

$$= n(n-1)p^2[p+(1-p)]^{n-2}+np = n(n-1)p^2+np。$$

所以 $D(X)=E(X^2)-[E(X)]^2=n(n-1)p^2+np-n^2p^2=np(1-p)$。

(3)泊松分布

设 $X\sim P(\lambda)$,则 $D(X)=\lambda$,

因为　$E(X)=\lambda$,由例 2 知,$E(X^2)=\lambda^2+\lambda$,

所以　$D(X)=E(X^2)-[E(X)]^2=\lambda^2+\lambda-\lambda^2=\lambda$,

说明泊松分布的数学期望与方差相等,均为参数 λ。

(4)均匀分布

设 X 在区间$[a,b]$上服从均匀分布,则 $D(X)=\frac{1}{12}(b-a)^2$。

因为　$E(X)=\frac{a+b}{2}$,

$$E(X^2)=\int_a^b x^2\cdot\frac{1}{b-a}\mathrm{d}x=\frac{1}{b-a}\frac{1}{3}x^3\Big|_a^b=\frac{b^3-a^3}{3(b-a)}=\frac{b^2+ab+a^2}{3},$$

于是 $D(X)=E(X^2)-[E(X)]^2=\frac{b^2+ab+a^2}{3}-\left(\frac{a+b}{2}\right)^2=\frac{(b-a)^2}{12}$。

(5)正态分布

设 $X\sim N(\mu,\sigma^2)$,则 $D(X)=\sigma^2$,

因为 $E(X)=\mu$,则由公式(9.36),有

$$D(X)=\int_{-\infty}^{+\infty}[x-E(X)]^2f(x)\mathrm{d}x=\int_{-\infty}^{+\infty}(x-\mu)^2\frac{1}{\sqrt{2\pi}\sigma}\mathrm{e}^{-\frac{(x-\mu)^2}{2\sigma^2}}\mathrm{d}x$$

$$\overline{\overline{\underset{\mathrm{d}x=\sigma\mathrm{d}t}{\text{令 } t=\frac{x-\mu}{\sigma}}}}\int_{-\infty}^{+\infty}\sigma^2t^2\frac{1}{\sqrt{2\pi}\sigma}\mathrm{e}^{-\frac{t^2}{2}}\cdot\sigma\mathrm{d}t=\frac{\sigma^2}{\sqrt{2\pi}}\int_{-\infty}^{+\infty}t^2\mathrm{e}^{-\frac{t^2}{2}}\mathrm{d}t$$

$$=\frac{\sigma^2}{\sqrt{2\pi}}\int_{-\infty}^{+\infty}t\mathrm{d}(-\mathrm{e}^{-\frac{t^2}{2}})=\sigma^2\left[-\frac{1}{\sqrt{2\pi}}t\mathrm{e}^{-\frac{t^2}{2}}\Big|_{-\infty}^{+\infty}+\frac{1}{\sqrt{2\pi}}\int_{-\infty}^{+\infty}\mathrm{e}^{-\frac{t^2}{2}}\mathrm{d}t\right]$$

$$=\sigma^2(0+1)=\sigma^2。$$

说明正态分布的参数 σ^2 恰为其方差,因此正态分布完全由数学期望 μ 及方差 σ^2 确定。

3. 方差的性质

(1)$D(C)=0$　　(C 为常数);

(2)$D(kX)=k^2D(X)$　　(k 为常数);

(3)若 X_1 与 X_2 相互独立,则 $D(X_1\pm X_2)=D(X_1)+D(X_2)$。

以上三条性质由定义及数学期望的性质不难得到证明。

例 3　已知 20 瓶某药中有 3 瓶已失效,求随机取出 5 瓶中失效的瓶数的数学期望与方差。

解　用 X 表示取出的失效瓶数,易得 X 的分布列为

X	0	1	2	3
P	$\frac{C_{17}^5}{C_{20}^5}$	$\frac{C_{17}^4C_3^1}{C_{20}^5}$	$\frac{C_{17}^3C_3^2}{C_{20}^5}$	$\frac{C_{17}^2C_3^3}{C_{20}^5}$

则其数学期望为

$$E(X)=\sum_{i=0}^{3}x_ip_i=\sum_{i=0}^{3}i\cdot\frac{C_{17}^{5-i}C_3^i}{C_{20}^5}$$

$$=0\times0.39912+1\times0.46053+2\times0.13158+3\times0.00877=0.75。$$

同理可得

$$E(X^2)=2^2\times0.39912+1^2\times0.46053+2^2\times0.13158+3^2\times0.00877=1.06578。$$

于是,方差为

$$D(X)=E(X^2)-[E(X)]^2=1.06578-0.75^2=0.50328。$$

10.4.3　常用的统计量

在实际工作中,通常要根据实验(或观测)数据计算随机变量的数字特征。下面给出几个常用公式。

设在一项研究中获得随机变量 X 的 n 个观测值 $x_1,x_2,\cdots,x_n$(又称为样本值),则数学期望值 $E(X)$的估计值(记为 $\hat{\mu}$)就是这 n 个数据的算术平均值,即

$$\hat{\mu}=\bar{x}=\frac{1}{n}\sum_{i=1}^{n}x_i。\tag{10.39}$$

方差 $D(X)$的估计值(记为 $\hat{\sigma}^2$)为

$$\hat{\sigma}^2=S^2=\frac{1}{n-1}\sum_{i=1}^{n}(x_i-\bar{x})^2=\frac{1}{n-1}\left(\sum_{i=1}^{n}x_i^2-n\bar{x}^2\right)。\tag{10.40}$$

标准差的估计值(记为 $\hat{\sigma}$)为

$$\hat{\sigma}=S=\sqrt{\frac{1}{n-1}\sum_{i=1}^{n}(x_i-\bar{x})^2}。\tag{10.41}$$

上述的 $\overline{x}$, S^2 及 S 在统计学中均称为**统计量**,而各自又分别称为**样本均值**,**样本方差**及**样本标准差**。

为了能够比较单位不同的两个随机变量的分散程度,通常把标准差与数学期望值之比作为判断标准,称为**变异系数**,记为 CV,即

$$\mathrm{CV}=\frac{\sqrt{D(X)}}{E(X)}\times 100\%。$$

实际应用中,用 S 代替 $\sqrt{D(X)}$,用 $\overline{x}$ 代替 $E(X)$,故

$$\mathrm{CV}=\frac{S}{\overline{x}}\times 100\%。\tag{10.42}$$

例 4 测得 9 名慢性苯中毒患者的白细胞数(千/mm^3)分别是

6.0,4.8,5.0,3.4,7.0,3.8,6.0,3.5,4.3,

求平均值、标准差及变异系数。

解 先算出所有数据的和及平方的和,即

$$\sum_{i=1}^{9}x_i=6.0+4.8+5.0+3.4+7.0+3.8+6.0+3.5+4.3=43.8;$$

$$\sum_{i=1}^{9}x_i^2=6.0^2+4.8^2+5.0^2+3.4^2+7.0^2+3.8^2+6.0^2+3.5^2+4.3^2=225.78。$$

然后,由(10.39)及(10.41)式分别算得平均值和标准差为

$$\overline{x}=\frac{43.8}{9}=4.87(\text{千}/\mathrm{mm}^3),$$

$$S=\sqrt{\frac{1}{9-1}\left[225.78-\frac{(43.8)^2}{9}\right]}=1.26(\text{千}/\mathrm{mm}^3),$$

最后,由(10.42)式算得变异系数为

$$\mathrm{CV}=\frac{1.26}{4.87}\times 100\%=25.9\%。$$

10.5 大数定律与中心极限定理

10.5.1 大数定律

概率论中用来阐明大量随机现象平均结果的稳定性的一系列定理统称为**大数定律**(law of large numbers)。下面介绍两个最常用的大数定律,它们分别反映了频率及算术平均值的稳定性。

定理 1 **(伯努利大数定律)**设 m 是 n 次独立重复试验中事件 A 发生的次数,p 是事件 A 在每次试验中发生的概率,则对于任意正数 ε,有

$$\lim_{n\to\infty}P\left(\left|\frac{m}{n}-p\right|<\varepsilon\right)=1。\tag{10.43}$$

伯努利大数定律表明，当试验在不变的条件下重复进行很多次时，随机事件的频率$\frac{m}{n}$在它的概率 p 的附近摆动，所以当试验次数足够大时，便可以用事件发生的频率来代替其概率。这正是我们经验上所熟悉的"频率稳定性"在理论上的严格证明。

定理 2 **(切比雪夫大数定律)** 设随机变量 $X_1,X_2,\cdots,X_n,\cdots$ 相互独立，分别有数学期望 $E(X_1),E(X_2),\cdots,E(X_n),\cdots$ 及方差 $D(X_1),D(X_2),\cdots,D(X_n),\cdots$，且方差有界，即存在某一常数 K，使得 $D(X_i)\leqslant K(i=1,2,\cdots,n,\cdots)$，则对于任意的正数 ε，有

$$\lim_{n\to\infty}P\left(\left|\frac{1}{n}\sum_{i=1}^{n}X_i-\frac{1}{n}\sum_{i=1}^{n}E(X_i)\right|<\varepsilon\right)=1。\tag{10.44}$$

切比雪夫大数定律表明，相互独立的随机变量序列 $X_1,X_2,\cdots,X_n,\cdots$ 不管各自服从什么分布，只要满足定理 2 中的条件，当 n 足够大时，其算术平均 $\frac{1}{n}\sum_{i=1}^{n}X_i$ 的取值具有一定的规律，即它稳定在其数学期望$\frac{1}{n}\sum_{i=1}^{n}E(X_i)$ 的附近。说明大量的随机变量的算术平均值具有稳定性。此定理有一个常用的推论。

推论 设随机变量 $X_1,X_2,\cdots,X_n,\cdots$，相互独立且服从同一分布，并且 $E(X_i)=\mu,D(X_i)=\sigma^2(i=1,2,\cdots,n,\cdots)$，则对于任意的正数 ε，有

$$\lim_{n\to\infty}P\left(\left|\frac{1}{n}\sum_{i=1}^{n}X_i-\mu\right|<\varepsilon\right)=1。\tag{10.45}$$

这一推论，使我们关于算术平均值的法则有了理论的根据。比如，我们要测量某一物理量 μ，为测量准确，可在不变的条件下重复测量 n 次，所得到的结果 $x_1,x_2,\cdots,x_n$ 是不完全相同的。这些结果可以看作是 n 个相互独立的随机变量 $X_1,X_2,\cdots,X_n$（显然它们服从同分布，且都有数学期望 μ）的一组实验数据。于是，由推论可知，当 n 足够大时，我们取 n 次测量结果 $x_1,x_2,\cdots,x_n$ 的算术平均值作为 μ 的近似值，即

$$\mu\approx\frac{x_1+x_2+\cdots+x_n}{n}$$

所产生的误差很小。

总之，大数定律表明，大量随机试验结果的算术平均值与个别试验的结果有本质的区别，它不再是随机的，因此，大量微小随机因素的总作用必将导致某种不依赖于个别随机事件的必然结果。

10.5.2 中心极限定理

概率中有关论证随机变量和的有限分布是正态分布的那些定理统称为**中心极限定理**

(central limit theorem)。前面在讨论正态分布时曾指出,正态分布是一种极其重要的分布,在实际中大量的随机现象都服从正态分布。那么为什么会出现这种现象呢?中心极限定理就具体从理论上说明了这个问题。

中心极限定理包括的定理很多,它们的差别仅是条件不完全相同,但结果一致,在此我们只给出两个简单但十分重要的定理。

定理3 (同分布中心极限定理)设 $X_1,X_2,\cdots,X_n,\cdots$ 是相互独立同分布的随机变量序列,且 $E(X_k)=\mu,D(X_k)=\sigma^2\neq 0(k=1,2,\cdots,n,\cdots)$,则对于任意实数 x,有

$$\lim_{n\to\infty}P\left(\frac{\sum_{i=1}^{n}X_i-n\mu}{\sqrt{n}\sigma}\leqslant x\right)=\int_{-\infty}^{x}\frac{1}{\sqrt{2\pi}}e^{\frac{t^2}{2}}dt,\tag{10.46}$$

即当 n 充分大时,由独立同分布的随机变量序列 $X_1,X_2,\cdots,X_n,\cdots$ 的前 n 项和 $\sum_{i=1}^{n}X_i$,所构成的随机变量 $\frac{\sum_{i=1}^{n}X_i-n\mu}{\sqrt{n}\sigma}$(显然 $n\mu$ 为 $\sum_{i=1}^{n}X_i$ 的数学期望,$\sqrt{n}\sigma$ 为它的标准差)近似地服从标准正态分布。不难推出,这时 $\sum_{i=1}^{n}X_i$ 近似服从 $N(n\mu,n\sigma^2)$,于是,在实际工作中,只要 n 足够大,便可把独立同分布的随机变量之和当做是正态分布来对待,这在医用统计学中用得很普遍。

定理4 **(隶莫佛—拉普拉斯** De Moivre—Laplace 中心极限定理) 设随机变量 $\eta_n\sim B(n,p)$ $(n=1,2,\cdots$ 且 $0<p<1)$,则对于任意实数 x,有

$$\lim_{n\to\infty}P\left(\frac{\eta_n-np}{\sqrt{np(1-p)}}\leqslant x\right)=\int_{-\infty}^{x}\frac{1}{\sqrt{2\pi}}e^{-\frac{t^2}{2}}dt,\tag{10.47}$$

即当 n 足够大时,由服从二项分布 $B(n,p)$ 的随机变量 η_n 作出的随机变量 $\frac{\eta_n-np}{\sqrt{np(1-p)}}$ 近似服从 $N(0,1)$。容易证明,此时 η_n 近似服从 $N(np,np(1-p))$。从而给出了二项分布的另一种近似计算方法,即当 n 足够大时,有

$$P(x_1<\eta_n<x_2)\approx\Phi\left(\frac{x_2-np}{\sqrt{np(1-p)}}\right)-\Phi\left(\frac{x_1-np}{\sqrt{np(1-p)}}\right)。\tag{10.48}$$

例 设某学校有20%的学生视力不正常,若从该校随机抽取500名学生,试问:(1)其中视力不正常者超过100人;(2)在80~100人之间;(3)不超过75人的概率各是多少?

解 设 X 为500名学生中视力不正常的人数,则 $X\sim B(500,0.2)$

$$(1)P(x>100)=1-P(x\leqslant 100)=1-\sum_{k=0}^{100}C_{500}^{k}0.2^{k}0.8^{500-k}$$

$$\approx 1-\Phi\left(\frac{100-500\times 0.2}{\sqrt{500\times 0.2\times 0.8}}\right)=1-\Phi(0)=1-0.5=0.5;$$

$(2)P(80<x\leqslant 100)\approx\Phi\left(\dfrac{100-500\times 0.2}{\sqrt{500\times 0.2\times 0.8}}\right)-\Phi\left(\dfrac{80-500\times 0.2}{\sqrt{500\times 0.2\times 0.8}}\right)$

$=\Phi(0)-\Phi(-2.24)=0.5-(1-0.9875)=0.4875$；

$(3)P(x\leqslant 75)\approx\Phi\left(\dfrac{75-500\times 0.2}{\sqrt{500\times 0.2\times 0.8}}\right)=\Phi(-2.8)=1-\Phi(2.8)=0.0026$。

习 题 十

1. 设 A,B,C 表示三个随机事件，(1)试将下列事件用 A,B,C 表示出来：(i) A,B 都发生，而 C 不发生；(ii)不多于一个事件发生；(iii)恰有两个事件发生；(iv)至少两个事件发生；(v)不多于两个事件发生。(2)试指出下列等式的含义：(i) $ABC=A$；(ii) $A\cup B\cup C=A$；(iii) $A-B=A$；(iv) $\overline{A}\cup B=B$。

2. 设 $U=\{1,2,\cdots,10\}$，$A=\{2,3,4\}$，$B=\{3,4,5\}$，$C=\{5,6,7\}$，具体写出下列事件表示的集合：

(1) $\overline{A}B$；　(2) $A\cup B\cup C$；　(3) $\overline{ABC}$；　(4) $\overline{A(B\cup\overline{C})}$。

3. 设 $U=\{x|0\leqslant x\leqslant 2\}$，$A=\{x|\frac{1}{4}<x\leqslant 1\}$，$B=\{x|\frac{1}{2}<x\leqslant\frac{3}{2}\}$，具体写出下列事件：

(1) $A\cap B$；　(2) $\overline{A}B$；　(3) $A\cup B$；　(4) $\overline{AB}$。

4. 一批药品共50瓶，其中合格品45瓶，次品5瓶，从中任取3瓶，求：(1)其中有2瓶次品的概率；(2)全为合格品的概率；(3)有次品的概率。

5. 一套书共有1,2,3,4册，将它们随机排列到书架的同一层上，求各册书从左到右或从右到左恰好排成1,2,3,4的次序的概率。

6. 电话号码由6个数字组成，每个数字可以是0,1,2,…,9中的任意一个数，求：(1)电话号码由完全不相同的数字组成的概率；(2)电话号码由不小于5的数字组成的概率。

7. 从6双不同的手套中任取4只，问其中恰有一双配对的概率是多少？

8. 5只细菌随机地出现在3支试管的溶液中，求第一支试管的溶液中：(1)没有细菌的概率；(2)只有1只细菌的概率；(3)至少有2只细菌的概率。

9. 某地区居民的血型分布为：A型 $P(A)=14.5\%$；O型 $P(O)=50\%$，B型 $P(B)=31.2\%$，AB型 $P(C)=4.3\%$，今有一A型血病人需要输血，试问当地居民可给他输血的概率是多少？

10. 教室中有 $n(\leqslant 12)$ 名学生，求至少有两名学生的生日在同一个月的概率。

11. 某城市有50%住户订日报，有65%住户订晚报，有85%住户至少订这两种报纸中的一种，求同时订这两种报纸的住户的百分比。

12. 设 A,B,C 为三个随机事件，其中 $P(A)=\frac{1}{4}$，$P(B)=P(C)=\frac{1}{8}$，$P(AB)=P(AC)=0$，

$P(BC)=\frac{1}{16}$,求 A,B,C 至少有一个发生的概率。

13.甲、乙是位于某省的两个城市,考察这两城市六月份下雨的情况,以 A,B 分别表示甲、乙两城市出现雨天这一事件。根据以往气象记录知,$P(A)=P(B)=0.4,P(AB)=0.28$,求 $P(A|B),P(B|A)$ 及 $P(A\cup B)$。

14.设 A,B 为两个相互独立的事件,已知 $P(A\cup B)=0.6,P(A)=0.4$,求 $P(B)$。

15.某地区学龄前儿童有风疹史者占25%,有麻疹史者占80%,试问从中随机抽取1人,其既无风疹史又无麻疹史的概率是多少?

16.假定给小鼠注射一定剂量的某药,小鼠死亡的概率为0.3,现取4只小鼠做试验,分别注射同一剂量的某药,求:(1)4只小鼠全部死亡的概率;(2)至少有一只小鼠死亡的概率。

17.据调查,有50个耳聋人中有4人色盲,在9950个非耳聋人中有796人色盲,试说明耳聋和色盲无关。

18.设有甲、乙、丙三个车间生产同一种针头,每个车间的产量分别占总产量的25%,35%,40%,如果每个车间成品中的次品率分别占产量的5%,4%,2%,试问任意从该厂产品中抽取一只针头恰好是次品的概率是多少?

19.假定在某医院做肝扫描检查的病人中,患肝病的概率为0.10,又已知对于肝病患者,肝扫描检查的真阳性率为89.5%,假阳性率为37.2%。试问一个肝扫描检查为阳性的病人,确实患肝病的概率有多大?

20.设男人患色盲病的概率是0.05,女人患色盲病的概率是0.0025。今从男女人数相等的人群中随机地抽出一人,试问:(1)此人患色盲病的概率是多少?(2)若此人是色盲患者问此人是男性的概率是多少?

21.在18题中,求抽取的次品是由甲、乙、丙车间生产的概率各为多少?

22.盒中放有12只注射器,其中9只是新的,第一次注射时,从中随机取3只来用,用毕消毒后放回盒中,第二次注射时,再从盒中取3只,试问第二次注射时所取3只都是新注射器的概率是多少?

23.甲、乙、丙三药厂同时研制某种新药,已知它们做动物试验能获成功的概率分别是0.4,0.5,0.7。又据经验表明,若三厂中仅有一厂动物试验获成功,则该药可用于临床的概率是0.2;若仅有两个厂动物试验成功,则可用于临床的概率是0.6;若三个厂动物试验均获成功,则几乎必定可用于临床,试问该药可用于临床的概率是多少?

24.一头患某种病的病牛,服用某药后能被治愈的概率是0.9,试计算五头服此药后的病牛:(1)恰有三头被治愈的概率是多少?(2)其中至少有三头被治愈的概率是多少?

25.设电灯泡的耐用时数在1000h以上的概率为0.2。求三只电灯泡在使用1000h后:(1)至少有一只损坏的概率;(2)最多有一只损坏的概率。

26.设在15只同类型的零件中有2只是次品,在其中任取3只,每次取1只,作不放回抽样,求取出次品个数 X 的分布列与分布函数。

27. 某地胃癌的发病率是0.01%,现普查5万人,试问:(1)其中没有发现胃癌患者的概率是多少?(2)发现不多于5人的概率是多少?(利用泊松定理近似计算)

28. 设随机变量 X 的概率密度为

$$f(x)=\begin{cases}\dfrac{C}{\sqrt{1-x^2}} & \text{当}|x|\leqslant 1\\ 0 & \text{其他}\end{cases}$$

求:(1)常数 C; (2)$P\left(-\dfrac{1}{2}\leqslant X\leqslant\dfrac{1}{2}\right)$;(3)$X$ 的分布函数 $F(x)$。

29. 设随机变量 X 的分布函数为

$$F(x)=\begin{cases}1-\mathrm{e}^{-x} & \text{当 } x\geqslant 0\\ 0 & \text{当 } x<0\end{cases}$$

求:(1)$P(X\leqslant 2)$,$P(X>3)$; (2)X 的概率密度函数 $f(x)$。

30. 若 X 的概率密度为

$$f(x)=\begin{cases}\lambda\mathrm{e}^{-\lambda x} & \text{当 } x\geqslant 0\\ 0 & \text{当 } x<0\end{cases}(\lambda\text{ 为正常数}),$$

则称 X 服从参数为 λ 的**指数分布**。当 X 服从 $\lambda=0.015$ 的指数分布时,求:(1)$P(X>100)$;(2)如果要 $P(X>x)<0.1$,那么 x 要在哪个范围内?

31. 设 $X\sim N(0,1)$,借助于标准正态分布函数表计算:(1)$P(X\leqslant 2.2)$;(2)$P(X>1.76)$;(3)$P(X\leqslant -0.78)$;(4)$P(|X|<1.55)$;(5)$P(|X|>2.5)$。

32. 设 $X\sim N(-1,16)$,求:(1)$P(X\leqslant 2.44)$;(2)$P(X>-1.5)$;(3)$P(|X|<4)$;(4)$P(|X-1|>1)$。

33. 设随机变量 X 的分布列为

X	-2	0	2
P	0.4	0.3	0.3

求 $E(X)$,$E(X^2)$,$E(3X^2+5)$,$D(X)$。

34. 设随机变量 X 的概率密度为

$$f(x)=\begin{cases}2x & 0\leqslant x\leqslant 1\\ 0 & \text{其他}\end{cases},\quad \text{求}\quad E(X),D(X),E(X^4)。$$

35. 设 $X\sim N(1,4)$,求 $E(2X+1)$,$D(2X+1)$。

36. 设某地12岁儿童有麻疹史的概率是0.5,试问从该地随机抽取400名12岁儿童中,(1)不超过210名;(2)多于220名;(3)多于180名并少于220名儿童有麻疹病史的概率各是多少(用中心极限定理近似计算)?

习 题 解 析

习 题 一

1. 解：(1)函数的定义域$\{x\mid x>0$且$x\neq k\pi(k=1,2,3\cdots\cdots)\}$；(2)$\left\{x\,\middle|\,-4<x<\frac{3}{2}\right\}$；

(3)$\{x\mid -1<x\leqslant 1\}$；(4)$\{x\mid 0\leqslant x\leqslant 3\}$。

2. 解：(1)$f(2)=0,f(-2)=-4,f(a+b)=\frac{|a+b-2|}{a+b+1}$；

(2)$f(x^2)=2x^2-3,[f(x)]^2=(2x-3)^2,f(x+h)-f(x)=2h$。

3. 解：(1)$y=\mathrm{e}^u,u=-x^3$；(2)$y=u^{10},u=1+x^2$；(3) $y=\ln u,u=\tan v,v=\frac{x}{2}$；

(4) $y=\arccos u,u=\sqrt{v},v=1-x^2$。

4. 解：(1)$\lim\limits_{x\to\infty}\cos x$不存在；(2)$\lim\limits_{x\to 3}\frac{8x^2}{x-3}=\infty$。

5. 解：(1)原式$=4$；(2)原式$=\frac{\sqrt{2}}{2}-1$；(3)原式$=2$；(4)原式$=0$；

(5)原式$=\lim\limits_{x\to 9}\frac{\sqrt{x}-3}{(\sqrt{x}-3)(\sqrt{x}+3)}=\lim\limits_{x\to 9}\frac{1}{\sqrt{x}+3}=\frac{1}{6}$；(6)原式$=\lim\limits_{x\to 2}\frac{(x-1)(x-2)}{(x+1)(x-2)}=\frac{1}{3}$；

(7)原式$=\infty$；(8)原式$=0$。

6. 解：(1)原式$=\lim\limits_{x\to 0}\frac{\frac{\sin\alpha x}{\alpha x}\cdot\alpha}{\frac{\sin\beta x}{\beta x}\cdot\beta}=\frac{\alpha}{\beta}$；(2)原式$=\lim\limits_{x\to 0}\frac{k\cdot\sin kx}{kx\cdot\cos kx}=k$；

(3)原式$=\lim\limits_{x\to 0^+}\frac{x\cdot\sqrt{1+\cos x}}{\sin x}=\sqrt{2}$；(4)原式$=\lim\limits_{x\to\alpha}\frac{2\cos\frac{x+\alpha}{2}\sin\frac{x-\alpha}{2}}{2\cdot\frac{x-\alpha}{2}}=\cos\alpha$；

(5)令$t=\arcsin x$则原式$=\lim\limits_{t\to 0}\frac{2t}{3\sin t}=\frac{2}{3}$；(6)原式$=\lim\limits_{x\to 0}\frac{2\sin^2 x}{x\sin x}=\lim\limits_{x\to 0}\frac{2\sin x}{x}=2$；

(7)原式$=\lim\limits_{x\to 0}\sin\frac{x}{2}=0$；(8)原式$=\mathrm{e}^3$； (9)原式$=\lim\limits_{x\to 0}(1-2x)^{-\frac{1}{2x}\cdot(-2)}=\mathrm{e}^{-2}$；

(10)原式$=\lim\limits_{x\to\infty}\left(\dfrac{x+1-1}{1+x}\right)^{-(x+1)\cdot(-1)-1}=\lim\limits_{x\to\infty}\left(1-\dfrac{1}{1+x}\right)^{-(x+1)\cdot(-1)}\cdot\left(1-\dfrac{1}{1+x}\right)^{-1}=e^{-1}$。

7. 解：$\lim\limits_{x\to0^-}f(x)=\lim\limits_{x\to0^-}\dfrac{-x}{x}=-1$，$\lim\limits_{x\to0^+}f(x)=\lim\limits_{x\to0^+}\dfrac{x}{x}=1$；

因为$\lim\limits_{x\to0^+}f(x)\neq\lim\limits_{x\to0^+}f(x)$，所以$\lim\limits_{x\to0}f(x)$不存在。

8. 解：$\lim\limits_{x\to0^-}f(x)=\lim\limits_{x\to0^-}x^2=0$，$\lim\limits_{x\to0^+}f(x)=\lim\limits_{x\to0^+}2x=0$，所以$\lim\limits_{x\to0}f(x)=0$；

$\lim\limits_{x\to1^-}f(x)=\lim\limits_{x\to1^-}2x=2$，$\lim\limits_{x\to1^+}f(x)=\lim\limits_{x\to1^+}(x-1)=0$，所以$\lim\limits_{x\to1}f(x)$不存在。

9. 解：(1)原式$=\tan\dfrac{x}{2}$，所以 $x\to2k\pi\quad(k=0,\pm1,\pm2,\cdots)$，$\tan\dfrac{x}{2}\to0$；

(2)当 $x\to\infty$ 时，$\left(\dfrac{x-1}{x^3-1}\right)\to0$。

10. 解：(1)因为$\lim\limits_{x\to0}\dfrac{x^2}{\sin x}=0$，所以当 $x\to0$ 时，x^2 是 $\sin x$ 的高阶无穷小量；

(2)因为$\lim\limits_{x\to0}\dfrac{\ln(x+1)}{x}=\lim\limits_{x\to0}\ln(x+1)^{\frac{1}{x}}=\ln e=1$，所以 $\ln(1+x)\sim x$；

(3)因为$\lim\limits_{x\to0}\dfrac{\tan x-\sin x}{x^3}=\dfrac{1}{2}$，所以 $\tan x-\sin x$ 是关于 x^3 的同阶无穷小量；

(4)因为$\lim\limits_{x\to0}\dfrac{\sqrt{1+x}-\sqrt{1-x}}{x}=1$，　所以$(\sqrt{1+x}-\sqrt{1-x})\sim x$。

11. 解：因为$\lim\limits_{t\to\infty}V_0e^{\frac{A}{\alpha}(1-e^{-\alpha t})}=V_0e^{\frac{A}{\alpha}}$，所以服从此生长规律的肿瘤不会无限增大，肿瘤增大理论上限值是 $V_0e^{\frac{A}{\alpha}}$。

12. 解：(1)函数间断点为 $x=-1$，为无穷型间断点；

(2)由 $y=\dfrac{x^2-1}{x^2-3x+2}=\dfrac{(x-1)(x+1)}{(x-1)(x-2)}$，可得间断点为 $x=1$，$x=2$，且 $x=1$ 为可去型间断点，$x=2$ 为无穷型间断点；

(3)函数间断点为 $x=1$，由于左右极限存在不相等，故为跳跃性间断点。

13. 解：由于函数在 $x=0$ 点连续，则$\lim\limits_{x\to0^+}\dfrac{1-\cos x}{x^2}=f(0)==\lim\limits_{x\to0^-}(x+\alpha)$，

又$\lim\limits_{x\to0^+}\dfrac{1-\cos x}{x^2}=\lim\limits_{x\to0^+}\dfrac{\sin^2\dfrac{x}{2}}{2\left(\dfrac{x}{2}\right)^2}=\dfrac{1}{2}$，$\lim\limits_{x\to0^-}(x+\alpha)=f(0)=\alpha$，所以 $\alpha=\dfrac{1}{2}$。

习　题　二

1. 解：平均变化率$\dfrac{\Delta y}{\Delta x}=\dfrac{f(x+\Delta x)-f(x)}{\Delta x}$与 x 和 Δx 均有关系；

瞬时变化率$\lim\limits_{\Delta x\to 0}\dfrac{f(x+\Delta x)-f(x)}{\Delta x}$与 x 有关，与 Δx 无关；Δx 是变量，x 是常量。

2. 解：(1)原式$=\lim\limits_{\Delta x\to 0}\dfrac{f(x_0-\Delta x)-f(x_0)}{-\Delta x}\cdot(-1)=-f'(x_0)$；(2)原式$=2f'(x_0)$。

3. 解：原式$=\lim\limits_{\Delta x\to 0}\dfrac{f\left(x_0+\dfrac{1}{2}\Delta x\right)-f(x_0)}{\dfrac{1}{2}\cdot\Delta x}\cdot\dfrac{1}{2}=\dfrac{1}{2}f'(x_0)=1$。

4. 解：(1)$f'(x)=\lim\limits_{\Delta x\to 0}\dfrac{\sin(x+\Delta x)-\sin x}{\Delta x}=\lim\limits_{\Delta x\to 0}\dfrac{2\cos\left(\dfrac{2x+\Delta x}{2}\right)\sin\Delta x}{\Delta x}=2\cos x$，$f'(0)=2$；

(2)$f'(x)=\lim\limits_{\Delta x\to 0}\dfrac{\dfrac{1}{1+x+\Delta x}-\dfrac{1}{1+x}}{\Delta x}=\lim\limits_{\Delta x\to 0}\dfrac{-\Delta x}{\Delta x\cdot(1+x)\cdot(1+x+\Delta x)}=-\dfrac{1}{(1+x)^2}$。

5. 解：(1)因为 $f'_+(0)=\cos x\,|_{x=0}=1$，$f'_-(0)=1$，$f'_+(0)=f'_-(0)$，所以此分段函数在 $x=0$ 处可导；

(2)因为 $f'_+(0)=2x\,|_{x=0}=0$，$f'_-(0)=1$，$f'_+(0)\neq f'_-(0)$，所以此分段函数在 $x=0$ 处不可导。

6. 解：由于 $f(x)$在 $x=1$ 点处连续，则左右极限存在且相等 $f_+(1)=f_-(1)$，可得 $a+b=1$，又由于 $f(x)$在 $x=1$ 点处可导，所以 $f'_+(1)=f'_-(1)$，且 $f'_+(1)=a$，$f'_-(1)=2$，可得 $a=2$，综上所述，$\begin{cases}a+b=1\\a=2\end{cases}$，解得 $a=2$，$b=-1$。

7. 解：由 $f'(x)=3x^2$，$k_{切}=3x^2\,|_{x=1}=3$，得切线方程：$y-1=3(x-1)$，整理得 $y=3x-2$；因为 $k_{法}=-\dfrac{1}{k_{切}}=-\dfrac{1}{3}$，故得法线方程：$y-1=-\dfrac{1}{3}(x-1)$，整理得 $y=-\dfrac{1}{3}x+\dfrac{4}{3}$。

8. 解：设点 $M(x_0,y_0)$满足条件，则斜率 $f'(x_0)=2x_0+1=3$，解得 $x_0=1$，$y_0=2$。

9. 解：(1)$y'=-\dfrac{4}{x^3}+x$；(2)$y'=\dfrac{1}{2\sqrt{x}}+\dfrac{1}{3\sqrt[3]{x^2}}-\dfrac{1}{x^2}$；(3)$y'=18x^2+2x-2$；

(4)$y'=\dfrac{x^2-4x+1}{(x-2)^2}$；(5)$y'=\tan x+x\sec^2 x+\csc^2 x$；(6)$y'=-\dfrac{2}{x(1+\ln x)^2}$；

(7)$y'=2x\sin 2x+2x^2\cos 2x$；(8)$y'=\dfrac{(1+x^2)-x(1+x^2)'}{(1+x^2)^2}=\dfrac{1-x^2}{(1+x^2)^2}$；

(9)$y'=\dfrac{1}{2}[\ln(1+x)-\ln(1-x)]'=\dfrac{1}{2}\left(\dfrac{1}{1+x}+\dfrac{1}{1-x}\right)=\dfrac{1}{1-x^2}$；

(10)$y'=\dfrac{(\tan x)'}{\tan x}=\dfrac{\csc^2 x}{\tan x}=\dfrac{2}{\sin 2x}$；(11)$y'=7^{x^2+2x}\ln 7\cdot(x^2+2x)'=2(x+1)7^{x^2+2x}\ln 7$；

(12)$y'=\dfrac{1}{1+(x^2+1)^2}(x^2+1)'=\dfrac{2x}{x^4+2x^2+2}$；(13)$y'=e^{\sin x}(\sin x)'\ln e=e^{\sin x}\cos x$；

(14) $y'=\dfrac{1}{1+\left(\dfrac{x}{2}\right)^2}\cdot\dfrac{1}{2}+\dfrac{1}{1+\left(\dfrac{2}{x}\right)^2}\cdot\left(-\dfrac{2}{x^2}\right)=0$；(15) $y'=x^{\sin x}\left(\cos x\cdot\ln x+\dfrac{\sin x}{x}\right)$；

(16) $y'=(\sin x)^{\cos x}(\cos x\cot x-\sin x\ln\sin x)$。

10. 解：(1) $y'=e^y+xy'e^y$，即 $y'=\dfrac{e^y}{1-xe^y}$；(2) $y'=\dfrac{1}{\cos^2(x+y)}\cdot(x+y)'=-\csc^2(x+y)$；

(3) 两端取对数：$y\ln x=x\ln y$，求导 $y'\ln x+\dfrac{y}{x}=\ln y+\dfrac{xy'}{y}$，整理可得 $y'=\dfrac{y(x\ln y-y)}{x(y\ln x-x)}$；

(4) 两端对 x 求导：$y+xy'=e^{x+y}(1+y')$，解得 $y'=\dfrac{e^{x+y}-y}{x-e^{x+y}}$。

11. 解：两端对 x 求导，解得：$y'=\dfrac{e^x-y}{x+e^y}$，当 $x=0$ 时，$y=0$，则 $y'|_{x=0}=1$。

12. 解：(1) $y'=\dfrac{1}{2\sqrt{x}}(e^{\sqrt{x}}-e^{-\sqrt{x}})$，$y''=-\dfrac{1}{4\sqrt{x^3}}(e^{\sqrt{x}}-e^{-\sqrt{x}})+\dfrac{1}{4x}(e^{\sqrt{x}}+e^{-\sqrt{x}})$；

(2) $y'=\dfrac{1}{x}$，$y''=-\dfrac{1}{x^2}$；(3) $y'=2x\arctan\dfrac{x}{2}+2$，$y''=2\arctan\dfrac{x}{2}+\dfrac{4x}{4+x^2}$；

(4) 两端取对数 $\ln y=x\ln x$，两端对 x 求导：$\dfrac{1}{y}\cdot y'=(x\cdot\ln x)'=1\cdot\ln x+x\cdot\dfrac{1}{x}$，可得

$$y'=y(1+\ln x)=x^x(1+\ln x),\ y''=y'(1+\ln x)+\frac{y}{x}=x^x(1+\ln x)^2+x^{x-1}。$$

13. 解：(1) $y'=ae^{ax}$，$y''=a^2e^{ax}$，……，$y^{(n)}=a^ne^{ax}$；

(2) $y'=-\sin x=\cos\left(x+\dfrac{\pi}{2}\right)$，$y''=-\cos x=\cos\left(x+\dfrac{2\pi}{2}\right)$，

$y'''=\sin x=\cos\left(x+\dfrac{3\pi}{2}\right)$，……，$y^{(n)}=\cos\left(x+\dfrac{n\pi}{2}\right)$。

14. 解：(1) $dy=\dfrac{2x(3\sqrt[3]{(1+x^2)^2}-1)}{3\sqrt[3]{(1+x^2)^2}}dx$； (2) $dy=\dfrac{(1+\sin^2 x)+2x\sin 2x}{2\sqrt{x}}dx$；

(3) $dy=\dfrac{1}{x\ln x}dx$；(4) $dy=-\dfrac{2}{(1+x)^3}dx$；(5) $y'=2x-1$，$dy|_{x=1}=(2x-1)\Big|_{x=1}dx=dx$；

(6) $dy|_{x=0}=\left(\dfrac{1}{2\sqrt{x+1}}\right)\Big|_{x=0}dx=\dfrac{1}{2}dx$。

15. 解：(1) 令 $f(x)=\sin x$，则 $f'(x)=\cos x$，取 $x_0=30°=\dfrac{\pi}{6}$，$\Delta x=-1°=-\dfrac{\pi}{180}$，

则由微分近似计算公式 $f(x_0+\Delta x)\approx f(x_0)+f'(x_0)\cdot\Delta x$，可得

$\sin 29°\approx\sin 30°+\cos 30°\times\left(-\dfrac{\pi}{180}\right)=\dfrac{1}{2}-\dfrac{\sqrt{3}}{2}\cdot\dfrac{\pi}{180}=0.4849$。

(2) 令 $f(x)=\sqrt[3]{1+x}$，则 $y'=\dfrac{1}{3\sqrt[3]{(1+x)^2}}$，取 $x_0=1$，$\Delta x=0.02$，可得

$\sqrt[3]{1.02}\approx\sqrt[3]{1}+\frac{1}{3\sqrt[3]{1}}\times0.02=1+\frac{0.02}{3}=1.0067$。

(3)令 $f(x)=\arctan x$，则 $y'=\frac{1}{1+x^2}$，取 $x_0=1,\Delta x=0.05$，可得

$\arctan 1.05\approx\frac{\pi}{4}+\frac{1}{2}\times0.05\approx0.7854+0.025=0.8104$。

16. 证明：$f(x)=x^2$ 在[1,2]上连续，$f(x)=x^2$ 在[1,2]上可导，且 $f'(x)=2x$，$f(1)=1$，$f(2)=4$，应用 Lagrange 中值定理 $f'(\xi)=\frac{f(2)-f(1)}{2-1}=3$，解得 $\xi=\frac{3}{2}$，因为 $\xi=\frac{3}{2}\in(1,2)$，从而验证了 Lagrange 中值定理对函数 $y=x^2$ 在[1,2]上是正确的。

17. 解：$f(x)=x^2+2x-3$ 在[-1,2]上连续，$f(x)=x^2+2x-3$ 在(-1,2)内可导，

且 $f'(x)=2x+2$，$f(-1)=-4$，$f(2)=5$，利用 Lagrange 中值定理：

$f'(\xi)=\frac{f(2)-f(-1)}{2-(-1)}=3$，即 $2\xi+2=3$，解得 $\xi=\frac{1}{2}$，$\xi\in(-1,2)$，

所以点 $x=\frac{1}{2}\in(-1,2)$，满足题意，代入可解得 $y_0=-\frac{7}{4}$，故所求坐标为 $\left(\frac{1}{2},-\frac{7}{4}\right)$。

18. 证明：(1)设 $f(x)=\ln(1+x)$，则 $f'(x)=\frac{1}{1+x}$，

有 $f(x)-f(0)=f'(\xi)(x-0)$，对 $f(x)=\ln(1+x)$在$[0,x]$应用拉格朗日中值定理

其中$(0<\xi<x)$，即 $\ln(1+x)-f(1)=\frac{1}{1+\xi}(x-0)$，亦即 $\ln(1+x)=\frac{x}{1+\xi}$ $(0<\xi<x)$，

因为 $0<\xi$，所以 $\ln(1+x)=\frac{x}{1+\xi}<x$。 又因为 $\xi<x$，所以 $\ln(1+x)=\frac{x}{1+\xi}>\frac{x}{1+x}$，

所以 $x>0$ 时，有 $\frac{x}{1-x}<\ln(\text{H}x)<x$ 证毕。

(2)(方法 1)：设 $f(x)=e^x$，对 $f(x)=e^x$ 在$[1,x]$应用拉格朗日中值定理，

$f(x)-f(1)=f'(\xi)(x-1)$，其中$(1<\xi<x)$，即 $e^x-e^1=e^\xi(x-1)$。

又因为 $\xi>1$，所以 $e^\xi>e^1=e$， 所以 $e^x-e=e^\xi(x-1)>e(x-1)$，

即当 $x>1$ 时，$e^x>ex$ 证毕。

(方法 2)：构造函数 $f(x)=e^x-e^x$，$f'(x)=e^x-e$，当 $x>1$ 时，$f'(x)>0$，所以 $f(x)$是单调递增的函数，当 $x>1$ 时，$f(x)>f(1)=0$，故当 $x>1$ 时，$e^x>ex$ 证毕。

19. 解：(1)原式 $\overset{\frac{0}{0}}{=}\lim\limits_{x\to0}\frac{(e^x-e^{-x})'}{(\sin x)'}=\lim\limits_{x\to0}\frac{e^x+e^{-x}}{\cos x}=2$；(2)原式 $\overset{\frac{0}{0}}{=}\lim\limits_{x\to0}\frac{\ln'(x+1)}{(x^2)'}=\lim\limits_{x\to0}\frac{\frac{1}{x+1}}{2x}=\infty$；

(3)原式 $\overset{\frac{0}{0}}{=}\lim\limits_{x\to0}\frac{(\tan x-x)'}{(x-\sin x)'}=\lim\limits_{x\to0}\frac{\sec^2x-1}{1-\cos x}\overset{\frac{0}{0}}{=}\lim\limits_{x\to0}\frac{(\sec^2x-1)'}{(1-\cos x)'}=\lim\limits_{x\to0}\frac{2\tan x\sec^2x}{\sin x}=2$；

(4)原式 $\overset{\frac{0}{0}}{=}\lim\limits_{x\to0}\dfrac{(e^{x^2}-1)'}{(\cos x-1)'}=\lim\limits_{x\to0}\dfrac{2xe^{x^2}}{-\sin x}\overset{\frac{0}{0}}{=}\lim\limits_{x\to0}\dfrac{2e^{x^2}+4x^2e^{x^2}}{-\cos x}=-2$；

(5)原式 $\overset{\frac{0}{0}}{=}\lim\limits_{x\to0}\dfrac{(e^x+e^{-x}-2)'}{(x^2)'}=\lim\limits_{x\to0}\dfrac{e^x-e^{-x}}{2x}\overset{\frac{0}{0}}{=}\lim\limits_{x\to0}\dfrac{(e^x-e^{-x})'}{(2x)'}=\lim\limits_{x\to0}\dfrac{e^x+e^{-x}}{2}=1$；

(6)原式 $\overset{\frac{0}{0}}{=}\lim\limits_{x\to0}\dfrac{[\sin(\sin x)]'}{(x)'}=1$；(7)原式 $=\lim\limits_{x\to0^+}\dfrac{\ln x}{\frac{1}{x}}\overset{\frac{\infty}{\infty}}{=}\lim\limits_{x\to0^+}\dfrac{(\ln x)'}{\left(\frac{1}{x}\right)'}=\lim\limits_{x\to0^+}\dfrac{\frac{1}{x}}{-\frac{1}{x^2}}=0$；

(8)原式 $=\lim\limits_{x\to1}\dfrac{x-1-\ln x}{(x-1)\ln x}\overset{\frac{0}{0}}{=}\lim\limits_{x\to1}\dfrac{x-1}{x\ln x+(x-1)}\overset{\frac{0}{0}}{=}\lim\limits_{x\to1}\dfrac{1}{\ln x+1+1}=\dfrac{1}{2}$。

20. 解：(1) $f(x)$ 的定义区间为 $(-\infty,+\infty)$，由于 $f'(x)=\dfrac{1+\dfrac{2x}{2\sqrt{1+x^2}}}{x+\sqrt{1+x^2}}=\dfrac{1}{\sqrt{1+x^2}}>0$，

所以 $f(x)$ 在 $(-\infty,+\infty)$ 上单调增加。

(2) $f(x)$ 的定义区间为 $(-\infty,-1)\cup(-1,+\infty)$，由于 $f'(x)=\dfrac{-2}{(1+x)^2+(1-x)^2}<0$，

所以 $f(x)$ 在 $(-\infty,-1)\cup(-1,+\infty)$ 上单调递减。

21. 解：(1)此函数的定义域是 $(-\infty,+\infty)$，$f'(x)=4x-12$，由 $f'(x)=0$，得 $x=3$，当 $x<3$ 时，$f'(x)<0$，当 $x>3$ 时，$f'(x)>0$，所以 $f(x)$ 在 $(-\infty,3)$ 单调递减，在 $(3,+\infty)$ 单调递增。

(2)此函数的定义域是 $(-\infty,+\infty)$，$f'(x)=3x^2-12x+9$，由 $f'(x)=0$，得 $x_1=1$，$x_2=3$，并将定义域分成三部分。因为当 $x<1$ 时，$f'(x)>0$，当 $x>1$ 时，$f'(x)<0$，当 $x>3$ 时，$f'(x)>0$，所以 $f(x)$ 在 $(-\infty,1)\cup(3,+\infty)$ 单调递增，在 $(1,3)$ 单调递减。

(3)函数定义域是 $(0,+\infty)$，$f'(x)=4x-\dfrac{1}{x}$，由 $f'(x)=0$，得 $x=\dfrac{1}{2}$；因为当 $x<\dfrac{1}{2}$ 时，$f'(x)<0$，当 $x>\dfrac{1}{2}$ 时，$f'(x)>0$，所以 $f(x)$ 在 $\left(0,\dfrac{1}{2}\right)$ 单调递减，在 $\left(\dfrac{1}{2},+\infty\right)$ 单调递增。

22. 证明：(1)构造函数 $f(x)=1+x\ln(x+\sqrt{1+x^2})-\sqrt{1+x^2}$，因为

$$f'(x)=\ln(x+\sqrt{1+x^2})+\frac{x\left(1+\dfrac{2x}{2\sqrt{1+x^2}}\right)}{x+\sqrt{1+x^2}}-\frac{2x}{2\sqrt{1+x^2}}=\ln\left(x+\sqrt{1+x^2}\right)>0$$

所以 $f(x)$ 是单调递增的函数，当 $x>0$ 时，$f(x)>f(0)=0$，

故当 $x>0$ 时，$1+x\ln(x+\sqrt{1+x^2})>\sqrt{1+x^2}$ 证毕。

(2)构造函数 $f(x)=2\sqrt{x}-\left(3-\dfrac{1}{x}\right)$，因为 $f'(x)=\dfrac{1}{\sqrt{x}}-\dfrac{1}{x^2}=\dfrac{x^2-\sqrt{x}}{x^2\sqrt{x}}>0$ ，

所以 $f(x)$ 是单调递增的函数，当 $x>1$ 时，$f(x)>f(1)=0$，即 $2\sqrt{x}>3-\dfrac{1}{x}$

证毕。

23. 解：(1) $f(x)=3x-x^3$ 的定义域是 $(-\infty,+\infty)$，$f'(x)=3-3x^2$，令 $f'(x)=0$，得 $x_1=-1,x_2=1$，

x	$(-\infty,-1)$	-1	$(-1,1)$	1	$(1,+\infty)$
$f'(x)$	$-$	0	0	0	$-$
$f(x)$	↘	-2	↗	2	↘

所以 $f_{极小}(-1)=-2$，$f_{极大}(1)=2$。

(2) $f(x)=x^2\ln x$ 的定义域是 $(0,+\infty)$，$f'(x)=2x\ln x+x$，令 $f'(x)=0$，得驻点 $x=e^{-\frac{1}{2}}$，当 $x<e^{-\frac{1}{2}}$ 时，$f'(x)<0$，当 $x>e^{-\frac{1}{2}}$ 时，$f'(x)>0$，所以 $x=e^{-\frac{1}{2}}$ 是极小值点，$f_{极小}(e^{-\frac{1}{2}})=-\dfrac{1}{2e}$。

(3) $f(x)=x+\dfrac{1}{x}$ 的定义域是 $(-\infty,0)\cup(0,+\infty)$，$f'(x)=1-\dfrac{1}{x^2}$，令 $f'(x)=0$，得 $x_1=-1,x_2=1$，

x	$(-\infty,-1)$	-1	$(-1,0)\cup(0,1)$	1	$(1,+\infty)$
$f'(x)$	$+$	0	$-$	0	$f(x)$
$f(x)$	↗	-2	↘	2	↗

所以 $f_{极大}(-1)=-2$，$f_{极小}(1)=2$。

(4) $f(x)=\dfrac{6x}{x^2+1}$ 的定义域是 $(-\infty,+\infty)$，$f'(x)=\dfrac{6(1-x^2)}{(1+x^2)^2}$，令 $f'(x)=0$，得 $x_1=-1,x_2=1$，同理可得 $f_{极小}(-1)=-3$，$f_{极大}(1)=3$。

24. 解：$f'(x)=\dfrac{a}{x}+2bx+1$，由于函数在 $x=1,x=2$ 取得极值，所以 $f'(1)=0$，$f'(2)=0$，

即 $\begin{cases}a+2b+1=0\\ \dfrac{a}{2}+4b+1=0\end{cases}$，解得 $\begin{cases}a=-\dfrac{2}{3}\\ b=-\dfrac{1}{6}\end{cases}$。

25. 解：因为函数在 $x=\dfrac{\pi}{3}$ 处具有极值，所以 $f'\left(\dfrac{\pi}{3}\right)=a\cos\dfrac{\pi}{3}+\cos\pi=\dfrac{a}{2}-1=0$，可得 $a=2$，

对函数 $f(x)=2\sin x+\dfrac{1}{3}\sin 3x$，因为 $f''\left(\dfrac{\pi}{3}\right)=-\sqrt{3}<0$，所以 $f_{极大}\left(\dfrac{\pi}{3}\right)=\sqrt{3}$。

26. 解：$f'(x)=3x^2-3$，令 $f'(x)=0$，在 $x_1=-1$，$x_2=1$ 处具有极值，$f(-1)=4$，$f(1)=0$，$f(-3)=-16$，$f\left(\frac{3}{2}\right)=\frac{7}{8}$，所以 $f_{\max}(-1)=4$，$f_{\min}(-3)=-16$。

27. 解：设油桶底半径为 x，高为 y，可得所需材料 $S=2\pi x^2+2\pi xy$，因为 $V=\pi x^2 y$，所以 $S=2\pi x^2+2\pi x\cdot\frac{V}{\pi x^2}$，求导数：$S'=4\pi x-\frac{2V}{x^2}$，令 $S'=0$，得驻点 $x=\sqrt[3]{\frac{V}{2\pi}}$（唯一驻点），则由实际意义可知 S 一定有最小值，且极小值就是最小值。由 $x=\sqrt[3]{\frac{V}{2\pi}}$ 可得 $y=\sqrt[3]{\frac{4V}{\pi}}$，所以当选取油桶的底半径为 $x=\sqrt[3]{\frac{V}{2\pi}}$、高为 $y=\sqrt[3]{\frac{4V}{\pi}}$ 时，用料最少。

28. 解：(1) $y=\sqrt{1+x^2}$ 的定义域为 $(-\infty,+\infty)$，$y'=\frac{x}{\sqrt{1+x^2}}$，$y''=\frac{1}{(1+x^2)\sqrt{1+x^2}}>0$，所以此函数曲线在 $(-\infty,+\infty)$ 上是凹的。

(2) $y=4x-x^2$ 的定义域为 $(-\infty,+\infty)$，$y'=4-2x$，$y''=-2<0$，所以此函数曲线在 $(-\infty,+\infty)$ 区间是凸的。

(3) $y=x\arctan x$ 的定义域为 $(-\infty,+\infty)$，$y'=\arctan x+\frac{x}{1+x^2}$，

$y''=\frac{1}{1+x^2}+\frac{1-x^2}{(1+x^2)^2}=\frac{2}{(1+x^2)^2}>0$，所以此函数曲线在 $(-\infty,+\infty)$ 区间是凹的。

(4) $y=\ln(x^2-1)$ 的定义域为 $(-\infty,-1)$ 和 $(1,+\infty)$，$y'=\frac{2x}{x^2-1}$，$y''=-\frac{2x^2+2}{(x^2-1)^2}<0$，所以此函数曲线在 $(-\infty,-1)$ 和 $(1,+\infty)$ 区间是凸的。

29. (1) 解：$y=3x^4-4x^3+2$ 的定义域为 $(-\infty,+\infty)$，$y'=12x^3-12x^2$，$y''=36x^2-24x=12x(3x-2)$，令 $f''(x)=0$，解得 $x_1=0$，$x_2=\frac{2}{3}$，列表如下：

x	$(-\infty,0)$	0	$\left(0,\frac{2}{3}\right)$	$\frac{2}{3}$	$\left(\frac{2}{3},+\infty\right)$
y	+	0	−	0	+
y	凹	2	凸	$\frac{38}{27}$	凹

所以此函数曲线在 $(-\infty,0)$ 和 $\left(\frac{2}{3},+\infty\right)$ 区间是凹的，在 $\left(0,\frac{2}{3}\right)$ 区间是凸的，拐点为 $(0,2)$ 和 $\left(\frac{2}{3},\frac{38}{27}\right)$。

(2) 解：$y=\ln(x^2+1)$ 的定义域为 $(-\infty,+\infty)$，$y'=\frac{2x}{x^2+1}$，$y''=\frac{2-2x^2}{(1+x^2)^2}$，

令 $f''(x)=0$，解得 $x_1=-1, x_2=1$，列表如下：

x	$(-\infty,-1)$	-1	$(-1,1)$	1	$(1,+\infty)$
y	—	0	+	0	—
y	凸	ln2	凹	ln2	凸

所以此函数曲线在$(-\infty,-1)$和$(1,+\infty)$区间是凸的，在$(-1,1)$区间是凹的，拐点为$(-1,\ln 2)$和$(1,\ln 2)$。

(3)解：$y=x^3(1-x)$的定义域为$(-\infty,+\infty)$，$y'=x^2(3-4x)$，$y''=6x(1-2x)$。

令 $f''(x)=0$，解得 $x_1=0, x_2=\dfrac{1}{2}$，列表如下：

x	$(-\infty,0)$	0	$\left(0,\frac{1}{2}\right)$	$\frac{1}{2}$	$\left(\frac{1}{2},+\infty\right)$
y	—	0	+	0	—
y	凸	0	凹	$\frac{1}{16}$	凸

所以此函数曲线在$(-\infty,0)$和$\left(\dfrac{1}{2},+\infty\right)$区间是凸的，在$(0,\dfrac{1}{2})$区间是凹的，拐点为$(0,0)$和$\left(\dfrac{1}{2},\dfrac{1}{16}\right)$。

30. 解：$y'=3x^2+2ax-9$，$y''=6x+2a$，因为曲线在$x=1$处有拐点，故$f''(1)=0$，解得$a=-3$，从而$y''=6x-6$，当$x<1$时，$f''(x)<0$，当$x>1$时，$f''(x)>0$，所以此函数曲线在$(-\infty,1)$区间是凸的，在$(1,+\infty)$区间是凹的，拐点为$(1,-7)$。

31. 解：(1)$y=1$是函数的一条水平渐近线；(2)$y=0$是水平渐近线，$x=0$和$x=-1$是垂直渐近线。

32.(1)解：略去求解过程，其图像如下：

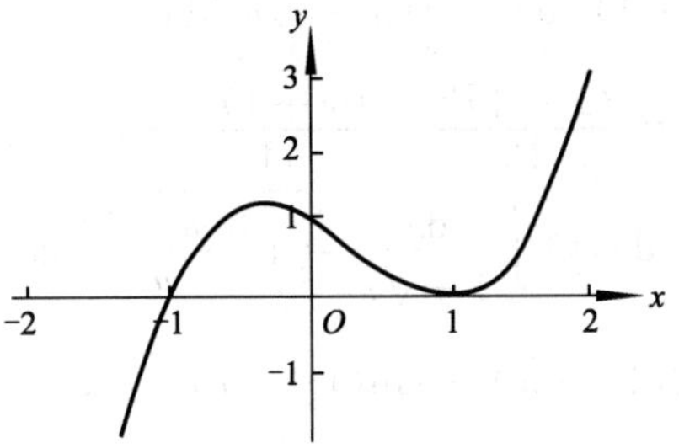

(2)解：图像如下：

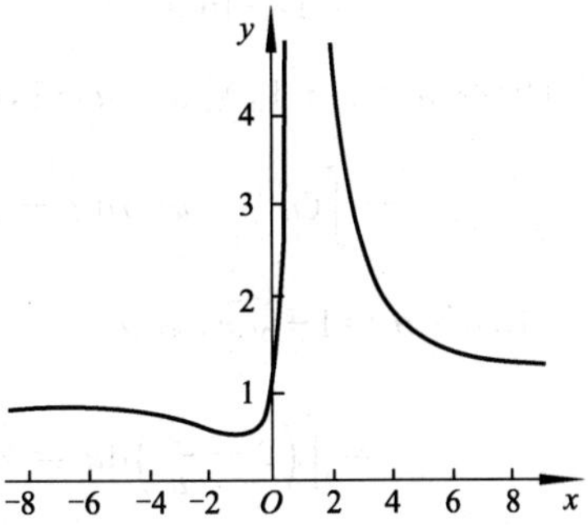

习 题 三

1. 解：(1)原式 $=\int x^{-\frac{1}{2}}\mathrm{d}x=2x^{\frac{1}{2}}+c$；　(2)原式 $=\frac{1}{4}x^4+x+c$；　(3)原式 $=\mathrm{e}^x-2x+c$；

(4)原式 $=\int\frac{1}{\sqrt{1-x^2}}\mathrm{d}x=\arcsin x+c$；

(5)原式 $=\int\frac{\cos^2x-\sin^2x}{\cos x-\sin x}\mathrm{d}x=\sin x-\cos x+c$；

(6)原式 $=\int 3^x3^2\mathrm{d}x=9\int 3^x\mathrm{d}x=\frac{3^{x+2}}{\ln 3}+c$；　(7)原式 $=3\ln|x|-\frac{1}{x}+c$；

(8)原式 $=\int\frac{5}{\cos^2x}\mathrm{d}x+\int\frac{\cos^2x}{\cos^2x}\mathrm{d}x=5\tan x+x+c$。

2. 解：(1)原式 $=\frac{1}{3}\int\sin 3x\mathrm{d}(3x)=\frac{1}{3}\int\sin u\mathrm{d}u=-\frac{1}{3}\cos u+c=-\frac{1}{3}\cos 3x+c$；

(2) 原式 $=-\frac{3}{2}\int\frac{\mathrm{d}(-2x)}{(1-2x)^2}=-\frac{3}{2}\int\frac{\mathrm{d}(1-2x)}{(1-2x)^2}-\frac{3}{2}\int u^{-2}\mathrm{d}u=\frac{3}{2}u^{-1}+c=\frac{3}{2(1-2x)}+c$；

(3)原式 $=\int\sqrt{x-1}\mathrm{d}(x-1)=\int u\mathrm{d}u^2=\int 2u^2\mathrm{d}u=\frac{2}{3}u^3+c=\frac{2}{3}(x-1)^{\frac{3}{2}}+c$；

(4)原式 $=\int\mathrm{e}^{x^2}\mathrm{d}x^2=\int\mathrm{e}^u\mathrm{d}u=\mathrm{e}^u+c=\mathrm{e}^{x^2}+c$；

(5)原式 $=\int\sin^3x\mathrm{d}\sin x=\int u^3\mathrm{d}u=\frac{1}{4}u^4+c=\frac{1}{4}\sin^4x+c$；

(6)原式 $=\int 2\sin x\cos x\cos^3x\mathrm{d}x=2\int\sin x\cos^4x\mathrm{d}x=-\frac{2}{5}\cos^5x+c$；

(7)原式 $=\int\frac{1}{1+\mathrm{e}^x}\mathrm{d}\mathrm{e}^x=\int\frac{1}{1+\mathrm{e}^x}d(1+\mathrm{e}^x)=\ln(1+\mathrm{e}^x)+c$；

(8)原式 $=\int\frac{1}{1+\ln x}\mathrm{d}\ln x=\int\frac{1}{1+\ln x}\mathrm{d}(1+\ln x)=\ln|1+\ln x|+c$；

(9)令 $u=x+1$，则 $x=u-1,\mathrm{d}x=\mathrm{d}u$，则 $\int x(x+1)^{10}\mathrm{d}x=\int(u-1)u^{10}\mathrm{d}u$

$$=\int(u^{11}-u^{10})\mathrm{d}u=\frac{1}{12}u^{12}-\frac{1}{11}u^{11}+c=\frac{(x+1)^{12}}{12}-\frac{(x+1)^{11}}{11}+c；$$

(10)令 $u=1+\sqrt{x}$，则 $x=(u-1)^2,\mathrm{d}x=2(u-1)\mathrm{d}u$，则 $\int\frac{\mathrm{d}x}{1+\sqrt{x}}=\int\frac{2(u-1)}{u}\mathrm{d}u$

$$=\int\left(2-\frac{2}{u}\right)\mathrm{d}u=2u-2\ln u+c=2(1+\sqrt{x})-2\ln(1+\sqrt{x})+c；$$

(11)令 $\sqrt{1+\mathrm{e}^{2x}}=u,x=\frac{1}{2}\ln(u^2-1),\mathrm{d}x=\frac{1}{2}\frac{2u}{u^2-1}\mathrm{d}u=\frac{u}{u^2-1}\mathrm{d}u$，则

$$\int\frac{\mathrm{d}x}{\sqrt{1+\mathrm{e}^{2x}}}=\int\frac{u\mathrm{d}u}{(u^2-1)u}=\int\frac{\mathrm{d}u}{u^2-1}$$

$$=\frac{1}{2}\left(\int\frac{\mathrm{d}(u-1)}{u-1}-\int\frac{\mathrm{d}(u+1)}{u+1}\right)=\frac{1}{2}\ln\left|\frac{u-1}{u+1}\right|+c\ ;$$

$$=\frac{1}{2}\ln\left|\frac{\sqrt{1+\mathrm{e}^{2x}}-1}{\sqrt{1+\mathrm{e}^{2x}}+1}\right|+c=\ln\left|\frac{\sqrt{1+\mathrm{e}^{2x}}-1}{\mathrm{e}^{x}}\right|+c$$

$$=\ln\left|\sqrt{1+\mathrm{e}^{2x}}-1\right|-x+c;$$

(12) $\int\frac{\mathrm{d}x}{\mathrm{e}^x+\mathrm{e}^{-x}}\xlongequal{u=\mathrm{e}^x}\int\frac{1}{u+\frac{1}{u}}\times\frac{1}{u}\mathrm{d}u=\int\frac{1}{u^2+1}\mathrm{d}u$

$$=\arctan u+c=\arctan \mathrm{e}^x+c;$$

(13) $\int\frac{\mathrm{d}x}{(x-1)(x+4)}=\frac{1}{5}\int\left(\frac{1}{x-1}-\frac{1}{x+4}\right)\mathrm{d}x=\frac{1}{5}\ln\left|\frac{x-1}{x+4}\right|+c\ ;$

(14)原式$=\int\frac{\cos x-\sin x}{\cos x+\sin x}\mathrm{d}x=\int\frac{1}{\cos x+\sin x}\mathrm{d}(\cos x+\sin x)=\ln|\cos x+\sin x|+c\ ;$

(15) $\int\frac{\mathrm{d}x}{\sqrt{x}(1+x)}\xlongequal{u=\sqrt{x}}\int\frac{2u\mathrm{d}u}{u(1+u^2)}=\int\frac{2\mathrm{d}u}{1+u^2}=2\arctan u+c=2\arctan\sqrt{x}+c\ ;$

(16) $\int\frac{x^2}{\sqrt{4-x^2}}\mathrm{d}x\xlongequal{x=2\sin t}\int\frac{(2\sin t)^2}{2\cos t}\cdot 2\cos t\mathrm{d}t=4\int\sin^2t\mathrm{d}t=4\int\frac{1-\cos 2t}{2}\mathrm{d}t$

$$=2\int\mathrm{d}t-2\int\cos 2t\mathrm{d}t=2t-\sin 2t+c=2\arcsin\frac{x}{2}-\frac{x}{2}\sqrt{4-x^2}+c\ 。$$

3. 解:(1)令 $u=\arcsin x$,$v=x$,直接用分部积分法公式 $\int u\mathrm{d}v=uv-\int v\mathrm{d}u$,得

$$\int\arcsin x\mathrm{d}x=x\arcsin x-\int x\mathrm{d}\arcsin x=x\arcsin x-\int\frac{x}{\sqrt{1-x^2}}\mathrm{d}x$$

$$=x\arcsin x+\frac{1}{2}\int\frac{1}{\sqrt{1-x^2}}\mathrm{d}(1-x^2)=x\arcsin x+\sqrt{1-x^2}+c;$$

(2)分部积分 $\int\ln x\mathrm{d}x=x\ln x-\int x\mathrm{d}\ln x=x\ln x-\int 1\mathrm{d}x=x\ln x-x+c\ ;$

(3)原式$=\int\ln x\mathrm{d}\left(\frac{1}{6}x^6\right)=\frac{1}{6}x^6\ln x-\int\frac{1}{6}x^6\mathrm{d}\ln x=\frac{1}{6}x^6\ln x-\frac{1}{36}x^6+c\ ;$

(4)原式$=\int\frac{1}{2}x\mathrm{d}(-\cos 2x)=-\frac{1}{2}x\cos 2x+\frac{1}{2}\int\cos 2x\mathrm{d}x$

$$=-\frac{1}{2}x\cos 2x+\frac{1}{4}\sin 2x+c\ ;$$

(5)原式$=\sin x\ln\sin x-\int\sin x\mathrm{d}(\ln\sin x)=\sin x\ln\sin x-\sin x+c\ ;$

(6)原式$=\int e^{-x}\mathrm{d}\sin x=\sin xe^{-x}-\int\sin x\mathrm{d}e^{-x}=\sin xe^{-x}+\int\sin xe^{-x}\mathrm{d}x$

$$=\sin xe^{-x}-\int e^{-x}\mathrm{d}\cos x=\sin xe^{-x}-\cos xe^{-x}+\int\cos x\mathrm{d}e^{-x}$$

$$=\sin xe^{-x}-\cos xe^{-x}-\int\cos xe^{-x}\mathrm{d}x,$$

所以,原式$=\frac{1}{2}e^{-x}(\sin x-\cos x)+c$;

(7) $\int(\arcsin x)^2\mathrm{d}x\xlongequal{\arcsin x=t}\int t^2\mathrm{d}\sin t=t^2\sin t-\int\sin t\mathrm{d}t^2=t^2\sin t-2\int t\sin t\mathrm{d}t$

$$=t^2\sin t+2\int t\mathrm{d}\cos t=t^2\sin t+2t\cos t-2\int\cos t\mathrm{d}t$$

$$=t^2\sin t+2t\cos t-2\sin t+c$$

$$=x(\arcsin x)^2+2\sqrt{1-x^2}\arcsin x-2x+c;$$

(8) $\int\ln^2 x\mathrm{d}x=x\ln^2 x-\int x\mathrm{d}\ln^2 x=x\ln^2 x-2\int\ln x\mathrm{d}x=x\ln^2 x-2x\ln x+2x+c$;

(9) $\int x\tan^2 x\mathrm{d}x=\int x(\sec^2 x-1)\mathrm{d}x=\int x\sec^2 x\mathrm{d}x-\int x\mathrm{d}x=\int x\mathrm{d}\tan x-\int x\mathrm{d}x$

$$=x\tan x-\int\tan x\mathrm{d}x-\frac{1}{2}x^2+c=x\tan x+\ln|\cos x|-\frac{1}{2}x^2+c;$$

(10) $\int\frac{\ln(x+1)}{\sqrt{x+1}}\mathrm{d}x=\int\frac{\ln(x+1)}{\sqrt{x+1}}\mathrm{d}(x+1)=\int\ln(x+1)\mathrm{d}[2(x+1)^{\frac{1}{2}}]$

$$=2(x+1)^{\frac{1}{2}}\ln(x+1)-2\int(x+1)^{\frac{1}{2}}\mathrm{d}\ln(x+1)$$

$$=2(x+1)^{\frac{1}{2}}\ln(x+1)-4(x+1)^{\frac{1}{2}}+c;$$

(11)令 $t=\arcsin x, x=\sin t, \mathrm{d}x=\cos t\mathrm{d}t$

$$\int x\cdot\arcsin x\mathrm{d}x=\int\sin t\cdot t\cdot\cos t\mathrm{d}t=\frac{1}{2}\int t\cdot\sin 2t\mathrm{d}t=\frac{1}{4}\int t\cdot\sin 2t\mathrm{d}(2t)$$

$$=-\frac{1}{4}\int t\mathrm{d}\cos 2t=-\left(\frac{1}{4}t\cos 2t-\frac{1}{4}\int\cos 2t\mathrm{d}t\right)$$

$$=-\frac{1}{4}(1-2x^2)\arcsin x+\frac{x}{4}\sqrt{1-x^2}+c;$$

(12)令 $\sqrt[3]{x+1}=t, x=t^3-1, \mathrm{d}x=3t^2\mathrm{d}t$

$$\int\frac{\mathrm{d}x}{1+\sqrt[3]{x+1}}=\int\frac{3t^2}{1+t}\mathrm{d}t=3\int\frac{t^2-1+1}{1+t}\mathrm{d}t=3\int\left(t-1+\frac{1}{1+t}\right)\mathrm{d}t$$

$$=3\left(\frac{t^2}{2}-t+\ln|1+t|\right)+c$$

$$=\frac{3}{2}(x+1)^{\frac{2}{3}}-3(x+1)^{\frac{1}{3}}+3\ln|1+(x+1)^{\frac{1}{3}}|+c。$$

习 题 四

1. 解：定积分 $\int_a^b f(x)\mathrm{d}x$（其中 a,b 为常数）是常数，它与被积函数和常数 a,b 有关。

2. 解：(1)不一定，当 $a>b$ 时，$\int_a^b f(x)\mathrm{d}x \leqslant 0$；(2)正确。

3. 解：(1)由于在 $\left[0,\frac{\pi}{2}\right]$ 上，$\sin x \geqslant 0$，所以 $\int_0^{\frac{\pi}{2}} \sin x\mathrm{d}x > 0$；

(2)由于在 $\left[\frac{1}{2},1\right]$ 上，$\ln x \leqslant 0$，所以 $\int_{\frac{1}{2}}^1 \ln x\mathrm{d}x < 0$。

4. 解：(1)由 $\sin x$ 在 $[-\pi,\pi]$ 上是奇函数，积分区间是关于原点的对称区间。$\sin x$ 在 $[-\pi,0]$，$[0,\pi]$ 上的积分数值相反，所以 $\int_{-\pi}^{\pi} \sin x\mathrm{d}x = 0$ 成立；

(2)由 $\cos x$ 在 $\left[-\frac{\pi}{2},\frac{\pi}{2}\right]$ 上是偶函数，由定积分的几何意义 $\int_{-\frac{\pi}{2}}^{\frac{\pi}{2}} \cos x\mathrm{d}x > 0$，而 $\int_0^{\pi} \cos x\mathrm{d}x = 0$，所以 $\int_{-\frac{\pi}{2}}^{\frac{\pi}{2}} \cos x\mathrm{d}x = \int_0^{\pi} \cos x\mathrm{d}x$ 是错误的。

5. 解：(1) 当 $x\in[1,4]$ 时，$2\leqslant x^2+1\leqslant 17$，所以 $6 \leqslant \int_1^4 (x^2+1)\mathrm{d}x \leqslant 51$；

(2) 当 $x\in\left[0,\frac{\pi}{2}\right]$，$1\leqslant 1+\sin^2 x\leqslant 2$，所以 $\frac{\pi}{2} \leqslant \int_0^{\frac{\pi}{2}} 1+\sin^2 x\mathrm{d}x \leqslant \pi$。

6. 解：令函数 y 的一阶导数为 0，得：$y'=x\mathrm{e}^{-x^2}=0\Rightarrow x=0$，当 $x<0$ 时，$y'<0$；当 $x>0$ 时，$y'>0$，所以 $x=0$ 点是函数 y 的极小值点；极小值为 $y=0$。令函数 y 的二阶导数为 0，得：

$y''=(x\mathrm{e}^{-x^2})'=(1-2x^2)\mathrm{e}^{-x^2}=0$，可得：$x=\pm\frac{\sqrt{2}}{2}$，列表如下：

x	$\left(-\infty,-\frac{\sqrt{2}}{2}\right)$	$-\frac{\sqrt{2}}{2}$	$\left(-\frac{\sqrt{2}}{2},\frac{\sqrt{2}}{2}\right)$	$\frac{\sqrt{2}}{2}$	$\left(\frac{\sqrt{2}}{2},+\infty\right)$
y''	−	0	+	0	−
y	凸	拐点	凹	拐点	凸

所以拐点为 $\left(-\frac{\sqrt{2}}{2},\frac{1}{2}-\frac{1}{2}\mathrm{e}^{-\frac{1}{2}}\right)$，$\left(\frac{\sqrt{2}}{2},\frac{1}{2}-\frac{1}{2}\mathrm{e}^{-\frac{1}{2}}\right)$。

7. 解：由变上限函数的导数性质可得

$$y' = \left(\int_{\frac{1}{x}}^{\sqrt{x}} \cos t^2\mathrm{d}t\right)' = \left(\int_0^{\sqrt{x}} \cos t^2\mathrm{d}t - \int_0^{\frac{1}{x}} \cos t^2\mathrm{d}t\right)' = \cos x\left(\frac{1}{2}x^{-\frac{1}{2}}\right)+\cos\frac{1}{x^2}\cdot\frac{1}{x^2}。$$

8. 解：两端求导 $\left(\int_0^y \mathrm{e}^t\mathrm{d}t+\int_0^x \cos t\mathrm{d}t\right)' = 0$，可得 $\mathrm{e}^y y' + \cos x = 0$，故 $y'=-\cos x\mathrm{e}^{-y}$。

9. 解：(1) $\int_0^{\frac{\pi}{2}} \cos x\mathrm{d}x = 1$；　(2) $\int_0^1 \frac{1}{1+x^2}\mathrm{d}x = \arctan x\Big|_0^1 = \frac{\pi}{4}$；

(3) $\int_1^{\mathrm{e}} \frac{1+\ln x}{x}\mathrm{d}x = \frac{1}{2}(1+\ln x)^2\Big|_1^{\mathrm{e}} = \frac{3}{2}$；

(4) $\int_{\mathrm{e}}^{\mathrm{e}^2} \frac{1}{x\ln x}\mathrm{d}x = \int_{\mathrm{e}}^{\mathrm{e}^2} \frac{1}{\ln x}\mathrm{d}\ln x = \ln|\ln x|\,|_{\mathrm{e}}^{\mathrm{e}^2} = \ln 2$；

(5) $\int_{-1}^1 x|x|\mathrm{d}x = \int_{-1}^0 -x^2\mathrm{d}x + \int_0^1 x^2\mathrm{d}x = 0$；

(6) $\int_{-1}^2 \mathrm{e}^{-|x|}\mathrm{d}x = \int_{-1}^0 \mathrm{e}^x\mathrm{d}x + \int_0^2 \mathrm{e}^{-x}\mathrm{d}x = 2 - \frac{1}{\mathrm{e}} - \frac{1}{\mathrm{e}^2}$；

(7) $\int_0^{\frac{\pi}{4}} \tan^3\theta\mathrm{d}\theta \xlongequal{t=\tan\theta} \int_0^1 t^3\mathrm{d}\arctan t = \int_0^1 \frac{t^3}{1+t^2}\mathrm{d}t$

$= \frac{1}{2}\int_0^1\left(1-\frac{1}{1+t^2}\right)\mathrm{d}t^2 = \frac{1}{2} - \frac{1}{2}\ln 2$；

(8)原式 $= 2\int_0^{\frac{\pi}{2}} \cos^6 x\sin x\mathrm{d}x = -2\int_0^{\frac{\pi}{2}} \cos^6 x\mathrm{d}\cos x = -\frac{2}{7}\cos^7 x\Big|_0^{\frac{\pi}{2}} = \frac{2}{7}$；

(9) $\int_0^1 \frac{1}{1+\mathrm{e}^x}\mathrm{d}x = \int_0^1 \frac{1+\mathrm{e}^x-\mathrm{e}^x}{1+\mathrm{e}^x}\mathrm{d}x = \int_0^1\left(1-\frac{\mathrm{e}^x}{1+\mathrm{e}^x}\right)\mathrm{d}x$

$= x|_0^1 - \int_0^1 \frac{1}{1+\mathrm{e}^x}\mathrm{d}\mathrm{e}^x = 1 - \ln\frac{1+\mathrm{e}}{2}$；

(10) $\int_0^4 \frac{1}{1+\sqrt{x}}\mathrm{d}x = \int_0^4 \frac{1}{1+\sqrt{x}}\mathrm{d}(\sqrt{x})^2 = \int_0^4 \frac{1}{1+\sqrt{x}}\cdot 2\sqrt{x}\mathrm{d}(\sqrt{x})$

$= 2\int_0^4 \frac{\sqrt{x}+1-1}{1+\sqrt{x}}\mathrm{d}(\sqrt{x}) = 2\int_0^4\mathrm{d}(\sqrt{x}) - 2\int_0^4 \frac{1}{1+\sqrt{x}}\mathrm{d}(\sqrt{x}+1)$

$= 2\sqrt{x}\Big|_0^4 - 2\ln(1+\sqrt{x})\Big|_0^4 = 4 - 2\ln 3$；

(11) $\int_{-1}^1 \frac{x}{\sqrt{5-4x}}\mathrm{d}x \xlongequal{t=\sqrt{5-4x}} \int_3^1 \frac{5-t^2}{4t}\times\left(-\frac{t}{2}\right)\mathrm{d}t$

$= -\int_3^1 \frac{5-t^2}{8}\mathrm{d}t = \frac{5}{8}t - \frac{1}{24}t^3\Big|_1^3 = \frac{1}{6}$；

(12)原式 $\xlongequal{x=a\sin t} a^4\int_0^{\frac{\pi}{2}}\left(\frac{1}{2}\sin 2t\right)^2\mathrm{d}t = \frac{a^4}{4}\int_0^{\frac{\pi}{2}} \frac{1-\cos 4t}{2}\mathrm{d}t$

$= \frac{a^4}{8}\left(t - \frac{1}{4}\sin 4t\right)\Big|_0^{\frac{\pi}{2}} = \frac{\pi}{16}a^4$；

(13) $\int_0^1 t\mathrm{e}^{-t}\mathrm{d}t = \int_0^1 -t\mathrm{d}e^{-t} = -t\mathrm{e}^{-t}\Big|_0^1 - \int_0^1 e^{-t}\mathrm{d}(-t) = -t\mathrm{e}^{-t}\Big|_0^1 - \mathrm{e}^{-t}\Big|_0^1 = 1 - \frac{2}{\mathrm{e}}$；

(14) $\int_0^1 x\cdot\arctan x\mathrm{d}x = \int_0^1 \arctan x\mathrm{d}\left(\frac{1}{2}x^2\right) = \frac{1}{2}x^2\arctan x\Big|_0^1 - \frac{1}{2}\int_0^1 x^2\mathrm{d}\arctan x$

$$=\frac{1}{2}x^2\arctan x\Big|_0^1-\frac{1}{2}\int_0^1\frac{x^2}{1+x^2}dx$$

$$=\frac{1}{2}x^2\arctan x\Big|_0^1-\frac{1}{2}(x-\arctan x)\Big|_0^1$$

$$=\frac{\pi}{4}-\frac{1}{2};$$

(15) $\int_1^4\frac{\ln x}{\sqrt{x}}dx=\int_1^4\ln x\cdot x^{-\frac{1}{2}}dx=\int_1^4\ln x\cdot d(2\sqrt{x})=2(\sqrt{x}\cdot\ln x)\Big|_1^4-2\int_1^4\sqrt{x}d(\ln x)$

$$=2(\sqrt{x}\cdot\ln x)\Big|_1^4-2\int_1^4\sqrt{x}\cdot\frac{1}{x}dx=2(\sqrt{x}\cdot\ln x)\Big|_1^4-4(\sqrt{x})\Big|_1^4=4\ln 4-4;$$

(16) $\int_1^e x\ln x dx=\int_1^e\ln x d\left(\frac{1}{2}x^2\right)=\frac{1}{2}x^2\ln x\Big|_1^e-\int_1^e\frac{1}{2}x^2 d(\ln x)=\frac{1}{4}(e^2+1)$。

10. 解:所求面积为 $S=\int_3^5 y dx=\int_3^5(x^2-4x+5)dx=(\frac{1}{3}x^3-2x^2+5x)\Big|_3^5=10\frac{2}{3}$。

11. 解:由题意,确定为 D_y 型区域,所求面积为 $S=\int_{\ln a}^{\ln b}e^y dy=e^y\Big|_{\ln a}^{\ln b}=b-a$。

12. 解:根据题意,可画出下图。

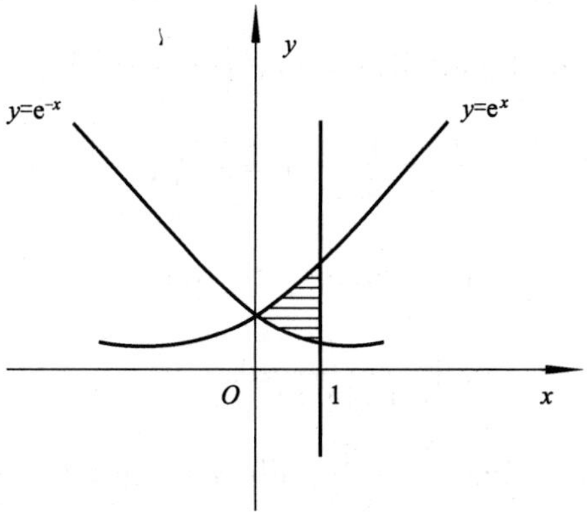

所求面积为:$S=\int_0^1(e^x-e^{-x})dx=(e^x+e^{-x})\Big|_0^1=e+\frac{1}{e}-2$。

13. 解:所求面积为:$S=\int_0^1(2x-x)dx+\int_1^2(2x-x^2)dx=\frac{1}{2}x^2\Big|_0^1+\left(x^2-\frac{1}{3}x^3\right)\Big|_1^2=\frac{7}{6}$。

14. 解:由旋转体体积公式,得 $V=\pi\int_a^{2a}\left(\frac{a}{x}\right)^2dx=\pi a^2\times\left(-\frac{1}{x}\right)\Big|_a^{2a}=\frac{\pi a}{2}$。

15. 解:依题意,可画出如下草图,由$\begin{cases}y=x^2\\x=y^2\end{cases}$,得交点为(0,0) (1,1),由绕 y 轴旋转体体积公式:

$$V=\int_0^1\pi(x_1^2-x_2^2)dy=\pi\int_0^1(y-y^4)dy=\pi\left(\frac{1}{2}y^2-\frac{1}{5}y^5\right)\Big|_0^1=\frac{3}{10}\pi。$$

16. 解：由题意可得，速度 $v=(ct^3)'=3ct^2$，则微元功 $dW=Fdx=-kv^2dx$，所以

$$W=-\int_0^{\sqrt[3]{\frac{a}{c}}} k(3ct^2)^2\cdot 3ct^2dt=-27kc^3\int_0^{\sqrt[3]{\frac{a}{c}}} t^6dt=-\frac{27}{7}kc^{\frac{2}{3}}a^{\frac{7}{3}}\text{（焦）},$$

即物体由 $x=0$ 运动至 $x=a$ 点时阻力所做的功为 $-\frac{27}{7}kc^{\frac{2}{3}}a^{\frac{7}{3}}$ 焦。

17. 解：由题意，设圆的方程为 $x^2+(y-R)^2=R^2$，根据微元法，取一层薄薄的水，近似的可以看成圆柱形，薄层水的体积为 $dV=\pi x^2dy$，抽出薄层水需要做的微元功为：

$dW=\pi x^2dy\rho g(R-y)=\pi\rho g(R-y)[R^2-(y-R)^2]dy$，所求得功为：

$$W=\int_0^R\pi\rho g(R-y)[R^2-(y-R)^2]dy=\pi\rho g\int_0^R(2R^2y-3Ry^2+y^3)dy=\frac{1}{4}\pi\rho gR^4\text{。}$$

18. 解：由函数在区间上的平均值公式，可以直接求得

$$\overline{y}=\frac{1}{b-a}\int_a^bf(x)dx=\frac{1}{2-0}\int_0^2 2xe^{-x}dx=(-xe^{-x})\Big|_0^2-\int_0^2e^{-x}d(-x)=1-3e^{-2}\text{。}$$

19. 解：(1) $\int_1^{+\infty}\frac{1}{x^4}dx=\lim\limits_{a\to+\infty}\int_1^a\frac{1}{x^4}dx=\frac{1}{3}$；

(2) $\int_0^{+\infty}e^{-x}dx=\lim\limits_{a\to+\infty}\int_0^a e^{-x}dx=1$；

(3) $$\int_{-\infty}^0 xe^{-x^2}dx=\lim_{a\to-\infty}\int_a^0 xe^{-x^2}dx=\lim_{a\to-\infty}\left(-\frac{1}{2}e^{-x^2}\right)\Big|_a^0$$

$$=\lim_{a\to+\infty}\left(-\frac{1}{2}+\frac{1}{2}\frac{1}{e^{a^2}}\right)=-\frac{1}{2};$$

(4) $$\int_0^{+\infty}e^{-x}\sin x\,dx=\lim_{a\to+\infty}\int_0^a e^{-x}\sin x\,dx=\lim_{a\to+\infty}\frac{-\cos xe^{-x}-\sin xe^{-x}}{2}\Big|_0^a=\frac{1}{2};$$

(5) $$\int_e^{+\infty}\frac{1}{x(\ln x)^2}dx=\lim_{a\to+\infty}\int_e^a\frac{1}{x(\ln x)^2}dx$$

$$=\lim_{a\to+\infty}\int_e^a\frac{1}{(\ln x)^2}d\ln x=\lim_{a\to+\infty}\left(-\frac{1}{\ln x}\right)\Big|_e^a=1;$$

(6) $$\int_0^1\frac{1}{\sqrt{1-x^2}}dx=\lim_{\varepsilon\to0}\int_0^{1-\varepsilon}\frac{1}{\sqrt{1-x^2}}dx$$

$$=\lim_{\varepsilon\to0}\arcsin x\Big|_0^{1-\varepsilon}=\lim_{\varepsilon\to0}\arcsin(1-\varepsilon)=\frac{\pi}{2}\text{。}$$

习 题 五

1. 解：设所求点坐标为 $C(1,0,z)$，已知 $A(1,0,0)$ 和 $B(2,1,-2)$ 与 $C(1,0,z)$ 等距，且 $|CA|=z$，$|CB|=\sqrt{1+1+(z+2)^2}$，可得 $z=\sqrt{2+(z+2)^2}$，故所求坐标为

$C\left(1,0,-\frac{3}{2}\right)$。

2. 解：在 xOy 坐标面上的点的纵坐标为 O，在 yOz 坐标面上的点的横坐标为 0。

3. 解：标准形：$(x-2)^2+\left(y+\frac{1}{2}\right)^2+z^2=\frac{17}{4}$，则球心坐标为 $\left(2,-\frac{1}{2},0\right)$，半径为 $\frac{\sqrt{17}}{2}$。

4. 解：(1)$x=a$ 表示一个平行于 yOz 坐标面的平面，与原点距离为 a；

(2)$4x^2+y^2=1$ 表示母线平行 z 轴的椭圆柱面；

(3)方程 $x^2-z^2=1$ 表示母线平行 y 轴的双曲柱面。

5. 解：(1)定义域为：$x>0,y>0,z>0$； (2)定义域为：$1\leqslant x^2+y^2\leqslant 4$；

6. 解：(1)间断点为：$x=y$； (2)间断点为：$x=\frac{y^2}{2}$。

7. 解：(1)原式$=7$； (2)原式$=\lim\limits_{\substack{x\to 0\\ y\to 0}}\frac{(2-\sqrt{xy+4})(2+\sqrt{xy+4})}{xy(2+\sqrt{xy+4})}=\lim\limits_{\substack{x\to 0\\ y\to 0}}\frac{-1}{2+\sqrt{xy+4}}=-\frac{1}{4}$；

(3)原式$=\lim\limits_{\substack{x\to 0\\ y\to 4}}\frac{\sin xy}{xy}y=\lim\limits_{\substack{x\to 0\\ y\to 4}}\frac{\sin xy}{xy}\lim\limits_{\substack{x\to 0\\ y\to 4}}y=4$； (4)$\lim\limits_{\substack{x\to 0\\ y\to 1}}\frac{1-xy}{x^2+y^2}=\frac{1-0}{0+1}=1$。

8. 解：(1)$\frac{\partial u}{\partial x}=\cos(x^2+y^2+z^2)\cdot 2x$，$\frac{\partial u}{\partial y}=\cos(x^2+y^2+z^2)\cdot 2y$，

$\frac{\partial u}{\partial z}=\cos(x^2+y^2+z^2)\cdot 2z$； (2)$\frac{\partial z}{\partial x}=y+\frac{1}{y}$， $\frac{\partial z}{\partial y}=x-\frac{x}{y^2}$；

(3)$\frac{\partial z}{\partial x}=\frac{1}{1+\frac{y^2}{x^2}}\cdot\left(-\frac{y}{x^2}\right)=-\frac{y}{x^2+y^2}$，$\frac{\partial z}{\partial y}=\frac{1}{1+\frac{y^2}{x^2}}\cdot\frac{1}{x}=\frac{x}{x^2+y^2}$；

(4)$\frac{\partial z}{\partial x}=\frac{1}{\tan\frac{x}{y}}\frac{1}{\cos^2\frac{x}{y}}\frac{1}{y}=\frac{2}{y\sin\frac{2x}{y}}$，$\frac{\partial z}{\partial y}=\frac{1}{\tan\frac{x}{y}}\frac{1}{\cos^2\frac{x}{y}}\frac{-x}{y^2}=\frac{-2x}{y^2\sin\frac{2x}{y}}$。

9. 解：(1)$\frac{\partial z}{\partial x}=2x+3y$，$\frac{\partial z}{\partial y}=3x+2y$，所以在点(1,1)处，$\left.\frac{\partial z}{\partial x}\right|_{\substack{x=1\\ y=1}}=5$，$\left.\frac{\partial z}{\partial y}\right|_{\substack{x=1\\ y=1}}=5$；

(2)$\frac{\partial z}{\partial x}=\frac{1}{x+\frac{y}{2x}}\left(x+\frac{y}{2x}\right)'_x=\frac{1}{x+\frac{y}{2x}}\left(1+\frac{-y}{2x^2}\right)$，$f'_x(1,0)=1\times 1=1$，

$\frac{\partial z}{\partial y}=\frac{1}{x+\frac{y}{2x}}\left(x+\frac{y}{2x}\right)'_y=\frac{1}{x+\frac{y}{2x}}\frac{1}{2x}$，$f'_y(1,0)=1\times\frac{1}{2}=\frac{1}{2}$。

10. 解：(1)$\frac{\partial z}{\partial x}=2x-y-4y^2$，$\frac{\partial z}{\partial y}=-x-8xy$，

$\frac{\partial^2 z}{\partial x^2}=2$，$\frac{\partial^2 z}{\partial y^2}=-8x$，$\frac{\partial^2 z}{\partial x\partial y}=\frac{\partial^2 z}{\partial y\,\partial x}=-1-8y$；

(2)$\frac{\partial z}{\partial x}=\frac{y}{x}$，$\frac{\partial z}{\partial y}=\ln x$，$\frac{\partial^2 z}{\partial x^2}=-\frac{y}{x^2}$，$\frac{\partial^2 z}{\partial y^2}=0$，$\frac{\partial^2 z}{\partial x\partial y}=\frac{\partial^2 z}{\partial y\,\partial x}=\frac{1}{x}$；

(3) $\frac{\partial z}{\partial x}=\frac{x}{x^2+y^2}, \frac{\partial z}{\partial y}=\frac{y}{x^2+y^2}, \frac{\partial^2 z}{\partial x^2}=\frac{y^2-x^2}{(x^2+y^2)^2}$,

$\frac{\partial^2 z}{\partial x\,\partial y}=\frac{\partial^2 z}{\partial y\,\partial x}=-\frac{2xy}{x^2+y^2}, \frac{\partial^2 z}{\partial y^2}=\frac{x^2-y^2}{(x^2+y^2)^2}$;

11. 解：(1) $z'_x=y^x\ln y, z'_y=xy^{x-1}, \mathrm{d}z=\frac{\partial z}{\partial x}\mathrm{d}x+\frac{\partial z}{\partial y}\mathrm{d}y=y^x\ln y\mathrm{d}x+xy^{x-1}\mathrm{d}y$;

(2) $\frac{\partial z}{\partial x}=\cos(xy)(xy)'_x=y\cos(xy), \frac{\partial z}{\partial y}=\cos(xy)(xy)'_y=x\cos(xy)$,

$\mathrm{d}z=\frac{\partial z}{\partial x}\mathrm{d}x+\frac{\partial z}{\partial y}\mathrm{d}y=y\cos(xy)\mathrm{d}x+x\cos(xy)\mathrm{d}y$;

(3) $\mathrm{d}u=\frac{\partial u}{\partial x}\mathrm{d}x+\frac{\partial u}{\partial y}\mathrm{d}y+\frac{\partial u}{\partial z}\mathrm{d}z=2x\mathrm{e}^{x^2+y^2+z^2}\mathrm{d}x+2y\mathrm{e}^{x^2+y^2+z^2}\mathrm{d}y+2z\mathrm{e}^{x^2+y^2+z^2}\mathrm{d}z$。

12. 解：(1)设 $z=f(x,y)=x^y, \frac{\partial z}{\partial x}=yx^{y-1}, \frac{\partial z}{\partial y}=x^y\ln x$，令 $x=10, \Delta x=0.1, y=2, \Delta y=0.03$，

有 $\left.\frac{\partial z}{\partial x}\right|_{\substack{x=10\\y=2}}=20, \left.\frac{\partial z}{\partial y}\right|_{\substack{x=10\\y=2}}=100\ln 10$，代入近似计算公式可得：

$(10.1)^{2.03}\approx 10^2+20\times 0.1+100\ln 10\times 0.03=100+2+3\ln 3=108.91$。

(2)设 $z=f(x,y)=\ln(\sqrt[3]{x}+\sqrt[4]{y}-1)$，令 $x=1, \Delta x=0.03, y=1, \Delta y=-0.02$，可得

$\left.\frac{\partial z}{\partial x}\right|_{\substack{x=1\\y=1}}=\frac{1}{3}, \left.\frac{\partial z}{\partial y}\right|_{\substack{x=1\\y=1}}=\frac{1}{4}$，所以：

$$\ln(\sqrt[3]{1.03}+\sqrt[4]{0.98}-1)\approx\ln(\sqrt[3]{x}+\sqrt[4]{y}-1)\Big|_{\substack{x=1\\y=1}}+\left.\frac{\partial z}{\partial x}\right|_{\substack{x=1\\y=1}}\cdot\Delta x+\left.\frac{\partial z}{\partial y}\right|_{\substack{x=1\\y=1}}\cdot\Delta y$$

$$=\frac{1}{3}\cdot 0.03+\frac{1}{4}(-0.02)\approx 0.005。$$

13. 解：圆锥体积 $V=\frac{1}{3}\pi R^2H, \frac{\partial V}{\partial R}=\frac{2}{3}\pi RH, \frac{\partial V}{\partial H}=\frac{1}{3}\pi R^2$，令 $R=30, \Delta R=0.1$，

$H=60, \Delta H=-0.5$，可得 $\left.\frac{\partial V}{\partial R}\right|_{\substack{R=30\\H=60}}=1200\pi, \left.\frac{\partial V}{\partial H}\right|_{\substack{R=30\\H=60}}=300\pi$，故所求体积变化为：

$$\Delta V\approx \mathrm{d}V=\left.\frac{\partial V}{\partial R}\right|_{\substack{R=30\\H=60}}\cdot\Delta R+\left.\frac{\partial V}{\partial H}\right|_{\substack{R=30\\H=60}}\cdot\Delta H=1200\pi\times 0.1+300\pi\times(-0.5)=-30\pi。$$

14. 解：(1) $\frac{\partial z}{\partial x}=\frac{\partial z}{\partial u}\frac{\partial u}{\partial x}+\frac{\partial z}{\partial v}\frac{\partial v}{\partial x}$

$=(2uv-v^2)\cos y+(u^2-2uv)\sin y=3x^2\sin y\cos^2 y-3x^2\sin^2 y\cos y$,

$\frac{\partial z}{\partial y}=\frac{\partial z}{\partial u}\frac{\partial u}{\partial y}+\frac{\partial z}{\partial v}\frac{\partial v}{\partial y}=(2uv-v^2)(-x\sin y)+(u^2-2uv)x\cos y$

$=x^3(\sin^3 y+\cos^3 y)-2x^3\sin y\cos y(\sin y+\cos y)$;

(2) $\frac{\partial z}{\partial x}=\frac{\partial z}{\partial u}\frac{\partial u}{\partial x}+\frac{\partial z}{\partial v}\frac{\partial v}{\partial x}=2u\ln v\cdot\frac{1}{y}+\frac{u^2}{v}\cdot 3=\frac{2x}{y^2}\ln(3x-2y)+\frac{3x^2}{y^2(3x-2y)}$,

$$\frac{\partial z}{\partial y}=\frac{\partial z}{\partial u}\frac{\partial u}{\partial y}+\frac{\partial z}{\partial v}\frac{\partial v}{\partial y}=2u\ln v\cdot\frac{-x}{y^2}+\frac{u^2}{v}\cdot(-2)=\frac{-2x^2}{y^3}\ln(3x-2y)+\frac{-2x^2}{y^2(3x-2y)};$$

(3) $\frac{dz}{dt}=\frac{\partial z}{\partial x}\cdot\frac{dx}{dt}+\frac{\partial z}{\partial y}\cdot\frac{dy}{dt}=e^{x-2y}\cos t+e^{x-2y}(-2)3t^2=e^{\sin t-2t^3}(\cos t-6t^2)$;

(4) $\frac{\partial u}{\partial x}=e^{x^2+y^2+(x^2\cos y)^2}[2x+4x^3(\cos y)^2]$, $\frac{\partial u}{\partial y}=e^{x^2+y^2+(x^2\cos y)^2}(2y-2x^4\cos y\sin y)$。

15. 证明：因为 $z=xy+xe^{\frac{y}{x}}$，则

$$\frac{\partial z}{\partial x}=y+e^{\frac{y}{x}}+xe^{\frac{y}{x}}\left(-\frac{y}{x^2}\right)=y+e^{\frac{y}{x}}-\frac{y}{x}e^{\frac{y}{x}},\ \frac{\partial z}{\partial y}=x+xe^{\frac{y}{x}}\left(\frac{1}{x}\right)=x+e^{\frac{y}{x}}$$

左端 $=x\frac{\partial z}{\partial x}+y\frac{\partial z}{\partial y}=x\left(y+e^{\frac{y}{x}}-\frac{y}{x}e^{\frac{y}{x}}\right)+y(x+e^{\frac{y}{x}})=2xy+xe^{\frac{y}{x}}$

右端 $=z+xy=xy+xe^{\frac{y}{x}}+xy=2xy+xe^{\frac{y}{x}}$

所以 $x\frac{\partial z}{\partial x}+y\frac{\partial z}{\partial y}=z+xy$　　证毕。

16. 解：(1) 令 $F=\sin x+e^x-xy^2$，$F'_x=\cos x+e^x-y^2$，$F_y'=-2xy$，

所以 $\frac{dy}{dx}=-\frac{F'_x}{F'_y}=-\frac{\cos x+e^x-y^2}{-2xy}=\frac{1}{2xy}(\cos x+e^x-y^2)$；

或方程两边同时对 x 求导 $\cos x+e^x-y^2-2xy\frac{dy}{dx}=0$，解得

$\frac{dy}{dx}=\frac{1}{2xy}(\cos x+e^x-y^2)$；

(2) 令 $F=xy+x+y-1$，$F'_x=y+1$，$F_y'=x+1$，$\frac{dy}{dx}=-\frac{F'_x}{F'_y}=-\frac{y+1}{x+1}$；

(3) 令 $F=e^z-xyz$，$F'_x=-yz$，$F_y'=-xz$，$F_z'=e^z-xy$，所以

$$\frac{\partial z}{\partial x}=-\frac{F'_x}{F'_z}=-\frac{-yz}{e^z-xy}=\frac{yz}{e^z-xy},\quad \frac{\partial z}{\partial y}=-\frac{F'_y}{F'_z}=-\frac{-xz}{e^z-xy}=\frac{xz}{e^z-xy}$$

$$\frac{\partial y}{\partial x}=-\frac{F'_x}{F'_y}=-\frac{-yz}{-xz}=-\frac{y}{x}。$$

17. 解：(1) $f_x'=3x^2-3y$，$f_y'=3y^2-3x$，$f_{xx}''=6x$，$f_{xy}''=-3$，$f_{yy}''=6y$，

联立 $\begin{cases}f_x'=0\\f_y'=0\end{cases}$ 得驻点(0,0)，(1,1)；在(0,0)点处，$B^2-AC=9>0$，不能取得极值；

在(1,1)点处，$B^2-AC=9-36=-27<0$，且 $A=6>0$，故有极值且为极小值，

所以函数 $f(x,y)=x^3+y^3-3xy$ 在(1,1)点取得极小值 $f(1,1)=-1$。

(2) $f_x'=4-2x$，$f_y'=-4-2y$，$f_{xx}''=-2$，$f_{xy}''=0$，$f_{yy}''=-2$，

由 $\begin{cases}f_x'=0\\f_y'=0\end{cases}$ 解得驻点为(2，−2)，$A=-2<0$，$B=0$，$C=-2$，$B^2-AC=-4<0$，

所以函数 $f(x,y)=4(x-y)-y^2-x^2$ 在点(2，−2)处取得极大值8。

(3)求偏导数，解方程组：

$$\begin{cases} f'_x=2e^{2x}(x+y^2+2y)+e^{2x}=e^{2x}(2x+2y^2+4y+1)=0 \\ f'_y=e^{2x}(2y+2)=0 \end{cases}$$

得驻点为$\left(\frac{1}{2},-1\right)$，又$f''_{xx}=4e^{2x}(x+y^2+2y+1)$，$f''_{xy}=2e^{2x}(2y+2)$，$f''_{yy}=2e^{2x}$，

在驻点$\left(\frac{1}{2},-1\right)$有：$A=2e>0,B=0,C=2e,\Delta=B^2-AC=-4e^2<0$，

所以函数$f(x,y)=e^{2x}(x+y^2+2y)$在点$\left(\frac{1}{2},-1\right)$处取得极小值$-\frac{1}{2}e$。

习 题 六

1. 解：(1) $\iint\limits_D f(x,y)d\sigma=\int_{-1}^1 dy\int_{-1}^1 f(x,y)dx=\int_{-1}^1 dx\int_{-1}^1 f(x,y)dy$；

(2) $\iint\limits_D f(x,y)d\sigma=\int_0^1 dx\int_x^1 f(x,y)dy=\int_0^1 dy\int_0^y f(x,y)dx$；

(3) $\iint\limits_D f(x,y)d\sigma=\int_{-2}^0 dx\int_0^{4-x^2} f(x,y)dy+\int_0^2 dx\int_{2-\sqrt{4-x^2}}^{2+\sqrt{4-x^2}} f(x,y)dy$

$$=\int_0^4 dy\int_{-\sqrt{4-y}}^{\sqrt{4y-y^2}} f(x,y)dx。$$

2. 解：(1) $\int_0^1 dy\int_0^y f(x,y)dx=\int_0^1 dx\int_x^1 f(x,y)dy$；

(2) $\int_{-1}^1 dx\int_0^{\sqrt{1-x^2}} f(x,y)dy=\int_0^1 dy\int_{-\sqrt{1-y^2}}^{\sqrt{1-y^2}} f(x,y)dx$。

3. 解：(1)原式$=\int_0^1 dx\int_0^2 (x+y+1)dy=\int_0^1 (2x+4)dx=5$；(2) 原式$=(e-1)^2$；

(3) $\iint\limits_D (x+6y)dxdy=\int_0^1 dx\int_x^{5x}(x+6y)dy=\int_0^1 76x^2dx=\frac{76}{3}x^3\Big|_0^1=\frac{76}{3}$；

(4)积分区域D_x：$\begin{cases} 0\leqslant x\leqslant 1 \\ x^2\leqslant y\leqslant \sqrt{x} \end{cases}$，原式$=\int_0^1 dx\int_{x^2}^{\sqrt{x}}(x^2+y)dy=\frac{33}{140}$。

4. 解：(1)方法一：$\iint\limits_D ydxdy=\int_0^a dx\int_0^{\sqrt{a^2-x^2}} ydy=\int_0^a \frac{1}{2}(a^2-x^2)dx=\frac{1}{3}a^3$；

方法二：$\iint\limits_D ydxdy=\iint\limits_D r\sin\theta rdrd\theta=\int_0^{\frac{\pi}{2}}d\theta\int_0^a r^2\sin\theta dr=\int_0^{\frac{\pi}{2}}\frac{1}{3}a^3\sin\theta d\theta=\frac{1}{3}a^3$；

(2)积分区域D如下图所示，$x^2+y^2=Rx$的极坐标方程为$r=R\cos\theta,-\frac{\pi}{2}\leqslant\theta\leqslant\frac{\pi}{2}$，

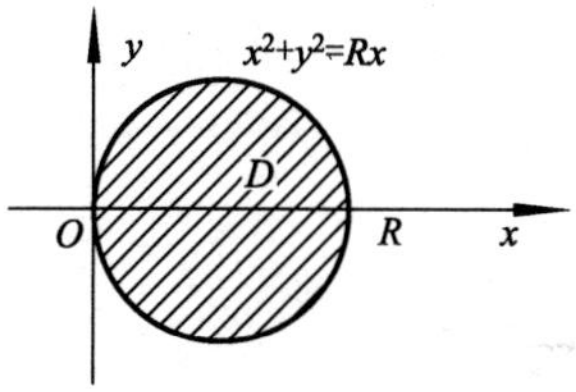

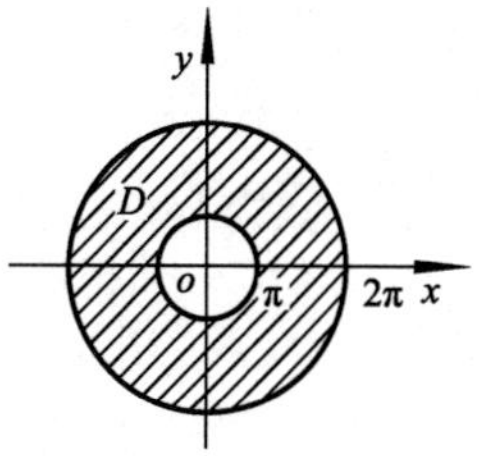

$$\iint\limits_D \sqrt{R^2-x^2-y^2}\,\mathrm{d}x\mathrm{d}y=\iint\limits_D \sqrt{R^2-x^2-y^2}\,r\mathrm{d}r\mathrm{d}\theta$$

$$=\int_{-\frac{\pi}{2}}^{\frac{\pi}{2}}\mathrm{d}\theta\int_0^{R\cos\theta} r\sqrt{R^2-r^2}\,\mathrm{d}r$$

$$=\int_{-\frac{\pi}{2}}^{\frac{\pi}{2}}\Big[-\frac{1}{3}(R^2-r^2)^{\frac{3}{2}}\mathrm{d}\theta=\frac{1}{3}R^3\pi\ ;$$

(3)积分区域 D 如上图所示,D 的边界的极坐标方程为 $r=\pi, r=2\pi$,

$$\iint\limits_D \sin\sqrt{x^2+y^2}\,\mathrm{d}x\mathrm{d}y=\int_0^{2\pi}\mathrm{d}\theta\int_{\pi}^{2\pi} r\sin r\mathrm{d}r=\int_0^{2\pi}\mathrm{d}\theta\int_{\pi}^{2\pi} r\mathrm{d}(-\cos r)$$

$$=2\pi(-r\cos r+\sin r)\Big|_{\pi}^{2\pi}=2\pi(-3\pi)=-6\pi^2。$$

5. 解:(1)联立方程组 $\begin{cases}y=x^2\\ y=x+2\end{cases}$ 求得交点为(−1,2),(2,4),积分区域为

$$D_x:-1\leqslant x\leqslant 2, x^2\leqslant y\leqslant x+2$$

则所求面积 $S=\int_{-1}^{2}d\mathrm{x}\int_{\mathrm{x}^2}^{\mathrm{x}+2}1d\mathrm{y}=\left(\frac{1}{2}\mathrm{x}^2+2\mathrm{x}-\frac{1}{3}\mathrm{x}^3\right)\Big|_{-1}^{2}=\frac{9}{2}$;

(2) $\int_0^{\frac{\pi}{4}}\mathrm{d}x\int_{\sin x}^{\cos x}\mathrm{d}y=\int_0^{\frac{\pi}{4}}(\cos x-\sin x)\mathrm{d}x=(\sin x+\cos x)\Big|_0^{\frac{\pi}{4}}=\sqrt{2}-1$ 。

6. 解:确定积分区域 D:$\begin{cases}0\leqslant x\leqslant 1\\ x\leqslant y\leqslant 5x\end{cases}$,

则所求面积 $\sigma=\iint\limits_D 1\mathrm{d}\sigma=\int_0^1\mathrm{d}x\int_x^{5x}\mathrm{d}y=\int_0^1 4x\mathrm{d}x=2x^2\,|_0^1=2$ 。

7. 解:所围几何体如图:D:$\begin{cases}0\leqslant x\leqslant 1\\ 0\leqslant y\leqslant 1-x\end{cases}$,

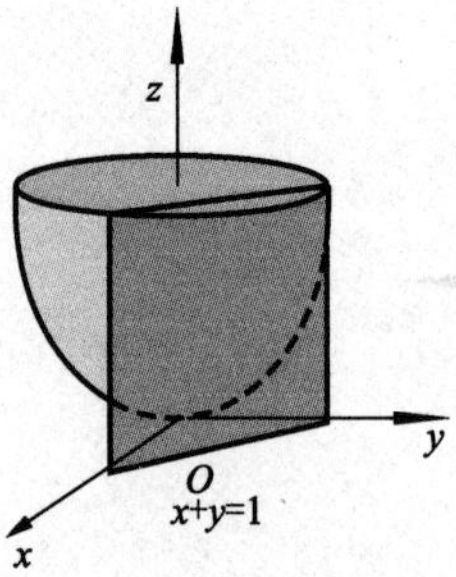

$$V=\iint_D(x^2+y^2)\mathrm{d}x\mathrm{d}y=\int_0^1\mathrm{d}x\int_0^{1-x}(x^2+y^2)\mathrm{d}y=\int_0^1(x^2y+\frac{1}{3}y^3)\Big|_0^{1-x}\mathrm{d}x$$

$$=\int_0^1\left[x^2(1-x)+\frac{1}{3}(1-x)^3\right]\mathrm{d}x=\left[\frac{1}{3}x^3-\frac{1}{4}x^4-\frac{1}{12}(x-1)^4\right]\Big|_0^1$$

$$=\frac{1}{12}+\frac{1}{12}=\frac{1}{6}\text{。}$$

8. 解：$m=\rho v=\rho sh$(厚度不计)$=\rho s=\int_0^2\mathrm{d}x\int_{x^2}^{2x}xy\,\mathrm{d}y=\int_0^2(2x^3-\frac{1}{2}x^5)\mathrm{d}x=\frac{8}{3}$。

9. 解：所求曲面方程为：$x^2+y^2+z^2=a^2$，积分区域为$\left(x-\frac{a}{2}\right)^2+y^2=\left(\frac{a}{2}\right)^2$所围。

因为$\frac{\partial z}{\partial x}=-\frac{x}{\sqrt{a^2-x^2-y^2}}$，$\frac{\partial z}{\partial y}=-\frac{y}{\sqrt{a^2-x^2-y^2}}$，根据曲面面积计算公式，

所以所求曲面面积 $S=\iint_D\sqrt{1+\left(\frac{\partial z}{\partial x}\right)^2+\left(\frac{\partial z}{\partial y}\right)^2}\mathrm{d}\sigma=\iint_D\frac{a}{\sqrt{a^2-x^2-y^2}}\mathrm{d}\sigma$

$$=4a\int_0^{\frac{\pi}{2}}\mathrm{d}\theta\int_0^{a\cos\theta}\frac{r}{\sqrt{a^2-r^2}}\mathrm{d}r=2\pi a^2-4a^2\text{。}$$

10. 解：根据题意，联立方程组可确定积分变量取值范围：$-1\leqslant x\leqslant 2$，$-2\leqslant y\leqslant 2$，

图形面积为$\sigma=\int_{-2}^2\mathrm{d}y\int_{\frac{y^2-4}{4}}^{\frac{4-y^2}{2}}\mathrm{d}x=8$，由于所围平面图形关于$x$轴对称，则$\overline{y}=0$，

$\overline{x}=\frac{1}{\sigma}\iint_D x\,\mathrm{d}\sigma=\frac{1}{8}\int_{-2}^2\mathrm{d}y\int_{\frac{y^2-4}{4}}^{\frac{4-y^2}{2}}x\mathrm{d}x=\frac{2}{5}$，所以，重心坐标为$\left(\frac{2}{5},0\right)$。

11. 解：$\iiint_\Omega xy\,\mathrm{d}x\mathrm{d}y\mathrm{d}z=\int_1^2\mathrm{d}x\int_{-2}^1\mathrm{d}y\int_0^{\frac{1}{2}}xy\,\mathrm{d}z=\int_1^2\mathrm{d}x\int_{-2}^1\frac{1}{2}xy\,\mathrm{d}y=\int_1^2\left(-\frac{3}{4}x\right)\mathrm{d}x=-\frac{9}{8}$。

习 题 七

1. 答：在一个微分方程中，未知函数的导数(或微分)的最高阶数称为微分方程的阶。
(1)二阶微分方程，(2)一阶微分方程，(3)二阶微分方程，(4)一阶微分方程。

2. 解:(1)该微分方程 $xy'-y\ln y=0$ 为可分离变量微分方程,

分离变量 $\frac{\mathrm{d}y}{y\ln y}=\frac{\mathrm{d}x}{x}$,两边积分 $\int\frac{\mathrm{d}y}{y\ln y}=\int\frac{\mathrm{d}x}{x}$,可得 $\ln(\ln y)=\ln x+\ln c$,

即 $\ln y=cx$,解得该微分方程的通解为 $y=e^{cx}$,其中 c 为任意常数。

(2)移项 $y'(a+x)=y-ay^2$,分离变量 $\frac{1}{y-ay^2}\mathrm{d}y=\frac{1}{a+x}\mathrm{d}x$,

两边积分 $\int\left(\frac{1}{y}+\frac{a}{1-ay}\right)\mathrm{d}y=\int\frac{1}{a+x}\mathrm{d}x$,$\ln y-\ln(1-ay)=\ln(a+x)+\ln c$,

解得该微分方程的通解为 $\frac{y}{1-ay}=c(a+x)$,c 为任意常数。

(3)分离变量 $\frac{\cos y}{\sin y}\mathrm{d}y=-\frac{\cos x}{\sin x}\mathrm{d}x$,两边积分 $\int\frac{\cos y}{\sin y}\mathrm{d}y=-\int\frac{\cos x}{\sin x}\mathrm{d}x$,

凑微分 $\int\frac{1}{\sin y}\mathrm{d}\sin y=-\int\frac{1}{\sin x}\mathrm{d}\sin x$,得 $\ln(\sin y)=-\ln(\sin x)+\ln c$,

该微分方程的通解为 $\sin x\cdot\sin y=c$,c 为任意常数。

(4)分离变量 $\frac{y}{y^2-1}\mathrm{d}y=\frac{x}{1-x^2}\mathrm{d}x$,通解为 $(x^2-1)(y^2-1)=c$,c 为任意常数。

(5)分离变量 $\frac{1}{y}\mathrm{d}y=\frac{2}{x}\mathrm{d}x$,得该微分方程的通解为 $y=cx^2$,将初始条件 $y\big|_{x=2}=1$ 代入上式得:$c=\frac{1}{4}$,则该微分方程的特解为 $y=\frac{1}{4}x^2$。

(6)分离变量 $\frac{y}{1+y^2}\mathrm{d}y=\frac{1}{x}\mathrm{d}x$,可得该微分方程的通解为 $1+y^2=cx^2$,

将初始条件 $y|_{x=2}=3$ 代入上式得:$c=\frac{5}{2}$,该微分方程的特解为 $y^2=\frac{5}{2}x^2-1$。

3. 解:(1)方程 $xy'-y-\sqrt{y^2-x^2}=0$ 两边同除以 x 得

$$y'-\frac{y}{x}-\sqrt{\left(\frac{y}{x}\right)^2-1}=0 \qquad ①$$

令 $\frac{y}{x}=u$,则 $y=ux$,代入①式有

$$u+x\frac{\mathrm{d}u}{\mathrm{d}x}-u-\sqrt{u^2-1}=0 \qquad ②$$

对方程②化简、分离变量 $\frac{1}{\sqrt{u^2-1}}\mathrm{d}u=\frac{1}{x}\mathrm{d}x$,两边积分 $\int\frac{1}{\sqrt{u^2-1}}\mathrm{d}u=\int\frac{1}{x}\mathrm{d}x$,

可得 $u+\sqrt{u^2-1}=cx$,即 $\frac{y}{x}+\sqrt{\left(\frac{y}{x}\right)^2-1}=cx$,

所以微分方程的通解为 $y+\sqrt{y^2-x^2}=cx^2$。

(2)微分方程 $x\dfrac{dy}{dx}=y\ln\dfrac{y}{x}$ 变形为 $\dfrac{dy}{dx}=\dfrac{y}{x}\ln\dfrac{y}{x}$，令 $\dfrac{y}{x}=u$，则 $y=ux$，$\dfrac{dy}{dx}=u+x\dfrac{du}{dx}$，代入上式可得 $u+x\dfrac{du}{dx}=u\ln u$，分离变量 $\dfrac{1}{u(\ln u-1)}du=\dfrac{1}{x}dx$，两边积分得：

$\ln u=cx+1$，$\ln\dfrac{y}{x}=cx+1$，所以微分方程的通解为 $y=xe^{cx+1}$。

(3)方程变形为 $\left(\dfrac{y}{x}-1\right)\dfrac{dy}{dx}=\left(\dfrac{y}{x}\right)^2$，令 $\dfrac{y}{x}=u$，则 $y=ux$，$\dfrac{dy}{dx}=u+x\dfrac{du}{dx}$，代入可得

$(u-1)\left(u+x\dfrac{du}{dx}\right)=u^2$，分离变量 $\dfrac{u-1}{u}du=\dfrac{1}{x}dx$，两边积分 $\int\dfrac{u-1}{u}du=\int\dfrac{1}{x}dx$，

得 $u-\ln u=\ln x+\ln c$，$\dfrac{y}{x}-\ln\dfrac{y}{x}=\ln x+\ln c$，$\dfrac{y}{x}=\ln cy$，将初始条件 $y|_{x=1}=1$

代入上式得：$c=e$，所以微分方程的特解为 $\ln y=\dfrac{y}{x}-1$。

(4)令 $\dfrac{y}{x}=u$，则 $y=ux$，$\dfrac{dy}{dx}=u+x\dfrac{du}{dx}$，代入微分方程可得 $u+x\dfrac{du}{dx}=\dfrac{1}{u}+u$，分离变量 $udu=\dfrac{1}{x}dx$，两边积分 $\int udu=\int\dfrac{1}{x}dx$，得 $u^2=2\ln x+c$，可得通解 $\left(\dfrac{y}{x}\right)^2=2\ln x+c$，将初始条件 $y\Big|_{x=1}=2$ 代入上式得：$c=4$，故该微分方程的特解为 $y^2=2x^2(\ln x+2)$。

4. 解：(1)$P(x)=1$，$Q(x)=e^{-x}$，则微分方程 $\dfrac{dy}{dx}+y=e^{-x}$ 的通解为

$$y=e^{-\int P(x)dx}\cdot\left[\int Q(x)\cdot e^{\int P(x)dx}dx+c\right]=e^{-\int dx}\left[\int e^{-x}\cdot e^{\int dx}dx+c\right]$$
$$=e^{-x}\left[\int e^{-x}\cdot e^{x}dx+c\right]=e^{-x}(x+c)；$$

(2)方程 $xy'+y=x^2+3x+2$ 变形为 $\dfrac{dy}{dx}+\dfrac{1}{x}y=x+3+\dfrac{2}{x}$，

$P(x)=\dfrac{1}{x}$，$Q(x)=x+3+\dfrac{2}{x}$，则微分方程的通解为

$$y=e^{-\int\frac{1}{x}dx}\cdot\left[\int\left(x+3+\frac{2}{x}\right)\cdot e^{\int\frac{1}{x}dx}dx+c\right]=\frac{1}{x}\cdot\left[\int\left(x+3+\frac{2}{x}\right)\cdot xdx+c\right]$$
$$=\frac{1}{x}\cdot\left[\int(x^2+3x+2)dx+c\right]=\frac{1}{x}\cdot\left(\frac{1}{3}x^3+\frac{3}{2}x^2+2x+c\right)$$
$$=\frac{1}{3}x^2+\frac{3}{2}x+2+\frac{c}{x}；$$

(3)$P(x)=\sin x$，$Q(x)=e^{\cos x}$，微分方程 $y'+y\sin x=e^{\cos x}$ 的通解为

$$y=e^{-\int\sin xdx}\cdot\left[\int e^{\cos x}\cdot e^{\int\sin xdx}dx+c\right]=e^{\cos x}\cdot\left[\int dx+c\right]=e^{\cos x}(x+c)；$$

(4) $P(x)=\tan x, Q(x)=\sin 2x$，微分方程 $y'+y\tan x=\sin 2x$ 的通解为

$$y=\mathrm{e}^{-\int \tan x\mathrm{d}x}\cdot\left[\int \sin 2x\cdot \mathrm{e}^{\int \tan x\mathrm{d}x}\mathrm{d}x+c\right]=\cos x\cdot\left[\int 2\sin x\mathrm{d}x+c\right]=c\cos x-2\cos^2 x;$$

(5) 方程 $xy'-y=\dfrac{x}{\ln x}$ 变形为 $\dfrac{\mathrm{d}y}{\mathrm{d}x}-\dfrac{1}{x}y=\dfrac{1}{\ln x}$，$P(x)=-\dfrac{1}{x}$，$Q(x)=\dfrac{1}{\ln x}$，则微分方程的通解为：

$$y=\mathrm{e}^{\int \frac{1}{x}\mathrm{d}x}\cdot\left[\int \frac{1}{\ln x}\cdot \mathrm{e}^{-\int\frac{1}{x}\mathrm{d}x}\mathrm{d}x+c\right]=x\cdot\left[\int \frac{1}{x\ln x}\mathrm{d}x+c\right]$$

$$=x\cdot[\ln(\ln x)+c];$$

(6) $P(x)=-\dfrac{1}{x}$，$Q(x)=-1$，则微分方程 $\dfrac{\mathrm{d}y}{\mathrm{d}x}-\dfrac{y}{x}=-1$ 的通解为

$$y=\mathrm{e}^{\int \frac{1}{x}\mathrm{d}x}\cdot\left[\int(-1)\cdot \mathrm{e}^{-\int\frac{1}{x}\mathrm{d}x}\mathrm{d}x+c\right]=x\cdot\left[-\int\frac{1}{x}\mathrm{d}x+c\right]=x(c-\ln x);$$

(7) $P(x)=\cos x$，$Q(x)=\sin x\cos x$，微分方程 $y'+y\cos x=\sin x\cos x$ 的通解为

$$y=\mathrm{e}^{-\int \cos x\mathrm{d}x}\cdot\left[\int \sin x\cos x\cdot \mathrm{e}^{\int \cos x\mathrm{d}x}\mathrm{d}x+c\right]=\mathrm{e}^{-\sin x}\left[\int \sin x\cos x\cdot \mathrm{e}^{\sin x}\mathrm{d}x+c\right]$$

$$=\mathrm{e}^{-\sin x}\left(\sin x\cdot \mathrm{e}^{\sin x}-\int \mathrm{e}^{\sin x}\mathrm{d}\sin x+c\right)=\sin x-1+c\mathrm{e}^{-\sin x},$$

将初始条件 $y\Big|_{x=0}=1$ 代入通解中得 $c=2$，所以微分方程的特解为

$y=2\mathrm{e}^{-\sin x}+\sin x-1$；

(8) $P(x)=\dfrac{1}{x}$，$Q(x)=e^x$，则微分方程 $\dfrac{\mathrm{d}y}{\mathrm{d}x}+\dfrac{y}{x}=\mathrm{e}^x$ 的通解为

$$y=\mathrm{e}^{-\int \frac{1}{x}\mathrm{d}x}\cdot\left[\int \mathrm{e}^x\cdot \mathrm{e}^{\int\frac{1}{x}\mathrm{d}x}\mathrm{d}x+c\right]=\frac{1}{x}\cdot\left[\int x\mathrm{e}^x\mathrm{d}x+c\right]$$

$$=\frac{1}{x}\cdot\left[\int x\mathrm{d}\mathrm{e}^x+c\right]=\frac{1}{x}\cdot(x\mathrm{e}^x-\mathrm{e}^x+c)$$，将初始条件 $y\Big|_{x=1}=6$ 代入通解中解得

$c=6$，故微分方程的特解为 $y=\dfrac{1}{x}\cdot(x\mathrm{e}^x-\mathrm{e}^x+6)$。

5. 解：(1) $y''=\int x\mathrm{e}^x\mathrm{d}x+c_1=\int x\mathrm{d}\mathrm{e}^x+c_1=x\mathrm{e}^x-\int \mathrm{e}^x\mathrm{d}x+c_1=x\mathrm{e}^x-\mathrm{e}^x+c_1$，

$$y'=\int(x\mathrm{e}^x-\mathrm{e}^x+c_1)\mathrm{d}x+c_2=x\mathrm{e}^x-2\mathrm{e}^x+c_1x+c_2,$$

$$y=\int(x\mathrm{e}^x-2\mathrm{e}^x+c_1x+c_2)\mathrm{d}x+c_3=x\mathrm{e}^x-\mathrm{e}^x-2\mathrm{e}^x+\frac{c_1}{2}x^2+c_2x+c_3;$$

(2) $y'=\int\dfrac{1}{1+x^2}\mathrm{d}x+c_1=\arctan x+c_1$，

$$y=\int(\arctan x+c_1)dx+c_2=\int\arctan x\mathrm{d}x+c_1x+c_2$$

$= x\arctan x - \frac{1}{2}\ln(1+x^2) + c_1x + c_2$；

(3)设 $y'=p(x)$，则 $y''=p'(x)$，代入微分方程得 $p'-p=x$。微分方程 $p'-p=x$ 的通解为 $p = e^{-\int(-1)dx} \cdot \left[\int x \cdot e^{\int(-1)dx}dx + c_1\right] = e^x \cdot \left[\int x \cdot e^{-x}dx + c_1\right]$

$= e^x \cdot \left[\int(-x)de^{-x} + c_1\right] = e^x \cdot \left(-xe^{-x} + \int e^{-x}dx + c_1\right) = -x - 1 + c_1e^x$

即 $\frac{dy}{dx} = -x-1+c_1e^x$，再积分 $y = \int(-x-1+c_1e^x)dx$，所以原微分方程的通解为

$y = -\frac{1}{2}x^2 - x + c_1e^x + c_2$；

(4)设 $y'=p(x)$，则 $y''=p'(x)$，代入微分方程得 $xp'+p=0$。分离变量 $\frac{1}{p}dp = -\frac{1}{x}dx$，可得微分方程 $xp'+p=0$ 的通解为 $p=\frac{c_1}{x}$，则 $\frac{dy}{dx}=\frac{c_1}{x}$，即

$y = \int \frac{c_1}{x}dx = c_1\ln x + c_2$，所以原微分方程的通解为 $y=c_1\ln x+c_2$；

(5)设 $y'=p(y)$，则 $y''=\frac{dp}{dy}\cdot\frac{dy}{dx}=p\cdot\frac{dp}{dy}$，代入微分方程得 $y\cdot p\cdot\frac{dp}{dy}-p^2=0$，

分离变量 $\frac{1}{p}dp=\frac{1}{y}dy$，两边积分 $\int\frac{1}{p}dp = \int\frac{1}{y}dy$，得 $\ln p=\ln y+\ln c_1$，$p=c_1y$，

即 $\frac{dy}{dx}=c_1y$，再分离变量 $\frac{1}{y}dy=c_1dx$，两边积分 $\int\frac{1}{y}dy = \int c_1dx$，得 $\ln y=c_1x+\ln c_2$，所以原微分方程的通解为 $y=c_2\cdot e^{c_1x}$；

(6)设 $y'=p(x)$，则 $y''=p'(x)$，代入微分方程得 $p'+p^2=0$。分离变量 $\frac{1}{p^2}dp=-dx$，解得：$p=\frac{1}{c_1+x}$。

将初始条件 $y|_{x=0}=0$，$y'|_{x=0}=1$ 代入 $p=\frac{1}{c_1+x}$ 式得 $c_1=1$，由 $p=\frac{1}{c_1+x}$ 得 $\frac{dy}{dx}=\frac{1}{1+x}$，积分 $y=\int\frac{1}{1+x}dx$，得 $y=\ln(1+x)+c_2$。将初始条件 $y|_{x=0}=0$ 代入 $y=\ln(1+x)+c_2$ 式得 $c_2=0$，所以原微分方程的特解为 $y=\ln(1+x)$。

6. 解：(1)微分方程 $y''+y'-2y=0$ 的特征方程为 $r^2+r-2=0$，
解得特征根 $r_1=1$　$r_2=-2$，则微分方程的通解为 $y=c_1e^x+c_2e^{-2x}$；
(2)特征方程为 $r^2-4r=0$，特征根 $r_1=0$，$r_2=4$，则通解为 $y=c_1+c_2e^{4x}$；
(3)特征方程为 $r^2+1=0$，特征根 $r_1=i$，$r_2=-i$，则通解为 $y=c_1\cos x+c_2\sin x$；
(4)特征方程为 $r^2+4r+4=0$，即 $(r+2)^2=0$，特征根 $r_1=r_2=-2$，

则微分方程 $y''+4y'+4y=0$ 的通解为 $y=(c_1+c_2x)e^{-2x}$；

(5)微分方程 $y''-3y'-4y=0$ 特征方程为 $r^2-3r-4=0$，即 $(r-4)(r+1)=0$，

解得特征根 $r_1=-1,r_2=4$，微分方程的通解为 $y=c_1e^{-x}+c_2e^{4x}$ ①

对①式求导 $y'=-c_1e^{-x}+4c_2e^{4x}$ ②

将初始条件 $y|_{x=0}=0,y'|_{x=0}=-5$ 代入①、②式得 $c_1=1,c_2=-1$，

则微分方程的特解为 $y=e^{-x}-e^{4x}$；

(6)特征方程为 $r^2-8r+16=0$，即 $(r-4)^2=0$，特征根为 $r_1=r_2=4$，

则微分方程的通解为 $y=(c_1+c_2x)e^{4x}$，根据初始条件可解得 $c_1=2,c_2=-3$，

则所求微分方程的特解为 $y=(2-3x)e^{4x}$。

7. 解：(1)该方程 $y''-6y'+9y=2x^2-x+3$ 为二阶常系数线性非齐次微分方程，

且 $f(x)=P_m(x)e^{\lambda x}$ 型，其中 $P_m(x)=2x^2-x+3,\lambda=0$，

齐次方程 $y''-6y'+9y=0$ 对应的特征方程为 $r^2-6r+9=0$，特征根 $r_1=r_2=3$，

则齐次微分方程 $y''-6y'+9y=0$ 的通解为 $\overline{y}=(c_1+c_2x)e^{3x}$，由于 $\lambda=0$ 不是特征方程的根，所以应设微分方程的特解为

$$y^*=Q_m(x)e^{\lambda x}=b_0x^2+b_1x+b_2$$

将特解代入原微分方程中得

$$9b_0x^2+(9b_1-12b_0)x+(9b_2+2b_0-6b_1)=2x^2-x+3$$

比较两端 x 同次幂的系数可得：$b_0=\frac{2}{9},b_1=\frac{5}{27},b_2=\frac{11}{27}$，

则微分方程特解为 $y^*=\frac{2}{9}x^2+\frac{5}{27}x+\frac{11}{27}$，

故所求微分方程通解为 $y=\overline{y}+y^*=(c_1+c_2x)e^{3x}+\left(\frac{2}{9}x^2+\frac{5}{27}x+\frac{11}{27}\right)$。

(2)微分方程 $y''-7y'+6y=\sin x$ 为二阶常系数线性非齐次微分方程，属于 $f(x)=e^{\lambda x}[p_l(x)\cos\omega x+p_n(x)\sin\omega x]$ 型，其中 $\lambda=0,\omega=1,p_l(x)=0,p_n(x)=1$，齐次方程 $y''-7y'+6y=0$ 对应的特征方程为 $r^2-7r+6=0$，特征根为 $r_1=1,r_2=6$，则齐次微分方程 $y''-7y'+6y=0$ 的通解为 $\overline{y}=c_1e^x+c_2e^{6x}$，由于 $\lambda+i\omega=i$ 不是特征方程的根，所以设微分方程的特解为 $y^*=a\cos x+b\sin x$，将特解代入原微分方程中得 $(5a-7b)\cos x+(7a+5b)\sin x=\sin x$，比较两端同类项系数可解得 $a=\frac{7}{74},b=\frac{5}{74}$，则微分方程特解为 $y^*=\frac{7}{74}\cos x+\frac{5}{74}\sin x$，故所求微分方程通解为 $y=\overline{y}+y^*=c_1e^x+c_2e^{6x}+\left(\frac{7}{74}\cos x+\frac{5}{74}\sin x\right)$。

(3)微分方程 $y''+3y'+2y=e^{-x}\cos x$ 为二阶常系数线性非齐次微分方程，

且为 $f(x)=e^{\lambda x}[p_l(x)\cos\omega x+p_n(x)\sin\omega x]$ 型，其中 $\lambda=-1,\omega=1,p_l(x)=1,p_n(x)=0$，齐次方程 $y''+3y'+2y=0$ 对应的特征方程为 $r^2+3r+2=0,r_1=-1,r_2=-2$，则齐

次微分方程 $y''+3y'+2y=0$ 的通解为 $\overline{y}=c_1e^{-x}+c_2e^{-2x}$。

由于 $\lambda+i\omega=-1+i$ 不是特征方程的根，设特解为 $y^*=e^{-x}(a\cos x+b\sin x)$，将特解代入微分方程中得 $(-a+b)\cos x+(-a-b)\sin x=\cos x$，比较两端同类项系数，可得 $a=-\frac{1}{2}, b=\frac{1}{2}$，则微分方程特解为：

$y^*=e^{-x}\left(-\frac{1}{2}\cos x+\frac{1}{2}\sin x\right)$，故所求微分方程通解为：

$y=c_1e^{-x}+c_2e^{-2x}+\frac{1}{2}e^{-x}(\sin x-\cos x)$。

8. 解：设曲线过点(2,1)的切线交两坐标轴于 $(x,0)$ 和 $(0,y)$ 两点。

根据导数的几何意义可知 $\frac{dy}{dx}=\frac{y-0}{0-x}$，即 $\frac{dy}{dx}=-\frac{y}{x}$，分离变量，两端积分得

$\ln y=-\ln x+\ln c$，即微分方程的通解为 $y=\frac{c}{x}$，将初始条件 $y\Big|_{x=2}=1$ 代入微分方程中，得 $c=2$，则所求曲线方程为 $y=\frac{2}{x}$。

9. 解：设在 t 时刻物体的温度为 $T(t)$。由题意可知 $\frac{d(80-T)}{dt}=k(T-20)$，方程化简为

$\frac{dT}{dt}=-k(T-20)$，分离变量 $\frac{dT}{T-20}=-kdt$，两边积分 $\int\frac{1}{T-20}dT=-\int kdt$

解得 $\ln(T-20)=-kt+\ln c$，即微分方程的通解为 $T=c\cdot e^{-kt}+20$ ①

(1)将初始条件 $T|_{t=0}=80, T|_{t=20}=60$ 代入微分方程①中，得 $\begin{cases}c=60\\ k=\frac{\ln3-\ln2}{20}\end{cases}$，

即 $T=60e^{\frac{\ln 2-\ln 3}{20}t}+20$ ②

将 $t=40$ 代入②式得 $T=60e^{\frac{\ln 2-\ln 3}{20}\cdot 40}+20\approx46.7$℃

(2)将 $T=40$ 代入②式得 $40=60e^{\frac{\ln 2-\ln 3}{20}t}+20$，解得 $t=\frac{-20\ln 3}{\ln 2-\ln 3}\approx54.3$ 分钟，

由上可知，40分钟时物体的温度46.7℃，经过54.3分钟物体温度可降到40℃。

10. 解：设 t 时刻镭的存留量为 $M(t)$，则在 t 时刻镭的消耗量为 $M_0-M(t)$。

由题意可知 $\begin{cases}\frac{d}{dt}[M_0-M(t)]=kM\\ M|_{t=0}=M_0\end{cases}$，方程化简为 $-\frac{dM}{dt}=kM$，微分方程的通解为

$M=c\cdot e^{-kt}$，将初始条件 $M\Big|_{t=0}=M_0$ 代入通解得 $c=M_0$，则镭的质量 M 随时间 t 的变化规律为 $M(t)=M_0\cdot e^{-kt}$。

11. 解：设这个细菌群体最初数目为 y_0；经过 t 小时，细菌数目增长了 $y(t)$。

由题意可知$\frac{dy}{dt}=k(y_0+y)$,解得通解为 $y=c\cdot e^{kt}-y_0$。 ①

(1)将初始条件 $y\Big|_{t=0}=0,y\Big|_{t=8}=y_0$ 代入微分方程①中,得 $c=y_0,k=\frac{\ln 2}{8}$,

即 $y=y_0\cdot e^{\frac{\ln 2}{8}t}-y_0$, ②

将 $t=24$ 代入②式得 $y=y_0e^{3\ln2}-y_0=7y_0$,所以细菌经过 24 小时增长了 7 倍。

(2)将初始条件 $y+y_0\Big|_{t=3}=1000,y+y_0\Big|_{t=5}=4000$ 代入微分方程①中,得 $c=125$,

$k=\ln 2$,则细菌数目与时间的关系为 $y=125e^{t\ln 2}-y_0$, ③

将 $y\Big|_{t=0}=0$ 代入③式得 $y_0=125$,所以开始有 125 个细菌。

习 题 八

1. 解:(1)因为 $s_n=u_1+u_2+u_3+\cdots+u_n$

$$=(\sqrt{2}-\sqrt{1})+(\sqrt{3}-\sqrt{2})+(\sqrt{4}-\sqrt{3})+\cdots+(\sqrt{n+1}-\sqrt{n})=\sqrt{n+1}-1$$

所以$\lim\limits_{n\to\infty}s_n=\lim\limits_{n\to\infty}(\sqrt{n+1}-1)=\infty$,故级数 $\sum\limits_{n=1}^{\infty}(\sqrt{n+1}-\sqrt{n})$ 发散。

(2)因为 $s_n=\frac{1}{1\times3}+\frac{1}{3\times5}+\cdots+\frac{1}{(2n-1)(2n+1)}=\frac{1}{2}(1-\frac{1}{2n+1})$,

所以$\lim\limits_{n\to\infty}s_n=\lim\limits_{n\to\infty}\frac{1}{2}\left(1-\frac{1}{2n+1}\right)=\frac{1}{2}$,故级数 $\sum\limits_{n=1}^{\infty}\frac{1}{(2n-1)(2n+1)}$ 收敛。

(3)因为 $s_n=\left(\frac{1}{2}+\frac{1}{2}\right)+\left(\frac{1}{2}+\frac{1}{2^2}\right)+\left(\frac{1}{2}+\frac{1}{2^3}\right)+\cdots+\left(\frac{1}{2}+\frac{1}{2^n}\right)$

$$=\frac{n}{2}+\left(\frac{1}{2}+\frac{1}{2^2}+\frac{1}{2^3}+\cdots+\frac{1}{2^n}\right)=\frac{n}{2}+\frac{\frac{1}{2}\left(1-\frac{1}{2^n}\right)}{1-\frac{1}{2}}=\frac{n}{2}+1-\frac{1}{2^n},$$

所以$\lim\limits_{n\to\infty}s_n=\lim\limits_{n\to\infty}\left(\frac{n}{2}+1-\frac{1}{2^n}\right)=\infty$,故级数 $\sum\limits_{n=1}^{\infty}\left(\frac{1}{2}+\frac{1}{2^n}\right)$ 发散。

(4)因为 $s_n=1+\frac{1}{\sqrt{2}}+\frac{1}{\sqrt{3}}+\frac{1}{\sqrt{4}}+\cdots+\frac{1}{\sqrt{n}}>n\times\frac{1}{\sqrt{n}}=\sqrt{n}$,

又由于$\lim\limits_{n\to\infty}\sqrt{n}=\infty$,所以$\lim\limits_{n\to\infty}s_n=\infty$,故级数 $\sum\limits_{n=1}^{\infty}\frac{1}{\sqrt{n}}$ 发散。

2. 解:(1)因为$\lim\limits_{n\to\infty}u_n=\lim\limits_{n\to\infty}\frac{n}{2n-1}=\frac{1}{2}\neq0$,所以级数 $\sum\limits_{n=1}^{\infty}\frac{n}{2n-1}$ 发散。

(2)利用比较判别法：因为$\frac{1}{[3+(-1)^n]^n}\leqslant\frac{1}{2^n}$，而几何级数$\sum\limits_{n=1}^{\infty}\frac{1}{2^n}$收敛，所以级数$\sum\limits_{n=1}^{\infty}\frac{1}{[3+(-1)^n]^n}$收敛。

(3)因为$\frac{1+n}{1+n^2}=\frac{1+n}{(1+n)^2-2n}\geqslant\frac{1+n}{(1+n)^2}=\frac{1}{1+n}$，而调和级数$\sum\limits_{n=1}^{\infty}\frac{1}{1+n}$发散，所以级数$\sum\limits_{n=1}^{\infty}\frac{1+n}{1+n^2}$发散。

(4)方法一：利用比较判别法：因为$\lim\limits_{n\to\infty}\frac{u_n}{v_n}=\lim\limits_{n\to\infty}\frac{2^n\sin\frac{x}{3^n}}{2^n\cdot\frac{x}{3^n}}=\lim\limits_{n\to\infty}\frac{\sin\frac{x}{3^n}}{\frac{x}{3^n}}=1$，

而级数$\sum\limits_{n=1}^{\infty}x\cdot\left(\frac{2}{3}\right)^n$收敛，所以级数$\sum\limits_{n=1}^{\infty}2^n\sin\frac{x}{3^n}(0<x<3\pi)$收敛。

方法二：利用比值(达朗贝尔)判别法：

因为$\lim\limits_{n\to\infty}\frac{u_{n+1}}{u_n}=\lim\limits_{n\to\infty}\frac{2^{n+1}\sin\frac{x}{3^{n+1}}}{2^n\sin\frac{x}{3^n}}=2\lim\limits_{n\to\infty}\frac{\sin\frac{x}{3^{n+1}}}{\sin\frac{x}{3^n}}=\frac{2}{3}<1$，

所以级数$\sum\limits_{n=1}^{\infty}2^n\sin\frac{x}{3^n}(0<x<3\pi)$收敛。

(5)因为$\lim\limits_{n\to\infty}\frac{u_{n+1}}{u_n}=\lim\limits_{n\to\infty}\frac{\frac{3^{n+1}}{(n+1)\cdot 2^{n+1}}}{\frac{3^n}{n\cdot 2^n}}=\frac{3}{2}\lim\limits_{n\to\infty}\frac{n}{n+1}=\frac{3}{2}>1$，所以级数$\sum\limits_{n=1}^{\infty}\frac{3^n}{n\cdot 2^n}$发散。

(6)因为$\lim\limits_{n\to\infty}\frac{u_{n+1}}{u_n}=\lim\limits_{n\to\infty}\frac{(n+1)\cdot\left(\frac{3}{4}\right)^{n+1}}{n\cdot\left(\frac{3}{4}\right)^n}=\frac{3}{4}\lim\limits_{n\to\infty}\frac{n+1}{n}=\frac{3}{4}<1$，所以级数$\sum\limits_{n=1}^{\infty}n\left(\frac{3}{4}\right)^n$收敛。

(7)因为$\lim\limits_{n\to\infty}\frac{u_{n+1}}{u_n}=\lim\limits_{n\to\infty}\frac{\frac{(n+1)^4}{(n+1)!}}{\frac{n^4}{n!}}=\lim\limits_{n\to\infty}\frac{(n+1)^3}{n^4}=0<1$，所以级数$\sum\limits_{n=1}^{\infty}\frac{n^4}{n!}$收敛。

(8)因为$\lim\limits_{n\to\infty}\frac{\frac{1}{na+b}}{\frac{1}{na}}=\lim\limits_{n\to\infty}\frac{na}{na+b}=1$，而级数$\sum\limits_{n=1}^{\infty}\frac{1}{na}$发散，所以级数$\sum\limits_{n=1}^{\infty}\frac{1}{na+b}$发散。

3. 解：(1)$\lim\limits_{n\to\infty}u_n=\lim\limits_{n\to\infty}\frac{\ln(n+1)}{n}=\lim\limits_{n\to\infty}\frac{1}{n+1}=0$，设$f(x)=\frac{\ln(x+1)}{x}\quad x\in(0,+\infty)$，

$f'(x)=\dfrac{\dfrac{x}{x+1}-\ln(x+1)}{x^2}=\dfrac{1-\dfrac{1}{x+1}-\ln(x+1)}{x^2}<0$，故 $f(x)$ 为减函数，即数列 $\left\{\dfrac{\ln(n+1)}{n}\right\}$ 为递减数列。由莱布尼兹判别法可知级数 $\sum\limits_{n=1}^{\infty}(-1)^n\dfrac{\ln(n+1)}{n}$ 收敛。

又 $\lim\limits_{n\to\infty}\dfrac{\dfrac{\ln(n+1)}{n}}{\dfrac{1}{n}}=\lim\limits_{n\to\infty}\ln(n+1)=+\infty$，且级数 $\sum\limits_{n=1}^{\infty}\dfrac{1}{n}$ 发散，所以级数 $\sum\limits_{n=1}^{\infty}\dfrac{\ln(n+1)}{n}$ 发散。由上可知，级数 $\sum\limits_{n=1}^{\infty}(-1)^n\dfrac{\ln(n+1)}{n}$ 条件收敛。

(2) $\lim\limits_{n\to\infty}u_n=\lim\limits_{n\to\infty}\dfrac{1}{2n-1}=0$，且数列 $\left\{\dfrac{1}{2n-1}\right\}$ 为递减数列。由莱布尼兹判别法可知级数 $\sum\limits_{n=1}^{\infty}(-1)^{n-1}\dfrac{1}{2n-1}$ 收敛，而级数 $\sum\limits_{n=1}^{\infty}\dfrac{1}{2n-1}$ 发散，所以级数 $\sum\limits_{n=1}^{\infty}(-1)^{n-1}\dfrac{1}{2n-1}$ 条件收敛。

(3)① 当 $p<0$ 时，因为 $\lim\limits_{n\to\infty}u_n=\lim\limits_{n\to\infty}\dfrac{1}{n^p}=+\infty\neq0$，所以级数 $\sum\limits_{n=1}^{\infty}\dfrac{(-1)^{n-1}}{n^p}$ 发散；

② 当 $p=0$ 时，因为 $\lim\limits_{n\to\infty}u_n=\lim\limits_{n\to\infty}\dfrac{1}{n^p}=1\neq0$，所以级数 $\sum\limits_{n=1}^{\infty}\dfrac{(-1)^{n-1}}{n^p}$ 发散；

③ 当 $0<p\leqslant1$ 时，对于级数 $\sum\limits_{n=1}^{\infty}\dfrac{(-1)^{n-1}}{n^p}$，$\lim\limits_{n\to\infty}u_n=\lim\limits_{n\to\infty}\dfrac{1}{n^p}=0$，且 $u_n>u_{n+1}$，故级数 $\sum\limits_{n=1}^{\infty}\dfrac{(-1)^{n-1}}{n^p}$ 收敛，而级数 $\sum\limits_{n=1}^{\infty}\dfrac{1}{n^p}$ 发散。所以级数 $\sum\limits_{n=1}^{\infty}\dfrac{(-1)^{n-1}}{n^p}$ 条件收敛；

④ 当 $p>1$ 时，因为 $\sum\limits_{n=1}^{\infty}\left|\dfrac{(-1)^{n-1}}{n^p}\right|=\sum\limits_{n=1}^{\infty}\dfrac{1}{n^p}$ 收敛，所以级数 $\sum\limits_{n=1}^{\infty}\dfrac{(-1)^{n-1}}{n^p}$ 绝对收敛。

(4) $\lim\limits_{n\to\infty}u_n=\lim\limits_{n\to\infty}\dfrac{2^{n^2}}{n!}=+\infty$，故级数 $\sum\limits_{n=1}^{\infty}(-1)^{n+1}\dfrac{2^{n^2}}{n!}$ 发散。

(5)因为 $\left|\dfrac{(-1)^{n-1}}{n^2}\cos\dfrac{n\pi}{4}\right|\leqslant\dfrac{1}{n^2}$，而级数 $\sum\limits_{n=1}^{\infty}\dfrac{1}{n^2}$ 收敛，所以级数 $\sum\limits_{n=1}^{\infty}\dfrac{1}{n^2}\cos\dfrac{n\pi}{4}$ 收敛；故级数 $\sum\limits_{n=1}^{\infty}\dfrac{(-1)^{n-1}}{n^2}\cos\dfrac{n\pi}{4}$ 绝对收敛。

(6)① 当 $|x|<1$ 时，因为 $\lim\limits_{n\to\infty}\dfrac{u_{n+1}}{u_n}=|x|<1$，所以级数 $\sum\limits_{n=1}^{\infty}\dfrac{|x|^n}{n}$ 收敛，故级数 $\sum\limits_{n=1}^{\infty}\dfrac{x^n}{n}$ 绝对收敛。②当 $|x|>1$ 时，因为 $\lim\limits_{n\to\infty}u_n=\lim\limits_{n\to\infty}\dfrac{|x|^n}{n}=+\infty\neq0$，故级数 $\sum\limits_{n=1}^{\infty}\dfrac{x^n}{n}$ 发散。③ 当 $x=1$ 时，$\sum\limits_{n=1}^{\infty}\dfrac{x^n}{n}=\sum\limits_{n=1}^{\infty}\dfrac{1}{n}$ 发散。④ 当 $x=-1$ 时，$\lim\limits_{n\to\infty}u_n=\lim\limits_{n\to\infty}\dfrac{1}{n}=0$，且 $u_n>u_{n+1}(n=$

1,2,3,…),所以$\sum_{n=1}^{\infty}\frac{x^n}{n}$收敛,而$\sum_{n=1}^{\infty}\left|\frac{x^n}{n}\right|=\sum_{n=1}^{\infty}\frac{1}{n}$发散,故级数$\sum_{n=1}^{\infty}\frac{x^n}{n}$条件收敛。

4. 解:(1)因为$\rho=\lim_{n\to\infty}\frac{|a_{n+1}|}{|a_n|}=\frac{1}{3}$,所以 R=3,收敛区间为(-3,3)。

当$x=-3$时,级数$\sum_{n=1}^{\infty}\frac{x^n}{n\cdot 3^n}=\sum_{n=1}^{\infty}\frac{(-3)^n}{n\cdot 3^n}$,此交错级数$\sum_{n=1}^{\infty}\frac{x^n}{n\cdot 3^n}$收敛。

当$x=3$时,级数$\sum_{n=1}^{\infty}\frac{x^n}{n\cdot 3^n}=\sum_{n=1}^{\infty}\frac{1}{n}$为调和级数,故级数$\sum_{n=1}^{\infty}\frac{x^n}{n\cdot 3^n}$发散。

综上所述,级数$\sum_{n=1}^{\infty}\frac{x^n}{n\cdot 3^n}$的收敛区间及收敛域分别为(-3,3)、[-3,3)。

(2)级数$1-x+\frac{x^2}{2^2}-\frac{x^3}{3^2}+\frac{x^4}{4^2}-\frac{x^5}{5^2}+\cdots=1+\sum_{n=1}^{\infty}(-1)^n\frac{x^n}{n^2}$,因为$\rho=1$,所以 R = 1,收敛区间为(-1,1)。当$x=-1$时,级数$1+\sum_{n=1}^{\infty}(-1)^n\frac{x^n}{n^2}=1+\sum_{n=1}^{\infty}\frac{1}{n^2}$收敛,当$x=1$时,级数$1+\sum_{n=1}^{\infty}(-1)^n\frac{1}{n^2}=1+\sum_{n=1}^{\infty}\frac{(-1)^n}{n^2}$,对于级数$\sum_{n=1}^{\infty}\frac{(-1)^n}{n^2}$,由于$\lim_{n\to\infty}u_n=\lim_{n\to\infty}\frac{1}{n^2}=0$,且$u_n>u_{n+1}(n=1,2,3,\cdots)$,故级数$\sum_{n=1}^{\infty}\frac{(-1)^n}{n^2}$收敛。所以级数$1+\sum_{n=1}^{\infty}\frac{(-1)^n}{n^2}$收敛。

综上所述,级数$1-x+\frac{x^2}{2^2}-\frac{x^3}{3^2}+\frac{x^4}{4^2}-\frac{x^5}{5^2}+\cdots$收敛区间及收敛域分别为(-1,1)、[-1,1]。

(3)级数$\sum_{n=1}^{\infty}(-1)^{n-1}\frac{x^{2n}}{2^n}=\sum_{n=1}^{\infty}(-1)^{n-1}\left(\frac{x}{\sqrt{2}}\right)^{2n}$,因为$\rho=\lim_{n\to\infty}\frac{\left(\frac{1}{\sqrt{2}}\right)^{2n+1}}{\left(\frac{1}{\sqrt{2}}\right)^{2n}}=\frac{1}{\sqrt{2}}$,所以$R=\sqrt{2}$,收敛区间为$(-\sqrt{2},\sqrt{2})$。

当$x=\pm\sqrt{2}$时,级数$\sum_{n=1}^{\infty}(-1)^{n-1}\frac{x^{2n}}{2^n}=\sum_{n=1}^{\infty}(-1)^{n-1}$,该级数发散。

综上所述,级数$\sum_{n=1}^{\infty}(-1)^{n-1}\frac{x^{2n}}{2^n}$的收敛区间及收敛域均为$(-\sqrt{2},\sqrt{2})$。

(4)令$u=x+3$,则级数$\sum_{n=1}^{\infty}\frac{(x+3)^n}{n^2}=\sum_{n=1}^{\infty}\frac{u^n}{n^2}$,对于$\sum_{n=1}^{\infty}\frac{u^n}{n^2}$,因为$\rho=1$,所以$R=1$,即$-1<u<1$,由此可得$-4<x<-2$,故级数$\sum_{n=1}^{\infty}\frac{(x+3)^n}{n^2}$收敛区间为(-4,-2)。

当$x=-4$时,级数$\sum_{n=1}^{\infty}\frac{(x+3)^n}{n^2}=\sum_{n=1}^{\infty}\frac{(-1)^n}{n^2}$收敛。

当$x=-2$时,级数$\sum_{n=1}^{\infty}\frac{(x+3)^n}{n^2}=\sum_{n=1}^{\infty}\frac{1}{n^2}$收敛。

综上所述，级数 $\sum\limits_{n=1}^{\infty}\dfrac{(x+3)^n}{n^2}$ 的收敛区间及收敛域分别为$(-4,-2)$、$[-4,-2]$。

5. 解：(1) 因为 $\cos x=\sum\limits_{n=0}^{\infty}\dfrac{(-1)^n\cdot x^{2n}}{(2n)!}\quad x\in(-\infty,+\infty)$，

$$\text{所以 } \sin^2 x=\frac{1-\cos 2x}{2}=\frac{1}{2}-\frac{1}{2}\cos 2x=\frac{1}{2}-\frac{1}{2}\sum_{n=0}^{\infty}\frac{(-1)^n\cdot(2x)^{2n}}{(2n)!}$$

$$=\frac{1}{2}-\sum_{n=0}^{\infty}\frac{(-1)^n\cdot 2^{2n-1}\cdot x^{2n}}{(2n)!}$$

$$=\sum_{n=1}^{\infty}\frac{(-1)^{n-1}\cdot 2^{2n-1}\cdot x^{2n}}{(2n)!}\qquad x\in(-\infty,+\infty)$$

$$(2)\ \ln\frac{1+x}{1-x}=\ln(1+x)-\ln(1-x)=\sum_{n=0}^{\infty}\frac{(-1)^n x^{n+1}}{n+1}-\sum_{n=0}^{\infty}\frac{(-1)^n(-x)^{n+1}}{n+1}$$

$$=\sum_{n=0}^{\infty}\frac{2\cdot x^{2n+1}}{2n+1}=2\sum_{n=0}^{\infty}\frac{x^{2n+1}}{2n+1}\qquad(-1<x<1)$$

$$(3)\ \frac{1}{6-x}=\frac{1}{4-(x-2)}=\frac{1}{4}\cdot\frac{1}{1-\frac{x-2}{4}}=\frac{1}{4}\sum_{n=0}^{\infty}\left(\frac{x-2}{4}\right)^n$$

$$=\sum_{n=0}^{\infty}\frac{(x-2)^n}{4^{n+1}}\qquad(-2<x<6)\quad\left(\because -1<\frac{x-2}{4}<1\quad\therefore -2<x<6\right)$$

6. 解：$T=2\pi,\omega=\dfrac{2\pi}{T}=1$，由欧拉一傅里叶公式，可求得傅里叶系数为：

$$a_0=\frac{1}{\pi}\int_{-\pi}^{\pi}f(t)\mathrm{d}t=\frac{1}{\pi}\int_0^{\pi}A\mathrm{d}t=A$$

$$a_n=\frac{1}{\pi}\int_{-\pi}^{\pi}f(x)\cos n\omega t\,\mathrm{d}t=\frac{1}{\pi}\int_0^{\pi}A\cos nt\,\mathrm{d}t=\frac{A}{n\pi}\int_0^{\pi}\cos nt\,\mathrm{d}nt=\frac{A}{n\pi}\cdot\sin nt\Big|_0^{\pi}=0$$

$$b_n=\frac{1}{\pi}\int_{-\pi}^{\pi}f(x)\sin nt\,\mathrm{d}t=\frac{1}{\pi}\int_0^{\pi}A\sin nt\,\mathrm{d}t=\frac{A}{n\pi}\int_0^{\pi}\sin nt\,\mathrm{d}nt$$

$$=-\frac{A}{n\pi}\cdot\cos nt\Big|_0^{\pi}=\frac{A}{n\pi}-\frac{A}{n\pi}\cdot\cos n\pi=\frac{A}{n\pi}(1-\cos n\pi)$$

$$=\begin{cases}\dfrac{2A}{(2k-1)\pi} & n=2k-1,k=1,2,\cdots\\[2ex] 0 & n=2k,k=1,2,\cdots\end{cases}$$

于是，$f(t)$导出的傅里叶级数为

$$\frac{a_0}{2}+\sum_{n=1}^{\infty}(a_n\cos n\omega t+b_n\sin n\omega t)=\frac{A}{2}+\sum_{n=1}^{\infty}\frac{A}{n\pi}(1-\cos n\pi)\sin nt$$

由迪里赫莱收敛定理可知，在 $t=0$ 处，级数收敛于：

$$\frac{1}{2}[f(t-0)+f(t+0)]=\frac{1}{2}[f(0-0)+f(0+0)]=\frac{1}{2}(0+A)=\frac{A}{2}$$

在 $t=\pm\pi$ 处，级数收敛于：

$$\frac{1}{2}\left[f\left(-\frac{T}{2}+0\right)+f\left(\frac{T}{2}-0\right)\right]=\frac{1}{2}[f(-\pi+0)+f(\pi-0)]=\frac{1}{2}(0+A)=\frac{A}{2}。$$

综上所述，得到 $f(t)$ 的傅里叶级数展开式为

$$f(t)=\frac{A}{2}+\sum_{n=1}^{\infty}\frac{A}{n\pi}(1-\cos n\pi)\sin nt$$

$$=\frac{A}{2}+\sum_{n=1}^{\infty}\frac{2A}{(2k-1)\pi}\sin(2k-1)t \qquad t\in(-\pi,0)\cup(0,\pi)。$$

7. 解：为得到正弦级数，将 $f(t)$ 做奇函数延拓，使其 $T=2\pi,\omega=\frac{2\pi}{T}=1$，

$$\overline{f}(t)=\begin{cases}\dfrac{t+\pi}{2} & -\pi\leqslant t<0\\[2mm] \dfrac{t-\pi}{2} & 0\leqslant t\leqslant\pi\end{cases}$$
，延拓后的函数满足收敛定理条件，即可展成傅里叶级数

$$a_0=\frac{2}{T}\int_{-\frac{T}{2}}^{\frac{T}{2}}\overline{f}(t)\mathrm{d}t=\frac{1}{\pi}\int_{-\pi}^{\pi}\overline{f}(t)\mathrm{d}t=0,$$

$$a_n=\frac{2}{T}\int_{-\frac{T}{2}}^{\frac{T}{2}}\overline{f}(t)\cos n\omega t\,\mathrm{d}t=\frac{1}{\pi}\int_{-\pi}^{\pi}\overline{f}(t)\cos nt\,\mathrm{d}t=0,$$

$$b_n=\frac{2}{T}\int_{-\frac{T}{2}}^{\frac{T}{2}}\overline{f}(t)\sin n\omega t\,\mathrm{d}t=\frac{1}{\pi}\int_{-\pi}^{\pi}\overline{f}(t)\sin nt\,\mathrm{d}t=\frac{2}{\pi}\int_{0}^{\pi}\frac{t-\pi}{2}\cdot\sin nt\,\mathrm{d}t=-\frac{1}{n},$$

故所求正弦级数为：$f(t)=\dfrac{t-\pi}{2}=-\displaystyle\sum_{n=1}^{\infty}\frac{\sin nt}{n}\qquad(0<t\leqslant\pi)$。

8. 解：为得到余弦函数，将 $f(t)$ 做偶函数延拓，使其 $T=2\pi,\omega=\frac{2\pi}{T}=1$，

$$\overline{f}(t)=\begin{cases}-2t+3 & -\pi\leqslant t<0\\ 2t+3 & 0\leqslant t\leqslant\pi\end{cases}$$
，延拓后的函数满足收敛定理条件，即可展成傅里叶级数：

$$a_0=\frac{2}{T}\int_{-\frac{T}{2}}^{\frac{T}{2}}\overline{f}(t)\mathrm{d}t=\frac{1}{\pi}\int_{-\pi}^{\pi}\overline{f}(t)\mathrm{d}t=\frac{2}{\pi}\int_{0}^{\pi}(2t+3)\mathrm{d}t=\frac{2}{\pi}\cdot(t^2+3t)\Big|_0^{\pi}=2\pi+6,$$

$$a_n=\frac{2}{T}\int_{-\frac{T}{2}}^{\frac{T}{2}}\overline{f}(t)\cos n\omega\ t\mathrm{d}t=\frac{1}{\pi}\int_{-\pi}^{\pi}\overline{\mathrm{f}}(\mathrm{t})cos\ \mathrm{nt}dt=\frac{2}{\pi}\int_{0}^{\pi}(2\mathrm{t}+3)cos\ \mathrm{nt}dt$$

$$=\frac{2}{n\pi}\int_{0}^{\pi}(2t+3)\mathrm{d}\sin nt=\frac{2}{n\pi}\left[(2t+3)\sin nt\Big|_0^{\pi}-\int_0^{\pi}2\sin nt\,\mathrm{d}t\right]$$

$$=-\frac{4}{n^2\pi}\int_0^{\pi}\sin nt\,\mathrm{d}nt=\frac{4}{n^2\pi}\cdot\cos nt\Big|_0^{\pi}=\frac{4}{n^2\pi}(\cos n\pi-1)。$$

$$b_n=\frac{2}{T}\int_{-\frac{T}{2}}^{\frac{T}{2}}\overline{f}(t)\sin n\omega t\,\mathrm{d}t=\frac{1}{\pi}\int_{-\pi}^{\pi}\overline{f}(t)\sin nt\,\mathrm{d}t=0,$$

故所求余弦级数为：
$$\begin{aligned}f(t)=2t+3&=\pi+3+\sum_{n=1}^{\infty}\frac{4}{n^2\pi}(\cos n\pi-1)\cos nt\\&=\pi+3+\sum_{k=1}^{\infty}\frac{4}{(2k-1)^2\pi}\cdot(-2)\cdot\cos(2k-1)t\\&=\pi+3-\frac{8}{\pi}\sum_{k=1}^{\infty}\frac{1}{(2k-1)^2}\cos(2k-1)t\qquad(0\leqslant t\leqslant\pi)。\end{aligned}$$

习 题 九

1. 解:(1)排列 4132 的逆序数为:$t=0+1+1+2=4$;

(2)排列 25431 的逆序数为:$t=0+0+1+2+4=7$;

(3)因为 n 的逆序数为 0,$n-1$ 的逆序数为 1,$n-2$ 的逆序数为 2,…,1 的逆序数为 $n-1$,所以排列 $n(n-1)\cdots3\cdot2\cdot1$ 的逆序数为:$t=1+2+\cdots(n-1)=\frac{n(n-1)}{2}$。

2. 解:(1)按行列式的定义展开行列式,因为四个非零元素分别位于第 2、3、4、1 列,所以该排列的逆序数为 $t=0+0+0+3=3$,则原行列式 $D=(-1)^3\times2\times2\times2\times2=-16$;

(2)该行列式为上三角行列式,因为副对角线上元素分别位于第 4、3、2、1 列,所以该排列的逆序数为 $0+1+2+3=6$,则原行列式 $D=(-1)^6\times4\times7\times9\times10=2520$;

(3)第 2、3、4 列都加到第 1 列,第 2、3、4 行都减去第 1 行,化为三角型 $D=1024$;

(4)利用行列式的性质,化为三角型:

$$\begin{vmatrix}1&1&1&1\\1&2&3&4\\1&3&6&10\\1&4&10&20\end{vmatrix}\xlongequal[r_4-r_1]{r_2-r_1,\ r_3-r_1}\begin{vmatrix}1&1&1&1\\0&1&2&3\\0&2&5&9\\0&3&9&19\end{vmatrix}\xlongequal{r_3-2r_2,\ r_4-3r_2}\begin{vmatrix}1&1&1&1\\0&1&2&3\\0&0&1&3\\0&0&3&10\end{vmatrix}=\begin{vmatrix}1&1&1&1\\0&1&2&3\\0&0&1&3\\0&0&0&1\end{vmatrix}=1。$$

3. 证明:

(1) $$\begin{vmatrix}-ab&ac&ae\\bd&-cd&ed\\bf&cf&-ef\end{vmatrix}=adf\begin{vmatrix}-b&c&e\\b&-c&e\\b&c&-e\end{vmatrix}\xlongequal{r_2+r_1,\ r_3+r_1}adf\begin{vmatrix}-b&c&e\\0&0&2e\\0&2c&0\end{vmatrix}=4abcdef。$$

(2) $$\begin{vmatrix}a^2&ab&b^2\\2a&a+b&2b\\1&1&1\end{vmatrix}\xlongequal{c_2-c_1,\ c_3-c_1}\begin{vmatrix}a^2&ab-a^2&b^2-a^2\\2a&b-a&2b-2a\\1&0&0\end{vmatrix}=(b-a)^2\begin{vmatrix}a^2&a&b+a\\2a&1&2\\1&0&0\end{vmatrix}$$

$$=(-1)^{3+1}(b-a)^2\begin{vmatrix}a&b+a\\1&2\end{vmatrix}=(-1)^{3+1}(b-a)^2(2a-b-a)=(a-b)^3。$$

4. 解：(1)方程组对应的系数行列式为：

$$D=\begin{vmatrix}1&2&1\\2&-1&1\\1&-1&2\end{vmatrix}\xlongequal[r_3-r_1]{r_2-2r_1}\begin{vmatrix}1&2&1\\0&-2&-2\\0&-3&1\end{vmatrix}\xlongequal{r_3-\frac{3}{2}r_2}\begin{vmatrix}1&2&1\\0&-2&-2\\0&0&4\end{vmatrix}=1\times(-2)\times4$$

$=-8$。

同理可得：$D_1=\begin{vmatrix}0&2&1\\1&-1&1\\3&-1&2\end{vmatrix}=4,D_2=\begin{vmatrix}1&0&1\\2&1&1\\1&3&2\end{vmatrix}=4,D_3=\begin{vmatrix}1&2&0\\2&-1&1\\1&-1&3\end{vmatrix}=-12$，

由克莱姆法则可知方程组的解为：$x_1=\frac{D_1}{D}=-\frac{1}{2},x_2=\frac{D_2}{D}=-\frac{1}{2},x_3=\frac{D_3}{D}=\frac{3}{2}$。

(2)方程组对应的系数行列式为：$D=18$，同理 $D_1=18,D_2=36,D_3=36,D_4=-18$，

故方程组的解为：$x_1=\frac{D_1}{D}=1,x_2=\frac{D_2}{D}=2,x_3=\frac{D_3}{D}=2,x_4=\frac{D_4}{D}=-1$。

5. 解：(1)$\boldsymbol{B}-2\boldsymbol{A}=\begin{bmatrix}-1&2&-1\\4&-5&0\\-2&-1&1\end{bmatrix}$； (2)$\boldsymbol{B}'\boldsymbol{A}=\begin{bmatrix}-1&1&3\\4&-2&-4\\-2&0&4\end{bmatrix}$；

(3)$\boldsymbol{AB}-\boldsymbol{BA}=\begin{bmatrix}-3&4&-2\\-6&1&3\\5&-4&2\end{bmatrix}$； (4)$\boldsymbol{BAB}'=\begin{bmatrix}2&4&0\\4&17&0\\0&0&-2\end{bmatrix}$。

6. 解：(1)$\begin{bmatrix}7\\-1\\14\end{bmatrix}$； (2)$-2$； (3)$\begin{bmatrix}6&-7&8\\20&-5&-6\end{bmatrix}$； (4)$\begin{bmatrix}3&-2&1&0\\0&0&0&0\\6&-4&2&0\\-3&2&-1&0\end{bmatrix}$；

(5)$a_{11}x_1{}^2+a_{22}x_2{}^2+a_{33}x_3{}^2+2a_{12}x_1x_2+2a_{13}x_1x_3+2a_{23}x_2x_3$。

7. 解：(1)因为 $\boldsymbol{AB}=\begin{pmatrix}3&4\\4&6\end{pmatrix},\boldsymbol{BA}=\begin{pmatrix}1&2\\3&8\end{pmatrix}$，所以 $\boldsymbol{AB}\neq\boldsymbol{BA}$；

(2)因为 $\boldsymbol{A}+\boldsymbol{B}=\begin{pmatrix}2&2\\2&5\end{pmatrix}$，$(\boldsymbol{A}+\boldsymbol{B})^2=\begin{pmatrix}8&14\\14&29\end{pmatrix}$，而 $\boldsymbol{A}^2+2\boldsymbol{AB}+\boldsymbol{B}^2=\begin{pmatrix}10&16\\15&27\end{pmatrix}$，所以 $(\boldsymbol{A}+\boldsymbol{B})^2\neq\boldsymbol{A}^2+2\boldsymbol{AB}+\boldsymbol{B}^2$。

8. 解：$\boldsymbol{A}^2=\begin{pmatrix}1&0\\\lambda&1\end{pmatrix}\begin{pmatrix}1&0\\\lambda&1\end{pmatrix}=\begin{pmatrix}1&0\\2\lambda&1\end{pmatrix},\boldsymbol{A}^3=\begin{pmatrix}1&0\\3\lambda&1\end{pmatrix},\boldsymbol{A}^4=\begin{pmatrix}1&0\\4\lambda&1\end{pmatrix}$。

9. 解：将线性变换$\begin{cases}x_1=2y_1+y_2\\x_2=-2y_1+3y_2+2y_3\\x_3=y_1+y_2+5y_3\end{cases}$改写为：$\begin{bmatrix}x_1\\x_2\\x_3\end{bmatrix}=\begin{bmatrix}2&1&0\\-2&3&2\\1&1&5\end{bmatrix}\begin{bmatrix}y_1\\y_2\\y_3\end{bmatrix}$，

则可令为 $\boldsymbol{X}=\boldsymbol{AY}$；

将线性变换$\begin{cases} y_1=-3z_1+z_2 \\ y_2=2z_2+z_3 \\ y_3=-z_2+3z_3 \end{cases}$ 改写为：$\begin{bmatrix} y_1 \\ y_2 \\ y_3 \end{bmatrix}=\begin{bmatrix} -3 & 1 & 0 \\ 0 & 2 & 1 \\ 0 & -1 & 3 \end{bmatrix}\begin{bmatrix} z_1 \\ z_2 \\ z_3 \end{bmatrix}$，则可令为 $\boldsymbol{Y}=\boldsymbol{BZ}$；

因为所求线性变换之间的关系用矩阵形式表示为：$\boldsymbol{X}=\boldsymbol{AY}=\boldsymbol{A}(\boldsymbol{BZ})=(\boldsymbol{AB})\boldsymbol{Z}$。

而 $\boldsymbol{AB}=\begin{bmatrix} 2 & 1 & 0 \\ -2 & 3 & 2 \\ 1 & 1 & 5 \end{bmatrix}\begin{bmatrix} -3 & 1 & 0 \\ 0 & 2 & 1 \\ 0 & -1 & 3 \end{bmatrix}=\begin{bmatrix} -6 & 4 & 1 \\ 6 & 2 & 9 \\ -3 & -2 & 16 \end{bmatrix}$，

所以 z_1,z_2,z_3 表示 x_1,x_2,x_3 的线性变换为$\begin{cases} x_1=-6z_1+4z_2+z_3 \\ x_2=6z_1+2z_2+9z_3 \\ x_3=-3z_1-2z_2+16z_3 \end{cases}$。

10. 解：(1) $[\boldsymbol{A} \vdots \boldsymbol{E}]\to\begin{bmatrix} 1 & 0 & 0 & 1 & 0 & 0 \\ 0 & 1 & 2 & 0 & 1 & 0 \\ 0 & 2 & 5 & 0 & 0 & 1 \end{bmatrix}\xrightarrow{r_3-2r_2}\begin{bmatrix} 1 & 0 & 0 & 1 & 0 & 0 \\ 0 & 1 & 2 & 0 & 1 & 0 \\ 0 & 0 & 1 & 0 & -2 & 1 \end{bmatrix}$

$\xrightarrow{r_2-2r_3}\begin{bmatrix} 1 & 0 & 0 & 1 & 0 & 0 \\ 0 & 1 & 0 & 0 & 5 & -2 \\ 0 & 0 & 1 & 0 & -2 & 1 \end{bmatrix}$，故 $\boldsymbol{A}^{-1}=\begin{bmatrix} 1 & 0 & 0 \\ 0 & 5 & -2 \\ 0 & -2 & 1 \end{bmatrix}$；

(2) 因为 $\boldsymbol{A}=\begin{vmatrix} \cos\theta & -\sin\theta \\ \sin\theta & \cos\theta \end{vmatrix}=\cos^2\theta+\sin^2\theta=1$，且 $\boldsymbol{A}_{11}=(-1)^{1+1}\cos x=\cos x$，$\boldsymbol{A}_{12}=(-1)^{1+2}\sin x=-\sin x$，$\boldsymbol{A}_{21}=(-1)^{2+1}(-\sin x)=\sin x$，$\boldsymbol{A}_{22}=(-1)^{2+2}\cos x=\cos x$，

所以 $\boldsymbol{A}^*=\begin{bmatrix} \cos\theta & \sin\theta \\ -\sin\theta & \cos\theta \end{bmatrix}$，故 $\boldsymbol{A}^{-1}=\frac{1}{|\boldsymbol{A}|}\boldsymbol{A}^*=\begin{bmatrix} \cos\theta & \sin\theta \\ -\sin\theta & \cos\theta \end{bmatrix}$；

(3) $[\boldsymbol{A} \vdots \boldsymbol{E}]\to\begin{bmatrix} 1 & 2 & -1 & 1 & 0 & 0 \\ 3 & 4 & -2 & 0 & 1 & 0 \\ 5 & 4 & 1 & 0 & 0 & 1 \end{bmatrix}\xrightarrow[r_3-5r_1]{r_2-3r_1}\begin{bmatrix} 1 & 2 & -1 & 1 & 0 & 0 \\ 0 & 2 & -4 & -1 & 2 & -1 \\ 0 & -4 & 5 & -2 & -1 & 1 \end{bmatrix}$

$\xrightarrow[r_1-r_2]{r_3+2r_2}\begin{bmatrix} 1 & 0 & 3 & 2 & -2 & 1 \\ 0 & 2 & -4 & -1 & 2 & -1 \\ 0 & 0 & -3 & -4 & 3 & -1 \end{bmatrix}\xrightarrow{r_1+r_3}\begin{bmatrix} 1 & 0 & 0 & -2 & 1 & 0 \\ 0 & 2 & -4 & -1 & 2 & -1 \\ 0 & 0 & -3 & -4 & 3 & -1 \end{bmatrix}$

$\xrightarrow[-\frac{1}{3}r_3]{\frac{1}{2}r_2}\begin{bmatrix} 1 & 0 & 0 & -2 & 1 & 0 \\ 0 & 1 & -2 & -\frac{1}{2} & 1 & -\frac{1}{2} \\ 0 & 0 & 1 & \frac{4}{3} & -1 & \frac{1}{3} \end{bmatrix}\xrightarrow{r_2+2r_3}\begin{bmatrix} 1 & 0 & 0 & -2 & 1 & 0 \\ 0 & 1 & 0 & \frac{13}{6} & -1 & \frac{1}{6} \\ 0 & 0 & 1 & \frac{4}{3} & -1 & \frac{1}{3} \end{bmatrix}$，

故$A^{-1}=\begin{bmatrix}-2 & 1 & 0\\ \frac{13}{6} & -1 & \frac{1}{6}\\ \frac{4}{3} & -1 & \frac{1}{3}\end{bmatrix}$；

(4)同理利用初等行变换，可得$A^{-1}=\begin{bmatrix}1 & 0 & 0 & 0\\ -\frac{1}{2} & \frac{1}{2} & 0 & 0\\ -\frac{1}{2} & -\frac{1}{6} & \frac{1}{3} & 0\\ 0 & -\frac{5}{24} & -\frac{1}{12} & \frac{1}{4}\end{bmatrix}$。

11. 证明：(1)因为A为对称矩阵，所以$A'=A$，所以$(A^{-1})'=(A')^{-1}=A^{-1}$。

(2)因为A为对称矩阵，且A,M是n阶方阵，所以

$(M'AM)'=M'(M'A)'=M'A'(M')'=M'AM$，则$M'AM$也是对称矩阵。

12. 解：(1)设$A=\begin{pmatrix}2 & 5\\ 1 & 3\end{pmatrix}$，$B=\begin{pmatrix}4 & -6\\ 2 & 1\end{pmatrix}$，可得$A^{-1}=\begin{pmatrix}3 & -5\\ -1 & 2\end{pmatrix}$，所以

$X=A^{-1}B=\begin{pmatrix}3 & -5\\ -1 & 2\end{pmatrix}\begin{pmatrix}4 & -6\\ 2 & 1\end{pmatrix}=\begin{pmatrix}2 & -23\\ 0 & 8\end{pmatrix}$；

(2)设$A=\begin{bmatrix}2 & 1 & -1\\ 2 & 1 & 0\\ 1 & -1 & 1\end{bmatrix}$，$B=\begin{bmatrix}1 & -1 & 3\\ 4 & 3 & 2\end{bmatrix}$，可得$A^{-1}=\begin{bmatrix}\frac{1}{3} & 0 & \frac{1}{3}\\ -\frac{2}{3} & 1 & -\frac{2}{3}\\ -1 & 1 & 0\end{bmatrix}$，

所以$X=BA^{-1}=\begin{bmatrix}1 & -1 & 3\\ 4 & 3 & 2\end{bmatrix}\begin{bmatrix}\frac{1}{3} & 0 & \frac{1}{3}\\ -\frac{2}{3} & 1 & -\frac{2}{3}\\ -1 & 1 & 0\end{bmatrix}=\begin{bmatrix}-2 & 2 & 1\\ -\frac{8}{3} & 5 & -\frac{2}{3}\end{bmatrix}$。

13. 解：(1)方程组矩阵形式为：$\begin{bmatrix}1 & 2 & 3\\ 2 & 2 & 5\\ 3 & 5 & 1\end{bmatrix}\begin{bmatrix}x_1\\ x_2\\ x_3\end{bmatrix}=\begin{bmatrix}1\\ 2\\ 3\end{bmatrix}$，可得$A^{-1}=\frac{1}{15}\begin{bmatrix}-23 & 13 & 4\\ 13 & -8 & 1\\ 4 & 1 & -2\end{bmatrix}$，

则$X=A^{-1}B=\frac{1}{15}\begin{bmatrix}-23 & 13 & 4\\ 13 & -8 & 1\\ 4 & 1 & -2\end{bmatrix}\begin{bmatrix}1\\ 2\\ 3\end{bmatrix}=\begin{bmatrix}1\\ 0\\ 0\end{bmatrix}$，线性方程组的解为：$\begin{cases}x_1=1\\ x_2=0\\ x_3=0\end{cases}$。

(2)线性方程组的矩阵形式为：$\begin{bmatrix}1 & -1 & -1\\2 & -1 & -3\\3 & 2 & -5\end{bmatrix}\begin{bmatrix}x_1\\x_2\\x_3\end{bmatrix}=\begin{bmatrix}2\\1\\0\end{bmatrix}$，其中 $\boldsymbol{A}^{-1}=\frac{1}{3}\begin{bmatrix}11 & -7 & 2\\1 & -2 & 1\\7 & -5 & 1\end{bmatrix}$，

则 $\boldsymbol{X}=\boldsymbol{A}^{-1}\boldsymbol{B}=\frac{1}{3}\begin{bmatrix}11 & -7 & 2\\1 & -2 & 1\\7 & -5 & 1\end{bmatrix}\begin{bmatrix}2\\1\\0\end{bmatrix}=\begin{bmatrix}5\\0\\3\end{bmatrix}$，所求线性方程组的解为：$\begin{cases}x_1=5\\x_2=0\\x_3=3\end{cases}$。

14. 解：线性变换 $\begin{cases}x_1=2y_1+2y_2+y_3\\x_2=3y_1+y_2+5y_3\\x_3=3y_1+2y_2+3y_3\end{cases}$ 写成矩阵形式为：$\begin{bmatrix}x_1\\x_2\\x_3\end{bmatrix}=\begin{bmatrix}2 & 2 & 1\\3 & 1 & 5\\3 & 2 & 3\end{bmatrix}\begin{bmatrix}y_1\\y_2\\y_3\end{bmatrix}$。

设：$\boldsymbol{X}=\begin{bmatrix}x_1\\x_2\\x_3\end{bmatrix}$，$\boldsymbol{A}=\begin{bmatrix}2 & 2 & 1\\3 & 1 & 5\\3 & 2 & 3\end{bmatrix}$，$\boldsymbol{Y}=\begin{bmatrix}y_1\\y_2\\y_3\end{bmatrix}$，可得 $\boldsymbol{A}^{-1}=\begin{bmatrix}-7 & -4 & 9\\6 & 3 & -7\\3 & 2 & -4\end{bmatrix}$，

因为线性变换 $\boldsymbol{X}=\boldsymbol{AY}$ 的逆变换为 $\boldsymbol{Y}=\boldsymbol{A}^{-1}\boldsymbol{X}$，

所以 $\begin{bmatrix}y_1\\y_2\\y_3\end{bmatrix}=\begin{bmatrix}-7 & -4 & 9\\6 & 3 & -7\\3 & 2 & -4\end{bmatrix}\begin{bmatrix}x_1\\x_2\\x_3\end{bmatrix}$，即 $\begin{cases}y_1=-7x_1-4x_2+9x_3\\y_2=6x_1+3x_2-7x_3\\y_3=3x_1+2x_2-4x_3\end{cases}$。

15. 解：(1)$\boldsymbol{\alpha}_1-\boldsymbol{\alpha}_2=(1,-2,1)$，(2)$4\boldsymbol{\alpha}_1+\boldsymbol{\alpha}_2-2\boldsymbol{\alpha}_3=(0,-3,-3)$。

16. 解：由 n 维单位坐标向量组构成的矩阵 $\boldsymbol{E}=(\boldsymbol{\varepsilon}_1,\boldsymbol{\varepsilon}_2,\cdots,\boldsymbol{\varepsilon}_n)$ 是 n 阶单位矩阵，$|\boldsymbol{E}|=1\neq0$，可知矩阵的秩 $\boldsymbol{R}(\boldsymbol{E})=n$，因为矩阵的秩 $\boldsymbol{R}(\boldsymbol{E})$ 等于向量组中向量个数，所以该向量组线性无关。

17. 证明：设有 x_1,x_2,x_3 使 $x_1\boldsymbol{\beta}_1+x_2\boldsymbol{\beta}_2+x_3\boldsymbol{\beta}_3=0$，即

$$x_1(\boldsymbol{\alpha}_1+\boldsymbol{\alpha}_2)+x_2(\boldsymbol{\alpha}_2+\boldsymbol{\alpha}_3)+x_3(\boldsymbol{\alpha}_3+\boldsymbol{\alpha}_1)=0$$

合并整理 $(x_1+x_3)\boldsymbol{\alpha}_1+(x_1+x_2)\boldsymbol{\alpha}_2+(x_2+x_3)\boldsymbol{\alpha}_3=0$，

因为向量组 $\boldsymbol{\alpha}_1,\boldsymbol{\alpha}_2,\boldsymbol{\alpha}_3$ 线性无关，所以 $\begin{cases}x_1+x_3=0\\x_1+x_2=0\\x_2+x_3=0\end{cases}$ ①

由于线性方程组(1)系数行列式 $D=2\neq0$，故方程组①只有零解 $x_1=x_2=x_3=0$，所以向量组 $\boldsymbol{\beta}_1,\boldsymbol{\beta}_2,\boldsymbol{\beta}_3$ 线性无关。

18. 证明：设 $\boldsymbol{A}=(\boldsymbol{\alpha}_1,\boldsymbol{\alpha}_2,\cdots,\boldsymbol{\alpha}_m)$，$\boldsymbol{B}=(\boldsymbol{\alpha}_1,\boldsymbol{\alpha}_2,\cdots,\boldsymbol{\alpha}_m,\boldsymbol{\alpha})$，则有 $\boldsymbol{R}(\boldsymbol{A})\leqslant\boldsymbol{R}(\boldsymbol{B})\leqslant\boldsymbol{R}(\boldsymbol{A})+1$。

因为向量组 $\boldsymbol{A}$：$\boldsymbol{\alpha}_1,\boldsymbol{\alpha}_2,\cdots,\boldsymbol{\alpha}_m$ 线性无关，有 $\boldsymbol{R}(\boldsymbol{A})=m$；所以 $m\leqslant\boldsymbol{R}(\boldsymbol{B})\leqslant m+1$。

因为向量组 $\boldsymbol{B}$：$\boldsymbol{\alpha}_1,\boldsymbol{\alpha}_2,\cdots,\boldsymbol{\alpha}_m,\boldsymbol{\alpha}$ 线性相关，则有 $\boldsymbol{R}(\boldsymbol{B})<m+1$；所以 $\boldsymbol{R}(\boldsymbol{B})=m$，

由 $\boldsymbol{R}(\boldsymbol{A})=\boldsymbol{R}(\boldsymbol{B})=m$，知线性方程组 $(\boldsymbol{\alpha}_1,\boldsymbol{\alpha}_2,\cdots,\boldsymbol{\alpha}_m)x=\boldsymbol{\alpha}$ 有唯一解。

即向量 $\boldsymbol{\alpha}$ 能由 $\boldsymbol{\alpha}_1,\boldsymbol{\alpha}_2,\cdots,\boldsymbol{\alpha}_m$ 线性表示，且表示式是唯一的。 证毕。

19. 解：(1) $(\boldsymbol{\alpha}_1,\boldsymbol{\alpha}_2,\boldsymbol{\alpha}_3)=\begin{pmatrix}1&0&1\\1&2&3\\1&5&6\end{pmatrix}\xrightarrow[r_3-r_1]{r_2-r_1}\begin{pmatrix}1&0&2\\0&2&2\\0&5&5\end{pmatrix}\xrightarrow{r_3-\frac{5}{2}r_2}\begin{pmatrix}1&0&2\\0&2&2\\0&0&0\end{pmatrix}$，

秩 $\boldsymbol{R}(\boldsymbol{\alpha}_1,\boldsymbol{\alpha}_2,\boldsymbol{\alpha}_3)=2$，故向量组 $\boldsymbol{\alpha}_1,\boldsymbol{\alpha}_2,\boldsymbol{\alpha}_3$ 线性相关，最大无关组为 $\boldsymbol{\alpha}_1,\boldsymbol{\alpha}_2$。

(2) $(\boldsymbol{\alpha}_1,\boldsymbol{\alpha}_2,\boldsymbol{\alpha}_3)=\begin{pmatrix}1&0&0\\1&2&0\\0&0&3\end{pmatrix}\xrightarrow{r_2-r_1}\begin{pmatrix}1&0&0\\0&2&0\\0&0&3\end{pmatrix}$，秩 $\boldsymbol{R}(\boldsymbol{\alpha}_1,\boldsymbol{\alpha}_2,\boldsymbol{\alpha}_3)=3$，为满秩矩阵，故向量组 $\boldsymbol{\alpha}_1,\boldsymbol{\alpha}_2,\boldsymbol{\alpha}_3$ 线性无关，所以最大无关组为 $\boldsymbol{\alpha}_1,\boldsymbol{\alpha}_2,\boldsymbol{\alpha}_3$。

20. 解：(1) $\boldsymbol{R}(\boldsymbol{\alpha}_1,\boldsymbol{\alpha}_2,\boldsymbol{\alpha}_3)=2$； (2) $\boldsymbol{R}(\boldsymbol{\alpha}_1,\boldsymbol{\alpha}_2,\boldsymbol{\alpha}_3)=3$。

21. 解：(1) $\boldsymbol{R}(\boldsymbol{A})=2$； (2) $\boldsymbol{R}(\boldsymbol{A})=3$； (3) $\boldsymbol{R}(\boldsymbol{A})=3$。

22. 解：(1) $[\boldsymbol{A}\vdots\boldsymbol{E}]\rightarrow\begin{bmatrix}3&2&1&1&0&0\\3&1&5&0&1&0\\3&2&3&0&0&1\end{bmatrix}\xrightarrow[r_3-r_1]{r_2-r_1}\begin{bmatrix}3&2&1&1&0&0\\0&-1&4&-1&1&0\\0&0&2&-1&0&1\end{bmatrix}$

$\xrightarrow{r_1+2r_2}\begin{bmatrix}3&0&9&-1&2&0\\0&-1&4&-1&1&0\\0&0&2&-1&0&1\end{bmatrix}\xrightarrow[r_2-2r_3]{r_1-\frac{9}{2}r_3}\begin{bmatrix}3&0&0&\frac{7}{2}&2&-\frac{9}{2}\\0&-1&0&1&1&-2\\0&0&2&-1&0&1\end{bmatrix}$

$\xrightarrow[\frac{1}{2}r_3]{\frac{1}{3}r_1,\ -r_2}\begin{bmatrix}1&0&0&\frac{7}{6}&\frac{2}{3}&-\frac{3}{2}\\0&1&0&-1&-1&2\\0&0&1&-\frac{1}{2}&0&\frac{1}{2}\end{bmatrix}$，所以 $\boldsymbol{A}^{-1}=\begin{bmatrix}\frac{7}{6}&\frac{2}{3}&-\frac{3}{2}\\-1&-1&2\\-\frac{1}{2}&0&\frac{1}{2}\end{bmatrix}$；

(2) 同理可得 $\boldsymbol{A}^{-1}=\begin{bmatrix}1&1&-2&-4\\0&1&0&-1\\-1&-1&3&6\\2&1&-6&-10\end{bmatrix}$； (3) $\boldsymbol{A}^{-1}=\begin{bmatrix}1&3&-2\\-\frac{3}{2}&-3&\frac{5}{2}\\1&1&-1\end{bmatrix}$；

(4) $\boldsymbol{A}^{-1}=\begin{bmatrix}\frac{25}{3}&-\frac{10}{3}&\frac{2}{3}\\-\frac{11}{3}&\frac{5}{3}&-\frac{1}{3}\\\frac{5}{3}&-\frac{2}{3}&\frac{1}{3}\end{bmatrix}$。

23. 解：(1) $\boldsymbol{A}=\begin{bmatrix}1&2&3\\2&2&1\\3&4&3\end{bmatrix}\xrightarrow[r_3-3r_1]{r_2-2r_1}\begin{bmatrix}1&2&3\\0&-2&-5\\0&-2&-6\end{bmatrix}\xrightarrow{r_3-r_2}\begin{bmatrix}1&2&3\\0&-2&-5\\0&0&-1\end{bmatrix}$，

即 $R(\boldsymbol{A})=3$，易知 $R(\boldsymbol{B})=3$，由于 $R(\boldsymbol{A})=R(\boldsymbol{B})=3$，所以 $\boldsymbol{A},\boldsymbol{B}$ 两矩阵等价。

(2)经计算可知 $R(\boldsymbol{A})=3,R(\boldsymbol{B})=4$，因为 $R(\boldsymbol{A})\neq R(\boldsymbol{B})$，故 $\boldsymbol{A},\boldsymbol{B}$ 两矩阵不等价。

24. 解：(1)因为系数矩阵 $\boldsymbol{A}$ 的秩 $R(\boldsymbol{A})=3<4$，所以线性方程组有无穷多解。

(2)设系数矩阵为 $\boldsymbol{A}$，增广矩阵为 $\boldsymbol{B}$，则 $R(\boldsymbol{A})=2,R(\boldsymbol{B})=3$，

因为 $R(\boldsymbol{A})\neq R(\boldsymbol{B})$，所以线性方程组 $\begin{cases}4x_1+2x_2-x_3=0\\3x_1-x_2+2x_3=10\\11x_1+3x_2=8\end{cases}$ 无解。

25. 解：增广矩阵 $\boldsymbol{B}=\begin{bmatrix}\lambda & 1 & 1 & 1\\1 & \lambda & 1 & \lambda\\1 & 1 & \lambda & \lambda^2\end{bmatrix}\rightarrow\begin{bmatrix}1 & 1 & \lambda & \lambda^2\\0 & \lambda-1 & 1-\lambda & \lambda-\lambda^2\\0 & 0 & 2-\lambda-\lambda^2 & 1+\lambda-\lambda^2-\lambda^3\end{bmatrix}$

(1)当 $2-\lambda-\lambda^2\neq 0$ 时，即 $\lambda\neq 1$ 且 $\lambda\neq -2$ 时，非齐次线性方程组有唯一解。

(2)当 $\begin{cases}2-\lambda-\lambda^2=0\\1+\lambda-\lambda^2-\lambda^3\neq 0\end{cases}$ 时，即 $\lambda=-2$ 时，非齐次线性方程组无解。

(3)当 $\begin{cases}2-\lambda-\lambda^2=0\\1+\lambda-\lambda^2-\lambda^3=0\end{cases}$ 时，即 $\lambda=1$ 时，非齐次线性方程组有无穷多个解。

26. 解：(1)对系数矩阵实施初等行变换：$\begin{bmatrix}1 & -1 & 1\\3 & -2 & 4\\3 & -1 & 5\end{bmatrix}\rightarrow\begin{bmatrix}1 & 0 & 2\\0 & 1 & 1\\0 & 0 & 0\end{bmatrix}$，

即得 $\begin{cases}x_1=-2x_3\\x_2=-x_3\end{cases}$，故线性方程组的通解为：

$\begin{cases}x_1=-2t\\x_2=-t\\x_3=t\end{cases}$ $(t\in R)$，其向量形式为：$\begin{pmatrix}x_1\\x_2\\x_3\end{pmatrix}=\begin{pmatrix}-2\\-1\\1\end{pmatrix}t$ $(t\in R)$。

(2)对系数矩阵实施初等行变换：

$\begin{pmatrix}1 & 2 & 1 & -1\\3 & 6 & -1 & -3\\5 & 10 & 1 & -5\end{pmatrix}\rightarrow\begin{pmatrix}1 & 2 & 0 & -1\\0 & 0 & 1 & 0\\0 & 0 & 0 & 0\end{pmatrix}$ 即得 $\begin{cases}x_1=-2x_2+x_4\\x_3=0\end{cases}$，故线性方程组的通解

为：$\begin{cases}x_1=-2t_1+t_2\\x_2=t_1\\x_3=0\\x_4=t_2\end{cases}$，即：$\begin{pmatrix}x_1\\x_2\\x_3\\x_4\end{pmatrix}=\begin{pmatrix}-2\\1\\0\\0\end{pmatrix}t_1+\begin{pmatrix}1\\0\\0\\1\end{pmatrix}t_2$ $(t_1,t_2\in R)$。

(3)对系数矩阵实施初等行变换可得 $\begin{cases}x_1=\dfrac{3}{17}x_3-\dfrac{13}{17}x_4\\x_2=\dfrac{19}{17}x_3-\dfrac{20}{17}x_4\end{cases}$，故线性方程组的通解为：

$$\begin{cases} x_1=\dfrac{3}{17}t_1-\dfrac{13}{17}t_2 \\ x_2=\dfrac{19}{17}t_1-\dfrac{20}{17}t_2 \\ x_3=t_1 \\ x_4=t_2 \end{cases}(t_1,t_2\in R)\text{，即：}\begin{pmatrix} x_1\\ x_2\\ x_3\\ x_4\end{pmatrix}=\begin{pmatrix} 3\\ 19\\ 17\\ 0\end{pmatrix}t_1+\begin{pmatrix} -13\\ -20\\ 0\\ 17\end{pmatrix}t_2 \quad (t_1,t_2\in R)\text{。}$$

(4)设系数矩阵为 $\boldsymbol{A}$，增广矩阵为 $\boldsymbol{B}$，易知 $R(\boldsymbol{A})=R(\boldsymbol{B})=2$，所以方程组有解。

线性方程组的通解为：$\begin{cases} x_1=t+1 \\ x_2=t \\ x_3=t \end{cases}\quad (t\in \mathrm{R})$，即：$\begin{pmatrix} x_1\\ x_2\\ x_3\end{pmatrix}=\begin{pmatrix} 1\\ 1\\ 1\end{pmatrix}t+\begin{pmatrix} 1\\ 0\\ 0\end{pmatrix}\quad (t\in R)$。

(5)设系数矩阵为 $\boldsymbol{A}$，增广矩阵为 $\boldsymbol{B}$，易知 $R(\boldsymbol{A})=R(\boldsymbol{B})=2$，则方程组有解。

方程组的通解为：$\begin{cases} x_1=-2t-1 \\ x_2=t+2 \\ x_3=t \end{cases}\quad (t\in R)$，即：$\begin{pmatrix} x_1\\ x_2\\ x_3\end{pmatrix}=\begin{pmatrix} -2\\ 1\\ 1\end{pmatrix}t+\begin{pmatrix} -1\\ 2\\ 0\end{pmatrix}\quad (t\in R)$。

(6)设系数矩阵为 $\boldsymbol{A}$，增广矩阵为 $\boldsymbol{B}$，对增广矩阵施行行变换：

$$\begin{bmatrix} 1 & -2 & -3 & -2 & -1 \\ 0 & 1 & 2 & 1 & 6 \\ 3 & -2 & 0 & -4 & 7 \\ 0 & 2 & 2 & 1 & 5 \end{bmatrix}\rightarrow\begin{bmatrix} 1 & 0 & 0 & 0 & -10 \\ 0 & 1 & 0 & 0 & -1 \\ 0 & 0 & 1 & 0 & 21 \\ 0 & 0 & 0 & 1 & -35 \end{bmatrix},$$

可得 R(A)=R(B)=4，故线性方程组有唯一解：$\begin{bmatrix} x_1\\ x_2\\ x_3\\ x_4\end{bmatrix}=\begin{bmatrix} -10\\ -1\\ 21\\ -35\end{bmatrix}$。

27. 解：(1) $|\boldsymbol{A}-\lambda\boldsymbol{E}|=\begin{vmatrix} 1-\lambda & 2 & 3 \\ 2 & 1-\lambda & 3 \\ 3 & 3 & 6-\lambda \end{vmatrix}=-(\lambda+1)\lambda(\lambda-9)=0$，所以 $\begin{bmatrix} 1 & 2 & 3 \\ 2 & 1 & 3 \\ 3 & 3 & 6 \end{bmatrix}$ 的特征值 $\lambda_1=-1,\lambda_2=0,\lambda_3=9$；

(2) $|\boldsymbol{A}-\lambda\boldsymbol{E}|=\begin{vmatrix} 3-\lambda & 1 & 0 \\ -4 & -1-\lambda & 0 \\ 4 & 8 & -2-\lambda \end{vmatrix}=(-2-\lambda)\begin{vmatrix} 3-\lambda & 1 \\ -4 & -1-\lambda \end{vmatrix}$

$=(-2-\lambda)(\lambda-1)^2=0$，

所以 $\begin{bmatrix} 3 & 1 & 0 \\ -4 & -1 & 0 \\ 4 & 8 & -2 \end{bmatrix}$ 的特征值 $\lambda_1=-2,\lambda_2=\lambda_3=1$。

28. 解：(1)由 $\begin{vmatrix} 1-\lambda & -1 \\ 2 & 4-\lambda \end{vmatrix}=(1-\lambda)(4-\lambda)+2=\lambda^2-5\lambda+6=(\lambda-2)(\lambda-3)=0$，

可得特征值 $\lambda_1=2,\lambda_2=3$。当 $\lambda_1=2$ 时，解方程组 $\begin{pmatrix} 1-2 & -1 \\ 2 & 4-2 \end{pmatrix}\begin{pmatrix} x_1 \\ x_2 \end{pmatrix}=\begin{pmatrix} 0 \\ 0 \end{pmatrix}$，

即 $\begin{cases} -x_1-x_2=0 \\ 2x_1+2x_2=0 \end{cases}$，得 $x_1+x_2=0$，所以对应的特征向量可取为 $p_1=\begin{pmatrix} 1 \\ -1 \end{pmatrix}$；

当 $\lambda_2=3$ 时，解方程组 $\begin{pmatrix} 1-3 & -1 \\ 2 & 4-3 \end{pmatrix}\begin{pmatrix} x_1 \\ x_2 \end{pmatrix}=\begin{pmatrix} 0 \\ 0 \end{pmatrix}$，即 $\begin{cases} -2x_1-x_2=0 \\ 2x_1+x_2=0 \end{cases}$，得 $2x_1+x_2=0$，

所以 $\begin{pmatrix} 1 & -1 \\ 2 & 4 \end{pmatrix}$ 对应的特征向量可取为 $p_2=\begin{pmatrix} 1 \\ -2 \end{pmatrix}$。

(2)解特征方程 $\begin{vmatrix} 2-\lambda & 3 \\ 1 & -\lambda \end{vmatrix}=-\lambda(2-\lambda)-3=\lambda^2-2\lambda-3=(\lambda+1)(\lambda-3)=0$，得特征值 $\lambda_1=-1,\lambda_2=3$。当 $\lambda_1=-1$ 时，可得 $x_1+x_2=0$，所以对应的特征向量可取为 $p_1=\begin{pmatrix} 1 \\ -1 \end{pmatrix}$；当 $\lambda_2=3$ 时，同理可取特征向量为 $p_1=\begin{pmatrix} 3 \\ 1 \end{pmatrix}$。

习 题 十

1. 解：(1)(i) $\overline{ABC}$；　(ii) $\overline{ABC}+\overline{ABC}+\overline{ABC}+\overline{ABC}$ 或 $\overline{AB\cup BC\cup CA}$；

(iii) $\overline{ABC}+\overline{AB}C+\overline{A}BC$；　(iv) $AB\cup BC\cup CA$；　(v) $\overline{ABC}$。

(2)(i) $A\subset B$ 且 $B\subset C$；　(ii) $B\subset A$ 且 $C\subset A$；　(iii) $AB=\Phi$；　(iv) $\overline{A}\subset B$。

2. 解：(1) $\overline{A}B=\{5\}$；(2) $A\cup B\cup C=\{2,3,4,5,6,7\}$；(3)因为 $ABC=\Phi$，所以 $\overline{ABC}=U$；

(4)因为 $B\cup\overline{C}=\{1,2,3,4,5,8,9,10\}$，所以 $A(B\cup\overline{C})=\{2,3,4\}$，则 $\overline{A(B\cup\overline{C})}=\{1,5,6,7,8,9,10\}$。

3. 解：(1) $A\cap B=\{x\mid \frac{1}{2}<x\leqslant 1\}$；(2) $\overline{A}B=\{x\mid 1<x\leqslant\frac{3}{2}\}$；

(3) $A\cup B=\{x\mid \frac{1}{4}<x\leqslant\frac{3}{2}\}$；(4) $\overline{AB}=\{x\mid 0\leqslant x\leqslant\frac{1}{2}$ 或 $1<x\leqslant 2\}$。

4. 解：基本事件的总数 $n=C_{50}^3$，

(1)设 A＝"任取 3 瓶，其中有 2 瓶次品"，A 包含的基本事件数 $m=C_{45}^1\cdot C_5^2$，$P(A)=\frac{m}{n}=0.023$；

(2)设 B＝"任取 3 瓶，全为合格品"，B 包含的基本事件数 $m=C_{45}^3$，$P(B)=\frac{m}{n}=0.724$；

(3)设 C＝"任取 3 瓶，有次品"，对立事件 $\overline{C}$ 中包含的基本事件数 $m=C_{45}^3$，故所求的概

率为：$P(C)=1-P(\overline{C})=1-\frac{C_{45}^3}{C_{50}^3}=\frac{541}{1960}=0.276$。

5. 解：设 A="各册书从左到右或从右到左恰好排成 1,2,3,4 的次序"。

基本事件的总数 $n=4!$，事件 A 中包含的基本事件数 $m=2$，$P(A)=\frac{m}{n}=\frac{2}{4!}=\frac{1}{12}$。

6. 解：基本事件的总数 $n=9\times10^5$，

(1)设 A="6 个数字完全不相同"，A 包含的基本事件数 $m=9A_9^5$，$P(A)=0.051$；

(2)设 B="6 个数字由不小于 5 的数字组成"，则 $m=5^6$，$P(B)=0.01736$。

7. 解：设 A="从 6 双不同的手套中任取 4 只，恰有一双配对"，基本事件的总数 $n=C_{12}^4$，A 中包含的基本事件数 $m=C_6^1\cdot C_5^2\cdot C_2^1\cdot C_2^1$，$P(A)=\frac{m}{n}=\frac{C_6^1\cdot C_5^2\cdot 2\cdot 2}{C_{12}^4}=\frac{16}{33}=0.4848$。

8. 解：基本事件的总数 $n=3^5$，

(1)设 A="第一支试管的溶液中没有细菌"，则 $m=2^5$，$P(A)=\frac{m}{n}=\frac{2^5}{3^5}=\frac{32}{243}$；

(2)设 B="第一支试管的溶液中只有 1 只细菌"，$m=5\cdot 2^4$，$P(B)=\frac{m}{n}=\frac{5\cdot 2^4}{3^5}=\frac{80}{243}$；

(3)设 C="第一支试管的溶液中至少有 2 只细菌"，$P(C)=1-P(A)-P(B)$

$=1-\frac{32}{243}-\frac{80}{243}=\frac{131}{243}$。

9. 解：因为 A 型及 O 型的人均可给 A 型血病人输血，且两事件为互斥事件。

所以 $P(A+O)=P(A)+P(O)=14.5\%+50\%=64.5\%$。

10. 解：设 A="n 名学生中至少有两名学生的生日在同一个月"，基本事件的总数 $N=12^n$，而 n 名学生没有学生的生日在同一个月的基本事件数为 $M=A_{12}^n$，故所求的概率为：

$P(A)=1-\frac{A_{12}^n}{12^n}$。

11. 解：设 A="订日报的住户"，B="订晚报的住户"，则同时订阅该两种报纸的概率为：

$P(AB)=P(A)+P(B)-P(A\cup B)=50\%+65\%-85\%=30\%$。

12. 解：$P(A\cup B\cup C)=P(A)+P(B)+P(C)-P(AB)-P(AC)-P(BC)+P(ABC)$

$=\frac{1}{4}+\frac{1}{8}+\frac{1}{8}-\frac{1}{16}=\frac{7}{16}$。

13. 解：$P(A|B)=\frac{P(AB)}{P(B)}=\frac{0.28}{0.4}=0.7$，$P(B|A)=\frac{P(AB)}{P(A)}=\frac{0.28}{0.4}=0.7$，

$P(A\cup B)=P(A)+P(B)-P(AB)=0.4+0.4-0.28=0.52$。

14. 解：因为 A，B 相互独立，所以 $P(AB)=P(A)P(B)$，则 $P(A\cup B)=P(A)+P(B)-P(A)P(B)$，即 $0.4+P(B)-0.4P(B)=0.6$，解得 $P(B)=\frac{1}{3}\approx0.33$。

15. 解:设 A="有风疹史的儿童",B="有麻疹史的儿童",由医学专业知识可知:有无风疹史和有无麻疹史没有任何关联,即事件 A 与事件 B 相互独立。所以
$P(\overline{A}\overline{B})=P(\overline{A})P(\overline{B})=[1-P(A)][1-P(B)]=(1-0.25)(1-0.8)=0.15$。

16. 解:此题可看作是 4 重伯努利试验,即 $n=4$。设 A="小鼠死亡",则 $P(A)=0.3$,
$P(\overline{A})=0.7$,由二项概率公式:
(1)4 只小鼠全部死亡的概率为 $P_4(4)=C_4^4\cdot 0.3^4\cdot 0.7^0=0.0081$;
(2)至少有一只小鼠死亡的概率为 $1-P_4(0)=1-C_4^0\cdot 0.3^0\cdot 0.7^4=0.7599$。

17. 解:设 A="调查人群中有耳聋者",B="调查人群中有色盲者",$P(B)=\dfrac{800}{50+9950}=\dfrac{4}{50}$,
而 $P(B|A)=\dfrac{4}{50}$,所以 $P(B)=P(B|A)$,从而 A、B 两事件为相互独立事件,即耳聋和色盲无关。

18. 解:设 A_1="甲车间生产的针头",A_2="乙车间生产的针头",A_3="丙车间生产的针头",B="任取一只针头恰好是次品"。由全概率公式可得所求概率为:
$P(B)=P(A_1)P(B/A_1)+P(A_2)P(B/A_2)+P(A_3)P(B/A_3)=0.0345$。

19. 解:设 A="患有肝病",B="扫描检查为阳性",则 $P(A)=0.1$,$P(\overline{A})=0.9$,真阳性率 $P(B/A)=0.895$,假阳性率 $P(B/\overline{A})=0.372$,$B\subset A+\overline{A}=\Omega$。由逆概率公式知
$$P(A/B)=\frac{P(A)\cdot P(B/A)}{P(A)\cdot P(B/A)+P(\overline{A})\cdot P(B/\overline{A})}=\frac{0.1\times 0.895}{0.1\times 0.895+0.9\times 0.372}=0.2109。$$

20. 解:设 A="此人为男性",$\overline{A}$="此人为女性",B="此人患色盲病"。
(1)由全概率公式知 $P(B)=P(A)\cdot P(B/A)+P(\overline{A})\cdot P(B/\overline{A})$
$=0.05\times 0.5+0.0025\times 0.5=0.02625$;
(2)由逆概公式知
$$P(A/B)=\frac{P(A)\cdot P(B/A)}{P(A)\cdot P(B/A)+P(\overline{A})\cdot P(B/\overline{A})}$$
$$=\frac{0.5\times 0.05}{0.5\times 0.05+0.5\times 0.0025}=0.9524。$$

21. 解:由 18 题可知 $P(B)=0.0345$,由逆概率公式可得:$P(A_1/B)=\dfrac{P(A_1)\cdot P(B/A_1)}{P(B)}=0.3623$,
$P(A_2/B)=\dfrac{P(A_2)\cdot P(B/A_2)}{P(B)}=0.4058$,$P(A_3/B)=\dfrac{P(A_3)\cdot P(B/A_3)}{P(B)}$
$=\dfrac{40\%\times 2\%}{0.345}=\dfrac{16}{69}=0.2319$。

22. 解:设 A_i="第一次取出 i 只新注射器"$(i=0,1,2,3)$,B="第二次所取 3 只都是新注射器"。由全概率公式 $P(B)=\sum\limits_{i=0}^{3}P(A_i)\cdot P(B/A_i)=\dfrac{C_9^0C_3^3}{C_{12}^3}\cdot\dfrac{C_9^3}{C_{12}^3}+\dfrac{C_9^1C_3^2}{C_{12}^3}\cdot\dfrac{C_8^3}{C_{12}^3}+\dfrac{C_9^2C_3^1}{C_{12}^3}\cdot\dfrac{C_7^3}{C_{12}^3}$

$+\frac{C_9^3C_3^0}{C_{12}^3}\cdot\frac{C_6^3}{C_{12}^3}=0.1458$。

23. 解：设 A_1,A_2,A_3 分别表示"甲、乙、丙药厂试验获成功"，B="该药用于临床"。由全概率公式 $P(B)=P(A_1\overline{A_2}\overline{A_3})\cdot P(B/A_1)+P(\overline{A_1}A_2\overline{A_3})\cdot P(B/A_2)+P(\overline{A_1}\overline{A_2}A_3)\cdot P(B/A_3)+P(A_1A_2\overline{A_3})\cdot P(B/A_1A_2)+P(A_1\overline{A_2}A_3)\cdot P(B/A_1A_3)+P(\overline{A_1}A_2A_3)\cdot P(B/A_2A_3)+P(A_1A_2A_3)\cdot P(B/A_1A_2A_3)=0.458$。

24. 解：由二项概率公式：(1)$P_5(3)=C_5^3\cdot 0.9^3\cdot 0.1^{5-3}=0.0729$；

(2)$P_5(3)+P_5(4)+P_5(5)=C_5^3\cdot 0.9^3\cdot 0.1^{5-3}+C_5^4\cdot 0.9^4\cdot 0.1^{5-4}+C_5^5\cdot 0.9^5\cdot 0.1^{5-5}=0.99144$。

25. 解：由二项概率公式：(1)$1-P_3(0)=1-C_3^0\cdot 0.8^0\cdot 0.2^3=0.992$；

(2)$P_3(0)+P_3(1)=0.992+C_3^1\cdot 0.8^1\cdot 0.2^2=0.104$。

26. 解：$P(X=0)=\frac{13}{15}\cdot\frac{12}{14}\cdot\frac{11}{13}=0.6286$，$P(X=1)=0.3428$，$P(X=2)=0.0286$，

其分布列为：

X	0	1	2
P	0.6286	0.3428	0.0286

所求分布函数为：$F(x)=P\{X\leqslant x\}=\begin{cases}0 & x<0\\ 0.6286 & 0\leqslant x<1\\ 0.9714 & 1\leqslant x<2\\ 1 & 2\leqslant x\end{cases}$。

27. 解：$n=50000$，$p=0.0001$，由于满足 n 很大，p 很小的条件，故可利用泊松分布近似计算，

且 $\lambda=np=5$，(1)$P(X=0)\approx\frac{5^0}{0!}e^{-5}=0.006738$；

(2)$P(X\leqslant 5)=P(X=0)+P(X=1)+P(X=2)+P(X=3)+P(X=4)+P(X=5)$

$\approx\frac{5^0}{0!}e^{-5}+\frac{5^1}{1!}e^{-5}+\frac{5^2}{2!}e^{-5}+\frac{5^3}{3!}e^{-5}+\frac{5^4}{4!}e^{-5}+\frac{5^5}{5!}e^{-5}=0.615961$。

28. 解：(1) 由 $\int_{-\infty}^{+\infty}f(x)dx=\int_{-1}^{1}\frac{C}{\sqrt{1-x^2}}dx=C\cdot\arcsin x|_{-1}^{1}=\pi C=1$，可得 $C=\frac{1}{\pi}$；

(2)$P\left(-\frac{1}{2}\leqslant X\leqslant\frac{1}{2}\right)=F\left(\frac{1}{2}\right)-F\left(-\frac{1}{2}\right)=\frac{1}{\pi}\cdot\arcsin\frac{1}{2}-\frac{1}{\pi}\cdot\arcsin\left(-\frac{1}{2}\right)$

$=\frac{\pi}{6}\cdot\frac{1}{\pi}-\left(-\frac{\pi}{6}\right)\cdot\frac{1}{\pi}=\frac{1}{3}$；

(3)当 $x\in[-1,1]$ 时，$F(x)=\int_{-\infty}^{x}f(t)dt=\int_{-1}^{x}\frac{1}{\pi}\cdot\frac{1}{\sqrt{1-t^2}}dt=\frac{1}{\pi}\cdot\left(\arcsin x+\frac{\pi}{2}\right)$，

当 $x\in(1,+\infty)$ 时，$F(x)=\int_{-\infty}^{x}f(t)\mathrm{d}t=\int_{-1}^{1}\frac{1}{\pi}\cdot\frac{1}{\sqrt{1-t^2}}\mathrm{d}t=1$；

所以 X 的分布函数为 $F(x)=\begin{cases}0 & x<-1\\ \frac{1}{\pi}\left(\arcsin x+\frac{\pi}{2}\right) & -1\leqslant x\leqslant 1\text{。}\\ 1 & x>1\end{cases}$

29. 解：(1)由题意可知 $P(X\leqslant 2)=F(2)=1-\mathrm{e}^{-2}=1-0.1353=0.8647$；

$P(X>3)=1-P(X\leqslant 3)=1-F(3)=1-(1-\mathrm{e}^{-3})=0.0498$。

(2)当 $x\geqslant 0$ 时：$f(x)=F'(x)=(1-\mathrm{e}^{-x})'=\mathrm{e}^{-x}$，则 $f(x)=\begin{cases}\mathrm{e}^{-x} & x\geqslant 0\\ 0 & x<0\end{cases}$。

30. 解：(1)因为 $F(x)=P(X\leqslant x)=\int_{-\infty}^{x}f(t)\mathrm{d}t=\int_{0}^{x}\lambda\mathrm{e}^{-\lambda t}\mathrm{d}t=1-\mathrm{e}^{-\lambda x}$，所以

$P(X>100)=1-P(X\leqslant 100)=1-(1-\mathrm{e}^{-0.015\times 100})=\mathrm{e}^{-1.5}=0.223$；

(2)$P(X>x)=1-P(X\leqslant x)=1-(1-\mathrm{e}^{-0.015x})=\mathrm{e}^{-0.015x}<0.01$，解得 $x>\frac{\ln 10}{0.015}=153.5$。

31. 解：(1)$P(X\leqslant 2.2)=\Phi(2.2)=0.9861$；　(2)$P(X>1.76)=1-\Phi(1.76)=1-0.9608=0.0392$；　(3)$P(X\leqslant -0.78)=\Phi(-0.78)=0.2177$；　(4)$P(X|<1.55)=P(-1.55<X<1.55)=0.87886$；　(5)$P(|X|>2.5)=1-P(|X|\leqslant 2.5)=0.0124$。

32. 解：(1)$P(X\leqslant 2.44)=\Phi\left(\frac{2.44+1}{4}\right)=\Phi(0.86)=0.8051$；

(2)$P(X>-1.5)=1-P(X\leqslant -1.5)=1-\Phi\left(\frac{-1.5+1}{4}\right)=\Phi(-0.125)$

$=1-\Phi(0.125)=0.5498$；

(3)$P(|X|<4)=\Phi\left(\frac{4+1}{4}\right)-\Phi\left(\frac{-4+1}{4}\right)=0.6678$；

(4)$P(|X-1|>1)=1-P(0\leqslant X\leqslant 2)=1-\left[\Phi\left(\frac{2+1}{4}\right)-\Phi\left(\frac{0+1}{4}\right)\right]$

$=1-(0.7734-0.5987)=0.8253$。

33. 解：$E(X)=\sum_{i=1}^{3}x_i p_i=(-2)\times 0.4+0\times 0.3+2\times 0.3=-0.2$；

$E(X^2)=\sum_{i=1}^{3}x_i{}^2 p_i=(-2)^2\times 0.4+0^2\times 0.3+2^2\times 0.3=2.8$，

$E(3X^2+5)=3\times 2.8+5=13.4$；

$D(X)=E[X-E(X)]^2=E(X^2)-E[E(X)]^2=2.8-0.04=2.76$。

34. 解：$E(X)=\int_{-\infty}^{+\infty}x\cdot f(x)\mathrm{d}x=\int_{0}^{1}x\cdot 2x\mathrm{d}x=\frac{2}{3}$；

$$D(X)=\int_{-\infty}^{+\infty}[X-E(X)]^2\cdot f(x)\mathrm{d}x=\int_0^1\left(x-\frac{2}{3}\right)^2\cdot 2x\mathrm{d}x=\frac{1}{18};$$

$$E(X^4)=\int_{-\infty}^{+\infty}x^4\cdot f(x)\mathrm{d}x=\int_0^1 x^4\cdot 2x\mathrm{d}x=\frac{1}{3}。$$

35. 解：因为 $X\sim N(1,4)$，则 $E(X)=1,D(X)=4$，所以 $E(2X+1)=2E(X)+1=3$；

$D(2X+1)=D(2X)=4D(X)=16$。

36. 解：设 X 为抽取 400 名儿童中有麻疹史的个数，则 $X\sim B(400,0.5)$，

(1) $P(X\leqslant 210)\approx\Phi\left(\frac{x-np}{\sqrt{np(1-p)}}\right)=\Phi\left(\frac{210-200}{\sqrt{200\times 0.5}}\right)=\Phi(1)=0.8413$；

(2) $P(X>220)=1-P(X\leqslant 220)\approx 1-\Phi\left(\frac{220-200}{\sqrt{200\times 0.5}}\right)$

$=1-\Phi(2)=1-0.97725=0.02275$；

(3) $P(180<X<220)\approx\Phi\left(\frac{220-200}{\sqrt{200\times 0.5}}\right)-\Phi\left(\frac{180-200}{\sqrt{200\times 0.5}}\right)$

$=\Phi(2)-\Phi(-2)=0.97725-0.02275=0.9545$。

附录

标准正态分布表

$$\Phi(x)=\int_{-\infty}^{x}\frac{1}{\sqrt{2\pi}}\mathrm{e}^{-\frac{t^2}{2}}\mathrm{d}(X\leqslant x)$$

x	0.00	0.01	0.02	0.03	0.04	0.05	0.06	0.07	0.08	0.09
0.0	0.500 0	0.504 0	0.508 0	0.512 0	0.516 0	0.519 9	0.523 9	0.527 9	0.531 9	0.535 9
0.1	0.539 8	0.543 8	0.547 8	0.551 7	0.555 7	0.559 6	0.563 6	0.567 5	0.571 4	0.575 3
0.2	0.579 3	0.583 2	0.587 1	0.591 0	0.594 8	0.598 7	0.602 6	0.606 4	0.610 3	0.614 1
0.3	0.617 9	0.621 7	0.625 5	0.629 3	0.633 1	0.636 8	0.640 4	0.644 3	0.648 0	0.651 7
0.4	0.655 4	0.659 1	0.662 8	0.666 4	0.670 0	0.673 6	0.677 2	0.680 8	0.684 4	0.687 9
0.5	0.691 5	0.695 0	0.698 5	0.701 9	0.705 4	0.708 8	0.712 3	0.715 7	0.719 0	0.722 4
0.6	0.725 7	0.729 1	0.732 4	0.735 7	0.738 9	0.742 2	0.745 4	0.748 6	0.751 7	0.754 9
0.7	0.758 0	0.761 1	0.764 2	0.767 3	0.770 3	0.773 4	0.776 4	0.779 4	0.782 3	0.785 2
0.8	0.788 1	0.791 0	0.793 9	0.796 7	0.799 5	0.802 3	0.805 1	0.807 8	0.810 6	0.813 3
0.9	0.815 9	0.818 6	0.821 2	0.823 8	0.826 4	0.828 9	0.835 5	0.834 0	0.836 5	0.838 9
1.0	0.841 3	0.843 8	0.846 1	0.848 5	0.850 8	0.853 1	0.855 4	0.857 7	0.859 9	0.862 1
1.1	0.864 3	0.866 5	0.868 6	0.870 8	0.872 9	0.874 9	0.877 0	0.879 0	0.881 0	0.883 0
1.2	0.884 9	0.886 9	0.888 8	0.890 7	0.892 5	0.894 4	0.896 2	0.898 0	0.899 7	0.901 5
1.3	0.903 2	0.904 9	0.906 6	0.908 2	0.909 9	0.911 5	0.913 1	0.914 7	0.916 2	0.917 7
1.4	0.919 2	0.920 7	0.922 2	0.923 6	0.925 1	0.926 5	0.927 9	0.929 2	0.930 6	0.931 9
1.5	0.933 2	0.934 5	0.935 7	0.937 0	0.938 2	0.939 4	0.940 6	0.941 8	0.943 0	0.944 1
1.6	0.945 2	0.946 3	0.947 4	0.948 4	0.949 5	0.950 5	0.951 5	0.952 5	0.953 5	0.953 5
1.7	0.955 4	0.956 4	0.957 3	0.958 2	0.959 1	0.959 9	0.960 8	0.961 6	0.962 5	0.963 3
1.8	0.964 1	0.964 8	0.965 6	0.966 4	0.967 2	0.967 8	0.968 6	0.969 3	0.970 0	0.970 6
1.9	0.971 3	0.971 9	0.972 6	0.973 2	0.973 8	0.974 4	0.975 0	0.975 6	0.976 2	0.976 7
2.0	0.977 2	0.977 8	0.978 3	0.978 8	0.979 3	0.979 8	0.980 3	0.980 8	0.981 2	0.981 7
2.1	0.982 1	0.982 6	0.983 0	0.983 4	0.983 8	0.984 2	0.984 6	0.985 0	0.985 4	0.985 7
2.2	0.986 1	0.986 4	0.986 8	0.987 1	0.987 4	0.987 8	0.988 1	0.988 4	0.988 7	0.989 0
2.3	0.989 3	0.989 6	0.989 8	0.990 1	0.990 4	0.990 6	0.990 9	0.991 1	0.991 3	0.991 6
2.4	0.991 8	0.992 0	0.992 2	0.992 5	0.992 7	0.992 9	0.993 1	0.993 2	0.993 4	0.993 6
2.5	0.993 8	0.994 0	0.994 1	0.994 3	0.994 5	0.994 6	0.994 8	0.994 9	0.995 1	0.995 2
2.6	0.995 3	0.995 5	0.995 6	0.995 7	0.995 9	0.996 0	0.996 1	0.996 2	0.996 3	0.996 4
2.7	0.996 5	0.996 6	0.996 7	0.996 8	0.996 9	0.997 0	0.997 1	0.997 2	0.997 3	0.997 4
2.8	0.997 4	0.997 5	0.997 6	0.997 7	0.997 7	0.997 8	0.997 9	0.997 9	0.998 0	0.998 1
2.9	0.998 1	0.998 2	0.998 2	0.998 3	0.998 4	0.998 4	0.998 5	0.998 5	0.998 6	0.998 6
3	0.998 7	0.999 0	0.999 3	0.999 5	0.999 7	0.999 8	0.999 8	0.999 9	0.999 9	1.000 0

参考文献

[1] 安国斌．医用高等数学[M]．北京：中国铁道出版社，2011.

[2] 安国斌．医用高等数学学习与指导[M]．北京：中国铁道出版社，2011.

[3] 安国斌．医用高等数学[M]．石家庄：河北科学技术出版社，2003.

[4] 王颖，等．医用生物数学[M]．长春：吉林科学技术出版社，2000.

[5] 张仲，刘泗章．医药生物数学基础[M]．北京：中国医药科技出版社，1992.

[6] 方积乾．微积分初步与生物医学应用[M]．北京：北京医科大学出版社，1990.

[7] 周怀梧．医用生物数学[M]．北京：人民卫生出版社，1987.

[8] 胡纪湘．医用高等数学[M]．北京：人民卫生出版社，1992.

[9] 刘泗章，陈净词．医用高等数学[M]．北京：中国医药科技出版社，1994.

[10] 毛宗秀．高等数学[M]．北京：人民卫生出版社，2003.

[11] 张选群．医用高等数学[M]．北京：人民卫生出版社，2004.

[12] 同济大学数学教研室．高等数学[M]．北京：高等教育出版社，1996.